造血幹細胞移植診療実践マニュアル

データと経験を凝集した医療スタッフのための道標

著 神田 善伸

南江堂

序　文

　本書は造血幹細胞移植の診療現場で，医師のみならずさまざまな職種の医療スタッフの皆様に使用していただくことを目的として執筆しました．造血幹細胞移植についての教科書的な書籍は目にしますが，日常診療における具体的な薬剤選択や投与量まで言及しているものは少ないと思います．一方，造血幹細胞移植に従事する医療スタッフの多くは既に一般内科，血液内科の領域で経験を積み重ねていることが想定されますので，単なる診療マニュアルでは物足りないのではないかと考えました．そこで，本書には背景となる考え方，文献的根拠を紹介して，さらに診療現場での細かな注意事項を含めて網羅するように意識して執筆しました．

　本書は単独執筆です．参考文献の数をみてもおわかりいただけると思いますが，やはり膨大な作業となりました．なぜ，その作業にあえて挑み続けるのでしょう？　狙いは巷で噂されている印税豪邸でしょうか？　いや，印税目当てなら書籍の編集だけを担当して執筆は分担執筆者に依頼する方がはるかに効率的ですし，そもそも，刊行数に限界のある医学書の印税収入では，豪邸どころか（少し立派な）犬小屋ぐらいが限界です．では，単独執筆を推し進めている原動力は何なのでしょう？　ひとつには移植の決定から移植後の合併症管理まで，あらゆる点について自分の考えを伝えたいというこだわりです．これは布教目的といってもいいのかもしれません．もうひとつの目的は備忘録としての役割です．日頃から数多くの医学専門誌のTOC（Table of contents）サービスを利用し，無数の論文をチェックしてPDFファイルをPCに保管しています．それらの論文から得られる知識を整理して書籍としてまとめることによって，自分自身にとっても世界で最も役立つ一冊となっています．

　しかし，移植診療はいわゆるエビデンスだけでは決断できない部分も多いのが実状です．そのような中で，私が重要視していることは物事をシンプルにしていくことです．移植診療における日々の細かな変化にあわてて介入を繰り返すことで病態をさらに複雑化して失敗するような状況をよくみかけます．確かに移植は一般化学療法と比較すると変化が早いのですが，

それでも少し経過をながめる余裕はあることが多いと思います．移植後のさまざまな嵐のような合併症は自然と通り過ぎることもあります．しかし，自信を持って経過をながめるためにはやはり経験が必要であり，その判断については個人的な感覚を重視して記述しました．

　さて，前述したように網羅的に内容を欲張ったところ，予想通り分厚い本となってしまいました．重量も増加したため，本書を白衣の左ポケットに入れて歩くと，いつのまにか左の壁にぶつかってしまいます．そのような場合は右のポケットに『血液病レジデントマニュアル（第2版）』（医学書院, 2014年）を入れることをお勧めします．ちょうどバランスがとれて，王道の真ん中を突き進むことが可能となります．

　なお，本書は2014年12月の時点で最新の情報を元に記載したつもりですが，あらゆる分野において完全を期すことは難しく，ご自身でも文献，薬剤添付文書などを必ずご確認いただけますようお願い申し上げます．また，日本国内で承認されている適応と異なる記載が含まれていることをご了承ください．

平成27年2月

自治医科大学附属病院・附属さいたま医療センター血液科

神田　善伸

略語一覧

■薬剤，治療法などの名称

Ara-C	cytarabine	シタラビン
ATG	anti-thymocyte globulin	抗ヒト胸腺細胞抗体
ATRA	all-trans retinoic acid	全トランスレチノイン酸
BMT	bone marrow transplantation	骨髄移植
BU	busulfan	ブスルファン
Campath-1H	alemtuzumab	アレムツズマブ
CBT	cord blood transplantation	臍帯血移植
CNI	calcineurin inhibitor	カルシニューリン阻害薬
CSA	cyclosporine A	シクロスポリン
CY	cyclophosphamide	シクロホスファミド
DLI	donor lymphocyte infusion	ドナーリンパ球輸注
DMSO	dimethyl sulfoxide	ジメチルスルフォキシド
ETP	etoposide	エトポシド
FLU	fludarabine	フルダラビン
G-CSF	granulocyte colony stimulating factor	顆粒球コロニー刺激因子
GCV	ganciclovir	ガンシクロビル
HES	hydroxyethyl starch	ヒドロキシエチルスターチ
LMWH	low molecular weight heparin	低分子量ヘパリン
MCNU	ranimustine	ラニムスチン
MEL	melphalan	メルファラン
MMF	mycophenolate mofetil	ミコフェノール酸モフェチル
mPSL	methyl-prednisolone	メチルプレドニゾロン
MTX	methotrexate	メトトレキサート
NMA	non-myeloablative	骨髄非破壊的
PBSCT	peripheral blood stem cell transplantation	末梢血幹細胞移植
PCA	patient controlled analgesia	患者自己調節鎮痛
PSL	prednisolone	プレドニゾロン
RI	reduced-intensity	減弱毒性
SCT	stem cell transplantation	造血幹細胞移植
ST	sulfamethoxazole-trimethoprim	スルファメトキサゾール・トリメトプリム
TAC	tacrolimus	タクロリムス
TAI	thoracoabdominal irradiation	胸腹部照射

TBI	total body irradiation　全身放射線照射
TKI	tyrosine kinase inhibitor　チロシンキナーゼ阻害薬
TLI	total lymphoid irradiation　全リンパ節照射

■疾患，合併症などの名称

AA	aplastic anemia　再生不良性貧血
AML	acute myeloblastic leukemia　急性骨髄性白血病
ALL	acute lymphoblastic leukemia　急性リンパ性白血病
AP	accelerated phase　（慢性骨髄性白血病の）移行期
APL	acute promyelocytic leukemia　急性前骨髄球性白血病
BC	blast crisis　（慢性骨髄性白血病の）急性転化
BO	bronchiolitis obliterans　閉塞性細気管支炎
BOOP	bronchiolitis obliterans organizing pneumonia　器質化肺炎を伴う閉塞性細気管支炎
CML	chronic myelogenous leukemia　慢性骨髄性白血病
CMML	chronic myelomonocytic leukemia　慢性骨髄単球性白血病
CMV	cytomegalovirus　サイトメガロウイルス
COP	cryptogenic organizing pneumonia　特発性器質化肺炎
CP	chronic phase　（CMLの）慢性期
CR	complete remission　完全寛解
DIC	disseminated intravascular coagulation　播種性血管内凝固症候群
DLBCL	diffuse large B-cell lymphoma　びまん性大細胞型B細胞性リンパ腫
EBV	Epstein-Barr virus　EBウイルス
ES	engraftment syndrome　生着症候群
FL	follicular lymphoma　濾胞性リンパ腫
FN	febrile neutropenia　発熱性好中球減少症
GVHD	graft-versus-host disease　移植片対宿主病
GVL	graft-versus-leukemia/lymphoma　移植片対白血病/リンパ腫
HUS	hemolytic uremic syndrome　溶血性尿毒症症候群
IPS	idiopathic pneumonia syndrome　特発性肺症候群
ITD	internal tandem duplication
ITP	idiopathic thrombocytopenic purpura　特発性血小板減少性紫斑病
MAHA	microangiopathic hemolytic anemia　微小血管性溶血性貧血
MDS	myelodysplastic syndrome　骨髄異形成症候群
MM	multiple myeloma　多発性骨髄腫
MPN	myeloproliferative neoplasms　骨髄増殖性腫瘍
MRD	minimal residual disease　微小残存病変
NHL	non-Hodgkin's lymphoma　非ホジキンリンパ腫

PR	partial remission	部分寛解
PTLD	posttransplantation lymphoproliferative disorder	移植後リンパ増殖性障害
SOS	sinusoid obstruction syndrome	肝類洞閉塞症候群
TMA	thrombotic microangiopathy	血栓性微小血管症
TTP	thrombotic thrombocytopenic purpura	血栓性血小板減少性紫斑病
VOD	hepatic veno-occlusive disease	肝中心静脈閉塞症

■施設，組織などの名称

ABMTR	Autologous Blood and Marrow Transplant Registry	
BGMT	Bordeaux-Grenoble-Marseille-Toulouse（leukemia study）	
BMT-CTN	Blood and Marrow Transplant Clinical Trials Network	
CALGB	Cancer and leukemia Group B	
CDC	Centers for Disease control and Prevention	疾病予防管理センター
EBMT	European Group for Blood and Marrow Transplantation	
ECOG	Eastern Cooperative Oncology Group	
EORTC	European Organization for Research and Treatment of Cancer	
FHCRC	Fred Hutchinson Cancer Research Center	
GELA	Groupe d'Etude des Lymphomes de l'Adulte	
GIMEMA	Gruppo Italiano Malattie Ematologiche Maligne dell'Adulto	
GLSG	German Low-Grade Lymphoma Study Group	
IBMTR	International Bone Marrow Transplant Registry	
IDSA	infectious Disease Society of America	
IMRAW	International MDS Risk Analysis Workshop	
JALSG	Japan Adult Leukemia Study Group	日本成人白血病治療研究グループ
JMDP	Japan Marrow Doner Program	日本骨髄移植推進財団
JSHCT	Japan Society for Hematopoietic Cell Transplantation	日本造血細胞移植学会
LALA	leucémia Aiguës Lymphoblastique del'Adulte	
MDACC	MD Anderson Cancer Center	
MRC	Medical Research Council	
MSKCC	Memorial Sloan-Kerttering Cancer Center	
MSG	Mycoses Study Group	
NIH	National Institutes of Health	
NMDP	National Marrow Doner Program	
PETHEMA	Programa para el Estudio de la Terapéutica en Hemopatía Maligna	
SFGM	Scciété Française de Greffe de Moelle et de Thérapie Cellulaire	
SWOG	Southwest Oncology Group	

■臨床研究，評価指標，その他

AA-IPI	age-adjusted international prognostic index	
β₂M	β₂ microglobulin	
BDG	β-D-gulcan　β-D-グルカン	
DFS	disease-free survival　無病生存	
DLT	dose-limiting toxicity	
EFS	event-free survival　無イベント生存	
FLIPI	follicular lymphoma international prognostic index	
FISH	fluorescence *in situ* hybridization　蛍光 *in situ* ハイブリダイゼーション	
GM	galactomannan　ガラクトマンナン	
HLA	human leukocyte antigen　ヒト白血球抗原	
IPI	International Prognostic Index	
IPSS	International Prognostic Scoring System	
ISS	International Scoring System	
LFS	leukemia-free survival　無白血病生存	
MHC	major histocompatibility complex　主要組織適合複合体	
MTD	maximum tolerated dose　最大耐容量	
NRM	non-relapse mortality　非再発死亡	
OS	overall survival　全生存	
PCR	polymerase chain reaction　ポリメラーゼ連鎖反応	
PFS	progression-free survival　無増悪生存	
PS	performance status	
QALY	quality-adjusted life years　生活の質を調整した生存年（余命）	
QOL	quality of life　生活の質	
RCT	randomized controlled trial　無作為割付比較試験	
RFS	relapse-free survival　無再発生存	
RRT	regimen-relaterd toxicity　移植前処置関連毒性	
TRM	transplant-related mortality　移植関連死亡	
TTF	time-to-treatment failure　治療失敗までの時間	

目　次

略語一覧 ··· v

第Ⅰ章　移植実施の決定（移植適応の判定〜ドナー選択）

 A. 造血幹細胞移植の原理と流れ ·· 2
 B. 自家移植と同種移植の比較 ·· 3
 C. 造血幹細胞移植の流れと合併症 ·· 4
 D. 移植適応の考え方 ··· 6
 E. HLA 検査 ·· 9
 F. 同種造血幹細胞移植のドナーの選択 ·· 15
 G. 骨髄移植と末梢血幹細胞移植の比較 ·· 30

第Ⅱ章　移植の準備（移植計画の決定〜幹細胞輸注）

 A. 移植の準備と移植コーディネーター ·· 40
 B. 医療費 ··· 40
 C. ドナーの準備 ·· 42
 D. 患者の準備 ·· 50
 E. 移植前処置の決定 ··· 53
 F. 妊孕性の温存 ·· 76
 G. 急性 GVHD 予防法の決定 ·· 81
 H. 無菌管理・移植後早期感染症予防法の決定 ·· 94
 I. 輸血対策の決定 ·· 105
 J. 栄養管理の決定 ·· 108
 K. 心理的サポート ·· 108
 L. リハビリテーション ·· 109
 M. 幹細胞輸注 ··· 111

第Ⅲ章 移植後合併症の管理

- A. 前処置関連毒性(RRT)の評価と対応 …………………………… 128
- B. 移植後の疼痛管理 ……………………………………………… 131
- C. 移植後早期の細菌・真菌感染症対策 …………………………… 133
- D. 生着不全 ………………………………………………………… 138
- E. キメリズム解析 ………………………………………………… 140
- F. 生着症候群,生着前免疫反応 …………………………………… 143
- G. 急性 GVHD の診断と治療 ……………………………………… 144
- H. 移植関連血栓性微小血管症(TA-TMA) ……………………… 150
- I. 移植後中後期の感染症対策 ……………………………………… 152
- J. 慢性 GVHD の診断と治療 ……………………………………… 168
- K. 非感染性肺合併症 ……………………………………………… 174
- L. 晩期合併症対策 ………………………………………………… 176
- M. 移植後再発の予防,治療 ………………………………………… 188

第Ⅳ章 各血液疾患に対する造血幹細胞移植

1 急性骨髄性白血病(AML)
[急性前骨髄球性白血病(AML M3)を除く] …………………… 206

- A. 予後予測因子 …………………………………………………… 206
- B. 標準化学療法 …………………………………………………… 207
- C. 第一寛解期 AML における造血幹細胞移植の適応 …………… 208
- D. 第一寛解期 AML における薬物療法と造血幹細胞移植を比較した臨床決断分析 ………………………………………………… 209
- E. 第一寛解期 AML に対する自家造血幹細胞移植 ……………… 210
- F. 再発後の治療 …………………………………………………… 210
- G. ミニ移植 ………………………………………………………… 212
- H. 急性前骨髄球性白血病(APL) ………………………………… 214

2 急性リンパ性白血病(ALL) …………………………………… 219

- A. 予後予測因子 …………………………………………………… 219
- B. 標準化学療法 …………………………………………………… 219
- C. 第一寛解期 ALL に対する造血幹細胞移植の適応 ……………… 220

D. 第一寛解期 ALL における薬物療法と造血幹細胞移植を比較した
　　　 臨床決断分析 ·· 221
　　E. 第一寛解期 ALL に対する自家造血幹細胞移植 ································ 222
　　F. 再発後の治療 ·· 222
　　G. ミニ移植 ·· 224
　　H. 第一寛解期 Ph 染色体陽性 ALL に対する造血幹細胞移植 ················ 224
　　I. Ph 染色体陽性 ALL に対するミニ移植 ·· 225

3 骨髄異形成症候群（MDS） ·· 228
　　A. 予後予測因子 ·· 228
　　B. 移植以外の治療 ·· 229
　　C. 同種造血幹細胞移植の適応 ·· 230
　　D. 造血幹細胞移植前の芽球減少治療の妥当性 ···································· 232
　　E. 自家移植 ·· 233
　　F. ミニ移植 ·· 233

4 慢性骨髄性白血病（CML） ·· 236
　　A. 予後予測因子 ·· 236
　　B. 薬物療法 ·· 236
　　C. 造血幹細胞移植の適応 ·· 238
　　D. ミニ移植 ·· 240

5 悪性リンパ腫（ML） ··· 243

5-1. びまん性大細胞型 B 細胞性リンパ腫（DLBCL） ································ 243
　　A. 予後予測因子 ·· 243
　　B. 薬物療法 ·· 244
　　C. 自家移植の適応 ·· 244
　　D. 自家移植における BMT と PBSCT の比較 ······································ 245
　　E. 同種移植の適応 ·· 246
　　F. ミニ移植 ·· 246

5-2. 濾胞性リンパ腫（FL） ·· 247
　　A. 予後予測因子 ·· 247
　　B. 化学療法 ·· 248
　　C. 自家移植の適応 ·· 248
　　D. 同種移植の適応 ·· 248
　　E. ミニ移植 ·· 250

5-3. ホジキンリンパ腫（HL） 250
- A. 予後予測因子 250
- B. 自家移植の適応 250
- C. 同種移植の適応 251
- D. ミニ移植 251

5-4. 末梢性T細胞性リンパ腫（PTCL） 252

5-5. マントル細胞リンパ腫（MCL） 252

5-6. 成人T細胞性白血病/リンパ腫（ATLL） 253

5-7. そのほかのリンパ腫 254

6 多発性骨髄腫（MM） 259
- A. 予後予測因子 259
- B. 薬物療法 259
- C. 自家移植 260
- D. MM患者からの自家末梢血幹細胞採取 263
- E. 同種移植とgraft-versus-myeloma（GVM）効果 264
- F. ミニ移植 265

7 再生不良性貧血（AA） 270
- A. 重症度分類 270
- B. 薬物療法 270
- C. 同種造血幹細胞移植 272
- D. 免疫抑制療法と同種造血幹細胞移植の比較 274

第V章 造血幹細胞移植関連の論文の読み方と統計

- A. 造血幹細胞移植領域の統計解析の特殊性 280
- B. 生存解析の定義 280
- C. 競合イベント 281
- D. 時間依存性変数 282
- E. 臨床決断分析 282
- F. リスク分類 284
- G. 交絡 284
- H. 多変量解析 285
- I. 交互作用 285
- J. 実際の統計解析の流れ 286

巻末付録
    1. ドナーチェックリスト ································· 308
    2. 移植患者チェックリスト(一般的な検査項目を除く) ················· 309
    3. 症状,身体所見,検査所見などに基づく鑑別診断リスト(頻度の高いもの) ···· 310
    4. 日本人における体表面積表 ····························· 312
    5. 抗微生物薬の腎障害時の減量基準 ························ 314

索 引 ··· 317

謹告 本マニュアルに記載されている内容については,執筆時点における最新の情報に基づいて,適切な内容になるように著者,出版社ともに最大限に努力していますが,その内容が完全であることを保証するものではありません.時代とともに標準的な治療法が変化することも予想されます.また,一般的な患者を念頭に置いて記載されているため,すべての患者に本マニュアルの記述があてはまるわけではありません.さらに,本マニュアルに記載している治療内容の一部は,日本国内で承認されている用法・用量と異なる部分があります.したがって,実際の診療においては,文献検索などによって常に最新の情報を収集するとともに,本書に記載された内容が適切であるかどうかをご自身で判断されるようにお願いいたします.診療における不測の事故に対して,著者および出版社はその責を負いかねます.

第Ⅰ章

……………………

移植実施の決定
(移植適応の判定〜ドナー選択)

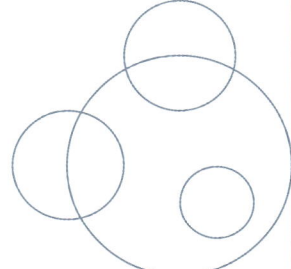

A. 造血幹細胞移植の原理と流れ

　白血病やリンパ腫などの造血器腫瘍は抗がん剤や放射線照射への感受性が高い．しかし，これらの治療によって根治が得られる患者は一部に過ぎないのが現実である．そこで，より強力な治療を行うことによって抗腫瘍効果を高めることが望まれる．一方，放射線照射や抗がん剤は投与線量／投与量を増加させていくと，ある一定の投与量（最大耐容量．maximum tolerated dose：MTD）を越えた時点で何らかの毒性のために（dose-limiting toxicity：DLT）それ以上の増量が不可能となる．多くの抗がん剤において DLT は骨髄抑制（汎血球減少）である．

　造血幹細胞移植は，この骨髄抑制という DLT を克服し，MTD を超える治療を可能にする治療法である．すなわち，抗腫瘍効果を高めるために MTD を上回る大量の抗がん剤や全身放射線照射を用いた強力な治療（移植前処置）を行って，患者骨髄とともに悪性腫瘍を壊滅に導き，その後に造血幹細胞を移植（輸注）することによって造血能を補うのである（図1）．

　用いる造血幹細胞がドナーから採取した細胞に由来する場合は同種移植（allogeneic），あらかじめ凍結保存しておいた患者自身の細胞に由来する場合は自家移植（autologous）という［一卵性双生児からの移植は同系移植（syngeneic）と呼ばれる］．造血幹細胞とは白血球，赤血球，血小板のすべての造血細胞に分化する能力と，自己複製能力を有する細胞である．通常は骨髄内に存在するが，化学療法後の骨髄回復期や顆粒球コロニー刺激因子（granulocyte-colony stimulating factor：G-CSF）投与後に末梢血中に動員されること，臍帯血中にも含まれていることが判明した．そのため，造血幹細胞移植は造血幹細胞の採取方法によって骨髄移植（bone marrow transplantation：BMT），末梢血幹細胞移植（peripheral blood stem cell transplantation：PBSCT），臍帯血移植（cord blood transplantation：CBT）に分類される．

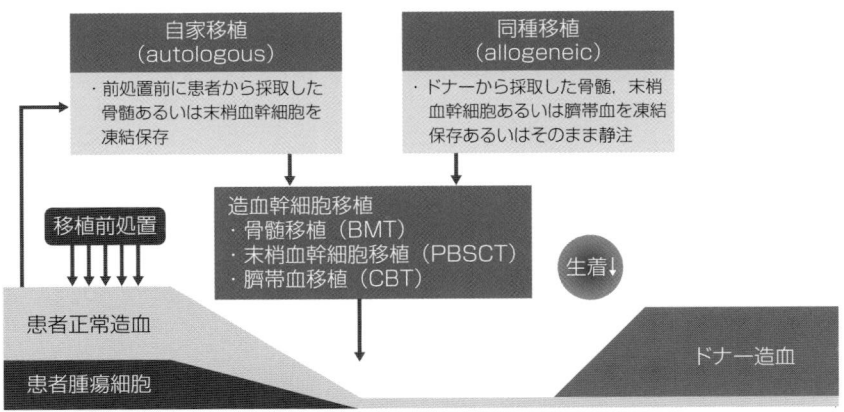

図1　造血幹細胞移植の流れと分類

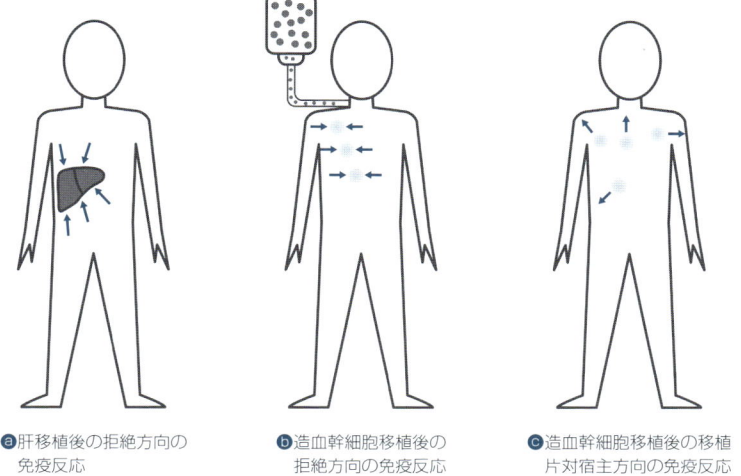

ⓐ肝移植後の拒絶方向の免疫反応　ⓑ造血幹細胞移植後の拒絶方向の免疫反応　ⓒ造血幹細胞移植後の移植片対宿主方向の免疫反応

図2　造血幹細胞移植と固形臓器移植での免疫反応の違い

　同種造血幹細胞移植における免疫反応は，患者がドナー由来の移植片を拒絶する方向と，ドナー由来の移植片が患者を攻撃する方向に働く可能性がある．造血幹細胞とともに輸注されるドナーリンパ球（特にT細胞）や，移植後に患者内で造血幹細胞から分化・成熟したリンパ球が患者を攻撃する反応が移植片対宿主病（graft-versus-host disease：GVHD）である．ヒトの主要組織適合性抗原であるヒト白血球抗原（human leukocyte antigen：HLA）が適合していないと，これらの免疫反応が強くなる．

　造血幹細胞移植においては，患者の免疫力は大量抗がん剤や全身放射線照射（total body irradiation：TBI）を用いた移植前処置によって強力に抑制されているため，移植片拒絶の頻度は低い．したがって，造血幹細胞移植における免疫抑制療法の主目的はGVHDの予防である．この点は移植片拒絶の予防を目的として免疫抑制療法が行われる固形臓器移植（心移植，肝移植，腎移植など）との大きな違いである（図2）．また，固形臓器移植では免疫系は患者の免疫が維持されるのに対して，造血幹細胞移植においては免疫系もドナー細胞に置換されるということも重要な相違点である．造血幹細胞移植では，移植されたドナー免疫細胞と患者臓器はやがて免疫学的に寛容状態になり，多くの場合，長期的には免疫抑制剤を完全に中止することが可能となる．

B. 自家移植と同種移植の比較

　自家移植で期待される抗腫瘍効果は，移植前処置の大量抗がん剤やTBIによる効果だけである．また，採取した移植片に白血病やリンパ腫などの腫瘍細胞が混入

する可能性があり，この混入腫瘍細胞が移植後再発の原因となる可能性があることが示されている[1]．しかし，同種移植においては移植片に腫瘍細胞が混入する可能性がないのみならず，ドナーの免疫担当細胞による抗腫瘍効果（graft-versus-leukemia effect：GVL効果）が期待できる．一方，同種移植はGVHDという重篤な合併症を生じる可能性があり，さらにGVHDに対する免疫抑制剤の投与やGVHDそのものによる免疫不全が感染症の頻度を増加させる．そのため，自家移植よりも同種移植のほうが移植に関連した死亡率（transplant-related mortality：TRM）が高くなり，生存者の生活の質（quality of life：QOL）も低下する．

　すなわち，自家移植と同種移植の比較においては，同種移植による抗腫瘍効果の増強と移植関連死亡率の増加のバランスを考慮する必要がある．化学療法に対する感受性が高く，大量の化学療法によって高い確率で根治が期待できる疾患においては自家移植が推奨されるが，移植前処置による根治の可能性が低い疾患や，移植片への腫瘍の混入が移植後再発に影響を及ぼすことが予想される疾患では同種移植が優先される．逆に多発性骨髄腫（MM）のように同種移植を行っても根治の確率が低い疾患では自家移植が広く行われている．再生不良性貧血（AA）や骨髄異形成症候群（MDS）などの疾患では正常な自家造血幹細胞を採取することは困難であるため，同種移植が中心となる．

　同種移植と自家移植の選択は疾患や病期によって異なるため，各論において詳細に記載する．図3に日本で行われた造血幹細胞移植の疾患別の同種移植，自家移植別の移植件数を示す．一般的には白血病，MDS，AAに対しては同種移植が，リンパ腫や骨髄腫に対しては自家移植が多く行われている．表1は各疾患の各病期別に同種移植と自家移植のいずれを優先するかについての概略を示しているが，詳細は各論に記載する．

C. 造血幹細胞移植の流れと合併症

　造血幹細胞移植の流れを概説する．
　まずは病状（移植によって予後が改善するか？）や臓器機能を含む全身状態（移植治療に耐えうるか？）の評価を行って移植適応の有無を検討する（図4）．そして，自家移植の適応と判断された場合は患者本人から同意を得たうえで，造血幹細胞（通常は末梢血幹細胞）を採取，凍結保存した後に，移植前処置を行い，凍結幹細胞を解凍して輸注する．
　一方，同種移植の適応と判断された場合は，適切なドナーが存在するかどうかを調査する．まずは理想のドナーであるHLA適合血縁者の有無について，患者本人および血縁ドナー候補者の同意を得てからHLA型の検査を行う．HLA適合血縁ドナーが得られない場合には必要に応じて骨髄バンク，さい帯血バンクの検索（造血幹細胞適合検索サービスのホームページで一括検索できる）やHLA不適合血縁ドナーの検索を行う．
　血縁ドナーの場合はドナーの健康診断を実施して，ドナーとしての適格性を判定する．状況によっては骨髄採取あるいは末梢血幹細胞採取のいずれか一方のみが不

C 造血幹細胞移植の流れと合併症

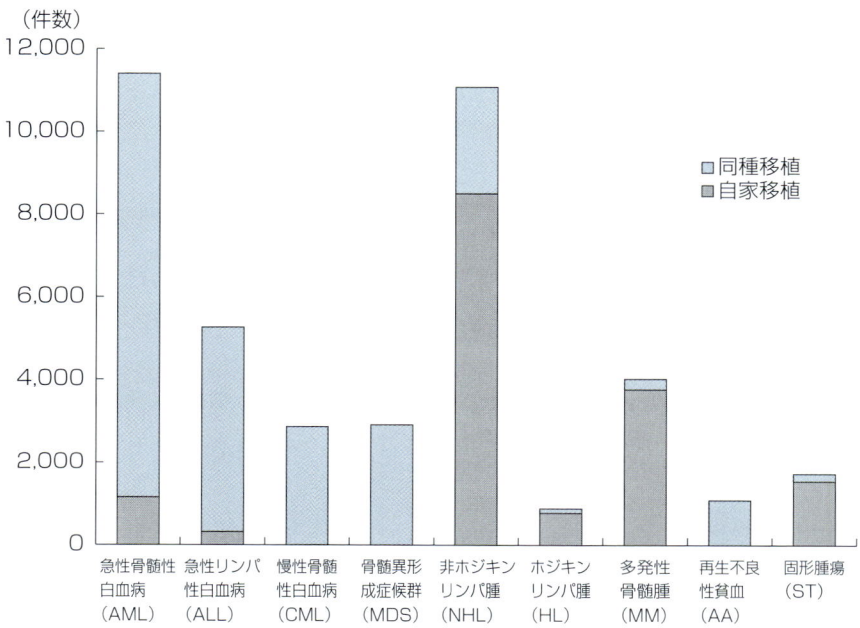

図3 疾患別移植の種類(16歳以上)
『日本造血細胞移植学会 平成24年度全国調査報告書』より.同種移植は血縁者間骨髄移植,血縁者間末梢血幹細胞移植,非血縁者間骨髄移植,非血縁者間臍帯血移植を含む.

表1 同種移植と自家移植のいずれが優先されるかについての概略

急性骨髄性白血病(M3以外)	第一寛解期	同種移植>自家移植
	第二寛解期	同種移植>自家移植
	進行期	同種移植>自家移植
急性前骨髄球性白血病(M3)	第一寛解期	移植適応なし
	第二寛解期(MRD陰性)	同種移植<自家移植
	進行期	同種移植>自家移植
急性リンパ性白血病	第一寛解期	同種移植>自家移植
	第二寛解期	同種移植>自家移植
	進行期	同種移植>自家移植
慢性骨髄性白血病		同種移植
骨髄異形成症候群		同種移植
非ホジキンリンパ腫	第一・第二寛解期	同種移植<自家移植
	化学療法抵抗性再発	同種移植>自家移植
多発性骨髄腫		同種移植<自家移植
再生不良性貧血		同種移植

実際には詳細な検討が必要であり,各論を参照.MRD:微小残存病変.

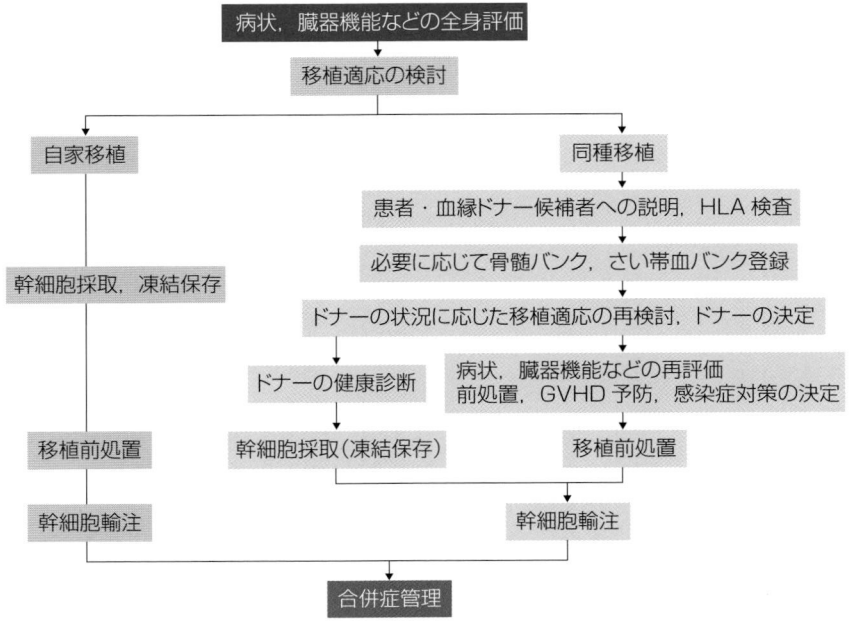

図4　造血幹細胞移植の流れ
　［神田善伸（編）：チーム医療で行う造血幹細胞移植プラクティカルガイド，南江堂，東京，p7，2011］

適格と判断される場合もありえる．移植前にもう一度患者の病状，臓器機能などの評価を行い，ドナーとの関係なども含めて総合的に判断し，移植前処置，GVHD予防法，感染症対策を決定する．
　移植前処置を行い，通常は移植前日から免疫抑制剤を開始し，移植日にドナー造血幹細胞を輸注する．ドナーからの幹細胞採取は患者の移植日にあわせて行うか，あるいは末梢血幹細胞採取の場合は前処置開始前に採取して凍結保存しておくこともある．移植日以後，少なくとも数年間にわたって移植後合併症の管理が必要である（図5）．

D. 移植適応の考え方

　造血幹細胞移植（特に同種移植）は，強い合併症と，移植関連死亡と，長期的なQOLの低下のリスクと引き替えにして，原疾患の根治の確率を高めようという（あるいは生存期間を延長しようという）治療法であり，その適応は慎重に検討しなければならない．化学療法で完全寛解が得られた後に一度でも再発を生じた急性白血病については，化学療法のみで根治する可能性はきわめて低いので，適切なドナーがいれば同種移植を行うことによって根治の可能性を求めることができる．しかし，非寛解期の急性白血病に対する同種移植後の長期生存率は20％未満であり，多く

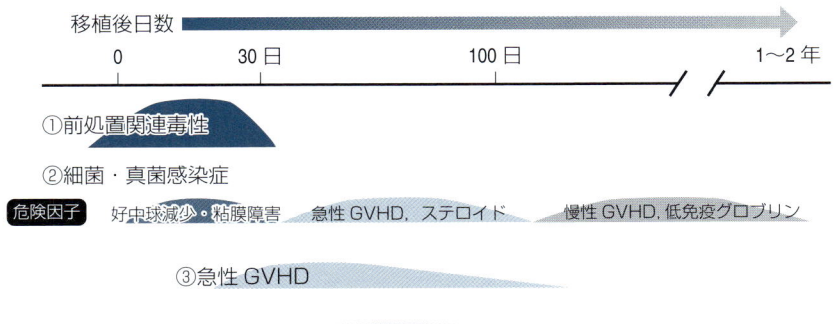

図5　同種移植後の主な合併症とその対策

の患者は，強い副作用に苦しんだあげくに合併症あるいは原疾患によって命を失ってしまうという現実も認識しておく必要がある．

　一方，化学療法で完全寛解が得られた第一寛解期造血器腫瘍の患者は，化学療法のみでの根治の可能性があるため，移植適応の判断はより困難である．一部の疾患においては，予後不良因子を有する若年者に対してHLA適合血縁者間移植を行うことによって通常の化学療法や自家移植よりも長期生存率が改善することが臨床試験によってほぼ明らかになっているが，半年後などの短期の生存率は移植を行わないほうが優れているという状況もあり得る．そのほかのさまざまな状況も含めて，絶対的な移植適応という判断ができる場面はむしろ少なく，長期的なQOLなどの要素も含めて，患者や患者家族と十分な情報を共有しながら移植の是非を考えていくということが重要である．

　移植適応の判断に役立つ臨床試験は，自家移植については通常の化学療法との無作為割付比較試験（randomized controlled trial：RCT），同種移植についてはHLA適合同胞ドナーがいる患者を同種移植群に割り付け，ドナーがいない患者を自家移植群や化学療法群に無作為に割り付けるというデザイン（genetic randomization）の臨床試験である（図6）[2]．これらの臨床試験では実際に割り付けられた治療が行われていない（例えばHLA適合同胞ドナーがいるのに移植が行われていない）症例も多い．実際に治療を受けた群で解析（per-protocol set analysis：PPS解析）すると全身状態の増悪のために移植を受けられなかった症例などによるバイアス（偏り）が生じてしまうため，通常は実際の移植の実施の有無にかかわらず，割り付けられた群（例えばドナーあり群とドナーなし群）に沿った解析（intent-to-treat analysis：ITT解析）を主解析とするが，本来の治療法間の差が薄まってしまう傾向がある．

　また，genetic randomization特有の問題点として，同胞の数が世代によって異

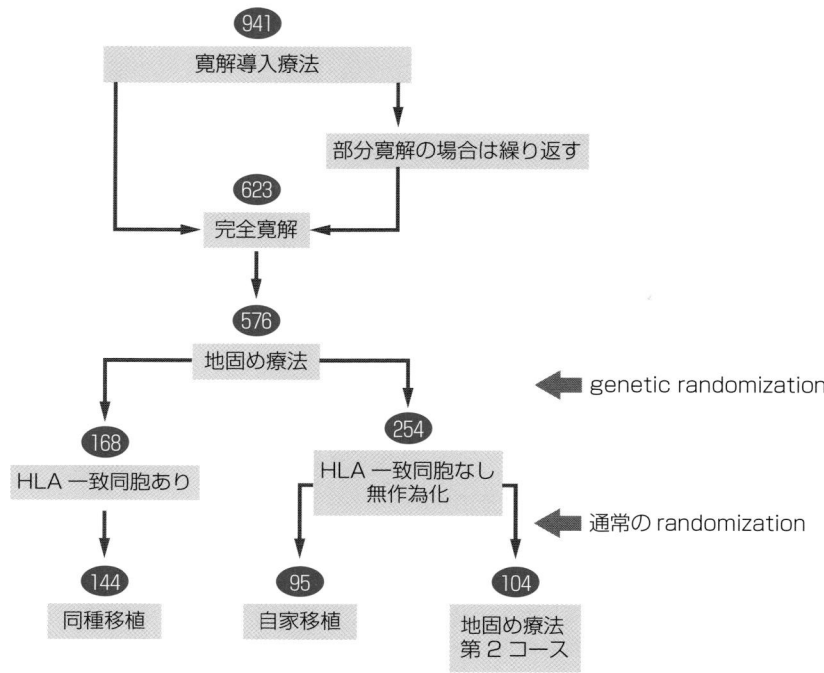

図6 第一寛解期急性骨髄性白血病に対するHLA適合同胞間移植の意義を評価するgenetic randomizationの臨床試験

[Zittoun RA et al. N Engl J Med 1995; **332**: 217-23 を一部改変]

なるため，ドナーあり群とドナーなし群の間に年齢分布に差が出る可能性がある．さらに，ドナーなし群では原疾患が再発した場合には化学療法のみで経過を観察するか，あるいは移植を行うとしてもHLA適合同胞がいないため，非血縁ドナーからの移植，HLA不適合ドナーからの移植，あるいはCBTを行うしかないという問題点があげられる．したがって，これらの臨床試験の結果は，「HLA適合同胞がいる場合に同種移植をするべきか，それとも待機的に移植を行うべきか」という診療現場の問いに正確に答えることはできない．一方，HLA適合同胞を有する症例を移植実施群と非実施群に無作為に割り付ける比較試験の実施は現実的ではないため，genetic randomizationによる試験の結果（あるいはそれらを統合したメタアナリシス）を現状におけるベストエビデンスとして評価するしかない．また，これらの研究ではQOLの低下は考慮されていない．これらの欠点を補う目的で臨床決断分析が行われている（➡「第Ⅴ章 造血幹細胞移植関連の論文の読み方と統計」を参照）．

　HLA適合同胞がいない場合はHLA適合非血縁者間移植，HLA不適合血縁者間移植，非血縁者間臍帯血移植などを検討することになるが，これらの移植はHLA適合血縁者間移植よりも治療成績がやや低下するので，移植適応については再検討

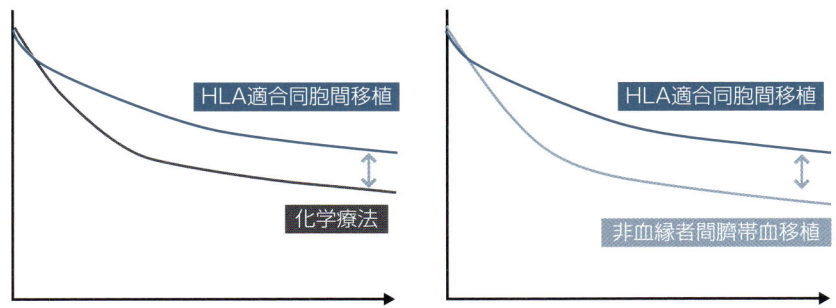

図7　移植適応の判断
上図のような場合は，HLA適合同胞間移植の適応はあるが，非血縁者間臍帯血移植の適応はない．

すべきである．例えば，化学療法よりもHLA適合血縁者間移植の長期生存率が10%程度上回るために移植適応と判断したのであれば，HLA適合血縁者間移植と比較して10%程度長期生存率が劣るようなドナーからの移植は移植適応とはならないということに注意が必要である（図7．移植適応は相対的なものであり，得られるドナーの状況によって変化する）．ただし，遺伝子レベルでHLA-A, -B, -C, -DRB1が適合している非血縁ドナーからの移植であればHLA適合血縁者間移植と同等の成績が得られている[3]．

E. HLA検査

1. HLAの適合と不適合

　HLAはhuman leukocyte antigenの略称であり，ヒトの主要組織適合性複合体（major histocompatibility complex：MHC），すなわち，自己と非自己を認識する最も重要な抗原である．造血幹細胞移植においては，ドナーと患者の間にHLAの不適合があると，お互いにより強く非自己であるとみなすことによって，移植片拒絶とGVHDの頻度が増加する．
　HLAの不適合はGVHD方向の不適合と拒絶方向の不適合に分けて考えなければならない．T細胞は自分の持っていない抗原を標的として攻撃するため，例えば患者がHLA-A24, A33，ドナーがHLA-A24, A31であれば患者T細胞はドナーのA31を，ドナーT細胞は患者のA33を標的とするため，双方向の不適合となる（図8）．一方，患者がHLA-A24のホモ（HLA-A24, -），ドナーがHLA-A24, A31であれば，患者T細胞はドナーのA31を標的とするが，ドナーT細胞が標的とする患者抗原はないので拒絶方向のみの不適合となる．逆に患者がHLA-A24, A31，ドナーがHLA-A24のホモであればGVHD方向のみの不適合となる．日常診療においては通常はGVHD方向のHLA不適合を重視してドナーの選択が行われているが，過去の研究ではGVHD方向の不適合が拒絶方向の不適合よりも生存に対して重要

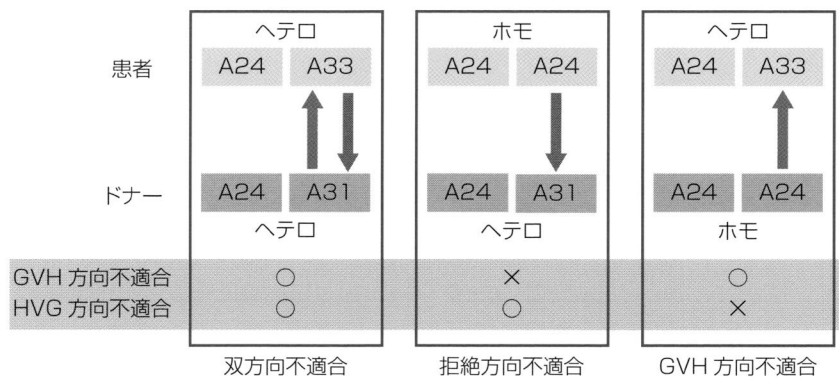

図8　HLAの不適合の方向

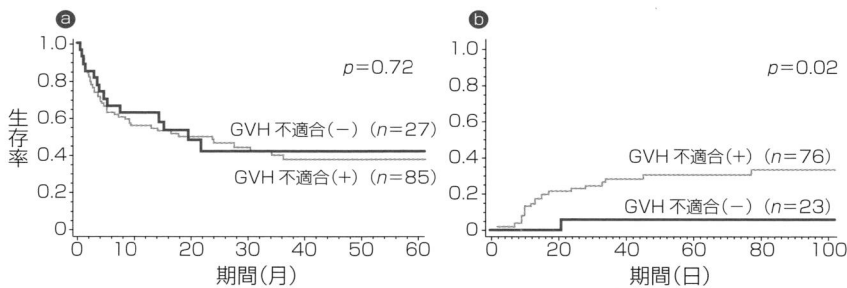

図9　国内のHLA1抗原不適合血縁者間移植においてGVHD方向のHLA不適合の有無が生存（ⓐ）およびグレードⅢ以上の急性GVHD発症（ⓑ）に与える影響

生存に対してはGVHD方向のHLA不適合の有無の影響はみられなかった（GVH不適合（＋）は双方向の不適合とGVHD方向のみの不適合を含む．GVH不適合（－）は拒絶方向だけの不適合）．

(Kanda Y et al. Blood 2003; **102**: 1541-7)

であるという結果は示されていない（図9）[4,5]．したがって，臨床研究においてはGVHDの発症に対してはGVHD方向の不適合数，拒絶に対しては拒絶方向の不適合数，生存に対しては両方向を含めた不適合数に基づいて解析されることが多い．

HLAを決定する遺伝子は6番染色体短腕p21.3に並んで存在し，ひとかたまり（これをハプロタイプと呼ぶ）として遺伝する（ただし，まれに組み替えを生じることがある）．主要な抗原としてはHLAクラスⅠに属するHLA-A, -B, -CとクラスⅡに属するHLA-DR, -DQ, -DPがあげられるが，造血幹細胞移植において特に重要なのは，HLA-A, -B, -C, -DRである．それぞれ両親からの遺伝子を有するため，合計8個のHLA型についてドナー候補者と患者間で比較することになる．以前は，C座を除く6個のHLA型でHLA適合度の評価が行われていたが，特に非血縁者間移植においてはC座の重要性も明らかになっている[6,7]．ただし，同胞間でHLA-A, -B, -DRが適合している場合はC座もおそらく適合しているとみなしてよ

い（両方のハプロタイプが共通であると推測されるため）．HLA-DP, -DQ の重要性も示唆されているが，現状では日常の移植診療には用いられていない．

2. HLA の検査方法

HLA の検査としては血清学的（低解像度）検査が古くから行われてきたが，この方法では検出できない HLA の差異が臨床的に重要性を有する場合があることがわかり，現在は必要に応じてより精密な遺伝子レベルでの（高解像度）検査が行われている[6]．血清学的検査で同定される HLA 型を HLA 抗原型，遺伝子学的検査で同定される HLA 型を HLA 遺伝子型と呼び，本書では抗原型の不適合を「抗原不適合」，遺伝子型の不適合を「アリル不適合」と記載する．

同胞間の場合は，血清学的検査で6抗原すべて適合していれば，遺伝子型でも適合していると推定することができるが[5]，非血縁者間や，同胞以外の血縁者間の場合は，血清型で適合していても遺伝子型で不適合が存在する可能性を考慮しなくてはならない．血清型で適合しているにもかかわらず 5% 以上の確率で遺伝子型が不適合となる抗原として，日本人では A2, A26, B13, B39, B61, B62, Cw7, Cw8, Cw14, DR4, DR8, DR12, DR14, DR15 などがあげられる（表2）[8]．

HLA の遺伝子型検査にもいくつかの方法があり，例えば日本骨髄バンクがルーチンの検査として採用している蛍光ビーズ法（PCR-rSSO 法）はアリルを単一のアリルまで絞り込むことができない中等度解像度の検査であり，複数のアリルの可能性が残されているが，そのなかから日本人で最も高頻度にみられるアリルが「高頻度アリル」として報告される．例えば高頻度アリルが HLA-A*24:02 と報告された場合，本当のアリルは HLA-A*24:25, HLA-A*24:49 などの他のアリルである可能性が残されているが，そのような確率は 1% 未満である（日本骨髄バンク「HLAに関する資料」）．オプション検査として実施できる SBT 法はより精密にアリルを確定できる高解像度の検査法である．

日本人によくみられる HLA 型としては HLA-A2, A24, A26, B52, B61, DR4, DR8, DR9, DR15 などがあげられる．よく保存されているハプロタイプも知られており，例えば表3に示すような上位のハプロタイプの組み合わせの HLA 型であれば，骨髄バンクでも数多くの HLA 適合ドナーをみつけることができる．また，これらの高頻度ハプロタイプの情報は血縁者間の HLA 検査の範囲を広げる際にも役立つ．一般には患者兄弟と患者の両親（提供可能年齢の子供がいる場合は必要に応じて子供も）の HLA 検査が推奨されるが，例えば，患者のハプロタイプの片方が HLA-A*24:02, B*52:01, DRB1*15:02 の場合は，残りの片方のハプロタイプを共有している家族（例えば父親の親族，母親の親族など）の HLA をさらに検査すれば，偶然にもう一方のハプロタイプが一致する可能性が期待できる．

3. HLA 型の表記

HLA の血清型は HLA-A2，HLA-A24 のように通常は1桁あるいは2桁で記される（HLA-A0203，HLA-B702 などの例外を除く）．一方，HLA の遺伝子型の表記方法は「：」で区切られた複数の区域によって記される（図10）．第1区域は関連する血清型（あるいはアリルグループ）に対応するものであり，遺伝子型が

表2 日本人にみられるHLA抗原型と各抗原型におけるアリルの多様性

	抗原	頻度(%)	アリル	抗原内頻度(%)		抗原	頻度(%)	アリル	抗原内頻度(%)
A	A2	24.4	A*02:01	43.9	C	Cw1	17.0	C*01:02	100.0
			A*02:06	37.4		Cw4	6.5	C*04:01	100.0
			A*02:07	16.9		Cw6	6.2	C*06:02	100.0
			A*02:10	1.2		Cw7	12.2	C*07:02	92.6
	A11	8.2	A*11:01	98.2				C*07:04	7.4
			A*11:02	1.6		Cw8	13.5	C*08:01	80.7
	A24	39.7	A*24:02	97.7				C*08:03	19.3
			A*24:20	2.2		Cw9	7.8	C*03:03	100.0
	A26	12.7	A*26:01	65.0		Cw10	11.3	C*03:04	100.0
			A*26:02	16.4		Cw12	10.4	C*12:02	100.0
			A*26:03	17.9		Cw14	17.9	C*14:02	31.8
	A31	7.5	A*31:01	99.8				C*14:03	68.2
	A33	6.7	A*33:03	100.0		Cw15	1.7	C*15:02	100.0
B	B7	6.1	B*07:02	100.0	DR	DR1	6.0	DRB1*01:01	100.0
	B35	8.7	B*35:01	99.5		DR4	25.2	DRB1*04:01	4.7
	B39	3.7	B*39:01	87.0				DRB1*04:03	13.2
			B*39:02	6.6				DRB1*04:04	1.2
			B*39:04	6.4				DRB1*04:05	55.4
	B44	6.3	B*44:02	2.4				DRB1*04:06	14.3
			B*44:03	97.6				DRB1*04:07	1.9
	B46	5.3	B*46:01	100.0				DRB1*04:10	9.3
	B48	2.3	B*48:01	100.0		DR8	12.3	DRB1*08:02	30.1
	B51	9.5	B*51:01	99.8				DRB1*08:03	69.6
			B*51:02	1.2		DR9	15.4	DRB1*09:01	100.0
	B52	12.4	B*52:01	100.0		DR11	2.2	DRB1*11:01	99.2
	B54	7.6	B*54:01	100.0		DR12	3.8	DRB1*12:01	71.8
	B55	2.2	B*55:02	97.1				DRB1*12:02	28.0
			B*55:04	2.9		DR13	6.2	DRB1*13:01	4.7
	B59	1.8	B*59:01	100.0				DRB1*13:02	95.2
	B60	4.9	B*40:01	99.3		DR14	8.8	DRB1*14:01	40.1
	B61	14.7	B*40:02	59.4				DRB1*14:03	19.8
			B*40:03	3.0				DRB1*14:05	23.4
			B*40:06	37.5				DRB1*14:06	15.2
	B62	8.8	B*15:01	89.7		DR15	18.8	DRB1*15:01	37.3
			B*15:07	7.8				DRB1*15:02	62.6
			B*15:27	1.3					
	B71	1.4	B*15:18	100.0					

HLA-A, B, DRは日本骨髄バンクホームページ「HLAに関する資料」から頻度1%以上のものだけを引用, HLA-CはImmunogenetics 1997; **46**: 199-205から改変して引用.

表3 日本人に高頻度にみられる HLA-A, C, B, DRB1 ハプロタイプ

A	C	B	DRB1	ハプロタイプ頻度（%）
*24:02	*12:02	*52:01	*15:02	8.24
*33:03	*14:03	*44:03	*13:02	4.26
*24:02	*07:02	*07:02	*01:01	3.54
*24:02	*01:02	*54:01	*04:05	2.55
*02:07	*01:02	*46:01	*08:03	2.03
*11:01	*04:01	*15:01	*04:06	1.32
*24:02	*01:02	*59:01	*04:05	1.08
*11:01	*01:02	*54:01	*04:05	1.01
*26:01	*03:04	*40:02	*09:01	0.70
*24:02	*08:01	*40:06	*09:01	0.67

（HLA 研究所ホームページ http://www.hla.or.jp/ から引用）

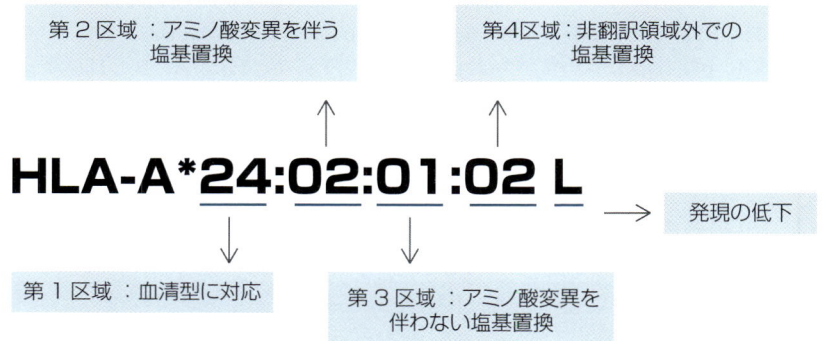

図10　HLA 遺伝子型の表記方法

HLA-A*24:02 であれば血清型は HLA-A24 であるとわかる．ただし，HLA-B の第1区域が15の場合は，血清型は HLA-B15, 35, 62, 70, 71, 72, 75 などであり，HLA-Bの第1区域が40の場合は，血清型は HLA-B60, 61 となるので注意が必要である．第2区域は同じ血清型のなかでのアミノ酸変異を伴うアリルを判別する区域である．第3区域はアミノ酸変異を伴わない塩基置換を判別する．第4区域は HLA をコードする遺伝子領域外（つまり非翻訳領域）の塩基置換を伴うアリルを判別する区域である．第3, 4区域は組織適合性には関係しないので，日常診療では省略してよい．末尾に記される N, L, S, Q, C, A のアルファベットは HLA 分子の発現状態を示すもので，N は遺伝子は存在してもタンパクとして発現していないこと，L は発現が低下していること，S は分泌されて細胞表面にとどまらないこと，C は細胞質だけに発現していることを意味する．

4. KIR 不適合

　NK 細胞受容体の重要性が注目されている．ヒトの Killer cell Ig-like receptor（KIR）の一つである KIR2DL1 は，HLA-C のグループ 2 のエピトープ（Lys80）と特異的に結合し，KIR2DL2/3 は HLA-C のグループ 1 のエピトープ（Asn80）と特異的に結合して NK 細胞の活性化を抑制する（表 4）[9,10]．複数の KIR が単一の NK 細胞に発現していることもあるが，NK 細胞の少なくとも一部は単一の KIR を発現していて，それは自己のクラス I 分子によってのみ抑制される．すると，HLA-C の不適合移植においては，例えば，ドナーがグループ 1，2 の両方の HLA-C を有するにもかかわらず，患者がグループ 2 の HLA-C しか持たない場合（GVHD 方向の不適合）には，ドナーの NK 細胞を抑制することができず，GVHD の頻度が上昇するおそれがある．日本人ではグループ 1 の HLA-C の頻度が低いため（7.3％），NK 細胞を活性化する HLA-C の不適合は生じにくい．

　KIR2DL1，KIR2DL2/3 以外にも KIR3DL1 は Bw4，KIR3DL2 は HLA-A3，A11 と特異的に結合して NK 細胞の活性化を抑制する[11]．Bw4 は HLA-A23，A24，A32，B5，B17，B27，B37，B38，B44，B47，B49，B51，B52，B53，B57，B58，B59，B63，B77 を含む（一部例外あり）．通常の移植では HLA-A，B の抗原型は適合していることが多いが，CBT や HLA 不適合血縁者間移植においては問題となる可能性がある．

表 4　NK 細胞受容体 KIR2DL と結合する HLA-C エピトープと HLA-C 型から KIR2DL リガンド適合度をみいだす手順

HLA-C エピトープ	HLA 型	
グループ 2（G2）(Lys80)	血清型	Cw2, Cw4, Cw5, Cw6
	遺伝子型	Cw*04:01, Cw*05:01, Cw*06:02, Cw*15:02
グループ 1（G1）(Asn80)	血清型	Cw1, Cw3, Cw7, Cw8
	遺伝子型	Cw*01:02, Cw*03:02, Cw*03:03, Cw*03:04, Cw*07:02, Cw*07:04, Cw*08:01, Cw*08:03, Cw*12:02, Cw*14:02, Cw*14:03

適合度	患者		ドナー		日本骨髄バンクでの頻度（％）
GVHD 方向の不適合	G2	G2	G1	G2	4.6
	G1	G1	G1	G2	
拒絶方向の不適合	G1	G2	G2	G2	5.8
	G1	G2	G1	G1	
両方向の不適合	G1	G1	G2	G2	0.5
	G2	G2	G1	G1	
適　合	G1	G2	G1	G2	89.2
	G2	G2	G2	G2	
	G1	G1	G1	G1	

（森島泰雄．綜合臨 2005; 54: 1730-6 を一部改変）

F. 同種造血幹細胞移植のドナーの選択

1. HLA適合血縁者間移植とHLA1抗原不適合血縁者間移植の比較

　HLAの不適合が存在するとGVHDの重症度，頻度が高まるが，一方でGVL効果の増強によって移植後の造血器腫瘍の再発が減少することが期待される．HLA適合血縁者間移植とHLA1抗原不適合血縁者間移植の移植成績の大規模な比較としては，FHCRC（Fred Hutchinson Cancer Research Center）とIBMTR（International Bone Marrow Transplant Registry）の2つの研究が報告されていた[4, 12]．いずれの研究においても，進行期白血病ではGVHDの増加による移植関連死亡の増加とGVL効果による再発の減少が相殺されるため，HLA適合同胞間移植とHLA一抗原不適合血縁者間移植の生存率に差は認められなかった．一方，病初期の白血病においてはFHCRCの報告では両者の成績は同等としているのに対し，IBMTRではHLA1抗原不適合血縁者間移植の成績が有意に劣っていた．

　日本国内では，1991～2000年の間に実施され，日本造血細胞移植学会（JSHCT）に報告された血縁者間移植（T細胞除去移植を除く）のデータを用いてHLA1抗原不適合が血縁者間移植成績に及ぼす影響の検討が行われた[5]．グレードIII以上の急性GVHDの発症頻度は，HLA適合血縁者間移植で8％であるのに対し，1抗原不適合血縁者間移植では25％と有意に増加した．一方，移植後の再発に関しては，進行期白血病では有意に再発率が低下したが，元来移植後再発の少ない病初期移植では再発率の低下はわずかであった．その結果，進行期移植においてはGVHDの増加による移植関連死亡の増加と再発率の低下が相殺されて生存率はほぼ同等になるが，病初期移植においてはGVHDの増加と比較して再発率の低下がわずかであるため，生存率はHLA1抗原不適合の存在によって有意に低下するという結果となった．

　諫田らが行った2001～2008年に行われた移植のJSHCTデータの再検討でも，同様にHLA1抗原不適合移植はHLA適合血縁者間移植よりも成績が劣っていた（図11 ⓐ, ⓑ）[3]．HLA1抗原不適合血縁者間移植の治療成績を低下させている原因を探索するために，ドナーの違いによる生存の差がより大きかった病初期移植患者を対象として，各HLA座の不適合の影響や拒絶方向の不適合数の影響について解析した．するとHLA-B座の不適合の移植はそれ以外のHLA座の不適合の移植を比較して，また，拒絶方向に2抗原以上不適合のある移植は1抗原以下の不適合の移植と比較して有意に生存率が悪かった（図11 ⓒ, ⓓ）．しかし多変量解析ではHLA-B座の不適合だけが独立して有意な因子であった．B座不適合患者とA座あるいはDR座不適合患者の背景を比較したところ，B座不適合患者において拒絶方向に2抗原以上の不適合が存在する頻度が有意に高く，C座の不適合を有する頻度も有意に高かった．したがって，B座と近接しているC座の不適合が併存する確率が高いということがB座不適合において移植成績が不良となる原因の一つとして考えられたが，C座の適合度が判明している症例数が少ないために検証すること

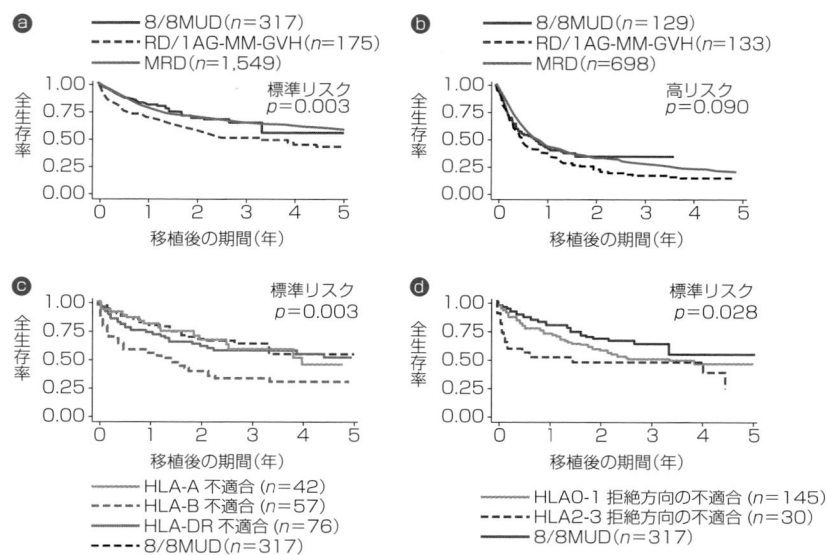

図11 ⓐ 病初期患者あるいはⓑ 進行期患者に対する移植後のドナー別の全生存率，および病初期患者に対するⓒ ドナー別（HLA 不適合座別）とⓓ 拒絶（HVG）方向の不適合数別の全生存率

8/8 MUD は HLA-A，B，C，DRB1 アリル適合非血縁ドナー，RD/1AG-MM-GVH は GVHD 方向一抗原不適合血縁ドナー，MRD は適合血縁ドナー．

(Kanda J et al. Blood 2012; **119**: 2409-16)

はできなかった．

　なお，HLA 1 抗原不適合血縁者間移植でも，GVHD 予防として抗ヒト胸腺細胞抗体（ATG）を使用した症例の成績はアリル適合非血縁者間骨髄移植に近接しており，ATG の使用によって治療成績が向上する可能性がある[13]．2014 年 5 月現在，JSHCT の主導研究として，少量の ATG［サイモグロブリン（1.25 mg/kg/day を day -4 と -3 に投与）］を用いた HLA 1 抗原不適合血縁者間移植の臨床試験が実施されている．また，今後は HLA-C 座の不適合や遺伝子型不適合の影響の解析が求められる．

2. HLA 1 抗原不適合血縁者間移植と HLA 適合非血縁者間移植との比較

　次に重要になるのは HLA 1 抗原不適合血縁者間移植と HLA 適合非血縁者間移植の比較である．HLA 適合非血縁者間移植の成績を解釈する際に気をつけなくてはならないのは，第一寛解期で非血縁者間移植を受けた群は，半年近いコーディネートの期間を通して寛解を維持できた症例だけが選択されているということである．そこで，前述の JSHCT の 1991〜2000 年の移植の解析において，診断から移植までの期間が 180 日以上であった症例だけを対象として，HLA 1 抗原不適合血縁者間

移植とHLA適合非血縁者間移植を比較したところ，病初期白血病においても進行期白血病においても，両者の成績はほぼ同等であった[5]．しかし，この1990年代のJSHCTの移植の研究では非血縁者間移植におけるアリルの適合度は検討されていなかった．そこで，諫田らは2001～2008年に行われた移植のJSHCTデータを用いて再検討を行った．非血縁者間骨髄移植をHLA-A, -B, -C, -DRB1のすべてのアリルが適合している移植に限定して比較したところ，非血縁者間骨髄移植の生存率はHLA適合血縁者間移植とほぼ同等であり，病初期，進行期ともにHLA（GVHD方向）1抗原不適合血縁者間移植よりも有意に優れているという結果であった（図11 ⓐ, ⓑ）[3]．ただし，後述するようにHLA1抗原不適合血縁者間移植群も，不適合抗原のほかにアリル不適合が存在していた可能性がある．

なお，非血縁者間移植と血縁者間移植の比較の場合，非血縁者間移植はドナーコーディネートに時間を要するため，例えば第一寛解期移植症例の比較では，その期間にわたって第一寛解を維持できた症例だけが選択されているというバイアスが問題になる．そこで，移植実施までの早期再発を解析に含めた臨床決断分析が行われ，通常の移植待機期間で実施可能なのであればHLA適合非血縁者間移植を優先すべきということが確認された[14]．

3. HLAアリル不適合が移植成績に及ぼす影響

HLA適合同胞間移植においてはHLAアリルもほとんどの場合に適合していることが期待できるが[5, 15]，HLA1抗原不適合血縁者間移植や同胞以外の血縁者からのHLA適合移植では，血清学的検査では1抗原のみの不適合であっても，アリル不適合が別のHLA座に存在する可能性があるため，家族のHLA検査結果などからアリル不適合の存在を否定できない場合には遺伝子学的検査が必要である[15]．ただし，純粋に一抗原だけの不適合血縁者間移植と，これにほかのアリルの不適合が加わった場合の成績の差に関しては，前述の諫田らの臨床研究においても症例数が不十分であったために明らかにすることはできなかった．

非血縁者間移植の場合はルーチンでHLA-A, -B, -C, -DRB1のアリルレベルでの検査が行われている．国内の1990年代の移植成績の解析では，HLA-DRB1の単独のアリル不適合はGVHDの発症頻度に大きな影響を及ぼさないが，HLA-A, -Bのアリル不適合は重症GVHDを発症する危険が高く，生存率も低下するとされていた[16, 17]．しかし，1990年代は，担当医はDRB1の不適合だけを移植前に知ることができたということがGVHD予防法などに影響を与えていた可能性があり，GVHDの予防法・治療法の変化によって近年の移植ではこれらの解析結果も異なるものになっているということが考えられる．実際，2000～2009年に国内で行われた非血縁者間骨髄移植の解析ではHLA-C，HLA-DRB1の不適合はHLA適合群と比較して重症GVHDの発症，生存率ともに有意な悪影響を及ぼしていた（図12）[7]．重症GVHDの発症や生存に対する影響はHLA-A, -B, -C, -DRB1の各アリルの不適合間に差はみられなかった．ただし，この研究ではHLA-Cの不適合は抗原レベルの不適合を含んでおり，HLA-Cの抗原レベルの不適合はHLA-A, -B, -DRB1のアリルレベルの不適合と同等と考えてよい．

また，ドナー，患者間の一部のHLAの不適合の組み合わせ（高リスクミスマッチ）

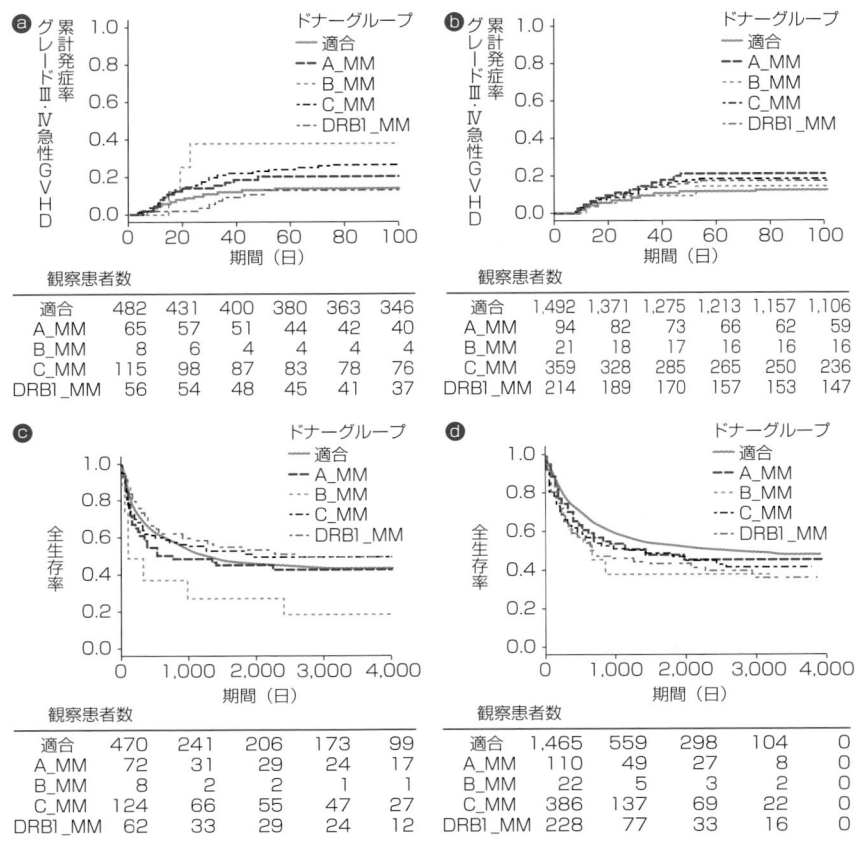

図12　国内の非血縁者間 BMT における HLA アリル不適合の影響の年代別の解析

ⓐは 1993～1999 年，ⓑは 2001～2009 年のグレードⅢ・Ⅳ急性 GVHD 発症への影響，ⓒは 1993～1999 年，ⓓは 2001～2009 年の生存率（他の有意な因子で補正）への影響．

(Kanda Y et al. Br J Haematol 2013; **161**: 566-77)

が特にGVHDの危険度を高めるのではないかということも報告されている（表5）[18]．これらの組み合わせを有する移植では重症GVHDの発症が増加し，生存率が低下するが，これらの組み合わせ以外の不適合（低リスクミスマッチ）はGVHDの発症や生存に影響しないとされていた．しかし，この解析も1990年代の，まだGVHD予防法が確立されていなかった時代の移植を含むという問題点がある．そこで1993～2001年，2002～2007年，2008～2011年の3つの移植時期に分けて再解析したところ，高リスクミスマッチの意義が確認されたのは1993～2001年の移植のみであり，2002年以降の移植では高リスクミスマッチ，低リスクミスマッチの重症GVHDや生存に対する影響は同等であった（図13）[19]．おそらく近年のGVHD予防法の改善によって，各ミスマッチが有する免疫学的な影響の差が吸収されつつあるものと想定される．ただし，この研究ではすべての高リスクミスマッ

F 同種造血幹細胞移植のドナーの選択

表5 重症 GVHD の発症のリスクが高いとされたドナー・患者間の HLA アリル不適合の組み合わせ

ドナー・患者間の不適合の組み合わせ	例数	HR（95% CI）	p
A*02:06-A*02:01	131	1.78（1.32-2.41）	＜0.001
A*02:06-A*02:07	27	3.45（2.09-5.70）	＜0.001
A*26:02-A*26:01	21	3.35（1.89-5.91）	＜0.001
A*26:03-A*26:01	35	2.17（1.29-3.64）	0.003
B*15:01-B*15:07	19	3.34（1.85-5.99）	＜0.001
C*03:03-C*15:02	25	3.22（1.75-5.89）	＜0.001
C*03:04-C*08:01	69	2.34（1.55-3.52）	＜0.001
C*04:01-C*03:03	42	2.81（1.72-4.60）	＜0.001
C*08:01-C*03:03	80	2.32（1.58-3.40）	＜0.001
C*14:02-C*03:04	23	3.66（2.00-6.68）	＜0.001
C*15:02-C*03:04	27	3.77（2.20-6.47）	＜0.001
C*15:02-C*14:02	50	4.97（3.41-7.25）	＜0.001
DR*04:05-DR*04:03	53	2.13（1.28-3.53）	0.003
(DR*14:03-DQ03:01)-(DR*1401-DQ05:02)	19	2.81（1.44-5.51）	0.002
DP*03:01-DP*05:01	49	2.41（1.49-3.89）	＜0.001
DP*05:01-DP*09:01	71	2.03（1.30-3.16）	0.002

（Kawase T et al. Blood 2007; **110**: 2235-41）

チを1群として解析しているため，このなかに本当にリスクの高い組み合わせが含まれている可能性は否定できない．同時に，低リスクミスマッチ群の中にも本当にリスクの高い組み合わせが含まれているかもしれないため，現時点では特定の組み合わせに対して安全とも危険とも断定することはできない．

また，非血縁者間骨髄移植において抗原レベルの不適合とアリルレベルの不適合が移植成績に及ぼす影響の差（例えば DR の1抗原不適合と DRB1 の1アリル不適合の影響の違い）については，海外のデータでは両者の間に大きな差はないという解析結果が報告されている[20, 21]．日本国内の予備的解析でも同様の結果が示されている[22]．ただし，抗原レベルの不適合がある移植では，その不適合抗原に対する HLA 抗体を患者が保有していると拒絶の頻度が高まるので HLA 抗体を検査しておくことが重要である[23]．

以上の結果を総合して考えると，非血縁者間骨髄移植ドナーを選択する際には，最も重要な点は HLA の不適合の数を減らすことが重要であり，その不適合がクラスⅠに属するかクラスⅡに属するかという点や，その不適合が高リスクミスマッチか低リスクミスマッチかという点よりも，不適合数を優先すべきである（**表6**）．すなわち，1つの高リスクミスマッチを有するドナーと2つの低リスクミスマッチを有するドナーが選択できるのであれば，前者を選択すべきである．ただし，同じ不適合数のドナーの間で選択する場合は，あえて高リスクミスマッチのドナーやクラスⅠミスマッチのドナーを選択する必要はないので，これらを避けてドナーを選択すればよい．

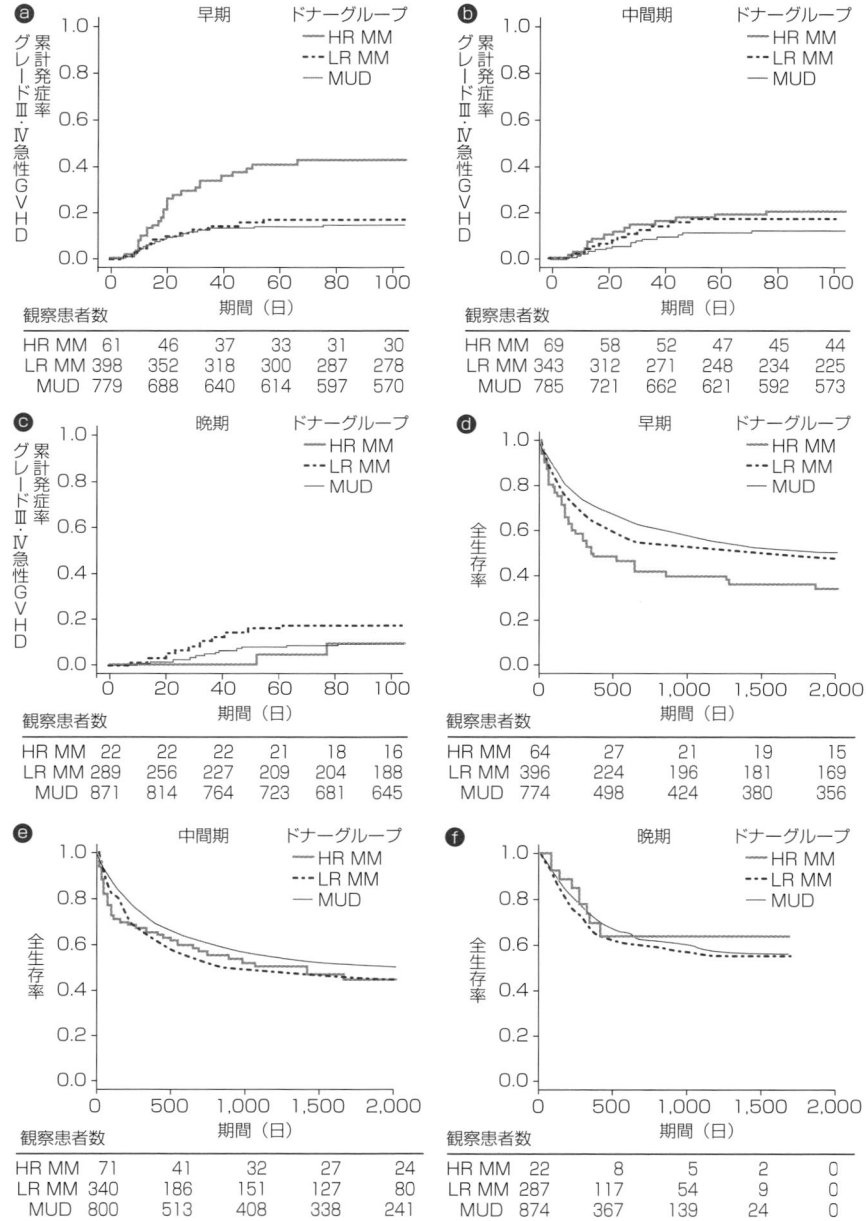

図13 国内の非血縁者間BMTにおける高リスクミスマッチの影響の年代別の解析

ⓐは1993〜2001年,ⓑは2002〜2007年,ⓒは2008〜2011年のグレードⅢ・Ⅳ急性GVHD発症率,ⓓは1993〜2001年,ⓔは2002〜2007年,ⓕは2008〜2011年の全生存率(他の有意な因子で補正)への影響.

HR MM:高リスクミスマッチ,LR MM:低リスクミスマッチ,MUD:HLA適合.

(Kanda Y et al. Biol Blood Marrow Transplant 2014; **20**: 526-35)

表6 同種造血幹細胞移植におけるドナー優先順位(ただし第3選択,第4選択は施設の経験によって異なる)

・非血縁者間移植において HLA-C は抗原型不適合でもアリル不適合と同等と考えてよい.
・抗原レベルの不適合が存在する場合は HLA 抗体の検査が必要.
・臍帯血移植ではアリル不適合の数は問わない.

第1選択	・HLA 適合血縁ドナー
第2選択	・HLA-A, -B, -C, -DRB1 遺伝子型適合非血縁ドナー(8/8 適合)
第3選択	・HLA-A, -B, -C, -DRB1 遺伝子型1アリル不適合非血縁ドナー(7/8 適合) ただし,同じ条件のドナーのなかでは高リスクミスマッチや GVHD 方向の KIR ミスマッチがないドナーを優先する. ・HLA-DRB1 血清型1抗原不適合非血縁ドナー,ただし他のアリルはすべて適合(7/8 適合) ・HLA 1抗原不適合血縁ドナー
第4選択	・0~2抗原不適合非血縁臍帯血 ・HLA-A, -B, -C, -DRB1 遺伝子型2アリル不適合非血縁ドナー(6/8 適合) ただし高リスクミスマッチを含む2アリル不適合は避ける. ・HLA 2抗原以上不適合血縁ドナー

 HLA の不適合が GVHD 方向か拒絶方向かについては,近年の CIBMTR の解析では拒絶方向のみの不適合ドナーを優先すべきという報告であったが,国内の解析では拒絶方向のみの不適合ドナーが GVHD 方向のみの不適合ドナーや双方向の不適合ドナーよりも有利であるという結果は示されなかった[24, 25].ただし,一般的には他の条件が同じであれば GVHD 方向のみの不適合ドナーや双方向の不適合ドナーよりも拒絶方向のみの不適合ドナーを優先する傾向にある.
 また,KIR の重要性も注目されている.HLA-C の不適合のうち,ドナーの NK 細胞を抑制することができない不適合の場合(GVHD 方向の KIR 不適合)はグレードⅢ以上の急性 GVHD の発症頻度が有意に上昇し,生存率が低下することが示されている[26, 27].イタリアで行われている T 細胞除去 HLA 不適合移植では,GVHD 方向の HLA-C 不適合が存在すると,AML においては GVL 効果が増強されて再発が減少し,生存率が改善することが報告されているが[28],これは ATG を用いた T 細胞除去移植という特殊な状況であるため,一般化するべきではない.GVHD 方向の KIR 不適合の組み合わせは日本人では5%以下にすぎないが,あえてこのようなドナーを選択する必然性は乏しい.

4. ドナーの優先順位

 以上の結果から,HLA 適合血縁者についで優先すべきドナーは,ドナーのコーディネートを待つ余裕があれば HLA 適合非血縁ドナー(HLA-A, -B, -C, -DRB1 アリル適合)であるが,HLA 遺伝子型1アリル不適合(HLA-C は抗原不適合でもよい)ドナーや HLA 1抗原不適合血縁ドナーも有力な候補となる(**表6**).海外バンクドナーからの移植は最近は減少しているが,HLA の適合度が同等であれば国内ドナーからの移植とほぼ同等の成績が得られており,金銭的な障壁(全米骨髄バンクからの移植では300~400万円が必要)がなければ,検討に値する[29, 30].移植を必要としながらも,血縁者に1抗原不適合までのドナーがみつからず,骨髄バンク

にも適切なドナーが得られない場合には，HLA 2 抗原以上不適合血縁者間移植や非血縁者間臍帯血移植が候補として考えられる．HLA 2 抗原以上不適合血縁者間移植や非血縁者間臍帯血移植は，一般的にはさらに一段階優先順位が下がる選択肢と考えられるが，これらの移植の優先順位は施設の経験にも左右される要素があり，例えば非血縁者間臍帯血移植で良好な移植成績の実績のある施設においては，第3選択として CBT を選択することは妥当である．

5. 非血縁者間臍帯血移植

　非血縁者間臍帯血移植は当初は主に小児科領域で開発された移植方法であるが，日本国内では成人領域でも積極的に行われている．非血縁者間臍帯血移植は，2 抗原程度の HLA 不適合が存在しても特殊な GVHD 予防を行わずに移植が可能であることや，速やかに移植を実施できるという利点がある．一方，生着不全の頻度が高いこと，生着までの期間が長いこと，移植後にドナーリンパ球輸注を行うことができないことが欠点となる．通常は 2.0×10^7 個/kg（患者体重）以上の有核細胞数を含み，HLA-A, -B, -DR の 6 抗原中 4〜6 抗原が適合している臍帯血（アリル不適合の数は問わない）を選択するが，細胞数がより多く含まれることが望ましい．

　日本国内で 2000〜2005 年に行われた非血縁者間臍帯血移植と HLA-A, -B, -C, -DRB1 アリル適合非血縁者間骨髄移植の比較では，急性骨髄性白血病（AML）患者では骨髄移植の成績が有意に上回っていたものの，ALL 患者では有意差はみら

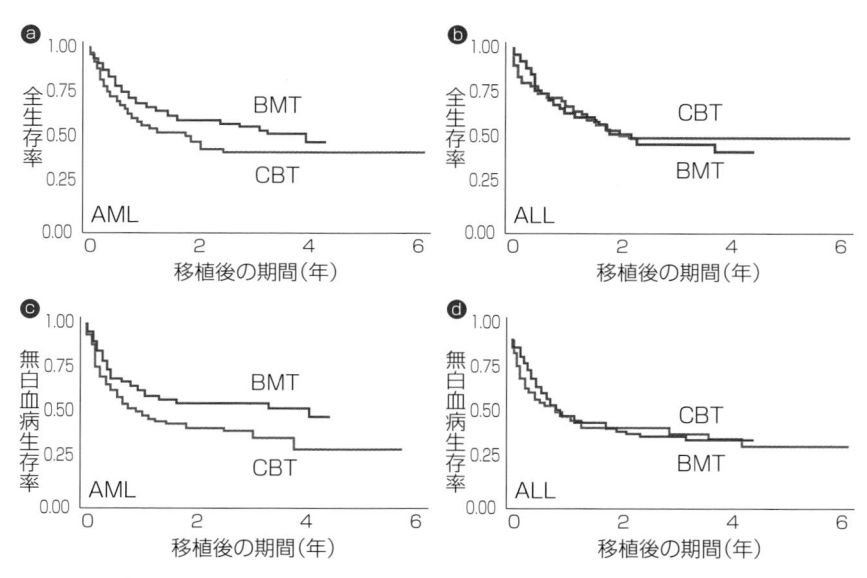

図14　国内の HLA-A, -B, -C, -DRB1 アリル適合非血縁者間 BMT と非血縁者間 CBT の比較
　ⓐ, ⓑは全生存率，ⓒ, ⓓは無白血病生存率，ⓐ, ⓒは AML，ⓑ, ⓓは ALL（いずれも他の有意な因子で補正）．

（Atsuta Y et al. Blood 2009; **113**: 1631-8）

れなかった（図14）[31]．ただし，ALLにおいても第一寛解期移植における死亡のハザード比は1.60と，有意差には至らない（$p=0.16$）ものの死亡が増加する傾向にあり，骨髄バンクのコーディネート期間を待つ余裕のある病状であれば，HLA-A, -B, -C, -DRB1アリル適合非血縁者間骨髄移植を優先するのが妥当と考えられる．なお，このような解析においても移植までの期間の差が問題となる．速やかに移植を実施できるのがCBTの利点であるが，これらの研究の対象となっているCBTは実際には寛解到達から移植までの期間が長い症例が多いため，この治療成績を寛解到達後早期の移植に当てはめることはできない．現在，移植までの期間を解析に含めた臨床決断分析が行われている．非血縁者間臍帯血移植と1～2アリル不適合非血縁者間骨髄移植の比較でも，これらの移植方法の間に生存率の有意差はみられていない[32]．

CBTにおけるHLA不適合の影響については明確な結論が得られていない．HLAの不適合の存在によって白血病の再発が減少し，生存率が改善するというデータもあれば，それを否定するデータも存在する．これらの多くは小児科領域での解析である．また，国内ではCBTのHLA適合度は抗原レベルで評価されているが，欧米ではDR座についてはアリルで評価されているということにも注意が必要である．国内で2000～2009年に行われた非血縁者間臍帯血移植の解析では，A，B座を抗原で，DR座をアリルで評価した研究では，小児（15歳以下）においてはHLAの1座，2座の不適合は急性GVHDの増加に，2座不適合は生存率の低下につながるが，成人においては2座不適合で白血病の再発が有意に低下したものの，HLAの不適合座の数と生存との関連はみられなかった[33]．この研究では細胞数と移植成績の関連も評価されている．図15 ❺に示すように，成人で有核細胞数2.5$\times 10^7$個/kgを閾値として分けると好中球生着率は76％と74％と大きな差はないが，3.0$\times 10^7$個/kg以上の群を対照群とした多変量解析では，細胞数が少ない群では有意に生着率が低い．しかし，移植関連死亡率や生存率には有意な影響はみられていない．

また，米国からの報告では拒絶方向のみのHLA不適合を伴うCBTは生着不全と再発が増加するため避けるべきだとされたが[34]，日本国内の解析ではHLA不適

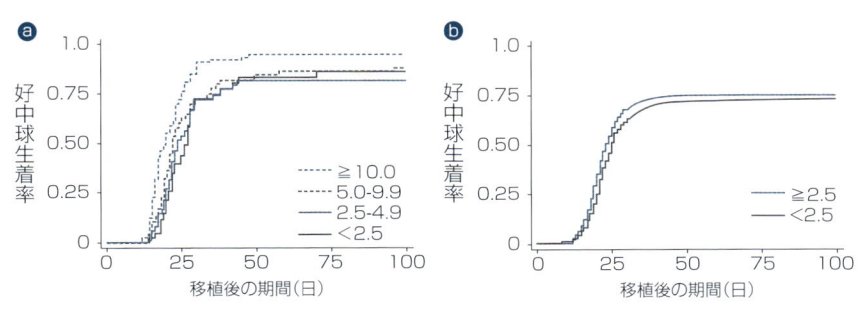

図15　国内の非血縁者間CBT後の好中球生着
❶は15歳以下の小児，❺は16歳以上の成人．

（Atsuta Y et al. Haematologica 2013; **98**: 814-22）

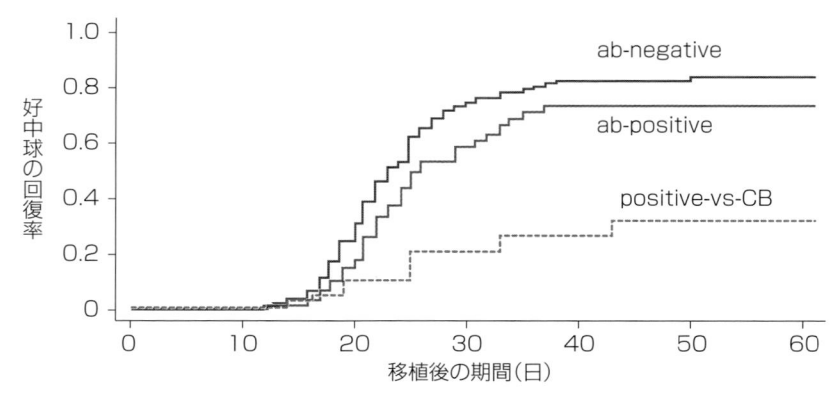

図16 患者が有するHLA抗体が非血縁者間CBT後の好中球生着に及ぼす影響
positive-vs-CBは臍帯血の不適合抗原に対する抗体を有する群，ab-positiveはそれ以外のHLA抗体陽性群．

(Takanashi M et al. Blood 2010; **116**: 2839-46)

合の方向と移植成績の間に関連はみられなかった[35]．なお，この研究では日本国内の現状にあわせてDR座の不適合も抗原レベルで評価されている．成人において1抗原不適合群と比較してHLA適合群や2抗原不適合群の生存率がやや上回る傾向があるが，有意差には至っていない．

抗原レベルのHLA不適合を伴う非血縁者間臍帯血移植では，その不適合抗原に対するHLA抗体（donor-specific antibody：DSA）を患者が持っていると移植片拒絶の確率が上昇する（図16）[36]．基本的な対策としてはDSAのない臍帯血を選択すべきであるが，HLA抗体の抗体価の閾値や，DSA陽性例に対する対処法についてはHLA抗体の項に記載する．CBTの前処置では拒絶を予防するためにTBIを併用することが多く，高齢者ではフルダラビン（fludarabine：FLU，125 mg/m^2）とメルファラン（melphalan：MEL，80 mg/m^2）に4 GyのTBIを加えた前処置が国内で広く行われているが[37]，TBIを行わずにFLU 180 mg/m^2，静注ブスルファン（busulfan：BU，12.8 mg/kg），MEL 80 mg/m^{2}を併用した前処置でも51症例中46症例に生着が得られたことが報告されている[38]．

6. HLA 2抗原以上不適合血縁者間移植（ハプロ移植，半合致移植）

HLAの片方のハプロタイプを共有しながら，他方のハプロタイプが異なるためにHLAの2抗原以上の不適合を伴う移植は，ハプロ移植（haploidentical transplantation）あるいは半合致移植と呼ばれている．このような2抗原以上の不適合を伴う血縁者間移植においては，重篤なGVHDの発症を抑制するためにさまざまな試みが行われている．GVHDは主としてドナーT細胞によって生じることから，海外で最も多く行われてきた方法は体外（ex vivo）T細胞除去移植，すなわち，GVHDを抑制するために幹細胞液からT細胞を除去する，あるいはCD34陽性細胞だけを純化してから移植するという方法である．イタリアからの報告では移植後に免疫抑制剤を全く用いなくてもGVHDの発症率は非常に低く（グレードⅡ以上

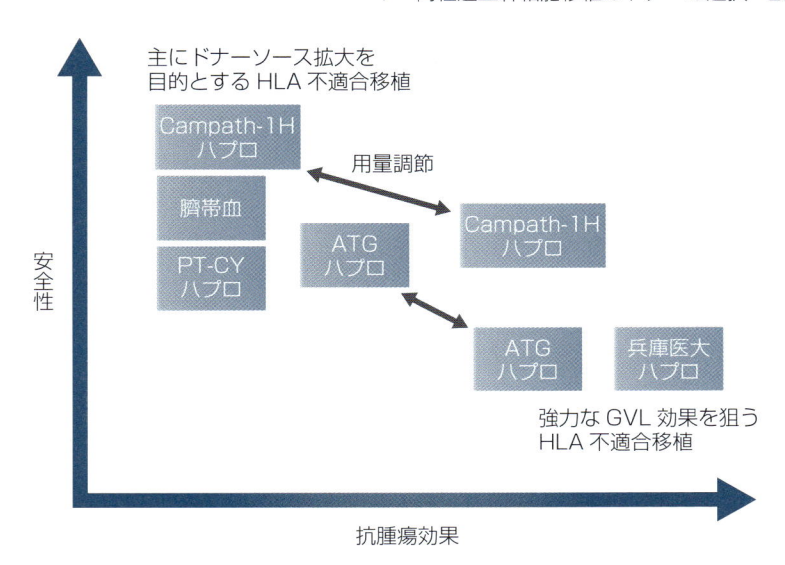

図 17 さまざまな方法による HLA 2 抗原以上不適合血縁者間移植や非血縁者間 CBT の位置づけ（私見）

は 8％），寛解期の移植であれば無イベント生存率は 47％でプラトーが得られている[39]．しかし，日本国内の CD34 陽性細胞移植のデータではほとんどの患者が移植後に免疫抑制剤を用いているにもかかわらず，グレードⅡ以上の GVHD は 21％に認められている[40]．また，T 細胞を失うことによって，拒絶の増加，感染症の増加，再発の増加が問題となった．そこで，国内では体外での T 細胞除去を行わない HLA 不適合移植として，母子間免疫寛容の仮説に基づいた HLA 不適合移植，タクロリムス（tacrolimus：TAC），ステロイド，ミコフェノール酸モフェチル（mycophenolate mofetil：MMF）などを併用した強力な GVHD 予防法を用いた HLA 不適合移植，アレムツズマブ（Campath-1H）を用いた HLA 不適合移植などが研究されている．また，中国やアジアでは抗ヒト胸腺細胞抗体（antithymocyte globulin：ATG）を用いた HLA 不適合移植が多数行われており，欧米でも移植後にシクロホスファミド（cyclophosphamide：CY）を投与することによって GVHD を予防する HLA 不適合移植が広まっている．さまざまな方法が開発されているが，重要な点は HLA 不適合による強力な GVL 効果を狙う HLA 2 抗原以上不適合移植と，HLA 適合ドナーがいない患者のために安全な移植を供給することを目的とした HLA 2 抗原以上不適合移植に大きく二分され，前者の代表が兵庫医大方式の HLA 不適合移植であり，後者に属するのがアレムツズマブあるいは移植後 CY を用いた HLA 不適合移植である（**図 17**）．ただし，アレムツズマブや CY の用量調整によって，その位置づけは変化する可能性がある．

表7　兵庫医科大学方式のHLA 2抗原以上不適合ミニ移植の前処置とGVHD予防法

治療	投与量	期間
FLU	30 mg/m^2/day	day −9〜−4
Ara-C	2 g/m^2/day	day −9〜−6
MEL	70 mg/m^2	day −3〜−2
ATG	2.5 mg/kg	days −3〜−1（総量2.5 mg/kgを3日間に分割して投与）
TBI	3〜4 Gy	day 0
TAC	0.02 mg/kg/day	day −1〜（目標血中濃度10〜12 ng/mLに調整）
mPSL	1.0 mg/kg/day	day −3〜

（Kaida K et al. Int J Hematol 2014; **99**: 463-70）

a 兵庫医科大学方式によるHLA 2抗原以上不適合血縁者間移植

　日本国内で最多数のHLA不適合移植を行っている兵庫医科大学グループ（開発当初は大阪大学）から優れた成績が報告されている．彼らのHLA不適合移植はフル移植とミニ移植に分類されており，年齢や全身状態などに従って使い分けが行われている．

　フル移植ではCY 120 mg/kgと全身放射線照射（total body irradiation：TBI，8〜10 Gy）の標準的なフル移植の前処置にFLU（120 mg/m^2），さらに必要に応じてシタラビン（cytarabine：Ara-C）を加え，GVHD予防はTAC，メトトレキサート（methotrexate：MTX），MMF，メチルプレドニゾロン（methylprednisolone：mPSL）の4剤併用で行われた[41]．最初の30症例の報告では全例が生着し，グレードⅡ〜Ⅲの急性GVHDが11例（37.9％）にみられたが，GVHDに関連した死亡は2例のみであった．ほとんどの症例が非寛解期移植であったにもかかわらず3年再発率は20.9％，3年生存率は49.9％であった．

　一方，40歳以上の患者や臓器障害などを有する患者に対してはFLU（180 mg/m^2），BU（8 mg/kg），抗ヒトTリンパ球ウサギ免疫グロブリン（anti-lymphocyte globulin：ALG，ゼットブリン8 mg/kg）による強度を軽減した前処置のHLA不適合ミニ移植を行った[42]．GVHD予防としてはALGによる体内T細胞除去に加えてTAC，mPSLを投与し，血清可溶型インターロイキン-2（IL-2）受容体濃度を測定しながらmPSLの用量調整が行われた．また，フル移植では骨髄が用いられたが，ミニ移植では末梢血幹細胞が移植された．最初の26症例の報告で25症例が生着，グレードⅡの急性GVHDが5症例に認められたが，グレードⅢ以上の急性GVHDの発症はなかった．移植関連死亡が4例，3年再発率は寛解期移植，非寛解期移植でそれぞれ27.1％，29.8％であり，3年無イベント生存率はそれぞれ64.8％，49.9％と優れていた．現在は移植前処置を強化し，少量のATG（サイモグロブリン，合計2.5 mg/kg）とTACとmPSL（1 mg/kg/day）でGVHDを予防する移植方法が行われている（表7）[43]．

b 移植後シクロホスファミドを用いたHLA 2抗原以上不適合血縁者間移植

　Johns Hopkins大学で開発された，移植後にCYを投与することによってHLA

RIC

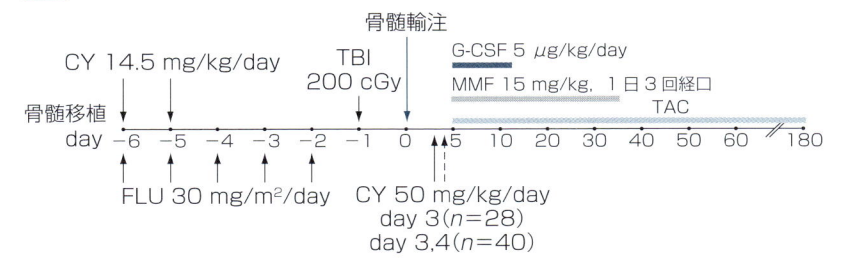

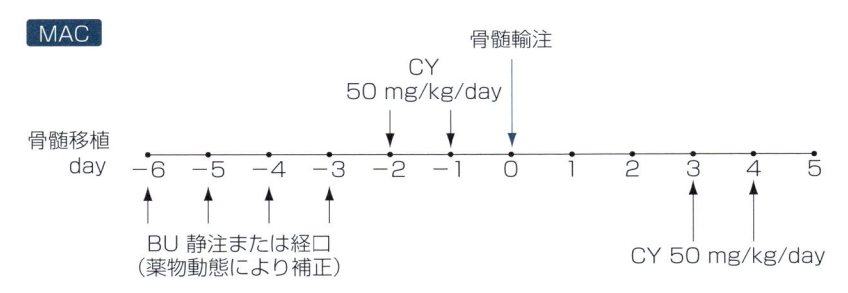

骨髄移植 day −6 −5 −4 −3 −2 −1 0 5 10 20 30 40 50 60 // 180

CY 14.5 mg/kg/day
TBI 200 cGy
骨髄輸注
G-CSF 5 μg/kg/day
MMF 15 mg/kg, 1 日 3 回経口
TAC
FLU 30 mg/m²/day
CY 50 mg/kg/day
day 3 (*n*=28)
day 3,4 (*n*=40)

MAC

骨髄移植 day −6 −5 −4 −3 −2 −1 0 1 2 3 4 5

BU 静注または経口（薬物動態により補正）
CY 50 mg/kg/day
骨髄輸注
CY 50 mg/kg/day

図 18　PT-CY による HLA 2 抗原以上不適合ミニ移植の前処置と GVHD 予防法
〔Luznik L et al. Immunol Res 2010; **47**: 65-77〕

不適合移植を可能にする HLA 不適合移植方法（post-transplantation CY：PT-CY）が欧米で広く行われるようになっている．移植直後には免疫抑制剤を投与せず，ドナー細胞が患者抗原を認識して増殖を始めたところで CY を投与することによって，患者抗原を認識するドナー細胞を特異的に抑制するという狙いである［ただし，Genova のグループは day 0 からシクロスポリン（cyclosporin：CSA）を投与している］[44]．CY の投与前に免疫応答を反映すると思われる発熱がしばしばみられるが，CY の投与によって改善する．Johns Hopkins 大学から前処置の強度が異なる 2 種類の方法が報告されており（**図 18**）[45]，いずれも CY の投与後に TAC と MMF を開始する．

このうち，減弱前処置を用いた移植方法と，ほぼ同等の強度の前処置を用いた CBT（2 ユニットを移植する double cord）の臨床試験が平行して実施された．それぞれの結果を比較したところ，グレードⅢ以上の急性 GVHD は CBT では 21％にみられたが，PT-CY 群では 1 例もみられず，1 年の非再発死亡率も CBT で 24％，PT-CY で 7％と PT-CY の安全性が確認された[46]．しかし，1 年再発率は CBT の 31％に対して PT-CY では 45％と高く，1 年無増悪生存率はそれぞれ 46％，48％と同等であった．Georgia のグループは骨髄ではなく末梢血幹細胞を使用して，ほぼ同様の方法で PT-CY による移植を行っている．彼らの後方視的研究では HLA 適合血縁者間移植や HLA 適合非血縁者間移植と同等の成績が得られている[47]．

PT-CY は安価で安全に移植を実施できる魅力的な HLA 不適合移植の方法である

が，難点としては腫瘍細胞に反応するドナー細胞も CY に障害されるために再発が増加する可能性があることや，移植後に大量の CY が投与されるために，移植前処置の組み合わせが限定されてしまうことなどがあげられる．また，現時点では移植後の CY や MMF の投与は適用外使用となる．

C アレムツズマブを用いた HLA 2 抗原以上不適合血縁者間移植

アレムツズマブは，T 細胞，B 細胞，単球，マクロファージに発現している CD52 分子に対するヒト化モノクローナル抗体である．CLL などの造血器腫瘍の治療のほか，多発性硬化症の治療薬としても注目されているが，ATG と同様に体内での T 細胞除去による GVHD の予防薬としても期待されている．

東京大学で行われたアレムツズマブを用いた HLA 不適合移植の臨床試験では，12 症例（年齢中央値 50 歳）の全例にドナー細胞の生着が得られ，グレードⅢ以上の GVHD を認めたのは 1 例だけで，アレムツズマブによる強力な GVHD 抑制効果が確認された[48]．しかし，移植後 2 ヵ月間にわたって高度のリンパ球減少（特に T 細胞）が遷延し，移植後 3 ヵ月でようやく HLA 適合非血縁者間移植と同等のリンパ球数に回復した．ガンシクロビル（GCV）によってコントロールは可能であったもののサイトメガロウイルス（CMV）感染が高頻度に認められ，また，GVHD の減少によって HLA 不適合移植特有の強力な GVL 効果が減弱している可能性もあり，アレムツズマブはより低用量で投与することが適切ではないかと考察された．

その後に日本国内でアレムツズマブの移植前処置薬としての適応承認を得るための医師主導治験が実施された．アレムツズマブ 0.2 mg/kg/day の 6 日間の投与から 0.16 mg/kg/day の 6 日間の投与に減量され，2010 年 6 月に登録が終了した．11 症例全例に生着が確認され，急性 GVHD はグレードⅠとグレードⅡが 2 例ずつであった[49]．1 年生存率は 73％で，移植関連死亡は 11 症例中 1 例のみに抑制され，安全な移植方法であることが多施設共同治験においても確認された．生着・生存・グレードⅢ以上の急性 GVHD の発症に関して設定された成功基準を満たしたため，今後，医薬品承認申請が行われる予定である．グレードⅢ以上の急性 GVHD がまったく認められなかったことから，現在はアレムツズマブの投与量を 0.25 mg/kg/day の 2 日間（day－4 と－3）にさらに減量した臨床試験が行われている．

Duke 大学の Rizzieri らもアレムツズマブを用いた骨髄非破壊的 HLA 不適合移植を行っている[50]．急性 GVHD の発症頻度はグレードⅡ以上が 16％，グレードⅢ以上が 8％と許容範囲内に抑制された．後述する ATG を用いた移植方法と比較すると，アレムツズマブは B 細胞も抑制するため，移植後の EB ウイルスによるリンパ増殖性疾患の発症が少ない[51,52]．

アレムツズマブを用いた HLA 2 抗原以上不適合移植は通常の移植方法にアレムツズマブを加えるだけで実施できる簡便さが魅力であるが，2014 年 4 月時点ではアレムツズマブは未承認薬であるため，施設の倫理委員会で承認を得たうえで，米国の無償提供プログラムを介して輸入しなければならない（いくつかの国内業者が輸入手続きの代行を行っている）．また，進行期造血器腫瘍に対する移植での至適投与量はまだ明らかになっていない．現状においては強力な GVL 効果を期待する移植方法ではなく，安全かつ簡便に HLA 2 抗原以上不適合血縁者間移植を実現す

る移植方法という位置づけであろう．

d ATGを用いたHLA不適合移植

中国では少子化政策の影響もあってHLA適合同胞を得ることは難しく，北京大学を中心として多数のHLA不適合移植が行われている．移植前処置はBU（合計12 mg/kg），CY（合計3.6 g/m²），Ara-C（合計8 g/m²）にATG（サイモグロブリン，合計10 mg/kg）を併用して行われた[53]．顆粒球コロニー刺激因子（granulocyte-colony stimulating factor：G-CSF）投与後に採取したドナー骨髄と末梢血幹細胞の両方が輸注された．GVHD予防にはCSA，MTX，MMFが用いられた．135例全例に生着が認められ，グレードⅡ以上の急性GVHDが40％に観察されたが，2年移植関連死亡率は22％のみであり，最終的にHLA適合同胞間移植と同等の生存率が得られていた．彼らは骨髄と末梢血の両者を輸注することが重要であるとしているが，韓国のデータではサイモグロブリンを合計で5〜12 mg/kg投与することによって末梢血幹細胞移植だけでも安全にHLA不適合血縁者間移植が可能であることを示している[54,55]．この方法も通常の移植方法にATGを加えるだけで実施することができるが，EBウイルスによる移植後リンパ増殖性疾患を含め，さまざまな感染症に対する対策が重要である．

e NIMA相補血縁者間HLA不適合移植

母子間免疫寛容の仮説に基づくHLA不適合移植は興味深い概念である．妊娠中の胎盤を介したわずかな血液細胞の交流によって母子は互いに免疫寛容状態となる，すなわち，子が父親から受け継いだ抗原（inherited paternal antigen：IPA）に対して母親は免疫学的寛容状態となり，母親から受け継がなかった抗原（non-inherited maternal antigen：NIMA）に対して子は寛容になるという仮説である．すると，母子間のみならず，同胞間であってもその2人が父親から同じHLAを受け継ぎ，母親からそれぞれ異なるHLAを受け継いだとしたら，これらの2人は在胎中にすでにNIMAに対して寛容になっているので，同胞間の移植も可能になるかもしれない．

このような概念に基づいて行われた35症例のNIMA相補血縁者間移植の成績が発表された[56]．全例に生着が得られ，グレードⅡ以上，Ⅲ以上の急性GVHDの発症はそれぞれ56％，22％であった．63％が非寛解期移植であったにもかかわらず3年生存率が38％と優れた生存率が示されている．ただし，長期の観察では一部の症例に重篤な慢性GVHD（特に肺の慢性GVHD）がみられている[57]．NIMAの影響は中国で行われているHLA不適合移植でも観察されたが統計学的に有意な結果ではなかった[58]．

7. HLA抗体

HLA不適合移植においては，リンパ球クロスマッチ主試験（患者血清とドナーリンパ球を混合してリンパ球傷害の程度を評価する）の結果が拒絶の頻度と相関することが知られていた[10,59]．リンパ球クロスマッチ試験はHLA抗体に限らず，さまざまな液性免疫による拒絶のリスクを評価できる可能性があるが，逆に実際にど

のような抗体が働いているかが判別できないことや，採血直後のドナー血球を必要とすることから，現在の日常診療においては HLA 抗体検査が広く行われている．前述したように CBT において，ドナー不適合抗原に対する HLA 抗体（DSA）を患者が持っていると生着不全のリスクが高まることが示されているが[36]，BMT や PBSCT においても血清レベルでの不適合が存在する場合は HLA 抗体検査をあらかじめ実施しなくてはならない．

　吉原らは HLA 不適合血縁者間移植を行う 79 症例において移植前に Luminex 法で HLA 抗体の検査を行った[60]．すると，16 例が HLA 抗体陽性（mean fluorescence intensity：MFI≧5,000 以上）で，そのうち 11 例はドナーの不適合抗原に対する HLA 抗体が検出された．移植前に HLA 抗体を減少させる治療として血漿交換，リツキシマブやボルテゾミブの投与，標的不適合抗原（クラス I の場合）を発現している血小板の輸血などが行われ，これらのなかでは血小板輸血の効果が最も高かった．しかし，移植直前（day－1 あるいは 0）にドナー不適合抗原に対する HLA 抗体が残存していた 7 例の生着率は 61.9％と，それ以外の 72 症例（生着率 94.4％）と比較して有意に不良であった．生着不全となった 3 例はいずれも抗体価が特に高かった（MFI＞10,000）患者であり，移植前の抗体価が MFI 5,000〜10,000 の患者や移植前に抗体を低下させるための何らかの治療を行った患者においては生着不全はみられなかった．ただし，この HLA 抗体価の閾値については検査方法によって異なるので注意が必要である．

G. 骨髄移植と末梢血幹細胞移植の比較

　自家移植では世界的に BMT よりも PBSCT が優先されており，現在では自家 BMT はほとんど行われていない．一方，同種移植については，日本国内ではまだ非血縁者間の PBSCT は限定的であるが，血縁者間移植の場合は BMT と PBSCT の選択肢がある．この選択についてはドナーと患者の両方の立場から考えなくてはならない．

　ドナーの骨髄採取における合併症の多くは穿刺あるいは麻酔に伴う合併症である．重篤な合併症（心筋梗塞，高度貧血，アナフィラキシー，肺塞栓など）の頻度は 0.1〜0.3％とされており，これまでに世界で少なくとも 6 例の採取前後の死亡事故が報告されている[61]．死亡時期は採取前が 2 例，採取直後が 3 例，その他の採取後が 1 例で，骨髄採取との関連は必ずしも明らかではないが，頻度としては 10,000 件に 1 件程度の死亡リスクと考えられる．死因は心停止，心筋梗塞，心室細動，呼吸停止，肺塞栓であり，麻酔との関連を否定できない．また，骨髄採取自体に伴う合併症として，穿刺部痛，腰痛などの比較的軽微な症状のほかに，穿刺部からの感染症，破損穿刺針の腸骨内残存，後腹膜への出血などが報告されている．骨髄液の採取による循環動態の変化あるいは麻酔による一過性の血圧低下や不整脈も数％に認められる合併症である．

　PBSCT の魅力の一つは全身麻酔を必要としないことであるが，この方法にも特有の合併症があり，複数の死亡事故が報告されている[61]．まず，G-CSF の大量投

与によって，骨痛，筋痛，嘔気などが出現するだけでなく，末梢血白血球数が5万以上にまで上昇し，凝固系が亢進する可能性が指摘されており，実際これまでに採取前後に心筋梗塞，狭心症，一過性脳虚血発作，深部静脈血栓症などの発症が伝えられている．また，少なくとも3例の死亡（死因は鎌状赤血球症の急性増悪，脳卒中，心停止）が確認されている．そのため，高血圧，高脂血症，糖尿病，喫煙などの動脈硬化の危険因子を有するドナー候補者に対しては，必要に応じて循環器専門医に検査を依頼するなどの慎重な適応判断が求められる．G-CSF の投与によって自己免疫疾患や鎌状赤血球症が増悪する可能性がある．脾臓破裂を生じ緊急手術を要したという事象も報告されている．また，日本国内で1名の60歳代のドナーが採取1年後に AML を発症した．しかし，造血器腫瘍の発症頻度は PBSC ドナーで1,708 例中 1 例，BM ドナーで 5,921 例中 2 例と差はみられていない[62]．採取に伴う合併症としては，血球分離装置への血液の流出や迷走神経反射などによる血圧低下が認められることがある．体外での血液の凝固を防ぐための ACD 液が低カルシウム血症の症状を誘発するため，あらかじめカルシウム製剤の補充が必要になる．末梢血幹細胞採取によって血小板が減少することも知られている．

シアトルの Fred Hutchinson Cancer Research Center（FHCRC）では，BMT と PBSCT の RCT に参加したドナーのアンケート調査を行い，それぞれの採取を行ったドナーの自覚症状を比較した[63]．この結果によると PBSCT ドナーは G-CSF の投与開始後から，BMT ドナーは採取後から，痛みを中心とした自覚症状を訴えているが，痛みの強さや持続期間は両群でほぼ同等であった．ただし，採取後2週間の時点では，すべての PBSCT ドナーが体調は良好であると答えているのに対し，BMT ドナーでは約20％が何らかの体調不良を訴えており，通常の状態への回復の早さには差があるのかも知れない．National Marrow Donor Program（NMDP）による非血縁者間移植での BMT と PBSCT の RCT でも，元の状態への完全な回復までの期間は PBSCT ドナーで有意に短かった（図19）[64]．長期的な影響については，日本と European Group for Blood and Marrow Transplantation（EBMT）が共同で行ったドナーの長期安全性の解析では，重篤な有害事象や悪性腫瘍の発症頻度に有意な差はないことが示された[65]．さらに，2004〜2009 年に行われた移植の NMDP の前方視的研究では，有害事象の頻度は BMT ドナーのほうが有意に多く（2.38％と 0.56％），重篤な有害事象に限定した比較でも BMT ドナーで有意に頻度が高かった（0.99％と 0.31％）[66]．悪性腫瘍，自己免疫疾患，血栓症の発症に差はみられなかった．

患者に対する影響の比較については，すでに多くの RCT が行われている．確実なことは BMT よりも PBSCT 後の造血回復が有意に早いということである．一方，GVHD に関しては，PBSCT では大量のドナー T 細胞が輸注されるために重篤な急性 GVHD が発症することが危惧されていたが，RCT の結果からは急性 GVHD 発症の明らかな増加は認められていない．ただし，9つの RCT を統合したメタアナリシスでは PBSCT 群でグレードⅡ以上の急性 GVHD の頻度が上昇する傾向が示され，グレードⅢ以上の急性 GVHD は有意に増加すると結論された（図20）[67]．慢性 GVHD については多くの RCT の結果やメタアナリシスの結果からも，全身型の慢性 GVHD 発症が有意に増加することが示されている．一方，ドナーリンパ

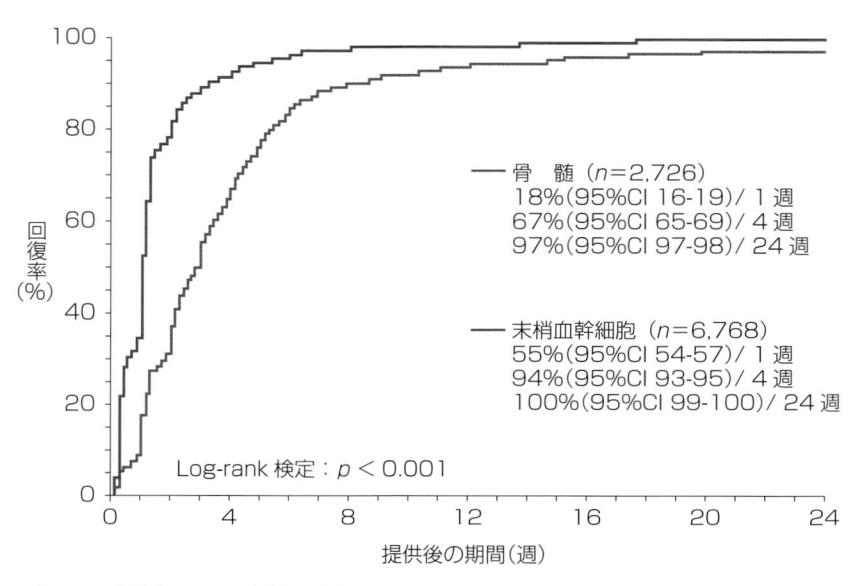

骨　髄 (n=2,726)
18%(95%CI 16-19)/ 1 週
67%(95%CI 65-69)/ 4 週
97%(95%CI 97-98)/ 24 週

末梢血幹細胞 (n=6,768)
55%(95%CI 54-57)/ 1 週
94%(95%CI 93-95)/ 4 週
100%(95%CI 99-100)/ 24 週

Log-rank 検定：$p < 0.001$

回復率(%)　提供後の期間(週)

図 19　骨髄あるいは末梢血を提供した後に元の状態に完全に回復するまでの期間の比較

(Pulsipher MA et al. Blood 2013; **121**: 197-206)

	イベント数／患者数		統計値		オッズ比および95% CI (PBSCT：BMT)	オッズの減少 (SD)
	PBSCT 群	BMT 群	(O－E)	Var.		
生　存	207/544	234/563	-13.5	99.6		13%(9)；2p=0.2
無病生存	223/544	270/564	-24.0	109.9		20%(9)；2p=0.02
再　発	96/542	132/558	-18.5	53.5		29%(12)；2p=0.01
再発による死亡	53/544	79/563	-13.2	31.5		34%(15)；2p=0.02
非再発死亡	154/544	155/563	-0.4	71.8		1%(12)；2p=1.0
急性 GVHD (グレードⅡ-Ⅳ)	227/520	213/541	12.7	95.3		-14%(11)；2p=0.2
慢性 GVHD (広範型)	189/483	122/490	38.8	61.1		-89%(18)；2p<0.0001
好中球回復	516/530	528/555	-98.4	83.2		69%(6)；2p<0.0001
血小板生着	471/532	476/554	-86.7	131.5		48%(6)；2p<0.0001

0.1　1.0　10.0
PBSCT 群が優れている　　BMT 群が優れている

図 20　PBSCT 群と BMT 群を比較した臨床試験（RCT 以外の試験も含む）のメタアナリシス

黒四角はオッズ比を，横棒はその 95%信頼区間（95% CI）を表し，右に寄るほど BMT 群が，左に寄るほど PBSCT 群が優れていたことを示す．1.0 の縦線をまたがない場合に有意差があると判断される．

(Stem Cell Trialists' Collaborative Group. J Clin Oncol 2005; **23**: 5074-87)

表8 BMTとPBSCTの比較のまとめ

		BMT	PBSCT
ドナーの立場から	長所	・確実に細胞数が得られる ・経験が多く,安定している	・全身麻酔を回避できる ・自己血貯血が不要
	短所	・全身麻酔による副作用の出現 ・穿刺部の疼痛,感染,出血 ・自己血貯血を要することが多い*	・大量 G-CSF の副作用(骨痛,凝固亢進,自己免疫疾患の増悪) ・採取中の合併症(血圧低下,低カルシウム血症など) ・採取による血小板減少 ・十分な細胞数が得られない場合がある ・大量 G-CSF 投与の長期的安全性が不明
患者の立場から	長所	・経験が多く,安定している	・造血回復が早い ・GVL 効果が増強される可能性がある* ・免疫回復が早い可能性あり
	短所		・急性 GVHD がわずかに増加する可能性がある* ・慢性 GVHD が増加する* ・ABO マイナー不適合移植で早期溶血発作*

*は同種移植のみに認められる相違点.

球が大量に輸注されること,慢性 GVHD の頻度が増加することから,GVL 効果によって同種 PBSCT では再発率が低下することが期待され,実際に FHCRC の RCT でも 2 年間の累積再発率は PBSCT 群で 14%,BMT 群で 25% と有意差が認められた($p=0.04$)[68]. メタアナリシスの結果でも病初期,進行期にかかわらず再発は PBSCT 群で有意に低かった[67]. 非再発死亡の頻度は同等であり,最終的に進行期症例では PBSCT 群で無病生存率,生存率が有意に優れていることが示された.

RCT 後の長期の経過観察では,進行期症例を含むシアトルの研究では 10 年の生存率,無病生存率ともに PBSCT 群が有意に優れていて,慢性 GVHD 累積発症率や免疫抑制剤の期間に有意差はなかった[69]. 一方,主に病初期症例を対象とした EBMT の研究では両者の生存率,無白血病生存率に差はなく,慢性 GVHD は PBSCT 群で有意に多かった[70]. メタアナリシスのデータを使用した臨床決断分析では,慢性 GVHD に伴う QOL の低下で補正した生存期間についても,1 年再発率が 5% 未満という状況でない限り,PBSCT 群が BMT 群よりも優れているという結果であった[71].

日本国内の HLA 適合同胞間移植における BMT と PBSCT の比較では,後方視的解析のために患者背景の違いによる影響を否定できないものの,重症 GVHD や広範型 GVHD が PBSCT 群で有意に多いにもかかわらず再発の低下はみられず,生存率も BMT 群が有意に優れていた[72]. また,NMDP が行った非血縁者間移植における BMT と PBSCT の RCT では,PBSCT は生着不全の頻度が低いが慢性 GVHD が有意に多く,最終的な生存率には差がなかった[73].

これらの結果から,同種 BMT と同種 PBSCT の選択については,ドナーが体験する苦痛や,患者の慢性 GVHD の頻度の上昇と再発の低下のバランスを考えて,ドナーや患者の意向を重要視して検討しなければならないが(表8),再発の危険

の高い進行期症例では同種PBSCTが優先される傾向にある．また，診療現場では骨髄採取のための手術室の枠の確保状況などがBMTとPBSCTの選択に影響を与えることがある．なお，GVL効果の必要がないAAに対する移植では一般的にBMTが優先される．CIBMTRやEBMTの後方視的研究ではBMTがPBSCTと比較して慢性GVHDの発症頻度，生存率で有意に優れていることが示されている[74, 75]．ただし，後方視的コホート研究であるため，感染症の合併など，より条件の悪い患者にPBSCTが行われていたというバイアスの影響は否定できない．

文献

1) Brenner MK et al. Gene-marking to trace origin of relapse after autologous bone-marrow transplantation. Lancet 1993; **341**: 85-6.
2) Zittoun RA et al. Autologous or allogeneic bone marrow transplantation compared with intensive chemotherapy in acute myelogenous leukemia. European Organization for Research and Treatment of Cancer（EORTC）and the Gruppo Italiano Malattie Ematologiche Maligne dell'Adulto（GIMEMA）Leukemia Cooperative Groups. N Engl J Med 1995; **332**: 217-23.
3) Kanda J et al. Related transplantation with HLA 1-antigen mismatch in the graft-versus-host direction and HLA 8/8-allele-matched unrelated transplantation: A nationwide retrospective study. Blood 2012; **119**: 2409-16.
4) Anasetti C et al. Effect of HLA incompatibility on graft-versus-host disease, relapse, and survival after marrow transplantation for patients with leukemia or lymphoma. Hum Immunol 1990; **29**: 79-91.
5) Kanda Y et al. Allogeneic hematopoietic stem cell transplantation from family members other than HLA-identical siblings over the last decade（1991-2000）. Blood 2003; **102**: 1541-7.
6) Petersdorf EW. HLA matching in allogeneic stem cell transplantation. Curr Opin Hematol 2004; **11**: 386-91.
7) Kanda Y et al. Impact of a single human leucocyte antigen（HLA）allele mismatch on the outcome of unrelated bone marrow transplantation over two time periods. A retrospective analysis of 3003 patients from the HLA Working Group of the Japan Society for Blood and Marrow Transplantation. Br J Haematol 2013; **161**: 566-77.
8) 中島文明ほか．日本人の4桁レベルのHLAハプロタイプ．MHC 2001; **8**: 1-32.
9) 森島泰雄．同種造血幹細胞移植におけるHLA適合の臨床的意義．綜合臨 2005; **54**: 1730-6.
10) Anasetti C et al. Hematopoietic cell transplantation from HLA partially matched related donors, 3rd ed, Blackwell Science, 2004.
11) Leung W. Use of NK cell activity in cure by transplant. Br J Haematol 2011; **155**: 14-29.
12) Szydlo R et al. Results of allogeneic bone marrow transplants for leukemia using donors other than HLA-identical siblings. J Clin Oncol 1997; **15**: 1767-77.
13) Kanda J et al. Unrelated cord blood transplantation vs. related transplantation with HLA 1-antigen mismatch in the graft-versus-host direction. Leukemia 2013; **23**: 286-94.
14) Kanda J et al. Decision analysis of donor selection in allogeneic stem cell transplantation for patients with acute leukemia in first remission-related donor with HLA-1 antigen mismatch in the GVH direction vs. HLA-8/8 allele-matched unrelated donor. Biol Blood Marrow Transplant 2013; **19**: S346-7（abstr 474）.
15) Fuji S et al. Impact of HLA allele mismatch on the clinical outcome in serologically matched related hematopoietic SCT. Bone Marrow Transplant 2014; **49**: 1182-92.
16) Morishima Y et al. The clinical significance of human leukocyte antigen（HLA）allele compatibility in patients receiving a marrow transplant from serologically HLA-A, HLA-B, and HLA-DR matched unrelated donors. Blood 2002; **99**: 4200-6.
17) Sasazuki T et al. Effect of matching of class I HLA alleles on clinical outcome after transplantation of hematopoietic stem cells from an unrelated donor. Japan Marrow Donor Program. N Engl J Med 1998; **339**: 1177-85.
18) Kawase T et al. High-risk HLA allele mismatch combinations responsible for severe acute graft-versus-host disease and implication for its molecular mechanism. Blood 2007; **110**: 2235-41.

19) Kanda Y et al. Changes in the clinical impact of high-risk human leukocyte antigen allele mismatch combinations on the outcome of unrelated bone marrow transplantation. Biol Blood Marrow Transplant 2014; **20**: 526-35.
20) Lee SJ et al. High-resolution donor-recipient HLA matching contributes to the success of unrelated donor marrow transplantation. Blood 2007; **110**: 4576-83.
21) Petersdorf EW et al. Limits of HLA mismatching in unrelated hematopoietic cell transplantation. Blood 2004; **104**: 2976-80.
22) Kato S et al. Comparison between HLA allele and antigen mismatched unrelated bone marrow transplantation in 6183 JMDP recipients. Bone Marrow Transplant 2014; **49**: S208（abstr PH-P224）.
23) Spellman S et al. The detection of donor-directed, HLA-specific alloantibodies in recipients of unrelated hematopoietic cell transplantation is predictive of graft failure. Blood 2010; **115**: 2704-8.
24) Hurley CK et al. The impact of HLA unidirectional mismatches on the outcome of myeloablative hematopoietic stem cell transplantation with unrelated donors. Blood 2013; **121**: 4800-6.
25) Kanda J et al. The impact of HLA-mismatch direction on the outcome of unrelated bone marrow transplantation: A retrospective analysis from the JSHCT HLA Working Group. Biol Blood Marrow Transplant 2015; **21**: S305-11.
26) Morishima Y et al. Effects of HLA allele and killer immunoglobulin-like receptor ligand matching on clinical outcome in leukemia patients undergoing transplantation with T-cell-replete marrow from an unrelated donor. Biol Blood Marrow Transplant 2007; **13**: 315-28.
27) Yabe T et al. Donor killer immunoglobulin-like receptor（KIR）genotype-patient cognate KIR ligand combination and antithymocyte globulin preadministration are critical factors in outcome of HLA-C-KIR ligand-mismatched T cell-replete unrelated bone marrow transplantation. Biol Blood Marrow Transplant 2008; **14**: 75-87.
28) Ruggeri L et al. Effectiveness of donor natural killer cell alloreactivity in mismatched hematopoietic transplants. Science 2002; **295**: 2097-100.
29) 森　毅彦ほか．各種造血幹細胞移植の利点と欠点　海外バンクドナーからの移植．臨血 2002; **43**: 438-41.
30) Ichinohe T et al. Outcomes of hematopoietic cell transplantation from overseas unrelated donors are comparable to bone marrow or cord blood transplantation from domestic unrelated donors: a retrospective matched-pair cohort study.17th Meeting of Asia Pacific Blood and Marrow Transplantation Group. Hyderabad, India; 2012.
31) Atsuta Y et al. Disease-specific analyses of unrelated cord blood transplantation compared with unrelated bone marrow transplantation in adult patients with acute leukemia. Blood 2009; **113**: 1631-8.
32) Atsuta Y et al. Comparison of unrelated cord blood transplantation and HLA-mismatched unrelated bone marrow transplantation for adults with leukemia. Biol Blood Marrow Transplant 2012; **18**: 780-7.
33) Atsuta Y et al. Different effects of HLA disparity on transplant outcomes after single-unit cord blood transplantation between pediatric and adult patients with leukemia. Haematologica 2013; **98**: 814-22.
34) Stevens CE et al. HLA mismatch direction in cord blood transplantation: impact on outcome and implications for cord blood unit selection. Blood 2011; **118**: 3969-78.
35) Kanda J et al. Impact of the direction of HLA mismatch on transplantation outcomes in single unrelated cord blood transplantation. Biol Blood Marrow Transplant 2013; **19**: 247-54.
36) Takanashi M et al. The impact of anti-HLA antibodies on unrelated cord blood transplantations. Blood 2010; **116**: 2839-46.
37) Miyakoshi S et al. Successful engraftment after reduced-intensity umbilical cord blood transplantation for adult patients with advanced hematological diseases. Clin Cancer Res 2004; **10**: 3586-92.
38) Yamamoto H et al. A novel reduced-toxicity myeloablative conditioningusing full-dose busulfan and melphalan for cord blood transplantation provides durable engraftment and remission without increasing non-relapse mortality in advanced myeloid malignancies. Blood 2013; **122**: abstr 2042.
39) Aversa F et al. Full haplotype-mismatched hematopoietic stem-cell transplantation: a phase II study in patients with acute leukemia at high risk of relapse. J Clin Oncol 2005; **23**: 3447-54.
40) Kato S et al. Allogeneic hematopoietic transplantation of CD34＋selected cells from an HLA haploidentical related donor. A long-term follow-up of 135 patients and a comparison of stem cell source

between the bone marrow and the peripheral blood. Bone Marrow Transplant 2000; **26**: 1281-90.
41) Ogawa H et al. Unmanipulated HLA 2-3 antigen-mismatched (haploidentical) bone marrow transplantation using only pharmacological GVHD prophylaxis. Exp Hematol 2008; **36**: 1-8.
42) Ogawa H et al. Unmanipulated HLA 2-3 antigen-mismatched (haploidentical) stem cell transplantation using nonmyeloablative conditioning. Biol Blood Marrow Transplant 2006; **12**: 1073-84.
43) Kaida K et al. Soluble interleukin-2 receptor level on day 7 as a predictor of graft-versus-host disease after HLA-haploidentical stem cell transplantation using reduced-intensity conditioning. Int J Hematol 2014; **99**: 463-70.
44) Raiola AM et al. Unmanipulated haploidentical bone marrow transplantation and posttransplantation cyclophosphamide for hematologic malignancies after myeloablative conditioning. Biol Blood Marrow Transplant 2013; **19**: 117-22.
45) Luznik L et al. High-dose, post-transplantation cyclophosphamide to promote graft-host tolerance after allogeneic hematopoietic stem cell transplantation. Immunol Res 2010; **47**: 65-77.
46) Brunstein CG et al. Alternative donor transplantation after reduced intensity conditioning: results of parallel phase 2 trials using partially HLA-mismatched related bone marrow or unrelated double umbilical cord blood grafts. Blood 2011; **118**: 282-8.
47) Bashey A et al. T-cell-replete HLA-haploidentical hematopoietic transplantation for hematologic malignancies using post-transplantation cyclophosphamide results in outcomes equivalent to those of contemporaneous HLA-matched related and unrelated donor transplantation. J Clin Oncol 2013; **31**: 1310-6.
48) Kanda Y et al. In vivo alemtuzumab enables haploidentical human leukocyte antigen-mismatched hematopoietic stem-cell transplantation without ex vivo graft manipulation. Transplantation 2005; **79**: 1351-7.
49) Kanda Y et al. In vivo T-cell depletion with alemtuzumab in allogeneic hematopoietic stem cell transplantation: Combined results of two studies on aplastic anemia and HLA-mismatched haploidentical transplantation. Am J Hematol 2013; **88**: 294-300.
50) Rizzieri DA et al. Partially matched, nonmyeloablative allogeneic transplantation: clinical outcomes and immune reconstitution. J Clin Oncol 2007; **25**: 690-7.
51) Landgren O et al. Risk factors for lymphoproliferative disorders after allogeneic hematopoietic cell transplantation. Blood 2009; **113**: 4992-5001.
52) Cohen J et al. Increased incidence of EBV-related disease following paediatric stem cell transplantation with reduced-intensity conditioning. Br J Haematol 2005; **129**: 229-39.
53) Lu DP et al. Conditioning including antithymocyte globulin followed by unmanipulated HLA-mismatched/haploidentical blood and marrow transplantation can achieve comparable outcomes with HLA-identical sibling transplantation. Blood 2006; **107**: 3065-73.
54) Cho BS et al. Comparison of allogeneic stem cell transplantation from familial-mismatched/haploidentical donors and from unrelated donors in adults with high-risk acute myelogenous leukemia. Biol Blood Marrow Transplant 2012; **18**: 1552-63.
55) Lee KH et al. Reduced-intensity conditioning therapy with busulfan, fludarabine, and antithymocyte globulin for HLA-haploidentical hematopoietic cell transplantation in acute leukemia and myelodysplastic syndrome. Blood 2011; **118**: 2609-17.
56) Ichinohe T et al. Feasibility of HLA-haploidentical hematopoietic stem cell transplantation between noninherited maternal antigen (NIMA)-mismatched family members linked with long-term fetomaternal microchimerism. Blood 2004; **104**: 3821-8.
57) Kanda J et al. Long-term survival after HLA-haploidentical SCT from noninherited maternal antigen-mismatched family donors: impact of chronic GVHD. Bone Marrow Transplant 2009; **44**: 327-9.
58) Wang Y et al. Who is the best donor for a related HLA haplotype-mismatched transplant? Blood 2014; **124**: 843-50.
59) Ottinger HD et al. Positive serum crossmatch as predictor for graft failure in HLA-mismatched allogeneic blood stem cell transplantation. Transplantation 2002; **73**: 1280-5.
60) Yoshihara S et al. Risk and prevention of graft failure in patients with preexisting donor-specific HLA antibodies undergoing unmanipulated haploidentical SCT. Bone Marrow Transplant 2012; **47**: 508-15.
61) Confer DL et al. Bone marrow and peripheral blood cell donors and donor registries, 4th ed, Blackwell Science; 2009.

62) Kodera Y et al. PBSC collection from family donors in Japan: a prospective survey. Bone Marrow Transplant 2014; **49**: 195-200.
63) Rowley SD et al. Experiences of donors enrolled in a randomized study of allogeneic bone marrow or peripheral blood stem cell transplantation. Blood 2001; **97**: 2541-8.
64) Pulsipher MA et al. Acute toxicities of unrelated bone marrow versus peripheral blood stem cell donation: results of a prospective trial from the National Marrow Donor Program. Blood 2013; **121**: 197-206.
65) Gratwohl A et al. Severe donor events after stem cell donation. 30th Annual Meeting of the European Group for Blood and Marrow Transplantation; 2004.
66) Pulsipher MA et al. Lower risk for serious adverse events and no increased risk for cancer after PBSC vs BM donation. Blood 2014; **123**: 3655-63.
67) Stem Cell Trialists' Collaborative Group. Allogeneic peripheral blood stem-cell compared with bone marrow transplantation in the management of hematologic malignancies: an individual patient data meta-analysis of nine randomized trials. J Clin Oncol 2005; **23**: 5074-87.
68) Bensinger WI et al. Transplantation of bone marrow as compared with peripheral-blood cells from HLA-identical relatives in patients with hematologic cancers. N Engl J Med 2001; **344**: 175-81.
69) Mielcarek M et al. Long-term outcomes after transplantation of HLA-identical related G-CSF-mobilized peripheral blood mononuclear cells versus bone marrow. Blood 2012; **119**: 2675-8.
70) Friedrichs B et al. Long-term outcome and late effects in patients transplanted with mobilised blood or bone marrow: a randomised trial. Lancet Oncol 2010; **11**: 331-8.
71) Pidala J et al. Decision analysis of peripheral blood versus bone marrow hematopoietic stem cells for allogeneic hematopoietic cell transplantation. Biol Blood Marrow Transplant 2009; **15**: 1415-21.
72) Nagafuji K et al. Peripheral blood stem cell versus bone marrow transplantation from HLA-identical sibling donors in patients with leukemia: a propensity score-based comparison from the Japan Society for Hematopoietic Stem Cell Transplantation registry. Int J Hematol 2010; **91**: 855-64.
73) Anasetti C et al. Peripheral-blood stem cells versus bone marrow from unrelated donors. N Engl J Med 2012; **367**: 1487-96.
74) Schrezenmeier H et al. Worse outcome and more chronic GVHD with peripheral blood progenitor cells than bone marrow in HLA-matched sibling donor transplants for young patients with severe acquired aplastic anemia. Blood 2007; **110**: 1397-1400.
75) Bacigalupo A et al. Bone marrow versus peripheral blood as the stem cell source for sibling transplants in acquired aplastic anemia: survival advantage for bone marrow in all age groups. Haematologica 2012; **97**: 1142-8.

第Ⅱ章

移植の準備
（移植計画の決定〜幹細胞輸注）

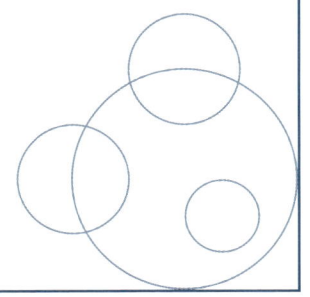

A. 移植の準備と移植コーディネーター

　固形臓器移植領域では古くから移植コーディネーターが活躍してきたが，造血幹細胞移植領域でもその必要性が認識されるようになり，現在は日本造血細胞移植学会（JSHCT）でも造血細胞移植コーディネーター（hematopoietic cell transplant coordinator：HCTC）認定制度を設けてコーディネート業務の保険点数化を目指している（平成26年12月時点で移植後長期フォローは「造血幹細胞移植後患者管理料」として算定されているが，移植前のコーディネートは算定されていない）．

　HCTCの業務は多岐にわたる[1,2]．JSHCTがHCTC研修会参加の前提として求めている実務体験を表1に示す．移植前の準備にとどまらず，合併症管理の章で示すような移植後の長期フォローもHCTCが担当しているという施設も多い．なお，HCTCは各移植施設に所属して患者やドナーとその家族を継続的にサポートする職種であり，日本骨髄バンクに所属するコーディネーターとは異なるものである．

B. 医療費

　造血幹細胞移植は保険診療として実施可能である．移植にかかる医療費は移植後に生じる合併症によって変化するが，概して同種移植の場合は，移植月の医療費請求額は平均で500万円前後，移植翌月，翌々月も平均で100～300万円となる．自家移植は移植月が200万円前後，移植翌月，翌々月が100～200万円前後となる．ただし，これはあくまで目安であり，移植後合併症の治療の必要度が高まると医療費は大幅に増加する．

　造血幹細胞移植の医療費は3割負担としてもかなりの金額になるが，高額療養費制度によって，ある一定の金額（自己負担額上限）を超えた医療費については高額医療費として支給を受けることができる．複数の医療機関の医療費や，同一世帯の複数人の医療費を合算することが可能であり，合計額が自己負担上限を超えていれば支給対象となる．この自己負担限度額は患者年齢や所得によって定められている

表1　HCTC研修会参加の前提となる実務経験

移植患者へのコーディネート
1. 血縁者間の移植（骨髄，末梢血）：日本造血細胞移植学会との連絡調整
2. 非血縁者間の移植（骨髄，末梢血，さい帯血）：バンクや採取施設との連絡調整
3. 移植チーム，院内各部署間の調整
4. 患者および家族への意思決定支援
5. 患者および家族への精神的・社会的支援

ドナーのコーディネート
1. 血縁ドナー（骨髄，末梢血）：説明や健康診断，フォローアップ，ほかの家族や患者との調整
2. 非血縁ドナー（骨髄，末梢血）：採取病院としてのドナー対応，バンクや移植施設との連絡調整
3. 移植チーム，院内各部署間の調整
4. ドナーおよび家族への意思決定支援
5. ドナーおよび家族への精神的・社会的支援

表2 70歳未満患者の医療費の自己負担限度額(1ヵ月あたり,平成27年改訂)

区分	自己負担限度額	多数回該当
年収約1,160万円以上(標準報酬月額83万円以上)	252,600円+(総医療費−842,000円)×1%	*140,100円
年収約770〜1,160万円(標準報酬月額53〜83万円)	167,400円+(総医療費−558,000円)×1%	*93,000円
年収約370〜770万円(標準報酬月額28〜53万円)	80,100円+(総医療費−267,000円)×1%	*44,400円
年収約〜370万円(標準報酬月額28万円未満)	57,600円	*44,400円
住民税非課税世帯	35,400円	*24,600円

過去12ヵ月以内にすでに3回以上の高額療養費の支給を受けている場合は,自己負担限度額は*印の金額に減額される.

(表2).ただし,入院中の食事代・差額ベッド代などは対象とならない.また,薬剤の適応外使用が査定を受けた場合などは,この薬剤にかかわる費用については支給対象とはならない.

　高額療養費は加入している公的医療保険に支給申請を提出あるいは郵送することによって支給を受けることができる.また,入院する前に医療保険から「限度額適用認定証」(住民税非課税以外の場合)または「限度額適用認定・標準負担額減額認定証」(住民税非課税の場合)の交付を受けて医療機関の窓口で認定証を提示しておくことによって,病院窓口での支払いを自己負担限度額に抑えることができるので,造血幹細胞移植のための入院時にはあらかじめ手続きを完了しておくことが推奨される(ただし,70歳以上では住民税非課税の場合にのみ対象となる).

　支払った医療費は,通院のための交通費なども含めて所得税の医療費控除の対象となる.

　再生不良性貧血(AA),特発性血小板減少性紫斑病(ITP),原発性アミロイドーシスや小児(18歳未満,継続治療が必要な場合は20歳まで)の悪性腫瘍については公費負担制度によって,自己負担分は公費から支払われていたが,平成27年(2015年)から対象疾患が拡大されるとともに,月額自己負担上限金額や算定方法が変更となり,指定医療機関での診療,指定医による臨床調査個人票記載が必要になる.手続は管轄の保健所で行う.移植後の合併症によって身体の障害が出現した場合にも育成医療・更生医療などの支援や障害年金の対象となる可能性がある.また,薬剤の副作用に対する治療の費用は医薬品副作用被害救済制度によって支払われることがあるが,抗がん剤や免疫抑制剤などの薬剤はこの制度の対象にはなっていないため,副作用に対する治療は保険診療として行われる.

　ドナー検索のためのヒト白血球抗原(human leukocyte antigen:HLA)型の検査の費用は自費診療となるが,実際に移植が行われた場合には,患者本人とドナー1名の検査費用に限って保険が適用される.骨髄バンクからの移植の場合は**表3**に示すようにさまざまな自己負担金が発生する.例えば4人のドナーの検査を行って,最終的にそのうちの1人から移植を受けた場合には約20万円の費用となる.これ

表3　2015年1月時点での骨髄バンクコーディネートの患者負担金

	負担金項目	金額	備考
1	患者HLA確認検査料	43,200円	患者登録後直ちに実施（SBT法　A・B・C・DR座）
2	一般血液検査（ドナースクリーニング検査）料	5,000円	ドナー候補者1名ごと
3	ドナー確認検査手数料	3,000円	
4	最終同意等調整料	41,000円	
5	ドナー団体傷害保険料	25,000円	
6	採取・フォローアップ調整料	49,000円	
7	その他の検査料	検査実費	患者・主治医の希望により行う検査

（日本骨髄バンクホームページ　http://www.jmdp.or.jp/　より）

らの費用は保険適用外であるが，経済的な状況に対応した免除制度が設けられている．また，コーディネートのための医療費も医療費控除の対象となる．

C. ドナーの準備 （図1）[3,4]

　ドナーは自らの造血幹細胞を移植を待つ患者に提供するボランティアである．したがって，患者とは異なり「健康な社会人」であることを常に念頭に置いて接しなければならない．また，ドナーの立場からの適格性の判定と，自由意思に基づく同意取得のために，血縁者間移植においても非血縁者間移植と同様に，ドナーの説明・同意を担当するのはHCTCあるいは患者担当医とは異なる医師であることが望ましい．また，患者本人が同席することはドナーの自由意思に基づく同意取得の観点から好ましくない．

　採取についてのドナー候補者への説明や同意の取得は，HLA検査結果に基づいてドナー候補となった対象者に対してのみ行われていることも多いが，HLA適合が判明した状況ではドナー候補者には多大な精神的圧迫が加わり，自由意思に基づく同意の妨げとなるため，本来は説明・同意の行程はHLA検査前に行われるべきものである．また，骨髄採取では通常は血液内科医師のほかに麻酔科医師による適格性判断が行われるが，末梢血幹細胞採取では血液内科医師のみの判断となることがある．可能であれば別の立場の医師（輸血部など）によるダブルチェックが行われるべきであろう．

1. ドナー候補者や家族に説明すべき項目

　表4の項目について十分に文書および口頭で説明を行った後に同意を取得する．通常は骨髄採取と末梢血幹細胞採取の両者についての説明に基づいて選択を行うため，同種造血幹細胞採取についての包括的な説明・同意文書が必要とされる．患者，ドナーへの説明文書のサンプルがいくつか公開されているため[5]，それらを参考にして各施設にあわせて作り替えてもよい．

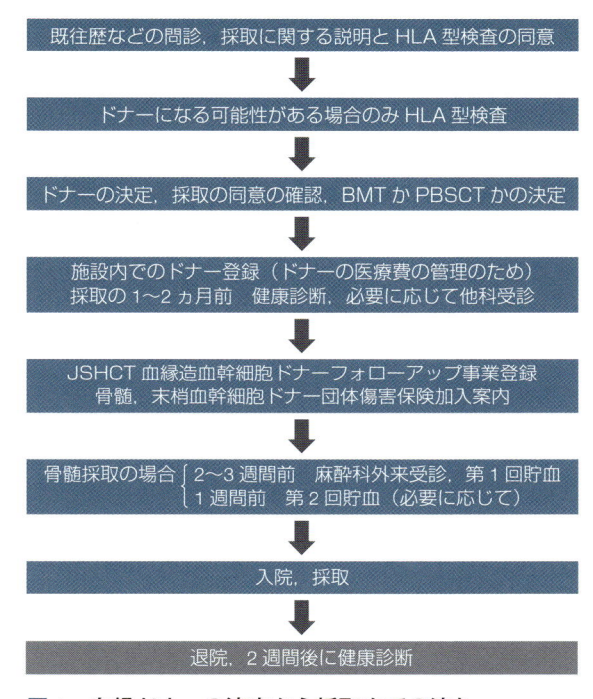

```
既往歴などの問診，採取に関する説明と HLA 型検査の同意
         ↓
ドナーになる可能性がある場合のみ HLA 型検査
         ↓
ドナーの決定，採取の同意の確認，BMT か PBSCT かの決定
         ↓
施設内でのドナー登録（ドナーの医療費の管理のため）
採取の 1～2 ヵ月前　健康診断，必要に応じて他科受診
         ↓
JSHCT 血縁造血幹細胞ドナーフォローアップ事業登録
骨髄，末梢血幹細胞ドナー団体傷害保険加入案内
         ↓
骨髄採取の場合 ｛ 2～3 週間前　麻酔科外来受診，第 1 回貯血
                 1 週間前　第 2 回貯血（必要に応じて）
         ↓
入院，採取
         ↓
退院，2 週間後に健康診断
```

図 1　血縁ドナーの決定から採取までの流れ

表 4　造血幹細胞ドナーに説明する項目

① 造血幹細胞移植に関する概要，幹細胞採取の目的
② 採取のための準備，採取の具体的な方法
③ 動員，採取に伴う合併症，危険性（死亡の可能性も含めて）
④ 入院期間，採取目標細胞数
⑤ 採取した細胞の保存期間，破棄条件
⑥ 代替可能な方法（骨髄と末梢血幹細胞の選択，移植以外の治療など）
⑦ 採取の医療費
⑧ 同意は自由意思に基づくものであること（提供を拒否する権利）
⑨ 同意の撤回について
⑩ プライバシーの保護

2. 健康診断の項目

　健康診断に際して必要な項目を巻末のドナーチェックリスト（➡ p.308）に示す．骨髄採取と末梢血幹細胞採取のそれぞれの合併症リスクに応じて項目も若干異なる部分がある．末梢血幹細胞移植ドナーで動脈硬化の危険因子が認められた場合は循環器内科に受診するなど，ドナーの安全性確保のために慎重な対応が求められる．

JSHCTは血縁造血幹細胞ドナーフォローアップ事業を行っており，その事業に登録すると「骨髄，末梢血幹細胞ドナー団体傷害保険」に加入することが可能となる．ただし，ドナー登録票（http://www.jshct.com/pdf/donor_registration_form5.pdf）に記載されている基準から逸脱するとドナー保険の対象とはならない．この基準は保険加入のための適格性判定基準であり，造血幹細胞採取の適格性を判定するためのものではない．骨髄バンクドナーの適格性判定基準（http://www.jmdp.or.jp/documents/file/04_medical/f-up02.pdf）やJSHCTと日本輸血・細胞治療学会の「健常ドナーからの末梢血幹細胞動員・採取に関するガイドライン」（http://www.jshct.com/guideline/pdf/allo_pbsct_guide_4.pdf）の適格性基準とも異なる．個々のドナーからの造血幹細胞採取については，これらの基準を参考にしながら，各施設で慎重に適格性を判定する必要がある．

3. 骨髄移植ドナーにおける採取計画量と貯血量の決定

多量の骨髄採取はそれと等量の出血に相当する負担となるため，健常ドナーにおいては同種血輸血を避けるために，自己血の貯血が必要となる．自己血の保存期間は35日間（全血のCPDA保存の場合）であるため，移植日から逆算して1〜4週間の間に1〜2回の貯血を行うのが一般的である．貯血間隔は1週間以上とし，骨髄採取の1週間前までに最終貯血を完了する．

骨髄採取計画量は患者体重とドナー体重，ヘモグロビン（Hb）値から**表5**のように決定する．採取計画量から100〜400 mLを差し引いた値を総貯血量とし，1回あたりの貯血量が100〜400 mL（上限は体重から推定した循環血液量の10％以内）となるように，必要に応じて1〜2回に分割する．血算の値に応じて鉄剤の内服を行ってもよいがエリスロポエチンなどの赤血球造血刺激因子は使用しない．また，自己血採血後は10〜15分以上仰臥位で安静とし，水分摂取を促す．

4. 骨髄採取

骨髄採取は全身麻酔下にて腹臥位で行う．麻酔科医1名と採取を担当する術者（血

表5 骨髄採取予定量および自己血貯血量の決定

標準採取量	15 mL/kg×患者体重（kg）
ドナー上限量	・術前検査時のドナーHb値が＜12.5 g/dLの場合： 　12 mL/kg×ドナー体重（kg）以下 ・術前検査時のドナーHb値が＜13.0 g/dLの場合： 　15 mL/kg×ドナー体重（kg）以下 ・術前検査時のドナーHb値が＜13.5 g/dLの場合： 　18 mL/kg×ドナー体重（kg）以下 ・術前検査時のドナーHb値が≧13.5 g/dLの場合： 　20 mL/kg×ドナー体重（kg）以下 ※男性で＜13.0 g/dL，女性で＜12.5 g/dLの場合は採取中止または保留とする

標準採取量とドナー上限量のうち，より少ないほうを骨髄採取計画量とする．
・自己血貯血量＝骨髄採取計画量－（100〜400 mL）
1回あたりの貯血量の上限は400 mL．ただし，循環血液量の10％以内とする．
［推定循環血液量　男性：80 mL/kg×体重（kg），女性：70 mL/kg×体重（kg）］

（日本骨髄バンク：『骨髄採取マニュアル 第4版』より）

液内科医）2名と看護師2名（外回りを含む）が最低限の体制となるが，そのほかに検体管理などを含めて全体を監督する医師が1名いるとスムーズに採取を進めやすい．採取の具体的な方法は骨髄バンクのホームページに公開されている『骨髄採取マニュアル第四版』(http://www.jmdp.or.jp/medical/work/manual.html) に解剖学的な注意事項を含めて写真入りで詳細に記載されているため，術者は事前に通読しておく．具体的な採取行程を表6に示す．

採取針は13Gのディスポーザブルの針（シーマン社，TSK社，バクスター社など）

表6 骨髄採取の手順の例

① 麻酔は全身麻酔とし，伏臥位で両側腸骨から骨髄液を採取する
② 生理食塩水500 mLに対してヘパリン20,000単位を混合（40単位/mL）した骨髄希釈液を用意する
③ 陰茎などの保護のため，側腹部，腸骨部，大腿部などに保護マットを敷く．左右腸骨の辺縁を中心にポビドンヨードで広範囲に2〜3回消毒する．消毒後に術者は手洗いし，ガウン，手袋を着用する
④ ボーンマロウコレクションシステムをくみ上げる．すべての三方活栓やクランプが閉じていることを確認する．以下，必要なクランプだけを開閉して作業を進める．採取バッグ内に希釈液を50 mL注入する．同システムに付属している抗凝固剤バッグは使用しない
⑤ 術者2名は各自1本ずつ13Gのディスポーザブル穿刺針（シーマン骨髄移植針）を使用する．骨髄を吸引するシリンジとしては，希釈液1 mLをあらかじめ吸い上げた10 mLのディスポーザブル・シリンジを5〜10本程度用意して，繰り返し使用する
⑥ 触診で穿刺部位を選択する．穿刺針が腸骨を突き抜けることがないように穿刺の深さを調整し，右手中指などをストッパーに用いる．骨皮質の手応えを確認した後，骨髄穿刺針の頭部を手掌にあてて，錐もみしながらゆっくりと押し進めていく．押し進める際の抵抗が弱くなるか，あるいは針が5〜10 mm程度挿入されて採取針が固定されたところで内針を抜いて5 mL程度の骨髄液を吸引する．吸引した骨髄液をコレクションキット内に静かに注入する（ボーンマロウコレクションシステムの場合はバルブを押しながら）
⑦ 再度内針を戻し，腸骨を突き抜けない安全な範囲内で5 mm程度進め，再度5 mL吸引する．1回の穿刺での吸引は2〜3回とする
⑧ 穿刺部位をずらして⑥⑦の作業を繰り返す．このとき，可能な限り既存の皮膚の穴を通して，皮下で針をずらして採取する．骨髄採取の速度は30分あたり500 mL以内とする．骨髄採取開始と同時に自己血の返血を開始する
⑨ 目標有核細胞数は患者体重1 kgあたり3.0×10^8個とするが，あらかじめ設定した最大採取量を越える採取は行わない．予定採取量の半分程度を採取した時点で採取バッグから0.5〜1 mLのサンプルを吸引して有核細胞数を測定し，最終的な骨髄採取量を推定する．採取バッグの液量の目盛りは正確ではないので重量の確認を行う
⑩ 採取が終了したら圧迫止血を行う．新たな出血が認められなくなった時点で分厚いガーゼで圧迫固定する
⑪ 採取バッグにフィルターと骨髄バッグを取り付け，フィルターを介して重力によって採取バッグから骨髄バッグへと流し込む．最初にフィルターを通す際にはフィルター内の空気が抜けるようにフィルターを上下反転させた状態で骨髄液を流し始める
⑫ 最後に採取バッグ内に骨髄希釈液50 mLを注入し内部をリンスして骨髄バッグに流し込む．バッグを取り外し，結び，シーリングと固結びなどによって確実にリークを防ぐ
⑬ 患者，ドナー間に血液型の不適合の有無などに応じて適宜，採取した骨髄の処理を行う
⑭ 術後，必要に応じて血算・生化（電解質・腎機能・肝機能・CKなど）を検査する
⑮ 術後数時間の時点で創部を確認し，出血などの問題がなければ薄いガーゼに変更して安静を解除する

を用いる．長さを選択できる場合は通常は短い針（2インチ程度）でよい．以前に採取針が折れて腸骨内に残存するという事象が生じたため，側孔のついていない針を用いる．

骨髄希釈液として生理食塩水とヘパリンを準備しておく．歴史的には以前はRPMI1640やTC199などのメディウムが希釈液として用いられてきたが，人体への使用の安全性は証明されていないことから，通常は生理食塩水の使用が推奨される．最終的な骨髄液に過剰のヘパリンが混入していると，移植時に患者の出血のリスクが上昇するため，ヘパリンの最終濃度は10単位/mL程度を目安とする．骨髄希釈液と骨髄液の混合比率（通常は1：4）やバッグ内に注入する希釈液の量を考慮して，当初の骨髄希釈液のヘパリン濃度は40単位/mL程度が適切であると考えられる．

採取した骨髄は骨髄採取バッグの中に貯めていき，最後にフィルターを通して移植用の骨髄バッグに移す．現在，国内で利用できる採取バッグはバイオアクセス社製造・バクスター社販売のボーンマロウコレクションシステム（http://www.baxter.co.jp/medical/products/info/bmck/movie.html）とフェンウォールインク社製造・パルメディカル社販売のボーンマロウコレクションキット（http://www.palmedical.co.jp/bone/bonemarrow.htm）である．後者は古くから用いられていて，採取した骨髄液をシリンジからそのままバッグ内に注ぎ込み，最後にフィルターを通すだけの簡便なキットである．一方，前者はバルブを押しながら骨髄液を注入しなければならない点や，フィルターを通す際にフィルター内に空気が残らないように注意を要する点などがやや煩雑ではあるが，閉鎖系のシステムなのでより安全性の高いシステムであるといえる．同社のホームページでは使用方法が動画で示されているので，慣れてしまえばこちらのシステムのほうが使いやすいかもしれない．

目標有核細胞数は患者体重1 kgあたり3.0×10^8個とするが，あらかじめ設定した最大採取量（ドナー採取上限量あるいは自己血貯血量＋400 mLのうちの少ないほう）を越える採取は行ってはならない．国内の非血縁者間骨髄移植の解析では，成人の病期初期移植では3.4×10^9個/kgを超える有核細胞の移植で再発が減少して予後が改善し，進行期移植では2.3×10^9個/kg以下の有核細胞の移植で生着率が低下すると報告されているが（図2）[6]，ドナーの安全性を最優先として骨髄採取量を決定すべきである．

5. 骨髄処理（赤血球除去・血漿除去）

各施設内での血液細胞の処理については日本輸血・細胞治療学会とJSHCTから指針が公開されている（http://www.jshct.com/guideline/pdf/innai_blood_guide.pdf）．また，各処理別の手順書や作業記録用紙の例（http://www.jshct.com/guideline/pdf/innai_tejunsyo.doc）も入手できるので，これらを参考にして各施設の手順書および作業記録用紙を作成するとよい．

患者，ドナー間に赤血球型の不適合がない場合にはクロスマッチを行ったうえで輸注を行う．ただし，血液型と不規則抗体のスクリーニング検査によって臨床的に問題となる抗体が検出されない場合にはクロスマッチを省略してもよい．クロスマッチ主試験が陽性となった場合には赤血球除去を行う．また，自家骨髄採取の場

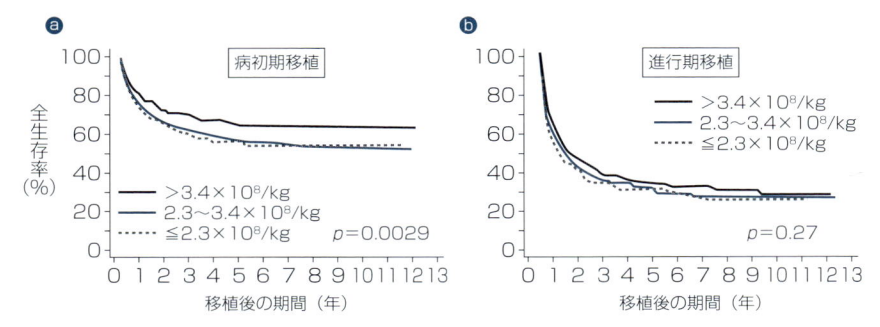

図2 日本国内の成人非血縁者間骨髄移植における輸注有核細胞数と全生存の関連についての病期別の解析

(Inamoto Y et al. Bone Marrow Transplant 2011; **46**: 1192-202)

合は赤血球型の不適合の有無にかかわらず，赤血球除去を行った後に凍結保存する．

赤血球型の不適合は，患者血漿中にドナー赤血球抗原に対する抗体が存在する場合（例：患者O型，ドナーA型）を主不適合（major mismatch），ドナー血漿中に患者赤血球抗原に対する抗体が存在する場合（例：患者A型，ドナーO型）を副不適合（minor mismatch），患者血漿中にドナー赤血球抗原に対する抗体が存在し，かつドナー血漿中に患者赤血球抗原に対する抗体が存在する場合（例：患者A型，ドナーB型）を双方向不適合（bidirectional mismatch）という．

ABOの主不適合，RhDの主不適合［患者がRhD（−），ドナーがRhD（＋）］，そのほか患者が有する何らかの不規則抗体に対応する抗原がドナー赤血球に発現している場合は赤血球除去（骨髄濃縮）処理が必要となる．赤血球除去は通常はBaxter CS-3000 plus, COBE Spectra, Fresenius AS104などの機器を用いて行われる．単核球の回収率は70〜90％で，98％以上の赤血球除去率が期待できる．これらの機器の操作については各機器の手順書に従う．処理の前後で有核細胞数を測定し，回収率を計算する（通常は20％程度）．

逆に，副不適合が存在する場合には骨髄液中の血漿除去が必要となる．骨髄バッグを血液バッグ用遠心機で遠心分離して上清を生理食塩水に置換する方法が広く行われているが，バッグの遠心が不可能である場合には前述の機器を用いた骨髄濃縮処理も行っている施設もある．ただし，有核細胞数の喪失量は増加する．血液バッグ用遠心機を用いた血漿除去の手順の例を**表7**に示す．

6. 末梢血幹細胞採取

造血幹細胞の末梢血への動員は，健常ドナーではG-CSF単独で行われ，自家移植の患者ではG-CSF単独あるいは化学療法とG-CSFの併用で行われる．骨髄腫に対する導入療法後の幹細胞採取のように化学療法歴が短い場合はG-CSF単独でもほとんどの場合に十分量のCD34陽性細胞が得られるが，リンパ腫で化学療法を繰り返した後のように化学療法歴が長い場合は採取細胞数が減少する[7,8]．末梢血幹細胞動員のための化学療法は，原則として原疾患の治療としても有効な化学療法を

表7 血漿除去の手順の例

❶	処置指示書と患者情報，骨髄ドナー情報を照合し，作業記録書に記入する
❷	骨髄液の入った骨髄バッグを消毒してクリーンベンチ内に入れ，よく混和してサンプルを採取する．一部で細胞数の処理前骨髄液有核細胞数をカウントし，残りで血液型検査を行う
❸	処理前骨髄液重量を測定する
❹	骨髄バッグと遠心用分離バッグ（カワスミ血液分離用バッグなど）を接合し，分離バッグ（600 mL）に取り分ける．それに空の分離バッグ（600 mL）を接合し，バケットに入れて重量を調整後，遠心分離する（遠心条件の目安は20℃，500 G，10分）．バケットの容量にあわせて通常は1バッグ 400 mL 以下とする．遠心力（G）は $11.18 \times [$回転数（rpm）$/1,000]^2 \times$ ローター半径（cm）で計算できる．実際には500 G よりも強い遠心力（1,000〜1,500 G）で分離している施設も多い
❺	10% ACD-A 添加生理食塩液あるいはヘパリン Na 添加生理食塩液（生理食塩水 500 mL＋25%アルブミン 20 mL＋ヘパリン Na 5,000 単位）を作成する
❻	遠心済み骨髄バッグの上清を分離スタンドで廃液用の空バッグ（分離バッグでよい）に移し，クランプ，シールする．分離に失敗した場合に備えて排液用バッグも慎重に扱う
❼	10% ACD 生理食塩液あるいはヘパリン生食液を入れて細胞を浮遊させる．1回洗浄で複数バッグに分けて遠心した場合は 1,000 mL 分離バッグにまとめる
❽	2回洗浄が必要な場合は遠心，上清除去，10% ACD 生食液あるいはヘパリン生食混和液をもう一度実施する．1回の処理で血漿量は10%程度まで減量することができるので，通常は1回洗浄で問題はない
❾	サンプルを採取し，有核細胞数をカウントする
❿	処理後骨髄液重量を測定する
⓫	血漿除去骨髄液を登録し，患者ラベルを骨髄バッグに貼付する
⓬	照合の読み合わせを行い出庫する．輸血管理システムに出庫登録する

（http://www.jshct.com/guideline/pdf/innai_tejunsyo.doc を改変）

選択する．例えばリンパ腫の再発に対する自家移植の場合は ESHAP 療法や GDP 療法などの救援化学療法で採取できる[9,10]．急性骨髄性白血病（AML）では中等量〜大量シタラビン（$2\,g/m^2 \times 2/day \times 4\,days$）[11]，骨髄腫では大量シクロホスファミド（$2g/m^2/day \times 2\,days$）や DCEP 療法などがしばしば用いられる[12]．

表8，9にそれぞれの採取の手順を示す．末梢血幹細胞採取についても骨髄バンクの「非血縁者間末梢血幹細胞採取マニュアル暫定版」（http://www.jmdp.or.jp/documents/file/04_medical/f-up03a.pdf）や，JSHCT と日本輸血・細胞治療学会の「健常ドナーからの末梢血幹細胞動員・採取に関するガイドライン」（http://www.jshct.com/guideline/pdf/allo_pbsct_guide_4.pdf）がそれぞれのホームページに公開されている．実際の機器の操作は機種によって異なるため，各機器の手順書に従うこととし，ここでは割愛する．

より多くの CD34 陽性細胞（血縁者間移植，非血縁者間移植でそれぞれ患者体重 1 kg あたり 4.0×10^6 個，6.0×10^6 個以上）を輸注するほうが予後が改善するという報告もあるが[13]，一般的な目標 CD34 陽性細胞数は患者体重 1 kg あたり 2.0×10^6 個である．目標に到達しなくとも合計で 1.0×10^6 個以上採取できていれば安全な生着は期待できるので[8]，採取はなるべく2日間までにとどめる．骨髄腫における自家末梢血幹細胞採取などで複数回の自家移植が想定されるのであれば，それにあわせた目標細胞数を設定する．

表8　健常ドナーあるいは自家移植患者からの G-CSF 単独での末梢血幹細胞採取の手順の例

❶ G-CSF の投与を開始する．フィルグラスチム 400μg/m²/day あるいはレノグラスチム 10μg/kg/day を 1 日 1 回あるいは 2 回に分けて連日皮下投与する．骨痛出現時は適宜アセトアミノフェンやアスピリンを投与する

❷ G-CSF 投与開始後は毎日血算を，隔日で生化学検査を行う．両側前肘部など，前腕の血管は採取時に必要となるため，これらの血管以外から採血する．白血球が 50,000/μL を越えたら（あるいは血小板数が 100,000/μL 未満となったら）投与量を半量とし，白血球数が 75,000/μL を越えたら（あるいは血小板数が 50,000/μL 未満となったら）投与を中止する．G-CSF による脾腫大が疑われる場合は腹部エコーで観察する

❸ 投与初日を day 1 として day 4 あるいは day 5 に採取を開始する

❹ 16～18 G の留置針（17 G ハッピーキャス N，17 G クランプキャス，18 G サーフローなど）を用いて，両側前肘部，前腕などの血管を確保し，一方を脱血に，他方を返血に用いる．腕の静脈が細くこの部位からの脱血・返血が不可能であると判断した際は，やむを得ず鼠径部からの大腿静脈穿刺（透析用のカテーテルを用いればヘパロックで翌日も使用可能）を検討する

❺ 採取中は血圧，脈拍を 10～30 分おきに測定する．また，適宜カルシウム剤の投与を行う（例：ACD 100 mL ごとにグルコン酸カルシウム 1A を緩徐に静注）．グルコン酸カルシウムは 5～10 mL/hr で持続注入してもよい．ただし，持続注入していても低カルシウムの症状が出現することがあるので注意が必要である．血管迷走神経反射にも注意する

❻ 処理血液量はドナー体重 1 kg あたり 200 mL を目安とする（上限は 250 mL/kg）

❼ 採取前に血小板減少がみられた場合は帰室後血算を確認する．血小板数が 8 万/μL 未満で，翌日の採取が計画されている場合は，採取産物から遠心分離で自己血小板を回収して輸注することを検討する．また，採取当日の朝の血小板が 8 万/μL 未満の場合には，同日の採取の可否について検討を行う

❽ 目標 CD34 陽性細胞数は患者体重 1 kg あたり 2.0×10⁶ 個を目安とするが，目標に到達しなくとも合計で 1.0×10⁶ 個以上採取できていれば安全な生着は期待できるので採取は 2 日間までにとどめる

❾ 患者体重あたり 1.0×10⁶ 個に到達していない場合には G-CSF の投与および採取を延長する．ただし，day 7 以降の採取は行わない

表9　自家移植患者からの化学療法と G-CSF 併用での末梢血幹細胞採取の手順の例

❶ 動員のための化学療法は原則として原疾患の治療のために有効な化学療法を選択する．化学療法の種類によって採取日の予測が可能であるため，その予測日に合わせて採取体制を整える

❷ 白血球数<2,000/μL あるいは好中球数<1,000/μL になった日から，あるいは採取予測日の 5 日前からフィルグラスチム 400μg/m² あるいはレノグラスチム 10μg/kg を 1 日 1 回あるいは 2 分割で連日皮下投与する

❸ 末梢血 CD34 陽性細胞を連日測定すればもっとも的確に採取のタイミングを計ることが可能であるが，より簡便に白血球数が回復して 1,000～2,000/μL を越えた時点で採取を開始してもよい

❹ 以下の採取の手順は健常ドナーにおける手順（表8）の ❹ 以下と同様であるが，すでに中心静脈カテーテルが挿入されている場合は，ガイドワイヤーなどを用いて透析用のダブルルーメンカテーテルと入れ替えてもよい

❺ 目標 CD34 陽性細胞数は患者体重 1 kg あたり 1.0～2.0×10⁶ 個を目安とする．ただし，度重なる化学療法を受けている患者では十分量の幹細胞を採取できないことが多い

7. 幹細胞の凍結保存

　自家造血幹細胞移植の場合は造血幹細胞の採取を先に行い，前処置実施後に造血幹細胞を輸注するため，造血幹細胞を凍結保存するという操作が必須となる．また，同種末梢血幹細胞移植においても，採取不良を事前に予測することは難しいので，ドナーから十分量の幹細胞を採取できたことを確認してから前処置を開始することを可能にするために，いったん凍結保存を行っている施設も多い．

　凍結に伴う細胞傷害の保護薬として古くから用いられているのは dimethyl sulfoxide（DMSO）である[14]．細胞を凍結すると，浸透圧変化によって細胞内脱水を生じるが，DMSO は細胞膜を通過して細胞内の氷晶形成を防止し，細胞内脱水による細胞傷害から細胞を保護する．一方，hydroxyethyl starch（HES）も凍結に伴う細胞傷害の保護薬として用いられている．HES は DMSO とは異なり，細胞外で細胞を保護する作用を発揮する．DMSO と HES を併用した凍結によって，プログラムフリーザーを用いずに，少なくとも 5 年間は $-80°C$ のディープフリーザーでの保存が可能であることが示されている[15,16]．しかし，より長期の安全性や停電の問題などを考えると，長期保存の場合は液体窒素での保存が推奨される．5% DMSO と 6% HES の調整液が「CP-1」として極東製薬興業株式会社から市販されており[17,18]，凍結の手順の詳細は CP-1 の添付文書に示されている（図3）．最新の添付文書では幹細胞液の細胞濃度を $2×10^8$ 個/mL に調整するように記載されているが，JSHCT の手順書では濃度調整のステップは割愛されており，通常は（極端な濃度でなければ）濃度調整は行わなくても臨床上の問題は生じていない[19]．これらの凍結傷害保護薬はいずれも研究用試薬であり，医薬品としての認可は受けていない．これまでに国内で多数例に使用されているが，CP-1 が直接的な原因と考えられる有害事象は報告されていない．幹細胞液と細胞傷害保護液を混和した後は気泡を確実に除去してからチューブシーラーでシールし，アルミキャニスターに入れてディープフリーザーで凍結を開始する．必要に応じて適切なタイミング（翌日以降）で液体窒素容器に移す．

　幹細胞液から腫瘍細胞を除去するためのパージングなどの特殊な処理については割愛する．パージング処理の有用性については疾患各論に記載している．

D. 患者の準備

1. 移植患者に説明すべき内容

　患者の準備は，病状，移植以外の治療の成績，移植の成績，移植関連死亡率などを含めた情報を元に，長期的な QOL を含めて，移植を行うことの利点・欠点を十分に共有したうえで，患者本人や患者家族の人生観も考慮しながら移植の是非を検討することから始まる（表10）．患者によっては近未来の生存率が重要である場合や QOL が重要である場合などもあり，長期生存率だけに基づいて単純に移植適応を判断することは適切ではない．

D 患者の準備　51

		100 mL 用	50 mL 用
	HES	12 g	6 g
	DMSO	10 mL	5 mL
	＋生理食塩水		
CP-1	Total	68 mL	34 mL

ヒト血清アルブミン（HSA）加 CP-1 の調整
下記のように CP-1 に 25% HSA を添加し混和する
100 mL 用：HSA 32 mL 添加
50 mL 用：HSA 16 mL 添加

HES	12%
DMSO	10%
HSA	8%

細胞懸濁液の調整
生理食塩水（もしくは RPMI 1640 培地）で細胞懸濁液を調整

細胞密度 2×10^8 個/mL 程度

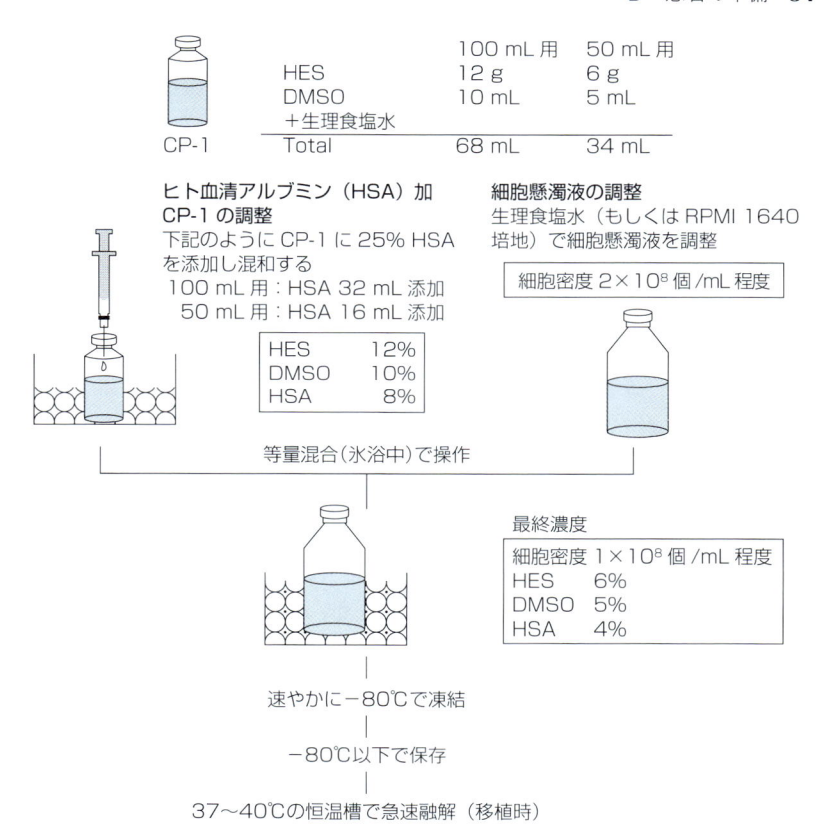

等量混合（氷浴中）で操作

最終濃度

細胞密度 1×10^8 個/mL 程度	
HES	6%
DMSO	5%
HSA	4%

速やかに－80℃で凍結

－80℃以下で保存

37〜40℃の恒温槽で急速融解（移植時）

図3　CP-1 による造血幹細胞液の凍結方法

（CP-1 取扱説明書を改変）

表10　造血幹細胞移植を受ける患者に説明する項目

❶ 現在の病状，造血幹細胞移植に関する概要，移植治療の目的
❷ 造血幹細胞移植の具体的な方法（ドナー，幹細胞の選択肢を含めて）
❸ 造血幹細胞移植に伴う合併症，危険性（二次性発がん，不妊などの長期合併症を含めて）
❹ 移植以外の治療法との比較（生存率，再発率，治療関連死亡率，QOL を含めて）
❺ 入院期間，費用
❻ 同意の撤回について
❼ 造血幹細胞移植登録事業への登録，プライバシーの保護

表11 ECOG PS

グレード	Performance Status
0	無症状で社会活動ができ，制限を受けることなく，発病前と同等に振舞える
1	軽度の症状があり，肉体運動は制限を受けるが，歩行・軽労働・坐業はできる
2	歩行や身の回りのことはできるが，時に介助が要ることもある．日中の50%以上は起居している
3	身の回りのことはある程度できるが，しばしば介助が要り，日中の50%以上は就床している
4	身の回りのこともできず，常に介助が要り，終日就床している

この基準は全身状態の指標であり，局所状態で活動性が制限されている場合は臨床的に判断する．

2. 移植前検査

　患者の移植前検査は，臓器予備能の評価や感染巣の有無の評価が主な目的となる．移植前検査の項目を巻末の移植患者チェックリストに示す（➡ p.309）．臓器予備能の評価は移植前処置の選択に重要であり，感染巣の有無は移植時の感染予防対策にも必要となるので，胸部CT，口腔，鼻腔・副鼻腔，肛門周囲などの感染巣の検索を行う．しばしば抜歯が必要となるが，筑波大学から歯を温存する試みが報告されている[20]．重篤な臓器障害や感染巣が認められた場合には移植適応そのものを再検討しなくてはならない．患者の全身状態を客観的に表す指標としてはperformance status（PS）が用いられる．Eastern Cooperative Oncology Group（ECOG）のPS基準とKarnofskyのPS基準があるが，ここでは簡便なECOGの基準（**表11**）を示す．

　患者の併存疾患を詳細に評価するための指標としてはCharlson comorbidity index（CCI）がさまざまな領域で広く用いられているが[21]，CCIには造血幹細胞移植にはそぐわない項目が含まれているため，造血幹細胞移植領域に特化した指標として hematopoietic cell transplantation-specific comorbidity index（HCT-CI）が開発された（**表12**）[22]．CCIと比較して無再発死亡率や生存率をより正確に予測できることが示されている（**図4**）．その有用性はイタリアの前方視的試験による追試でも確認されている[23]．

　HCT-CIの項目の一つである呼吸機能検査の一酸化炭素拡散能（DLco）の評価では，ヘモグロビン補正が必要である．補正の方法としてはCotesの方法とDinakaraの方法があるが，HCT-CIの評価のためにはDinakaraの方法［$DLco_{adj} = DLco/(0.06955 \times Hb)$］を用いなければならない[24, 25]．標高の高い場所で測定した場合は大気圧の補正も必要になるが[26]，極端な高値でなければ影響はほとんどない．

　HCT-CIは患者年齢，背景疾患の進行度，HLA適合度などの移植成績に重要な項目は含まれていないため，HCT-CI単独で移植後の予後を予測することは不可能である．逆に，EBMT（European Group for Blood and Marrow transplantation）のリスクスコアはこれらの項目を含むものの，併存疾患は含まれていない（**表13**，**図5**）[27]．個々の項目の影響の強さは他の項目の影響を受けることが想定される（す

表12 HCT-CI の項目（CCI との比較を含む）

併存疾患	HCT-CI での定義	HCT-CI スコア	CCI スコア
不整脈	心房細動・粗動，洞不全症候群，心室性不整脈	1	0
心臓	治療を要する冠動脈疾患，うっ血性心不全，心筋梗塞，EF≦50%	1	1
炎症性腸疾患	クローン病，潰瘍性大腸炎	1	0
糖尿病	食事療法だけではなくインスリンや経口糖尿病薬を要する糖尿病	1	1
脳血管障害	一過性脳虚血性発作を含む脳卒中	1	1
精神疾患	精神科的コンサルトや治療を要するうつ病，不安障害	1	含まれていない
軽度肝障害	慢性肝炎，ビリルビン 1～1.5×正常上限，AST・ALT 1～2.5×正常上限	1	1
肥満	BMI>35 kg/m^2	1	含まれていない
感染	移植 day 0 以降も治療の継続を要する感染症	1	含まれていない
リウマチ疾患	全身性エリテマトーデス，関節リウマチ，多発筋炎，混合性結合組織病，リウマチ性多発筋痛症	2	1
消化管潰瘍	治療を要する消化管潰瘍	2	1
中等度・重度腎障害	クレアチニン>2 mg/dL，透析中，腎移植後	2	2
中等度肺障害	DLco and/or %FEV$_{1.0}$ が 66～80%，軽度の労作で呼吸困難感	2	
固形腫瘍の既往	治療を要した固形腫瘍の既往（非メラノーマ性皮膚癌を除く）	3	2
心臓弁膜症	僧帽弁逸脱を除く心臓弁膜症	3	0
重度肺障害	DLco and/or %FEV$_{1.0}$ が 66%以下，安静時呼吸困難感，酸素吸入を要する	3	1
中等度・重度肝障害	肝硬変，ビリルビン>1.5×正常上限，AST・ALT>2.5×正常上限	3	3

(Sorror ML et al. Blood 2005; **106**: 2912-9)

なわち交互作用が予想される．年齢が高いほど併存疾患の負の影響が強い，病状が進行しているほど HLA の影響は小さいなど）ので，あらゆる状況を想定した予後予測モデルを構築することは困難である．

E. 移植前処置の決定

移植前処置の目的は悪性腫瘍を根絶させることと，ドナー造血細胞が拒絶されないようにホストの免疫を抑制することであり，通常は大量抗がん剤や全身放射線照射（total body irradiation：TBI）を用いて行われる．移植前処置として抗がん剤治療や放射線照射を行う場合，骨髄抑制は無視することができるため，骨髄の最大耐

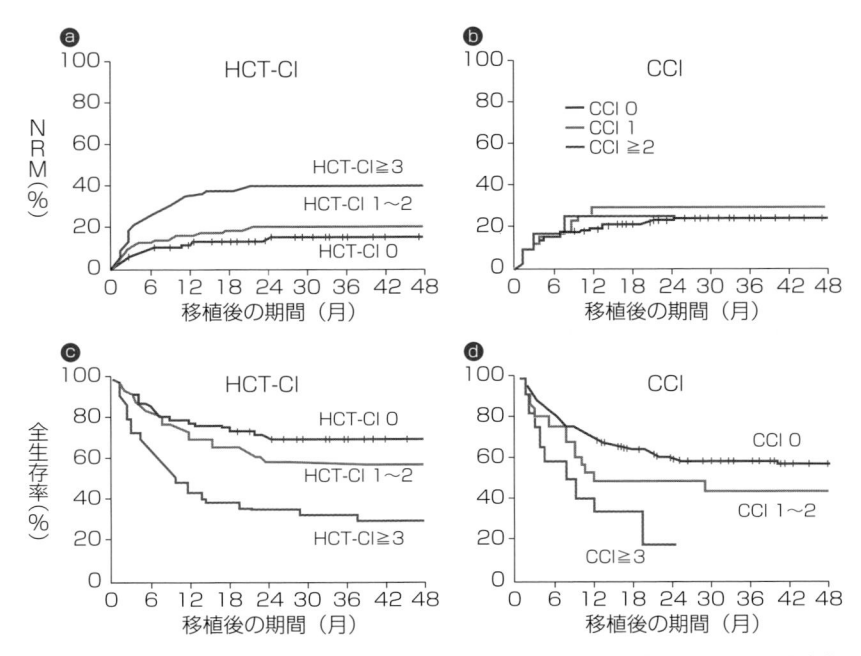

図4 HCT-CI スコア(ⓐ, ⓒ)および CCI スコア(ⓑ, ⓓ)で群別化した同種造血幹細胞移植後の無再発死亡率(NRM)(ⓐ, ⓑ), 全生存率(ⓒ, ⓓ)

(Sorror ML et al. Blood 2005; **106**: 2912-9)

表13 EBMT スコアの項目

危険因子	グループ	EBMT スコア
年　齢	<20	0
	20〜40	1
	>40	2
病　期	病初期	0
	中　期	1
	進行期	2
診断から移植までの期間（月）	<12	0
	>12	1
ドナー	HLA 適合同胞	0
	非血縁ドナーなどその他	1
性　別	下記以外	0
	女性ドナー，男性患者	1

(Gratwohl A. Bone Marrow Transplant 2012; **47**: 749-56)

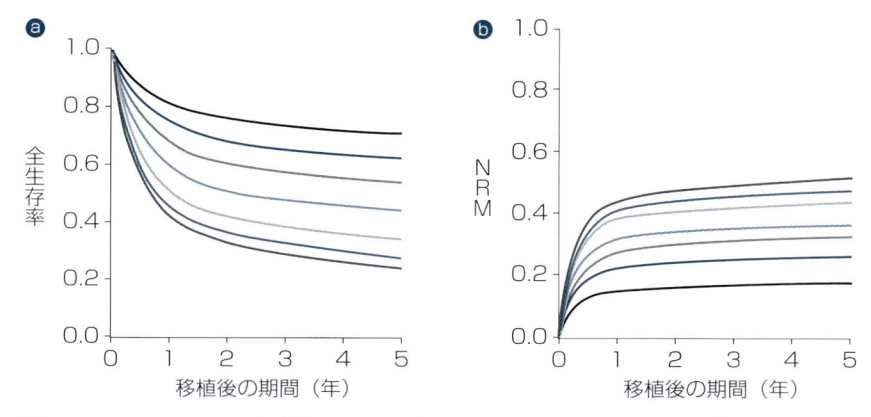

図5 EBMT スコアで群別化した同種造血幹細胞移植後の全生存率(ⓐ)と無再発死亡率(NRM)(ⓑ)

曲線は (ⓐ) は上から順にスコア 0〜7, (ⓑ) は下から順にスコア 0〜7 を示す (ただし, スコア 6 と 7 は 1 群にまとめられている).

(Gratwohl A. Bone Marrow Transplant 2012; **47**: 749-56)

容量 (MTD) を上回る増量が行われ, 骨髄以外の毒性が dose-limiting toxicity (DLT) なる. 例えばシクロホスファミド (CY) は心毒性, ブスルファン (BU) は肝毒性, TBI は肺毒性などが DLT となる (**表14**)[28,29].

多くの抗がん剤において, *in vitro* で腫瘍細胞が曝露される濃度を 3 倍にすると腫瘍に対する細胞傷害毒性が 10 倍程度に増強する[28]. 特にアルキル化薬や白金製剤では薬剤濃度の上昇による抗腫瘍効果の増強が大きい[28]. 一方, 代謝拮抗薬ではある程度の濃度を超えると抗腫瘍効果が一定となる[28]. アントラサイクリン系抗がん剤やエトポシドはこれらの中間的な特性を持つが, *in vitro* での曝露時間を長くすると抗腫瘍効果が増強する[28]. 毒性の観点では骨髄抑制以外の毒性が軽度である薬剤が推奨される. これらの理由から, 移植前処置には CY, BU, メルファラン (MEL) などのアルキル化薬がしばしば用いられる. なお, 移植前処置に直接的に起因する毒性を前処置関連毒性 (regimen-related toxicity : RRT) といい, ここには感染症や移植片対宿主病 (GVHD) などは含まれない.

TBI は強力な免疫抑制作用を持つこと, さまざまな腫瘍に有効であり, 化学療法に耐性の腫瘍でも効果が期待できること, 中枢神経領域などの化学療法薬が到達しにくい領域にも有効であること, そして 10〜12 Gy においては骨髄以外の臓器に重篤な合併症を生じる危険性が低いことから, 移植前処置の一部として適している[30]. 当初は, ある進行期リンパ腫の患者に対する一卵性双生児からの移植における前処置で, TBI の直前に CY を加えることによって TBI に伴う腫瘍崩壊症候群や腎不全を防ぐことができたという経験に始まり, その後同種移植に用いられるようになり, やがて CY 60 mg/kg/day×2 日間と TBI 10〜12 Gy の組み合わせ (CY-TBI) が標準的前処置として広まっていった[30].

TBI は 1 回で 10 Gy をまとめて照射するよりも, 3 Gy/回を 4 回, あるいは 2

表14　移植前処置に用いられる薬剤の特徴

	排泄	薬物動態（半減期）	標準量との比	大量投与時のMTD（単剤投与時），DLT
cyclophosphamide	腎	非直線的（3〜9 hr）	8倍	200 mg/kg, 心毒性
melphalan	加水分解	直線的（30〜120 min）	6倍	200 mg/m^2, 粘膜毒性
thiotepa	肝	直線的（1〜3 hr）	8〜10倍	1,135 mg/m^2, 粘膜・中枢神経障害
busulfan	肝	直線的（3 hr）	8倍	20 mg/kg, 肝中心静脈閉塞症
carmustine	加水分解/肝	直線的（30 min）	3倍	1,200 mg/m^2, 肺, 肝中心静脈閉塞症
cisplatin	腎	直線的（30〜45 min）	3倍	不明, 腎・神経毒性
carboplatin	腎	直線的（7〜20 hr）	4〜5倍	2,000 mg/m^2, 聴力・腎障害
etoposide	腎	直線的（4〜8 hr）	3〜6倍	2,400 mg/m^2, 粘膜障害
doxorubicin	肝/胆汁	直線的（12〜20 hr）	3〜4倍	不明, 粘膜障害
paclitaxel	肝/胆汁	非直線的（15 hr）	5倍	不明, 神経毒性, 粘膜毒性

MTD : maximum tolerated dose, DLT : dose limiting toxicity
（Doroshow JH et al. Pharmacological basis for high-dose chemotherapy. Thomas' Hematopoietic Cell Transplantation. Blackwell Science, 289-315, 2009. Bensinger WI. High-dose preparatory regimens, 4th ed, Blackwell Science, 2009）

Gy/回を6回の分割照射で行うほうが正常臓器への毒性を軽減するということが示されている[31, 32]．ただし，線量率，照射方法などさまざまな因子が有効性，毒性に影響する可能性がある．照射方法としては，固定された線源から水平に照射して十分な距離（約4 m）を確保することによって全身を照射するLong SAD法が広く行われているが，照射方向が振り子のように変化するSweeping beam法，線源は固定されていて患者側が移動するMoving table法などさまざまな方法がある．線量率としては5〜10 cGy/minの範囲が一般的である．放射線による肺障害を軽減するために肺遮蔽が行われるが，過剰な肺遮蔽は再発の増加につながる可能性があり[33]，明確な根拠はないものの，肺への線量が8〜10 Gy程度になるように金属遮蔽あるいは前腕遮蔽などで補正されることが多い．そのほか，白内障予防のための水晶体遮蔽，腎保護のための腎臓遮蔽，妊孕性保護のための卵巣遮蔽などが行われている施設もある．

一方，TBIを用いない（non-TBI）前処置も開発された．non-TBI前処置は，縦隔などに多量の放射線照射を受けている患者に適していることや，小児の成長障害を回避できるなどの利点がある．また，設備の関係でTBIを受けることができる患者数には限界があることが多い．non-TBI前処置の代表はBUとCYの組み合わせ（BU-CY）である．開発時の投与量はBU 4 mg/kg/day×4日間とCY 50 mg/kg/day×4日間であったが[34]，現在は毒性を軽減するためにCYを60 mg/kg/day

E　移植前処置の決定　57

×2日間に減量したBU-CYが標準的なnon-TBI前処置となっている[35]．BUはTBIと比較するとリンパ球に対する効果が劣ると考えられていることから，リンパ系腫瘍ではCY-TBIが優先的に選択されている．また，非血縁者間移植やHLA不適合移植のようにドナー細胞拒絶のリスクが高い移植では，患者免疫抑制の強いTBIを含む前処置が優先される傾向がある．

1. 若年患者の前処置(主に骨髄破壊的前処置)の選択

　CY-TBI，BU-CYのような骨髄破壊的前処置は主に55～60歳以下の患者を対象として行われている．HLA適合同胞間移植におけるCY-TBIとBU-CYの優劣については複数の無作為割付比較試験（RCT）が行われている．Hartmanらはこれらの報告のメタアナリシスを行った[36]．肝中心静脈閉塞症（hepatic veno-occlusive disease：VOD，近年は肝類洞閉塞症候群，sinusoidal obstruction syndrome：SOSと呼ばれることが多い）はCY-TBIで有意に少なく，GVHDおよび間質性肺炎については有意差がなく，生存，無病生存率はCY-TBIがBU-CYと比較して同等あるいはより優れているという結果を得た．これらの試験の長期follow upのデータでは，慢性骨髄性白血病（CML）で両者の治療成績はほぼ同等であったが，AMLに対する移植の場合にはBU-CY群で生存が10％程度劣っていた（図6）[37]．長期毒性についてはCY-TBI群で白内障が，BU-CY群で不可逆的な禿頭の頻度が多かった．近年のメタアナリシスでもBU-CY群で有意に移植関連死亡率が高いということが報告されている[38, 39]．また，RCTの結果ではないが，BU-CYを用いた移植後には移植後の卵巣機能の回復はほとんど認められないのに対して，CY-TBIを用いた移植後には移植後中央値7年で15％程度の女性患者に卵巣機能の回復が認めら

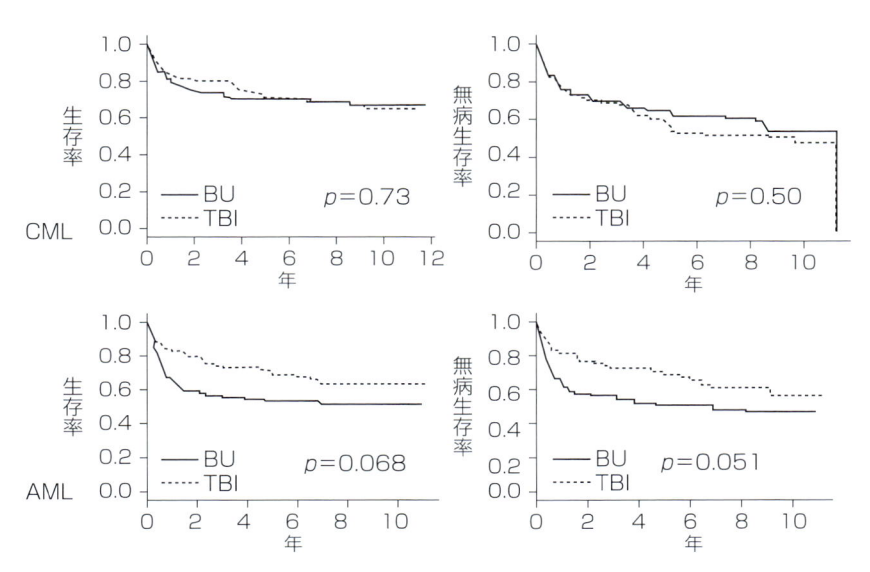

図6　AMLおよびCMLにおけるCY-TBIとBU-CYの移植成績の比較
(Socie G et al. Blood 2001; **98**: 3569-74)

れており[40]．さらに，CY-TBI の場合は卵巣を遮蔽することによって卵巣を保護することも可能である[41-43]．

非血縁者間移植については CY-TBI と BU-CY の RCT は行われていないが，日本骨髄バンクに登録された非血縁者間骨髄移植のデータの多変量解析の結果では，生着不全の頻度および全生存率において CY-TBI が BU-CY よりも有意に優れていることが示された[44]．合併症に関しては VOD/SOS や出血性膀胱炎が BU-CY 群で有意に多く，二次発がんは有意差はないものの TBI 群にのみ観察された．一方，CY-TBI にさらに 1 剤の抗がん剤を追加して抗腫瘍効果を高めた前処置を用いた移植では移植関連死亡（TRM）が増加し，生存率の改善は得られなかった．

以上の結果を総合して，白血病に対する同種移植では，多くの状況において CY-TBI の選択は BU-CY と比較して同等あるいはより優れていると考えられてきた．しかし，これらの研究はすべて経口の BU に基づくものである．BU は吸収効率が不安定であり，過剰な吸収が肝 VOD/SOS などの有害事象の増加に，不十分な吸収が再発率の増加につながっていた可能性があり[45]，血中濃度に応じた用量調整（targeted busulfan）も試みられていた[46,47]．静注 BU が診療現場に導入されたため，これらの経口 BU の弱点は解消されている可能性があるが，静注 BU と TBI の RCT は存在しない．しかし，近年発表された CIBMTR（Center for International Blood and Marrow Transplant Research）からの前方視的コホート研究と後方視的コホート研究[48,49]，EBMT からの後方視的コホート研究[50]はいずれも静注 BU 群，TBI 群をあわせて 1,000 例を超える大規模な比較研究であり，結果として生存率は EBMT の研究では差がなく，CIBMTR の両研究では静注 BU 群の優越性が示された．無再発死亡率（NRM）は CIBMTR の後方視的研究のみ静注 BU 群が優れており，ほかの 2 つの研究では同等，再発率は CIBMTR の前方視的試験では静注 BU 群が（特に移植後 1 年以降の再発が）低下することが示されたが，EBMT の後方視的研究では静注 BU 群で有意に再発率が高かった．一方，GVHD については CIBMTR の前方視的試験では有意差に至っていないものの，いずれの研究においても静注 BU 群で急性，慢性 GVHD の発症率が低下していた．

これらの近年の研究結果と過去のメタアナリシスの結果の乖離（表15）については，静注製剤の導入による BU 群の移植成績の改善によるものとも考えられるが，CIBMTR の後方視的コホート研究では経口 BU 群でも TBI 群よりも急性 GVHD が有意に少なく，生存についても上回る傾向がみられており，メタアナリシスの結果とは一致しない．新しい 3 つの研究はいずれも RCT ではないため，TBI 群により不利な条件の症例が多く含まれていたという影響は否定できない．また，施設間で TBI 群と BU 群の偏りがあることが想定されるため，ほかの移植方法に関する施設の方針の影響も受けていることが予想される．

しかし，メタアナリシスの基礎データの RCT は 20 年以上前に行われたものである．今回の 3 つの研究でほぼ一様に示された結果が，TBI 群において急性 GVHD が多いという点である．BU は TBI と比較して消化管の粘膜障害が軽く，これは GVHD の軽減につながる可能性がある．近年の GVHD 予防方法の変化により，この差が顕著になってきたのかもしれない．移植方法の変遷によって GVHD の危険因子が変化することは他の領域でも示唆されており[51,52]，20 年以上前のデータを

表 15　経口 BU と TBI を比較した過去の研究と，静注 BU と TBI を比較した近年の研究の結果

	経口 BU の RCT[36]	CIBMTR[49]	CIBMTR[48]	EBMT[50]
デザイン	RCT のメタアナリシス	後方視的コホート研究	前方視的コホート試験	後方視的コホート研究
BU	経口	静注	静注	静注
急性 GVHD	有意差なし	TBI 群で多い	TBI 群でやや多い	TBI 群で有意に多い
慢性 GVHD	有意差なし	有意差なし	有意差なし	TBI 群で有意に多い
無再発死亡率	記載なし	TBI 群で有意に多い	有意差なし	TBI 群でやや多い
再発	記載なし	有意差なし	有意差なし	静注 BU 群で有意に多い
無病生存率	有意差なし	静注 BU 群が有意に優る	有意差なし	有意差なし
生存率	TBI 群の非劣性が示された	静注 BU 群が有意に優る	静注 BU 群が有意に優る	有意差なし

現在の移植に適用することは妥当ではない．現時点で存在する新旧のデータを総合的に判断すると，静注 BU が TBI よりも有意に優れるという近年の結論をそのまま受け入れることは難しいものの，寛解期の骨髄性腫瘍で，ドナーとの適合性がある程度保たれている移植においては，少なくとも TBI と同等の治療成績をもたらす前処置と考えてよいであろう．ただし，若年女性に対しては美容的観点や卵巣保護の観点から BU の使用は避けるべきである．

　急性リンパ性白血病（ALL）に対する前処置では TBI が優先されているが，実際，いくつかの後方視的な比較では TBI を含む前処置の治療成績が優れている[53-56]．ただし，第二寛解期以降の ALL に対しては ETP（エトポシド）-TBI が CY-TBI よりも優れているかもしれない[57]．また，CY-TBI に Ara-C（シタラビン），ETP，BU など，さまざまな薬剤を加えることによって有効性を高める試みが行われており，それぞれ単施設の単群の臨床試験では良好な成績が示されているが，RCT で有用性が示されたものは存在しない[29]．TBI を 15.75 Gy に増量する前処置は，再発は減少するものの，無再発死亡が増加して予後を改善しないことが RCT で示されている[58, 59]．

　自家移植の場合は移植前処置の目的は悪性腫瘍を減少させることのみであり，免疫抑制効果は必要とされない．抗腫瘍効果を考えると AML の自家移植における CY の使用の根拠はやや乏しく，BU-MEL などの組み合わせが有望であるが[60]，自家移植の前処置については各前処置を比較したデータが乏しいのが現状である．

　大量化学療法と TBI の順序については，これまでの後方視的研究の結果からはどちらの方法でも大きな差はなさそうである[61]．TBI 時に大量化学療法による嘔気などの影響を避けるためには TBI を先行させるほうが好ましいが，非寛解期移植では腫瘍崩壊症候群に注意が必要である．BU-CY の順序についても BU の先行投与が CY の代謝に影響を与えて CY の活性化産物への曝露が増加し，VOD/SOS などの合併症の増加につながっているという可能性が示唆されているが，まだ明確な

表16 各疾患・病期ごとの骨髄破壊的前処置の選択の一案(HLA適合移植は適合同胞間移植と8/8あるいは7/8アリル適合非血縁者間移植を含む)

		自家移植	HLA適合移植	そのほか
AML (M3以外)	第一寛解期	BU-MEL	BU-CY, CY-TBI	BU-CY, CY-TBI
	第二寛解期	BU-MEL	BU-CY, CY-TBI	BU-CY, CY-TBI
	進行期	適応なし	CY-TBI, CA-TBI	CY-TBI, CA-CY-TBI
APL (M3)	第一寛解期	適応なし	適応なし	適応なし
	第二寛解期	BU-MEL	BU-CY, CY-TBI	BU-CY, CY-TBI
	進行期	適応なし	CY-TBI, CA-TBI	CY-TBI, CA-CY-TBI
ALL	第一寛解期	適応なし	CY-TBI	CY-TBI
	第二寛解期	適応なし	CY-TBI, ETP-CY-TBI	CY-TBI, ETP-CY-TBI
	進行期	適応なし	CY-TBI, ETP-CY-TBI	CY-TBI, ETP-CY-TBI
CML		適応なし	BU-CY, CY-TBI	BU-CY, CY-TBI
MDS		適応なし	BU-CY, CY-TBI	BU-CY, CY-TBI
NHL	第一・第二寛解期	M-BEAM	適応なし	適応なし
	進行期	M-BEAM	CY-TBI, BU-CY	CY-TBI
MM		MEL	FLU-MEL	FLU-MEL
AA		適応なし	FLU-CY-ATG	FLU-CY-ATG-TBI

AAの前処置はいずれも骨髄非破壊的であるが若年者にも用いられるのでこの表に含めた.

結論は得られていない[62,63]. 前述のCIBMTRからの前方視的コホート研究や後述するFLU-BU4とBU-CYのRCTでは,FLU-BU4群とBU-CY群の間にVOD/SOSの発症頻度に有意差はみられていない[43,64].

表16に骨髄破壊的前処置の選択についての一案を示す.

2. ミニ移植の前処置の選択

同種骨髄移植後にGVHD(特に慢性GVHD)を発症した患者で再発率が低下すること[65,66],同種造血幹細胞移植後に再発した患者に対してドナーのリンパ球を輸注する(DLI)だけで腫瘍が再寛解し得ることから[67],ドナーリンパ球による抗腫瘍効果(graft-versus-leukemia:GVL効果)の存在が明らかになった.しかし,十分な前処置を行わずにDLIだけを行っても,ドナーリンパ球は速やかに拒絶されるため[68],持続的なGVL効果を得るためにはドナー造血が安定して存在する環境に導くことが必要である.そこで,移植前処置の目的をドナー造血幹細胞の生着に焦点を絞り,毒性が弱く,しかし免疫抑制力が強い前処置を用いることによってドナー造血の生着を導き,高齢者や臓器合併症を有する患者にもGVL効果を利用した治療を行うという移植方法がミニ移植である[69-72].プリンアナログに属するフルダラビン(fludarabine:FLU)は,投与後にリンパ球減少が長期持続すること,日和見感染症が増加すること,輸血後GVHDが認められることから,強力な免疫抑制作用を有する薬剤として認識されており,一方で非血液毒性が軽いのでミニ移植の前処置において中心的な役割を果たしている.

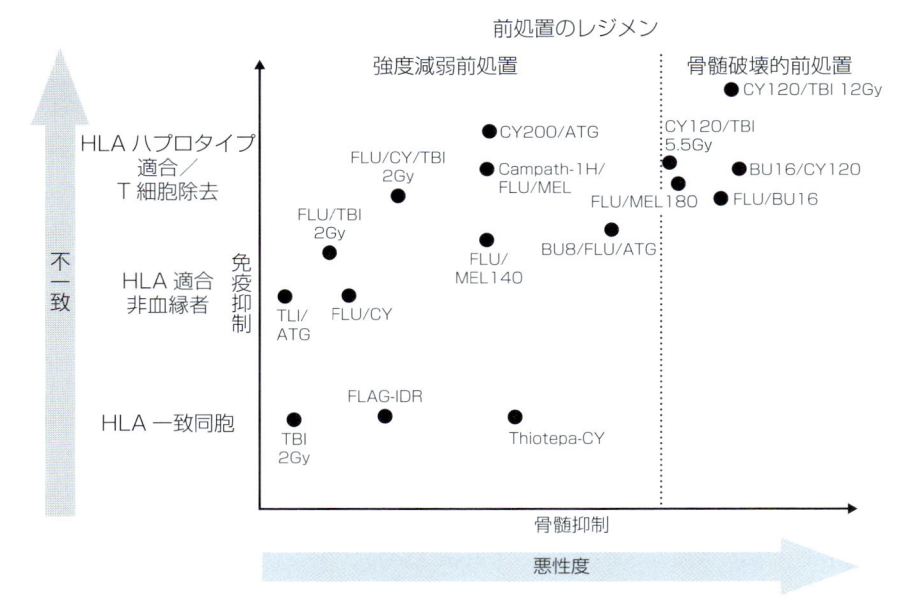

図7 さまざまな前処置（骨髄破壊的前処置，強度減弱前処置を含む）の特性
TLI：total lymphoid irradition，FLAG-IDR：FLU，Ara-C，G-CSF，idarubicine．
(Sandmaier BM et al. Reduced-intensity conditioning followed by hematopoietic cell transplantation for hematologic malignancies, 4th ed, 2009)

　ミニ移植の前処置は，造血細胞輸注によるサポートなしで28日以内に造血が回復する，あるいは同種造血幹細胞移植を行った場合には造血回復時に混合キメラ状態が得られるような真の骨髄非破壊的前処置［non-myeloablative（NMA）regimen］と，NMAと骨髄破壊的前処置との中間に位置するようなreduced-intensity（RI）regimenに分類されていたが[73]，近年は（論文によって微妙な違いはあるものの），9 mg/kg 以上の経口 BU，7.2 mg/kg 以上の静注 BU，140 mg/m² を超える MEL，8 Gy を超える TBI を含む前処置を骨髄破壊的前処置（myeloablative conditioning：MAC），それ以外を強度減弱前処置（reduced-intensity conditioning：RIC）と呼ぶのが一般的となっている[74,75]．
　ミニ移植の前処置を選択する際には，疾患およびその状態，ホストとドナーの関係，ホストの臓器予備能を検討する（図7，表17）．移植後GVL効果が発揮されるまで時間がかかることを考えると，前処置の抗腫瘍効果も求められるが，骨髄性白血病には FLU-BU や FLU-MEL，低悪性度リンパ系腫瘍には FLU-CY や FLU-BU，高悪性度リンパ系腫瘍には FLU-MEL などが候補として考えられる．また，HLA不適合移植や非血縁者間の移植では，生着不全を予防するために患者免疫力を抑制する効果を強化した前処置が必要になるため，化学療法を増強する，あるいは TBI を加えるなどの工夫が必要となる．TBI は 2〜4 Gy 程度の小線量での照射が行われることが多いが，わずか 2 Gy の TBI でもドナー細胞の生着には有利に働く

表17 高齢者(56歳以上)，臓器障害，2回目の移植などの状況におけるミニ移植の前処置選択の一案

		HLA適合移植	そのほか
骨髄性腫瘍	早期	FLU-BU2/4	FLU-BU4（+TBI2），FLU-BU2-TBI4
	進行期	FLU-BU4，FLU-MEL	FLU-BU4（+TBI2），FLU-MEL（+TBI2）
リンパ性腫瘍	早期	FLU-BU2/4，FLU-CY	FLU-MEL（+TBI2）
	進行期	FLU-MEL	FLU-MEL（+TBI2）

HLA適合移植は適合同胞間移植，8/8あるいは7/8アリル適合非血縁者間移植を含む．ただし7/8アリル適合の場合はFLU-BU4はTBI2を，FLU-BU2はTBI4を追加することを検討する．

ことが示されている[71,76]．抗ヒト胸腺細胞抗体（anti-thymocyte globulin：ATG）の投与はドナーT細胞を抑制することによって生着にはむしろ不利に働く可能性もあるので，生着不全の予防を目的として前処置に組み込むのは適切ではない．また，毒性の観点からは，肝障害がある場合にはBUを避け，心筋障害がある場合には大量CYを避け，粘膜障害が懸念される場合にはMELを避けるなど，患者の臓器障害の状態に応じた前処置の選択が行われる．

MACとRICの両者を選択できる年齢層の患者については，RICによる前処置関連毒性の低下の利点と抗腫瘍効果減弱の欠点のバランスが問題となる．MACとRICを比較した後方視的コホート研究は数多く報告されているが，ほとんどの研究において，MACで再発が減少するものの移植関連死亡が増加し，最終的な生存率には差がないという結果である．例えばEBMTによるALLに対する同種移植でのRICとMACの比較では，無再発死亡は29％と21％と，MACに多かった（$p=0.03$）が，再発は31％と47％と，RICで有意に多かった（$p<0.001$）（図8）[78]．その結果，2年無白血病生存率はMACで38％，RICで32％と有意差は認められず（$p=0.07$），多変量解析でも前処置の影響はハザード比0.84，$p=0.23$であった．

ただし，これらのRICとMACの比較研究は後方視的研究であるため，担当医が患者背景を考慮しながら前処置を選択していると考えられ，さまざまなバイアスの問題を解消することはできない．一方，ドイツのグループからは18～60歳の第一寛解期AML患者を対象としたMAC（CY-TBI 12 Gy，$n=96$）とRIC（FLU-TBI 8 Gy，$n=99$）のRCTの結果が報告された[79]．3年無再発死亡率はRIC群13％とMAC群18％，再発率は28％と26％，無病生存率は58％と56％，全生存率は61％と58％で両群間に有意差は認められなかった．グレードⅢ以上の口腔粘膜障害はRIC群で有意に少なく（50％と73％），他の有害事象はGVHDを含めて差がなかった．RIC群の前処置も8 GyのTBIを含んでいるのでMACに近い前処置ではあるが，MACとRICを比較したRCTとして貴重な報告である．

近年はRICを元にして強度を高めた前処置も報告されている．例えばFLU-BUのBUを倍量の4日間投与に増量した前処置（FLU-BU4）はMACに該当するが，60歳台の患者にも安全に投与できることが示されている[80-82]．また，後方視的研究でのBU-CYとの比較でもFLU-BU4のほうが毒性が少なく優れた成績が報告された[83-85]．しかし，その後に韓国で行われたFLU-BU4とBU-CYのRCTでは，FLU-BU4群に生着不全や再発が多く，無病生存率や無再発生存率はBU-CY群が有

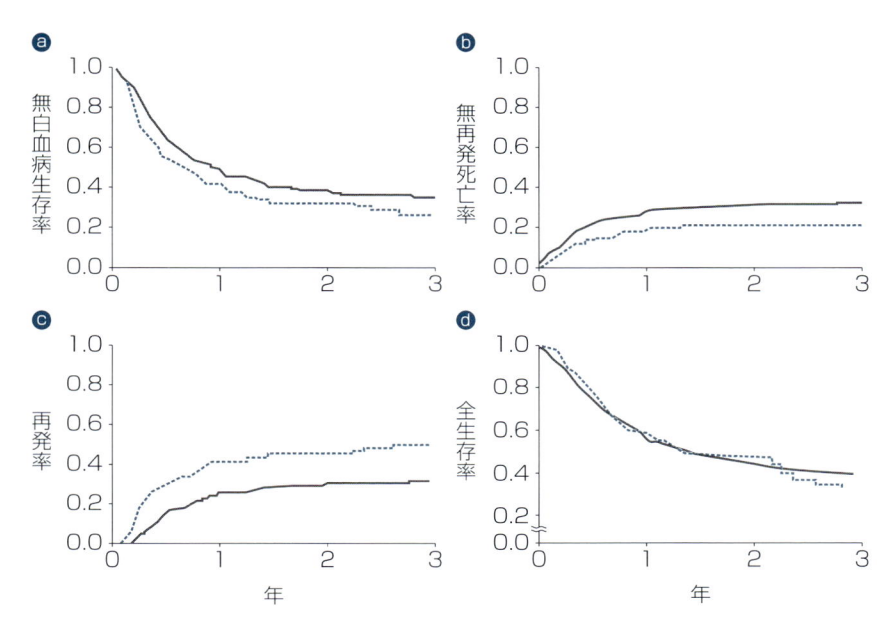

図8 急性リンパ性白血病に対する同種移植での通常強度の前処置（MAC，実線）とミニ移植（RIC，点線）の比較
ⓐは無白血病生存率，ⓑは無再発死亡率，ⓒは再発率，ⓓは全生存率．

（Mohty M et al. Blood 2010; **116**: 4439-43 を改変）

意に優れていたため，BU-CY の使用が可能な年齢では FLU-BU4 への変更は慎重でなければならない（図9）[64]．

なお，BU は国内添付文書で1日4回投与が推奨されているが，夜間の抗がん剤投与が行われることになるため，安全上の問題が懸念される．海外の臨床試験では以前から1日1回投与で行われているものも多いが，韓国で行われた BU 0.8 mg/kg（2時間点滴静注）の1日4回投与群と 3.2 mg/kg（3時間点滴静注）の1日1回投与群を比較する RCT によって，BU の血中濃度-時間曲線化面積（AUC）や有害事象が同等であることが示されている[86]．国内の1日1回投与の薬物動態試験でも同様の結果が示されており[87]，1日1回投与の用法が正式に承認されることが期待される．

GVL 効果だけでは腫瘍を根治することは難しく，GVL 効果が発揮されるまでに腫瘍量を極力減少させることは重要である．ゲムシタビンやクロファラビンを含む前処置も試みられている[88, 89]．また，さまざまな新規前処置の開発によって MAC と RIC の間に明確な境界を設ける意味はなくなってきている．日常診療においては，個々の患者の状態に応じて，毒性の許す範囲で最大の抗腫瘍効果が期待できる前処置を選択すべきであろう．

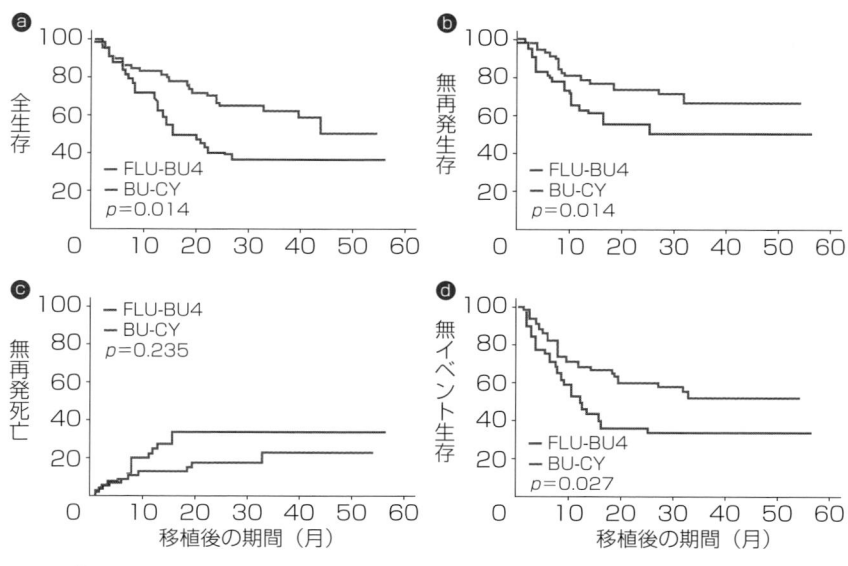

図9　韓国で行われた FLU-BU4 と BU-CY の RCT の結果
❶は全生存，❷は無再発生存，❸は無再発死亡，❹は無イベント生存．70歳以下を対象として実施されたが，実際に登録された最高齢は59歳であった．

(Lee JH et al. J Clin Oncol 2013; **31**: 701-9)

3. 再生不良性貧血（AA）に対する移植前処置

　　AA 患者は頻回の輸血によってさまざまな同種抗原に感作されていることや，移植前に抗がん剤投与が行われていないために患者免疫力が保たれていることなどから，移植片拒絶の頻度が高いということが知られている．一方，AA は非腫瘍性疾患であるため，移植前処置の目的は純粋に患者の免疫力を抑制して移植片の拒絶を予防することである．そこで，前処置に用いる抗がん剤としては免疫抑制効果の強い CY が用いられてきた．その投与量は白血病などに対する同種移植における CY の投与量（120 mg/kg）を上回る量である（200 mg/kg）．しかし，輸血歴の多い患者においては移植片拒絶が頻発したため，免疫抑制をより強化する目的で，CY に全リンパ節照射（TLI）や ATG を併用するようになった[90,91]．TLI を併用した場合には，拒絶の頻度は低下したものの，急性 GVHD や二次性発がんが増加したため，現在ではあまり行われていない[92]．一方，シアトルグループが行った CY と ATG を併用した前処置（CY-ATG）では，拒絶は4％以下に抑制され，観察期間の中央値が9年の時点で，生存率は88％に達している[93]．しかし，患者 T 細胞のみならずドナー T 細胞も抑制する ATG が本当に生着に有利に働くかどうかは疑問であり，実際，重症 AA に対する HLA 適合同胞間移植での CY-ATG（ウマ ATG，ATGAM 30 mg/kg/day×3 days）と CY 単独の RCT では，CY-ATG 群の一次，二次生着不全はそれぞれ70例中2例と9例で，CY 単独群では60例中3例と8例であり，生着に有意差はみられなかった[94]．GVHD の発症や生存にも有意差はみら

れていないが，サンプル数が十分でないためという可能性は否定できない．ただし，GVL効果の必要がないAAの移植では，GVHDを抑制するためにATGを投与する意義は大きい．

非血縁者間移植やHLA不適合血縁者間移植では，さらに拒絶の頻度が高まるため，少線量のTBIを加える試みが行われている．シアトルで行われた線量設定試験によって2 Gyが適切であることが示されている[76]．

また，AA患者は，ヘモクロマトーシスや長期貧血などによってしばしば心機能低下を生じており，大量CYによる心毒性の影響が懸念される[95]．そのため，FLUを併用することによってCYの投与量を減量する前処置が広く行われるようになっている．EBMTの再生不良性貧血研究チームはFLU 30 mg/m^2/dayを4日間とCY 300 mg/m^2/dayを4日間とATG（ウサギATG，サイモグロブリン）3.75 mg/kg/dayを4日間投与する前処置（ただし約半数の患者には2 GyのTBIを追加）を用いた非血縁者間移植あるいはHLA不適合血縁者間移植の治療成績を評価した[96]．生着不全の頻度はTBI使用群，非使用群いずれも17%であった．5年生存率はそれぞれ79%，73%と良好であるが，混合キメラの頻度も高く，CYの投与量が不足している印象を否めない．日本国内の検討では，FLU 30 mg/m^2/dayを4日間とCY 25 mg/kg/dayを4日間とATG（ウサギATG，サイモグロブリン）1.25 mg/kg/dayを2日間，あるいはアレムツズマブ0.16 mg/kg/dayを6日間の前処置によって，安定した生着が得られている[97, 98]．CYの投与量は原法のCY単独投与の半量であり，高度な心機能障害を有する状況以外では適切な投与量かもしれない．

すなわち，AAに対する前処置としては，HLA適合同胞間移植の場合はCY-ATGあるいはFLU-CY-ATG，非血縁者間移植およびHLA 1抗原不適合血縁者間移植にではCY-ATG-少線量TBIあるいはFLU-CY-ATG-小線量TBIが推奨される．

なお，サイモグロブリンは移植前処置としての投与が承認されている唯一のATG製剤であるが，添付文書に記載されている2.5 mg/kg/dayの4日間の投与は，ゼットブリン5 mg/kg/dayの5日間投与と比較して，高度免疫抑制状態が遷延し，さまざまな感染症を合併した[99]．HLA適合の血縁者，非血縁者間移植では1.25 mg/kg/dayの2日間投与が適切であろう[97]．国内未承認ではあるがAAの前処置ではアレムツズマブの有用性が期待されている．ATGと比較してEBウイルスによる移植後リンパ増殖性疾患の頻度が低く[100, 101]，ロット間の差がないため安定したGVHD抑制効果が期待できる[102]．英国で行われたATGとアレムツズマブの後方視的比較研究（小児，成人を含む）では，HLA適合同胞間移植では差がないものの，非血縁者間移植ではアレムツズマブ投与群の生存率が優れており，慢性GVHDの頻度もアレムツズマブ群で有意に低かった（図10）[103]．また，小児ではアレムツズマブを使用することによってTBIを省略しても生着不全は生じず，優れた長期生存が示されている[104]．

4. 肥満を考慮した薬物投与量の計算

前処置に用いる抗がん剤の投与量は体重，あるいは体重と身長によって推測され

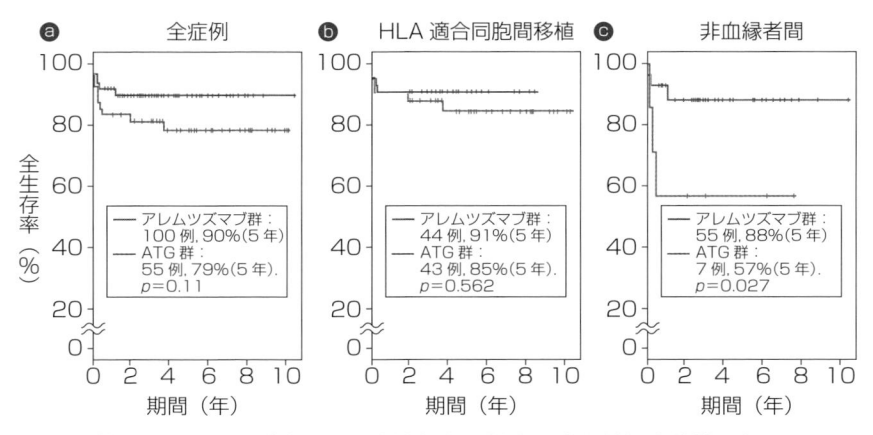

図10 英国で行われた重症再生不良性貧血に対する造血幹細胞移植におけるATG（55症例）とアレムツズマブ（100症例）の後方視的比較研究の全生存曲線

ⓐは全症例，ⓑはHLA適合同胞間移植，ⓒは非血縁者間移植.

（Marsh JC et al. Bone Marrow Transplant 2014; **49**: 42-8を一部改変）

表18　前処置薬剤投与量の計算に用いる体重・体表面積の計算例

❶ 計算に用いるための体重および体表面積を算出する 　前処置開始直前の身長，体重を用いて標準体重を算出する 　（標準体重）＝（身長−100）×0.9 　（a）実体重が標準体重を下回る場合は，以下の計算において実体重を用いる 　（b）実体重が標準体重を上回る場合は，以下の計算において下記の計算式で得られた体重を用いる 　　（計算に用いる体重）＝（標準体重）＋（実体重−標準体重）／3
❷ （a）あるいは（b）で得られた体重を用いて，体表面積表から「計算に用いる体表面積」を算出する
❸ これらの体重，体表面積に基づいて投与量を設定する
❹ さらに肝機能，腎機能に応じて用量調節を行う

る体表面積（BSA）によって計算される．肥満がある場合に理想体重に基づいて計算すべきか，実体重に基づいて計算すべきかについては明確なデータはないが，前処置の抗がん剤の用量設定においては何らかの補正が行われることが多い．体重が理想体重を上回る場合の補正方法の一例を**表18**に示す．

ただし，米国臨床腫瘍学会（American Society of Clinical Oncology：ASCO）が2012年に公表したガイドラインは，一般的な化学療法においては，実体重を用いても毒性が増強しないこと，減量は有効性を低下させる可能性があることから，特に根治を狙う化学療法においては実体重での計算を推奨している[105]．一方，2014年に発表されたASBMT（American Society for Blood and Marrow Transplantation）のガイドラインは，データが乏しいために明確な推奨を記述することは不可能であるとして，文献のレビューと，今後の臨床研究のための基礎となる各薬剤の投与設定を示すにとどめている（**表19**）[106]．なお，理想体重の計算もさまざまな方法があるが，BMI 22を標準とする計算方法と理想体重＝（身長−100）×0.9

表19　成人の前処置における各薬剤の体重補正方法の推奨

薬　剤	投与単位	体重計算
静注ブスルファン（BU）	mg/kg	ABW25（mg/m^2 で計算する場合は TBW）
カルボプラチン	mg/m^2	TBW
カルムスチン	mg/m^2	TBW（ただし IBW の 120％を超える場合は ABW25）
クロファラビン	mg/m^2	TBW
シクロホスファミド（CY）	mg/kg	IBW CY 200 mg/kg の場合は TBW と IBW の少ないほう
シタラビン（Ara-C）	mg/m^2	TBW
エトポシド（ETP）	mg/kg	ABW25（mg/m^2 で計算する場合は TBW）
フルダラビン（FLU）	mg/m^2	TBW
メルファラン（MEL）	mg/m^2	TBW
抗ヒト胸腺細胞抗体（ATG）	mg/kg	TBW

ASBMT のガイドラインから抜粋．TBW は実体重，IBW は理想体重，ABW25 は IBW＋0.25×（TBW－IBW）．

（Bubalo J et al. Biol Blood Marrow Transplant 2014; **20**: 600-6）

表20　腎機能評価の計算式

- 蓄尿による計算式（体表面積 1.73m^2 で補正した値）
  CCr＝［U-Cre×1 日尿量（mL）×1.73（m^2）］／［S-Cre×1,440×BSA（m^2）］
  (U-Cre＝尿クレアチニン濃度（mg/dL），S-Cre＝血清クレアチニン濃度（mg/dL），BSA＝体表面積)

- Cockcroft-Gault の計算式
  男性：CCr＝［体重（kg）×（140－年齢）］／［72×血清 Cr（mg/dL）］
  女性：CCr＝［体重（kg）×（140－年齢）×0.85］／［72×血清 Cr（mg/dL）］

- 『CKD 診療ガイド』の GFR 計算式（体表面積 1.73m^2 で補正）
  男性：eGFR＝194×血清 Cr（mg/dL）$^{-1.094}$×年齢$^{-0.287}$
  女性：eGFR＝194×血清 Cr（mg/dL）$^{-1.094}$×年齢$^{-0.287}$×0.739
  (eGFR＝estimated GFR，推算糸球体濾過量)

- シスタチン C を用いた GFR 計算式（体表面積 1.73m^2 で補正）
  男性：eGFR＝［104×血清 CysC（mg/L）$^{-1.019}$×0.996^{年齢}］－8
  女性：eGFR＝［104×血清 CysC（mg/L）$^{-1.019}$×0.996^{年齢}×0.929］－8

の計算方法は，身長 160〜190 cm の範囲内ではほぼ同じ値が得られる．また，本書の BSA 計算式は日本人を対象として設定された藤本式を採用しており，海外でしばしば用いられている Du Bois 式による BSA よりも 3％程小さい値になる．

5. 肝機能，腎機能を考慮した薬物投与量の計算

　腎機能の評価はクレアチニンクリアランス（CCr）の定量によって行う（表20）．実測 CCr は GFR よりもやや高い値となる．CCr の実測のためには畜尿が必要であるが，Cockcroft-Gault（CG）式による推算が日常的に行われている．ただし，CG 式は体表面積 1.73 m^2 を基準に計算されており，体表面積補正は行われていない．日本腎臓学会の『CKD 診療ガイド 2012』は，MDRD 法を基として，国内のクレアチニン定量法（酵素法）に対応し，さらに日本人に適するように係数を変更

表21 肝障害時の一般化学療法における抗がん剤減量基準

ベンダムスチン	T. Bil＞1.5×ULN かつ GOT/GPT＞2.5×ULN，あるいは T. Bil＞3.0×ULN で中止
ブスルファン（BU）	減量不要
カルボプラチン	減量不要
クラドリビン	減量不要
シクロホスファミド（CY）	T. Bil 3〜5 mg/dL or GOT＞180 IU/L で25％減量 T. Bil＞5 mg/dL で中止
シタラビン（Ara-C）	減量に関する公式な推奨はない
エトポシド（ETP）	T. Bil 1.5〜3 mg/dL or GOT 60〜180 IU/L で50％減量 T. Bil＞3 mg/dL or GOT＞180 IU/L で中止
フルダラビン（FLU）	減量不要
ゲムシタビン	減量不要
イホスファミド	減量不要
メルファラン（MEL）	減量不要

（Physicians' Cancer Chemotherapy Drug Manual 2013 から抜粋）

した計算式を推奨している．また，筋肉量の影響を受けない腎機能評価値として血清シスタチンC濃度も用いられており，シスタチンC濃度を用いた糸球体濾過量（glomerular filtration rate：GFR）の推算も可能である．

肝障害時，腎障害時の前処置治療薬の投与量については明確な基準はない．『Physicians' Cancer Chemotherapy Drug Manual 2013』に記されている肝障害時，腎障害時の減量基準から，移植前処置に使用される薬剤を抜粋したものを表21，22に示すが，これは通常量の化学療法における推奨なので，移植前処置における大量投与にあてはめてよいかは不明である（例えば，肝障害時は BU は回避すべきである）．

抗がん剤以外の薬物についても用量調整が必要となるが，腎障害時の減量基準としては日本腎臓病薬物療法学会監修の「腎機能低下時の薬剤投与量」，「腎機能低下時に最も必要な薬剤投与量一覧」などが役に立つ（http://jsnp.kenkyuukai.jp）．

6. 移植前処置の具体的な方法と注意事項

表23 に実際に国内で使用されている移植前処置の例を，表24 に前処置実施中の注意事項の概要を示す．移植前処置を行う際の一般的な支持療法として，嘔気の予防には 5-HT_3 受容体の選択的拮抗剤を予防投与する．最近は遅発性の悪心，嘔吐を抑制する薬剤としてアプレピタント，パロノセトロンなどの予防投与も試みられているが，アプレピタントは CYP3A4 を阻害するので薬物相互作用に注意を要する．移植数日後から生じる口腔粘膜障害に対しては保清に努め，疼痛対策としては麻酔薬を含む含嗽液やモルヒネの持続静注を行う．

BU の大量投与時は痙攣予防のためにバルプロ酸，フェニトイン（いずれも薬物相互作用あり）などの抗痙攣薬を投与する．CY の大量投与時は，出血性膀胱炎予防のために，心機能に問題がなければ1日の輸液総量として 2,000 mL/m^2 を目安

表22　腎障害時の一般化学療法における抗がん剤減量基準

ベンダムスチン	CCr＜40 mL/min で中止
ボルテゾミブ	腎障害時の減量に関する公式な推奨はないが，腎障害の薬物動態への影響は軽微である
ブスルファン（BU）	減量不要
カルボプラチン	CCr＞60 mL/min では減量不要 CCr に応じて AUC 投与量を変更
クラドリビン	公式な推奨はないが要減量
シクロホスファミド（CY）	CCr 10〜50 mL/min で 25％減量 CCr＜10 mL/min で 50％減量
シタラビン（Ara-C）	公式な推奨はないが要減量
エトポシド（ETP）	CCr 10〜50 mL/min で 25％減量 CCr＜10 mL/min で 50％減量
フルダラビン（FLU）	公式な推奨はないが要減量（国内の添付文書には減量基準が記載されている．また，CCr＜30 mL/min では禁忌）
ゲムシタビン	減量不要
イホスファミド	CCr 46〜60 mL/min で 20％減量 CCr 31〜45 mL/min で 25％減量 CCr＜30 mL/min で 30％減量
メルファラン（MEL）	公式な推奨はないが，移植前処置では一般的に減量が行われている

（Physicians' Cancer Chemotherapy Drug Manual 2013 から抜粋）

とした大量輸液を行い，さらにメスナを投与する．大量輸液時には低ナトリウム血症を生じやすいので，輸液中の平均ナトリウム濃度は維持しながら，体重，水分バランスをモニターして適宜利尿薬を投与する．CY の大量投与後，特に移植後 2 週間以内に心毒性（心筋壊死）の出現が多く，12 誘導心電図での低電位が指標となる．左室心拍出量の低下，アントラサイクリン系薬剤の蓄積投与量増多を伴うような患者では前処置での大量 CY の投与を回避し，ほかの薬剤（FLU など）に置換することを検討する．イトラコナゾール，ボリコナゾールは CY の代謝に影響を与える可能性があるため，CY 投与期間は中止する．

Ara-C の大量投与時は前投薬としてメチルプレドニゾロン（mPSL）を投与し，角膜炎・結膜炎予防のためステロイド点眼を行う．ETP の大量投与時は，析出の問題とカテーテルなどの損傷の問題があり，希釈率や希釈後の使用制限時間に注意が必要である．ETP の大量短時間投与時は血圧低下，発熱などの副作用を生じやすいので前投薬として mPSL の投与を行う．MEL は希釈すると安定性が低下するため，添付の溶解液で希釈した後に速やかに緩徐に静注するが，希釈が必要な場合は 100 mL 以上の生理食塩水に溶解して 1 時間以内に投与を終了する．FLU は腎排泄であり，腎機能低下例（CCr＜70 mL/min）では用量調整が必要となり，CCr＜30 mL/min では禁忌とされている．

TBI 時も抗がん剤投与時と同様に 5-HT$_3$ 受容体の選択的拮抗剤を予防投与する．非寛解期移植などで TBI を抗がん剤投与に先行させる場合には腫瘍崩壊症候群の対策が必要であり，mPSL などの投与も検討する．TBI 後の頭痛にはグリセオール，デキサメタゾンなどで対応し，唾液腺炎には顎下部の冷却を行う．

表23 移植前処置の具体例

標準的な前処置				
CY-TBI	TBI	2 Gy×2/day		day−7,−6,−5
	CY	60 mg/kg/day	IV in 2〜3 hr	day−3,−2
BU-CY	BU	0.8 mg/kg×4/day（あるいは 3.2 mg/kg×1/day IV in 3 hr)	IV in 2 hr	day−7,−6,−5,−4
	CY	60 mg/kg/day	IV in 2〜3 hr	day−3,−2
抗腫瘍効果を強化した前処置				
Ara-C-CY-TBI[107]	TBI	2 Gy×2/day		day−8,−7,−6
	Ara-C	2〜3 g/m²×2/day	IV in 2〜3 hr	day−5,−4
	CY	60 mg/kg/day	IV in 2〜3 hr	day−3,−2
ETP-CY-TBI[108]	TBI	2 Gy×2/day		day−3,−2,−1
	ETP	15 mg/kg/day	IV in 12〜24 hr	day−7,−6
	CY	60 mg/kg/day	IV in 3 hr	day−5,−4
Ara-C-TBI[109]	TBI	2 Gy×2/day		day−8,−7,−6
	Ara-C	3 g/m²×2/day	IV in 2 hr	day−5,−4,−3,−2
ETP-TBI[57]	TBI	2 Gy×2/day		day−6,−5,−4
	ETP	60 mg/kg/day	IV in 24 hr	day−3
毒性を弱めた前処置				
FLU-TBI[110]	TBI	2 Gy×2/day		day−8,−7,−6
	FLU	30 mg/m²/day	IV in 30 min	day−5,−4,−3,−2
FLU-BU2/4[111]	FLU	30 mg/m²/day	IV in 30 min	day−8,−7,−6,−5,−4,−3
	BU	0.8 mg/kg×4/day（あるいは 3.2 mg/kg×1/day IV in 3 hr)	IV in 2 hr	day−6,−5,（−4,−3）
	TBI	2〜4 Gy/day（HLA 不適合移植のみ)		day−1
FLU-CY[69]	FLU	25 mg/m²/day	IV in 30 min	day−5,−4,−3,−2,−1
	CY	60 mg/kg/day	IV in 2〜3 hr	day−7,−6
FLU-CY[112]	FLU	30 mg/m²/day	IV in 30 min	day−5,−4,−3
	CY	750 mg/m²/day	IV in 2〜3 hr	day−5,−4,−3
FLU-MEL[70]	FLU	25 mg/m²/day	IV in 30 min	day−7,−6,−5,−4,−3
	MEL	140 mg/m²/day（臍帯血移植では MEL を 80 mg/m²/day に減量して 4 Gy の TBI を追加)	IV in 10 min	day−2
自家移植の前処置				
BEA[113]	BU	0.8 mg/kg×4/day（あるいは 3.2 mg/kg×1/day IV in 3 hr)	IV in 2 hr	day−9,−8,−7,−6
	ETP	20 mg/kg/day	IV in 6〜8 hr	day−5,−4
	Ara-C	3 g/m²×2/day	IV in 2〜3 hr	day−3,−2
BU-MEL[114]	BU	0.8 mg/kg×4/day（あるいは 3.2 mg/kg×1/day IV in 3 hr)	IV in 2 hr	day−6,−5,−4,−3
	MEL	140 mg/m²/day	IV	day−2
M-BEAM	MCNU	300 mg/m²/day	IV in 1 hr	day−6
	ETP	200 mg/m²/day	IV in 3 hr	day−5,−4,−3,−2
	Ara-C	200 mg/m²×2/day	IV in 3 hr	day−5,−4,−3,−2
	MEL	140 mg/m²/day	IV in 10 min	day−1

（次頁に続く）

(表23 続き)

自家移植の前処置				
MEL200	MEL	100 mg/m²/day	IV in 10 min	day−3,−2
再生不良性貧血の前処置				
CY-ATG	CY	50 mg/kg/day	IV in 2〜3 hr	day−5,−4,−3,−2
	ATG*	1.25 mg/kg/day	IV in 6 hr	day−4,−3
	TBI	2 Gy/day（HLA不適合移植，非血縁者間移植のみ）		day−1
FLU-CY-ATG[97)]	FLU	30 mg/m²/day	IV in 30 min	day−6,−5,−4,−3
	CY	25 mg/kg/day	IV in 3 hr	day−6,−5,−4,−3
	ATG*	1.25 mg/kg/day	IV in 6 hr	day−4,−3
	TBI	2 Gy/day（HLA不適合移植，非血縁者間移植のみ）		day−1

薬剤やTBIの順序，量などは施設によって異なる．特殊な前処置にだけ文献をつけた．
*サイモグロブリンの場合の用量．

7. 髄腔内化学療法

　移植前に中枢神経浸潤の既往がある場合や非寛解期移植では，移植後の中枢神経再発の頻度が高くなるが，移植前後の髄腔内化学療法によって，どの程度の再発予防効果が得られるかは明らかではない[118-120)]．また，過量の髄腔内化学療法は移植後に白質脳症の危険を増加させる．よって，至適な中枢神経再発の予防対策は不明であるが，表25に一案を示す．生着不全の危険がある場合，血球減少が持続している場合，CMV抗原血症陽性細胞数が高値の場合，全身状態不良が場合などには延期あるいは中止を考える．
　関東造血細胞移植研究グループの後方視的研究では，AML，ALL，CMLに対して造血幹細胞移植を行った1,226症例中29例に中枢神経再発がみられた[121)]．多変量解析で同定された中枢神経再発の危険因子は疾患がALLであること，移植時非寛解であること，中枢神経浸潤の既往があること，移植後の予防的髄腔内化学療法を行ったことであった（図11）．中枢神経再発のリスクの高い患者に対して移植後髄腔内化学療法が行われたということが影響した結果を考えられるが，移植後の髄腔内化学療法の意義を明らかにすることはできなかった．中枢神経再発症例の3年生存率は18％と不良であったが，中枢神経単独再発症例（7症例）では3年生存は46％であった．

8. そのほかのRRTに関する予防対策

　前処置による重篤な臓器障害に対する有効な治療法はないため，重要なことは移植前に各臓器の予備能を評価し，適切な前処置の選択や適切な予防対策を行うことである（表26）．特に致死的になりやすいRRTとして心毒性，肝毒性，肺毒性があげられる．
　移植前処置による重篤な心毒性を予測する危険因子が数多く報告され[122-124)]，必ずしも一定した傾向は認められないが，少なくとも左室心拍出量の低下（ejection

表24　各薬剤投与時およびTBI時の注意事項

BU
❶ 痙攣予防のため抗痙攣薬を投与する（以下のいずれか）
　バルプロ酸　　　200 mg×3/day po　開始2日前～終了後24時間まで
　（肝障害やカルバペネム投与中は禁忌）
　フェニトイン　　5 mg/kg×2/day po　開始3日前（初日は昼，夜の2回投与）
　　　　　　　　　5 mg/kg/day po　開始2日前～2日後（2日目～昼1回投与）
　（眼振などの神経症状に注意．洞性徐脈患者などでは禁忌．強力にCYP3A4を誘導することにも注意）
❷ イトラコナゾールやメトロニダゾールとの相互作用（BUの血中濃度上昇）が報告されている[115, 116]

CY
❶ 大量投与時，出血性膀胱炎予防のため大量輸液とともにメスナを投与する．膀胱カテーテルは不要
　メスナ 800 mg×3/day IV in 30 min，CY 開始時，4，8時間後
　（添付文書上は1日量がCYの量の40％相当だが，実際にはより低用量でもよい）
❷ 心機能に問題がなければ1日の輸液総量として 2.0～3.0 mL/m^2 を目安に大量輸液を行う．低ナトリウム血症を生じやすいので，輸液の平均ナトリウム濃度は 70～90 mEq/L 程度に維持する
❸ 体重を1日2回，水分バランスを4～6時間ごとに評価して適宜利尿剤を投与する
❹ 大量投与時には急性の心毒性（心筋壊死）が生じることがあるので，バイタルサイン，ECGモニターを観察する．心毒性は移植後2週間以内に出現しやすい．12誘導心電図での低電位が指標となる
❺ ボリコナゾール，イトラコナゾールはCYの代謝に影響を与える可能性があるため，前処置中は休薬する[117]

Ara-C
❶ 大量投与時，前投薬として mPSL 40 mg/body を投与する
❷ 体液貯留傾向（特に肺水腫に注意）が出やすいので体重，SpO$_2$ の観察を行う
❸ 角膜炎・結膜炎予防のためステロイド点眼を行う
　フルオロメトロン 0.1％　6回両眼点眼/day（大量Ara-C開始日から終了2日後まで）

ETP
❶ ETPの大量投与時は，析出の問題とカテーテルなどの損傷の問題を生じ得る
❷ 希釈後の使用制限時間は100倍希釈（0.2 mg/mL）で6時間，50倍希釈（0.4 mg/mL）で3時間，20倍希釈（1.0 mg/mL）で20分とされている．そのため，もっとも確実な方法はETPを5％ブドウ糖液で50倍（0.4 mg/mL）に希釈して2～3時間で投与し，それを繰り返すことである．しかし輸液総量が多くなるため心機能低下例では注意が必要である
❸ 輸液量を減少させるために原液のETPを投与する方法もあるが，ポリ塩化ビニルやポリウレタン製のカテーテルや輸液ラインは変性・損傷することが知られているため用いてはならない．シリコン製のカテーテルは使用可能である．1 mg/mL 以下の濃度であればポリウレタン製のカテーテルも使用できる
❹ 析出防止のため，他の薬剤を同一ラインから注入しない
❺ 大量短時間投与時は血圧低下，発熱などの副作用を生じやすいので前投薬として mPSL 40 mg/body の投与を行う

MEL
❶ MELは希釈すると安定性が低下するため，添付の溶解液で希釈した後，速やかに緩徐静脈投与を行う．希釈が必要な場合は 100 mL 以上の生理食塩水に溶解して1時間以内に投与を終了する

FLU
❶ 腎排泄であり，腎機能低下例（CCr＜70 mL/min）では用量調整が必要である．CCr＜30 mL/min では禁忌とされている

（次頁に続く）

（表 24 続き）

ATG, Campath-1H

❶ ATG は製剤によって用量が大きく異なるため，注意が必要である．また，同じ動物由来の ATG の投与歴がある場合には重篤なアナフィラキシーを生じる可能性があり，より慎重な投与が求められる
❷ 輸注関連毒性の予防のためアセトアミノフェン 500 mg，クロルフェニラミン 10 mg，mPSL 1 mg/kg の前投与を行う．ATG は添付文書に従って 6 時間以上かけて点滴静注する．アレムツズマブの投与初日は当日の投与量のうち 3 mg を 2 時間かけて緩徐に点滴静注し，安全性を確認してから，残りの投薬を行う．翌日からは全量を 4 時間かけて点滴静注する
❸ 皮疹などのアレルギー用反応を認めた場合はいったん投与を中止しハイドロコートン 100 mg を静注する．症状が改善したら緩徐に再開する
❹ アレムツズマブの溶解時は転倒混和のみとし，激しく振ってはならない．遮光して 8 時間以内に使用する
❺ ATG 投与後の急性の血小板減少の予防のため，投与前値 50,000/μL を目標に血小板輸血を行う

TBI

❶ TBI 時も抗がん剤投与時と同様に 5-HT$_3$ 受容体の選択的拮抗剤を予防投与する
❷ 非寛解期移植などで TBI を抗がん剤投与に先行させる場合には腫瘍崩壊症候群の対策が必要である．また，mPSL 40 mg/body の投与を行ってもよい
❸ 唾液腺炎を高頻度に生じるので顎下部を適宜冷却する．頭痛が出現した場合にはグリセオール，デキサメタゾンなどで対応する

一般的な支持療法

❶ 嘔気の予防
・グラニセトロン，オンダンセトロンなどの 5-HT$_3$ 受容体の選択的拮抗剤を予防投与する．さらに嘔気が持続する際には，適宜メトクロピラミド，プロクロルペラジン，クロルプロマジンなどを加える．大量 MEL 療法などではアプレピタント，パロノセトロンなどの遷延性嘔吐に有用な薬剤の投与を検討する．
❷ 腫瘍崩壊症候群対策
・非寛解期移植においては急性白血病の寛解導入療法と同様の腫瘍崩壊症候群対策（補液，尿酸合成阻害など）が必要となる．TBI が化学療法に先行する場合は mPSL 40 mg の前投与を行う．
❸ 口腔粘膜障害
・通常は移植数日後から生じる口腔粘膜障害に対しては，プロカインを含む含嗽液やリドカイン・ビスカスによる表面麻酔を行うが，無効の場合には少量（10〜40 mg/day）の塩酸モルヒネ持続静注を行う．モルヒネ投与終了直後には下痢が頻発（数日で自然軽快）するため，腸管 GVHD との鑑別を要する

表 25 移植後中枢神経再発予防策

移植前投与

・CML（CP1），MDS（RA，RARS），濾胞性リンパ腫などを除く悪性腫瘍症例で移植前に髄液検査および
メトトレキサート（MTX）15 mg/body＋プレドニゾロン（PSL）20 mg/body　IT

移植後の追加投与（移植後の髄注は高度な骨髄抑制を生じやすいので 10 mg に減量している）

(a) AML or CML
・中枢神経浸潤歴（＋）⇒移植前に MTX 10 mg/body＋PSL 20 mg/body　IT（1 回追加）
　移植後さらに day 32 以降に 2 週以上の間隔で 2 回追加髄注する
・中枢神経浸潤歴（−）⇒追加なし

(b) ALL or CML in lymphoid crisis
・中枢神経浸潤歴（＋）⇒移植前に MTX 10 mg/body＋PSL 20 mg/body　IT（1 回追加）
　移植後さらに day 32 以降に 2 週以上の間隔で 2 回追加髄注する
・中枢神経浸潤歴（−）⇒ MTX 10 mg/body＋PSL 20 mg/body を移植後 day 32 以降に 2 週以上の間隔で 2 回追加髄注する．ただし ALL の第一寛解期では移植後の髄注を行わない

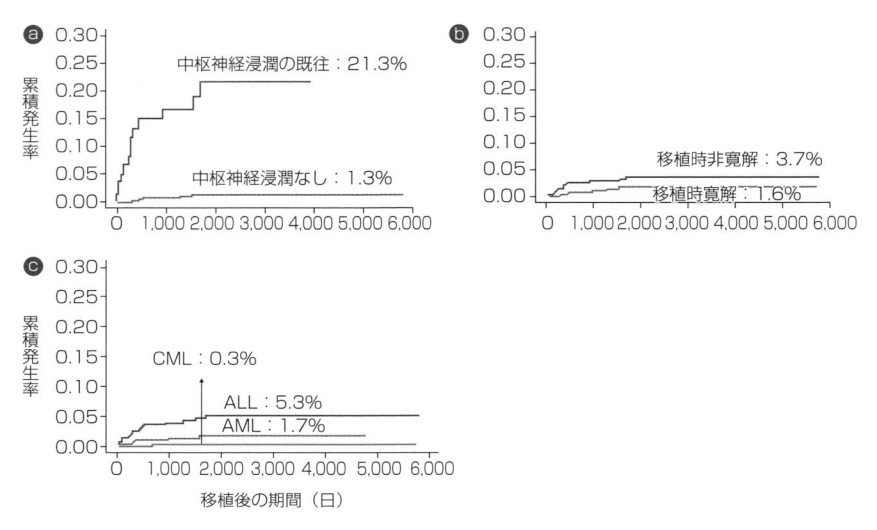

図11　同種造血幹細胞移植後の累積中枢神経再発率
ⓐは中枢神経浸潤の既往の有無，ⓑは移植時の病状，ⓒは背景疾患で群別．
（Oshima K et al. Biol Blood Marrow Transplant 2008; **14**: 1100-7）

表26　臓器状態による移植前処置の選択の例

心機能障害	基　準	駆出率<55%，アントラサイクリン積算量 ADR 換算≧550 mg/m² など
	対　応	大量 CY の回避（FLU，ETP，Ara-C など他の薬剤で置換）
肝障害	基　準	GOT・GPT が正常上限3倍以上，ウイルス肝炎，2回目の移植など
	対　応	BU の回避，低分子ヘパリンやウルソによる VOD/SOS 予防 例：ダルテパリン 75 U/kg 持続点滴，前処置開始時から移植後 day 28 まで
肺障害	基　準	肺への放射線照射歴，呼吸機能検査での拘束性障害・閉塞性障害・拡散能低下
	対　応	TBI の回避，MCNU の回避

fraction：EF<55%），アントラサイクリン系薬剤の蓄積投与量（ドキソルビシン換算で 500～550 mg/m² 以上）については心予備能が低下していると考えるべきである．造血幹細胞移植後に Beaman 分類グレードⅢ以上の心合併症を発症する危険因子を調査した後方視的研究では，単変量解析でアントラサイクリン系薬剤総投与量，移植直前（2ヵ月以内）のアントラサイクリン系薬剤の投与，脈拍と体温の乖離（体温から予測される脈拍よりも 25 bpm 以上速い頻脈）が危険因子として同定され，多変量解析ではアントラサイクリン系薬剤の総投与量だけが有意な因子であった[122]．心合併症の危険因子を有する場合は，前処置での大量 CY の投与を回避し，FLU などの他の薬剤に置換することを検討する．また，前処置時などの輸液量にも注意が必要である．

　移植前処置による肝毒性としては VOD/SOS が問題となる（➡「Ⅲ章 A. 前処置

表27 VOD/SOS の診断基準

McDonald 基準（シアトル）[128]

移植後 20 日以内に下記の 3 つの所見のうち，少なくとも 2 つ以上を認める．
❶ 黄疸（T. Bil＞2 mg/dL）
❷ 肝腫大と右上腹部痛
❸ 腹水あるいは 2％を越える原因不明の体重増加

Jones 基準（バルチモア）[129]

移植後 21 日以内に 2 mg/dL 以上の高ビリルビン血症に加えて，下記の 3 つの所見のうち，少なくとも 2 つ以上を認める．
❶（有痛性）肝腫大
❷ 腹水
❸ 5％を越える体重増加

関連毒性（RRT）の評価と対応」の項も参照）．VOD/SOS は移植前処置の影響によって血栓性の肝静脈あるいは肝類洞（hepatic sinusoid）の閉塞，周囲の肝細胞の壊死を生じる病態であり，臨床的には黄疸，有痛性肝腫大，体液貯留を主症状し，重症化すると多臓器不全に至る．しばしば血小板輸血不応性となる．通常は移植後 20 日以内に発症するが，移植後 30 日以降の発症も報告されている[125]．確定診断のためには肝生検が必要となるが，出血のリスクを低下させるために，生検を行うとしたら経内頸静脈的生検が行われる．腹部ドプラエコーや血漿 plasminogen activator inhibitor-1 を診断の補助とする試みも報告されているが，確立されたものではない[126, 127]．シアトルとバルチモアのグループからそれぞれ独自の臨床診断基準が提唱されている（➡表27）[128, 129]．これらの臨床診断基準（特にシアトル基準）を満たす頻度は低くはないが，VOD が致死的となることは少なく，70～85％に自然軽快がみられる[128]．

また，臨床診断の問題点として，敗血症や胆汁うっ滞型肝障害などの他の原因でも診断基準をしばしば満たしてしまうということがあげられる．例えば，シクロスポリン（CSA）による肝・腎毒性でも水分貯留や高ビリルビン血症を生じるため，臨床診断基準では VOD/SOS に該当してしまうことがある．ただし，CSA による高ビリルビン血症では血清総ビリルビン値の上昇と比較して，血清 ALP 値や γ-GTP 値などの他の胆道系酵素の上昇が軽度であることが特徴的であり，ALP 値と総 Bil 値の比が鑑別や予後予測に役立つ（➡「Ⅲ章 A. 前処置関連毒性（RRT）の評価と対応」を参照）[130]．

VOD 発症の危険因子としては肝障害の併存（腹部照射，ウイルス肝炎，鉄貯留，直前のゲムツズマブ・オゾガマイシンの使用などによる），2 回目の移植，前処置での BU の使用，小児などが知られている[126]．ただし，近年の報告では移植前のゲムツズマブ・オゾガマイシンの投与は大きな問題にはなっていない[131, 132]．重症化した場合の有効な治療法は確立されていない．予防法としてはヘパリン，低分子量ヘパリン（low-molecular weight heparin：LMWH），ウルソデオキシコール酸などが試みられており，臨床診断例の低下が示されているものもあるが，致死的 VOD/SOS を予防できるかは明らかではない[133-135]．海外ではデフィブロタイド（国内未承認）を VOD/SOS の予防，治療で用いることが注目されているが[126]，少な

くとも成人の初回移植では本薬が必要となる状況はきわめて少ないと思われる．

　移植前の臓器への鉄沈着が移植合併症と関連することも示唆されている[136]．鉄過剰状態の診断としては，血清フェリチン値の測定が簡便であるが，フェリチンは急性期反応タンパクであるため，鉄貯留以外のさまざまな原因（炎症など）でも上昇し，鉄過剰を正確に評価するマーカーにはならない[136]．肝生検が最も正確な評価方法であるが，侵襲を伴うためスクリーニングとしての実施には適さない．MRIによって肝臓の鉄貯留（LIC）を評価する方法が有力なスクリーニング方法であり，評価方法の確立が求められている．鉄過剰状態に対する除鉄の方法としては，デフェロキサミンの静注，デフェラシロクスの内服や，移植後の造血回復後であれば瀉血による除鉄も可能である．移植前の除鉄療法が移植後合併症の減少につながるかどうかはまだ明らかになっていないが，移植前に一般的な基準（連続する2回の測定で2ヵ月以上にわたって血清フェリチン>1,000 ng/mL あるいは総赤血球輸血量40単位以上）に沿って除鉄を行うことは妥当と考えられる．一方，移植後のデフェラシロクスの投与は消化管障害，腎障害の注意が必要である．ドナー造血の回復によってフェリチンの自然な低下が期待されること，瀉血も選択肢となることから，デフェラシロクスの適応は限定される．なお，近年行われたMRIによるLICと移植関連死亡，全死亡の関連を評価したメタアナリシスではLICの有意な影響は示されなかった[137]．鉄貯留が本当に移植後の予後に影響するか，あるいは除鉄療法が予後を改善するかについては不明瞭である．

F. 妊孕性の温存

1. 化学療法，放射線治療，造血幹細胞移植による性腺機能障害のリスク

　造血幹細胞移植の前処置は高頻度に不可逆的な性腺機能障害を生じるが，移植後の妊孕性，性腺機能に特に大きな影響を与えるのはTBIとBUであり，CYの影響は比較的弱い．AAに対するCY単独の前処置を用いた移植後には男女ともに半数以上に性腺機能の回復が期待できるが，白血病などに対してCY-TBIあるいはBU-CYの前処置を行った場合は性腺機能はほとんどの患者において失われる[138]．しかし，移植時の年齢が重要な因子であり，CY-TBIによる前処置後でも若年者では一部の患者で性腺機能の回復が認められている．一方，BU-CYを用いた場合は若年者でもほとんど卵巣機能の回復は認められない．すなわち，BUの卵巣への悪影響はTBIよりも強いと考えられ，性腺機能の温存を目的としてFLU-BUのミニ移植前処置を選択することは不適切である．一方，FLU-MELのミニ移植では卵巣機能が回復する確率は高い[139]．

　そのほか，慢性GVHDの発症も性腺機能に影響を与えることが示唆されている．同種移植の2～20年（中央値9年）後に精子が検出できたのは，慢性GVHDを有する11名の患者のうち2名のみであったのに対し，慢性GVHDを合併していない患者では28名中16名と有意に多かった（$p=0.03$）[140]．同種移植の1～2年後の卵

表 28　精巣機能障害を生じやすい治療（造血器腫瘍関連のみ抜粋）

危険性	抗がん剤
高リスク（遷延性無精子症になるもの）	●移植前処置の TBI ●睾丸への放射線照射（成人では 2.5 Gy 以上，男児では 6 Gy 以上） ● 7.5 g/m² 以上のシクロホスファミド水和物（CY），140 mg/m² 以上の MEL，500 mg/m² 以上のシスプラチン ●プロカルバジン塩酸塩を含む化学療法 ● 40 Gy 以上の頭蓋への放射線照射
中間リスク（通常量では遷延性無精子症はあまり認められないもの）	● 400 mg/m² 未満のシスプラチン ● 2 g/m² 未満のカルボプラチン ● 1～6 Gy の睾丸への放射線照射
低リスク（精子数の減少は一時的なものに過ぎないもの）	●ホジキンリンパ腫に対する ABVD 療法（ドキソルビシン塩酸塩 / ブレオマイシン硫酸塩 / ビンブラスチン硫酸塩 / ダカルバジン） ●非ホジキンリンパ腫に対する CHOP 療法（CY / ドキソルビシン塩酸塩 / ビンクリスチン硫酸塩 /PSL） ● 0.2～0.7 Gy の睾丸への放射線照射(腹部・骨盤照射の散乱線として)
非常に低リスクまたはリスクなし	● 0.2 Gy 未満の睾丸への放射線照射 ●インターフェロン-α
精子の産生への影響が不明なもの	●イリノテカン塩酸塩水和物 ●モノクローナル抗体（セツキシマブ，ベバシズマブ） ●チロシンキナーゼ阻害薬（イマチニブメシル酸塩，エルロチニブ塩酸塩）

通常の化学療法で恒久的な無精子症になることは少ないが，精巣機能は小線量の放射線照射によっても影響を受ける．

（Lee SJ et al. J Clin Oncol 2006; **24**: 2917-31. Levine J et al. J Clin Oncol 2010; **28**: 4831-41.）

巣，子宮のサイズは慢性 GVHD を合併している患者で有意に小さかった（卵巣：1.05 ± 0.14 cm³ と 1.40 ± 0.15 cm³，$p<0.001$）[141]．

　通常の化学療法も性腺に影響を与えるが，卵巣機能は時間とともに回復することが多い．精巣はより強い影響を受けるが，精巣機能についても恒久的な無精子症になることは多くない．ただし，精巣機能は小線量の放射線照射によっても影響を受ける．表 28，29 に ASCO のガイドラインに記載されている，化学療法，放射線療法のレジメン別の性腺機能障害のリスクを示す[142,143]．表 30 は移植前処置別の性腺機能回復率の一覧である[142]．

2. 妊孕性を温存するための対策(表32)

　不妊に対する対策としては，男性患者では精子の凍結保存を行うことが可能である．しかし，化学療法後は運動率の保たれた精子を数多く得ることが困難な場合が多い[144,145]．精子は容易に採取できるので，可能な限り化学療法開始前の採取を試みる．緊急に化学療法の開始が必要な場合でも，採精さえできれば家族が不妊クリニックに届けて凍結保存することができる．

　女性患者も配偶者がいる場合には卵子を採取して受精卵として凍結保存することは可能である．また，配偶者がいない場合は未受精の状態で保存することになる．以前は未受精卵の凍結保存は技術的に困難であったが，顕微授精の開発，ガラス化法による凍結保存技術の改善によって未受精卵の凍結保存も広く行われるように

表29 無月経を生じやすい治療（造血器腫瘍関連のみ抜粋）

危険性	治療法
高リスク（80%以上が無月経となる）	●全腹部あるいは骨盤への放射線照射（成人では 6 Gy 以上，思春期後女児では 10 Gy 以上，思春期前女児では 15 Gy 以上） ●造血幹細胞移植の前処置での TBI と大量 CY の併用，あるいは大量 BU と大量 CY の併用 ● 40 歳以上の女性を対象とした 5 g/m^2 以上の CY ● 20 歳未満の女性を対象とした 7.5 g/m^2 以上の CY ●プロカルバジン塩酸塩を含む化学療法 ● 40 Gy 以上の頭蓋への放射線照射
中程度リスク（30〜70%）	●全腹部あるいは骨盤への放射線照射（思春期後女児では 5〜10 Gy，思春期前女児では 10〜15 Gy）
低リスク（20%未満）	●ホジキンリンパ腫に対する ABVD 療法 ●非ホジキンリンパ腫に対する CHOP 療法 ● AML に対するアントラサイクリン系薬剤/Ara-C 療法 ● ALL に対する多剤併用化学療法
非常に低リスクまたはリスクなし	●ビンクリスチン硫酸塩 ●メトトレキサート ●フルオロウラシル
リスク不明（例）	●イリノテカン塩酸塩水和物 ●モノクローナル抗体（トラスツズマブ，セツキシマブ，ベバシズマブ） ●チロシンキナーゼ阻害薬（イマチニブメシル酸塩，エルロチニブ塩酸塩）

通常の化学療法後は卵巣機能は時間とともに回復することが多いが，年齢によって回復率は異なる．

（Lee SJ et al. J Clin Oncol 2006; **24**: 2917-31. Levine J et al. J Clin Oncol 2010; **28**: 4831-41）

表30 移植前処置別の性腺機能回復率

性別	移植種類	前処置	症例数	性腺機能回復
男性	同種移植	CY	109	61%
男性	同種移植	CY-TBI	463	17.5%
男性	同種移植	BU-CY	146	17%
男性	自家移植	BEAM	13	0%
男性	自家移植	BEAM	10	0%
女性	同種移植	CY	43	74%（26 歳未満は 100%）
女性	同種移植	CY-TBI	74	13.5%
女性	同種移植	CY-TBI	532	10%
女性	同種移植	BU-CY	73	1%
女性	自家移植	BEAM	10	60%

AA に対する CY 単独の前処置の場合は高頻度に性腺機能は回復する．
BEAM＝carmustine, etoposide, cytarabine, melphalan.

（Socie G et al. Blood 2003; **101**: 3373-85）

なっている．しかし，急性白血病などでは治療開始前に排卵周期にあわせて採卵を行うことは難しく，化学療法を繰り返している状況のなかで良好な卵子を得ることも容易ではない．また，好中球減少や血小板減少中は，採卵の際に感染や出血などの合併症が問題となる．化学療法開始前から不妊治療医と情報を共有することによって化学療法と採卵のタイミング，性ホルモン剤の使用方法などを検討していく必要がある．急性白血病の第一寛解期の患者で，第一寛解期には造血幹細胞移植を行なわずに，再発後に移植を計画しているような場合には，第一寛解期で安定している間に（再発に備えて）採卵を試みるのがよいかもしれない．また，化学療法のなかでは代謝拮抗薬は卵巣への影響が比較的軽いと考えられるので，代謝拮抗薬を中心とした（アントラサイクリンやアルキル化剤を含まない）化学療法の後のほうが採取の確率が高まるかもしれない．

造血幹細胞移植患者ではTBI時に卵巣を金属片で遮蔽することによって移植後早期に卵巣機能が高頻度に回復することが示されている[41, 42]．東京大学医学部附属病院は可動式のベッド（Moving table法）を用いた方法で（**図12**）[41]，自治医科大学附属さいたま医療センターは通常のLong SAD法で（**図13**）のTBIで卵巣遮蔽を行っている．後者の方法は国内のほとんどの施設で実施可能と思われる．両施設の合計16症例をあわせると，原疾患が再発した4症例を除く12症例のうち11症例に卵巣機能の回復が認められており，卵巣遮蔽によってほとんどの患者に卵巣機能の回復が期待できることが明らかとなった（**表31**）[43]．特に16症例中10例が卵巣機能の回復を伴う無病生存中という理想的な状態にあることは特筆すべきであ

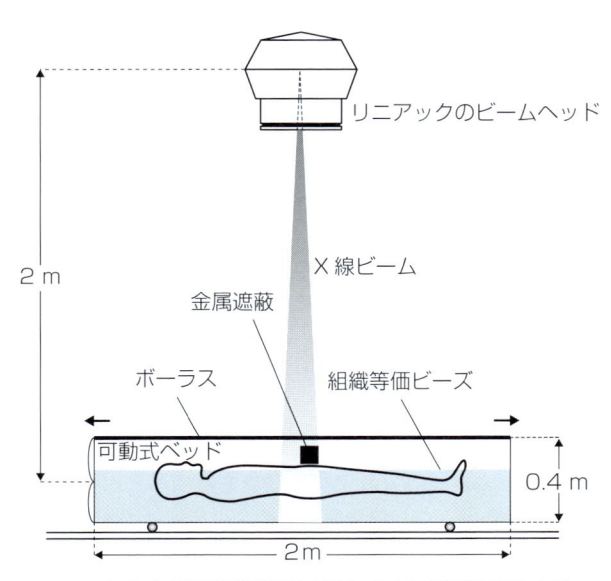

図12　東京大学医学部附属病院における卵巣遮蔽方法
可動式のベッドを用いてTBIを行っている．
（Nakagawa K et al. Bone Marrow Transplant 2006; 37: 583-7）

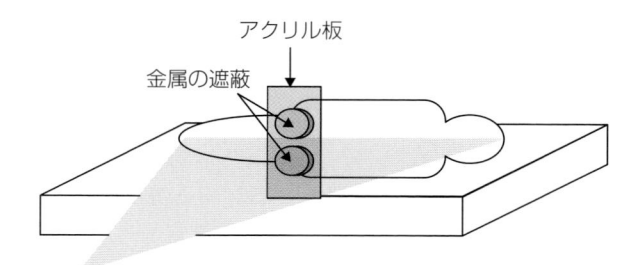

側方からの線源回転軸間長距離：400 cm

図13　Long SAD 法による TBI での卵巣遮蔽
ベッド上のスリットの入ったウレタンマットで患者を側臥位に固定し，金属片を貼り付けたアクリル板を用いることで卵巣遮蔽を行っている．
（Okuda S et al. Bone Marrow Transplant 2009; **43**: 261-2）

表31　卵巣遮蔽を行った16症例（2施設合計）の転帰

	卵巣機能回復	卵巣機能未回復
無病生存	10	1
再　発	0	4
無再発死亡	1	0

16症例中10症例が無病生存かつ卵巣機能回復という理想的な状態にある．
（Kanda Y et al. Ann Hematol 2014; **93**: 287-92）

ろう．このうち，2例が結婚し，いずれも健児を出産している．
　しかし，卵巣およびその周囲の組織への照射線量の低下（通常12 Gyのところが遮蔽によって3～4 Gyとなる）による原疾患の再発の増加の可能性が危惧される．シアトルで行われている2 GyのTBIを用いたミニ移植では，寛解期のMDSやAMLに対する移植では，BUとCYを用いた移植を比較して再発率の増加は認められていないため[146]，寛解期患者に限定して実施すれば再発の危険性が大きく高まるということは考えにくい．実際の実施例においても現時点では原疾患の再発は16症例中4例（乳房単独再発の1例を含む）と，明らかな増加は認められていない[43]．しかし，今後も多数例での長期の観察が必要である．また，非寛解の急性白血病に対する卵巣遮蔽は避けるべきであろう．
　そのほかの方法として第三者の配偶子，すなわち，提供精子や提供卵を用いる方法も考えられる．提供精子による非配偶者間人工授精は国内でも50年以上前から行われているが，提供卵による体外受精・胚移植は日本国内ではほとんど行われていなかった．2012年にOD-NET（卵子提供登録支援団体）が発足し，国内の匿名ドナーの登録を開始しているが，法整備などを含めて体制が十分に整っているとはいえない．
　なお，実際に移植後に女性患者あるいは男性患者の配偶者が妊娠した場合の出生については，米国で行われたアンケート調査の結果では生児出生の確率は一般の出産と同程度であった[148]．EBMTのアンケート調査でも85％が生児出産に至ってい

表 32　挙児を希望する造血器腫瘍患者に対する妊孕性温存対策

男性患者	❶ 化学療法開始前に精子を採取，凍結保存 ❷ 急性白血病などで治療を急ぐ場合には家族が不妊クリニックに精子を持ち込んで凍結保存を依頼する
女性患者	❶ 化学療法開始前の採卵は多くの場合は困難だが，この時点から不妊クリニックと連携をとり，可能であれば化学療法の合間に採卵を試みる ❷ 第一寛解期の急性白血病患者は再発に備えて寛解中の採卵を提案する ❸ 移植時に寛解状態であれば卵巣遮蔽を検討する

るが，通常の出産と比較して帝王切開，早期産，低体重児の頻度が高く，母子ともに高リスク出産として扱うべきだとされている．先天性異常や発育遅延の頻度は増加していない[149]．

G. 急性 GVHD 予防法の決定

1. 急性 GVHD の病態

　急性 GVHD の発症機序を図 14 に示す．まず，第一段階として移植前処置の大量化学療法や放射線照射によって組織に炎症を生じ，IL-1，IL-6，TNF-α などの炎症性サイトカインが産生される[150,151]．第二段階では輸注されたドナー T 細胞が患者の抗原提示細胞（APC）に提示された患者抗原を認識して活性化し，Th1 細胞となる．Th1 細胞は細胞傷害性 T 細胞（CTL）を誘導したり，IFN-γ を産生してマクロファージを活性化したりする．そして第三段階で CTL はパーフォリン-グランザイム B や Fas-Fas リガンドの系を介して直接的に，あるいは TNF-α などのサイトカインを介して間接的に組織を障害する．よって，急性 GVHD を予防するためには，この一連の GVHD の発症の流れのなかの少なくとも 1 ヵ所を抑制することが必要となる．

2. 急性 GVHD 発症の危険因子

　急性 GVHD 発症の予測因子として，HLA 不適合，性別（特に女性ドナーから男性患者への移植），年齢，疾患の進行度などが知られている[152]．また，日本人の同種造血幹細胞移植において急性 GVHD の発症頻度が低いことが 1980 年代から注目されていた[153]．その理由として日本人の遺伝的均一性が挙げられていたが，IL-10 プロモーター領域の遺伝子多型が急性 GVHD の発症頻度や移植関連死亡率に有意に相関することが示され，良好な予後と相関する遺伝子型（592A/A）が日本人に多いということも，低い GVHD 発症頻度の一因ではないかと推測された[154]．そのほかにもさまざまなサイトカイン関連遺伝子の多型が GVHD の発症に関与している可能性がある[155,156]．

3. GVHD と GVL 効果

　同種骨髄移植後に GVHD を発症した患者では再発率が低下するということが

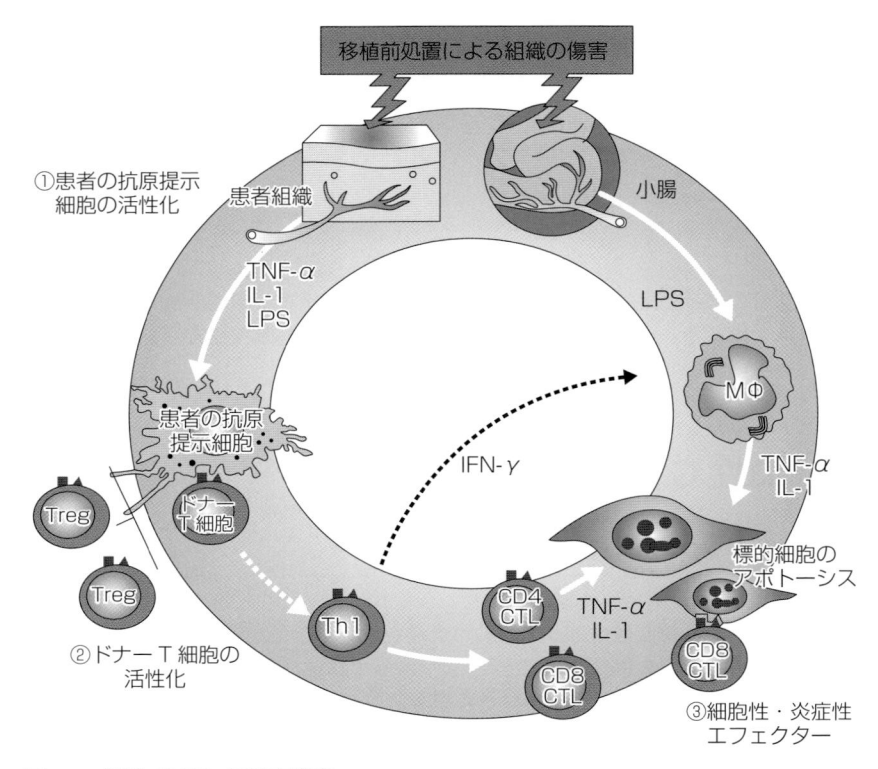

図14 急性 GVHD の発症機序

（Ferrara JL et al. Lancet 2009; **373**: 1550-61）

1980年代から知られており，ドナーの免疫細胞が抗腫瘍効果（GVL効果）を発揮していることが示唆された[66]．そこで，GVHDの発症が移植後の予後に与える影響を評価するために，JSHCTのデータベースに登録されたHLA適合同胞間骨髄移植 2,114例の解析が行われた[65]．その結果，グレードⅡ以上の急性GVHDの発症によって再発率は有意に低下していたが，無再発死亡率の増加幅のほうが大きく，無病生存率の改善は得られなかった．慢性GVHDの発症も有意に再発率を低下させるが，同程度の無再発死亡率の上昇を伴うため，やはり無病生存率の改善はみられていない．GVHDの発症によって無病生存率の改善が観察されたのは進行期白血病に対する移植におけるグレードⅠの急性GVHDの発症のみで，病初期白血病においてはグレードⅠの急性GVHDですら無病生存率を有意に低下させた（図15）．以上のことから，GVHDを発症することによって最終的な無病生存率が改善するというのはきわめて限られた状況においてのみ認められる現象であることが示された．

4. GVHD 予防に用いられる主要な薬物

薬物による GVHD 予防の中心を担うのはカルシニューリン阻害薬であるシクロ

G 急性 GVHD 予防法の決定

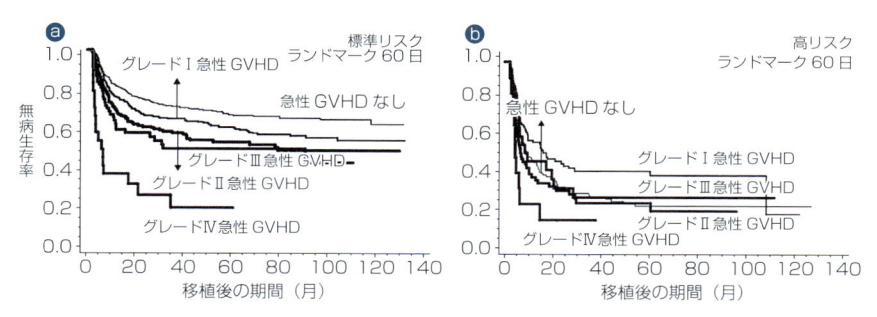

図15 急性 GVHD のグレード別に分類した無病生存曲線
ⓐ：標準リスク，ⓑ：高リスク群．

(Kanda Y et al. Leukemia 2004; **18**: 1013-9)

スポリン（cyclosporine：CSA）およびタクロリムス（tacrolimus：FK506，TAC）であり，これらの薬剤は T 細胞に特異的に作用する．T 細胞活性化のシグナル伝達において細胞質タンパク質であるカルシニューリンが重要な役割を果たしているが，CSA は細胞内でシクロフィリンと複合体を形成し，カルシニューリンの活性化を阻害する（**図16**）．すると，転写因子 NF-AT の細胞質成分の脱リン酸化が生じないために核内へと移行することができなくなり，IL-2 などのサイトカインの産生が抑制される．一方，TAC も細胞内で FK 結合タンパク（FKBP）と結合し，カルシニューリンの活性化を阻害する．CSA よりも免疫抑制作用が 10〜100 倍強い．カルシニューリン阻害薬との組み合わせでしばしば用いられる免疫抑制剤はメトトレキサート（methotrexate：MTX）とミコフェノール酸モフェチル（mycophenolate mofetil：MMF）である．MTX は葉酸の類似体で，葉酸代謝酵素の律速酵素である dihydrofolate reductase（DHFR）の阻害を介して，細胞内での葉酸の活性型への変換を阻害し，葉酸依存性のプリン，ピリミジン合成を阻害する．MMF は体内で加水分解されてミコフェノール酸となり，プリン代謝拮抗薬として働く．細胞は *de novo*（新規）と salvage（再利用）の 2 つの経路でプリンを合成するが，活性化されたリンパ球はプリン合成の salvage（再利用）合成経路が働きにくく，*de novo* の合成経路に強く依存している．ミコフェノール酸はこの *de novo*（新規）合成経路の律速酵素である IMP dehydrogenase（IMPDH）を不競合的に阻害するため，MMF は活性化されたリンパ球に強く働く．特に MMF はリンパ球に強く発現している II 型の IMPDH に対する選択性が高いので，ほかの細胞への毒性が低い．

5. 標準的な GVHD 予防法

薬剤による GVHD 予防としては，当初はイヌの移植モデルで有効性が示された MTX の長期（移植後 1, 3, 6, 11 日，その後は 1 週間ごとに移植約 100 日後まで）単独投与が行われていたが，1970 年代後半にカルシニューリン阻害薬の CSA が導入され，さまざまな GVHD 予防法の臨床試験が行われるようになった．AML，CML の病初期の患者に対する骨髄移植における CSA 単独と CSA- 短期（移植後 1, 3, 6, 11 日）MTX 併用の RCT では，CSA- 短期 MTX 併用によってグレード II 以

図16 カルシニューリン阻害薬の作用機序

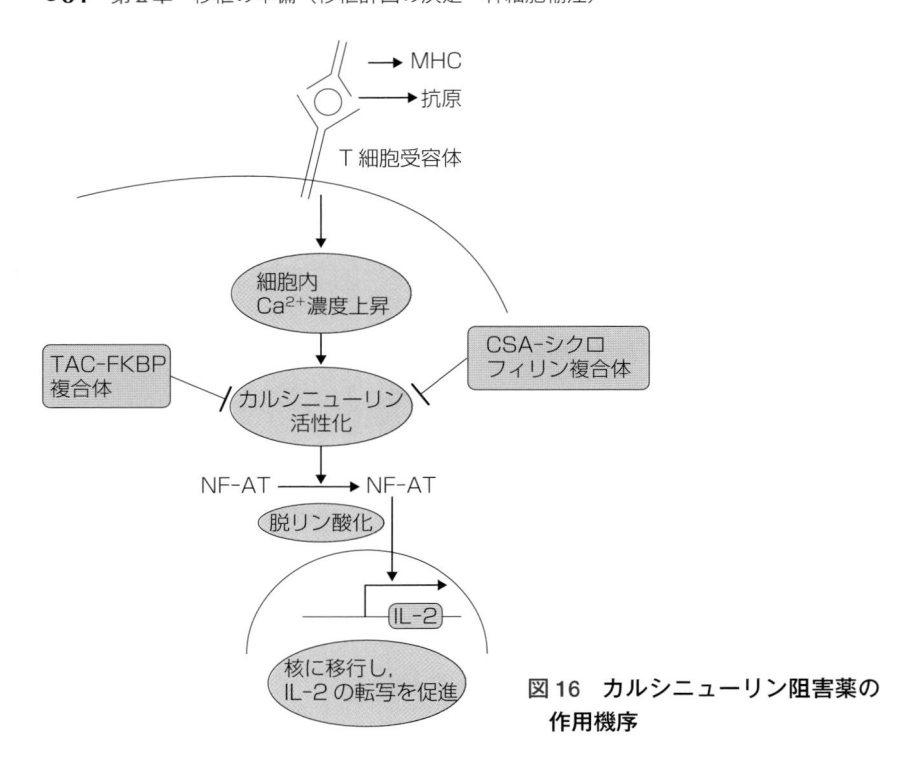

上の急性GVHDの発症頻度が低下することが示され（54％と33％，$p=0.014$），CSAと短期MTXを併用したGVHD予防法が標準的に用いられるようになった[157]．ただし，長期間の経過を観察したところ，CMLにおいては無病生存率も改善したが，AMLにおいてはCSA-短期MTX群においてCSA単独群よりも再発の頻度が多く，無病生存率の改善は認められなかった[158]．

しかし，標準的なGVHDの予防法とされているCSA-短期MTX併用の実際の投与方法は多種多様である[159, 160]．CSAの標準的な開始用量は3 mg/kgであるが，イタリアのグループはCSAの投与量を1 mg/kgと5 mg/kgに無作為に割り付けるRCTを施行した[161, 162]．その結果，低用量群で有意に急性GVHDの発症が増加したが，高用量群で多臓器毒性が増加し，移植関連死亡率は同等であった．しかし，低用量群で再発率が低下したため，長期生存率は低用量群が有意に優れていた．ただし，30歳以上の患者においてはGVHDによる移植関連死亡率が増加するため，生存率の改善は得られていない．

CSAの静注方法は，12時間ごとの2分割点滴静注と24時間持続点滴静注の2つの方法に大別される．持続点滴静注は1本の輸液ラインが占拠されてしまうという欠点があるが，血中濃度をいつ測定してもよいということ，投与量変更が輸注速度の変更だけで対応できることなどの利点がある．これらの2つの投与法群を後方視的に比較したところ，多変量解析で補正しても持続静注によって急性GVHDは増

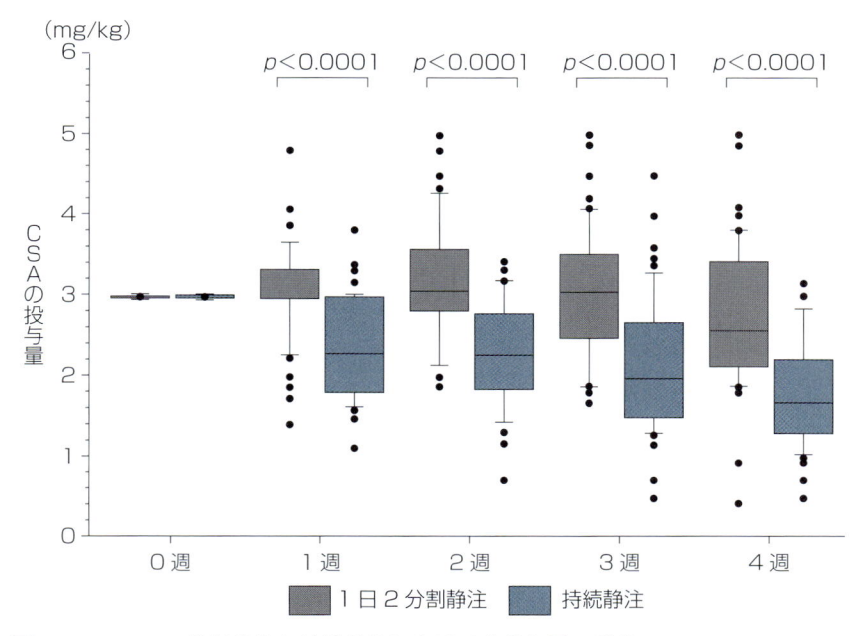

図17 CSAの2分割静注と持続静注における実投与量の推移

血中濃度（トラフ値）150～300 ng/mLを目標としたCSAの1日2分割静注と，血中濃度250～400 ng/mLを目標とした持続静注群では，持続静注のほうが有意に実投与量が低下する．

(Ogawa N et al. Bone Marrow Transplant 2004; 33: 549-52)

加することが示された[163]．しかし，持続静注群では移植後の再発率が低下し，最終的な無病生存率は病初期の患者では同等，進行期の患者では持続静注群が有意に優れていた．CSAの開始用量は両群ともに3 mg/kgであるが，血中濃度をモニターしながら2分割群ではトラフ値で150～300 ng/mLを，持続静注群では250～400 ng/mLを目標として用量調整をしているため，実際の投与量は変化し，持続静注群において実投与量は有意に低かった（**図17**）．

この結果に基づいて，病初期の患者においては450～550 ng/mL，進行期の患者においては250～350 ng/mLを目標血中濃度としたCSAの持続静注法が試みられ，持続静注では目標血中濃度450～550 ng/mLに維持することによって2分割投与と同等の実投与量となり，GVHDの発症頻度も低下させることができた[164]．ただし，血中濃度の測定方法の差異のために，濃度が高めに出やすい施設と低めに出やすい施設があることに注意が必要である．例えば，同じように血中濃度を500 ng/mLに維持していたとしても，移植1, 2, 3週後のCSAの実投与量が2.9±0.4, 2.8±0.8, and 2.7±0.7 mg/kgとなる施設もあれば[164]，3.3±0.9 mg/kg, 3.6±1.1 mg/kg, and 3.4±1.2 mg/kgとなる施設もあり[165]，各施設において定期的に実投与量を確認して目標濃度の設定を調節することが望ましい．

ドナー細胞が生着して経口摂取が安定してくれば，薬物の吸収を妨げるような消化管のGVHDがない限り，CSAは経口投与への変更が可能である．一般的には静

表33　1日2分割投与時のトラフ血中濃度(左列)と，持続静注によって同程度のAUCとなる持続静注時の血中濃度(右列)

2分割投与時のトラフ血中濃度（ng/mL）	持続静注によって同程度のAUCとなる血中濃度	
	Nakamura et al.[167]	Current study[166]
50	128	99
100	255	202
150	383	305
200	510	409
250	638	514

腎移植（Nakamura et al）と造血幹細胞移植（Current study）でやや異なる．

注量の2倍量の経口投与への変更が行われる．この方法でCSAの持続静注から2分割経口投与への変更した時の血中濃度を詳細に解析したところ，12時間のAUCの中央値は6,705 ng/mL×hrから7,508 ng/mL×hrへと有意に上昇した[166]．経口CSA（ネオーラル）の生物学的利用能（bioavailability）は0.685であったが，ボリコナゾール（VRCZ）の投与の有無で群別化すると，VRCZの投与を受けていない患者では生物学的利用能は0.54であったため，経口投与時の2倍量への変更は妥当と考えられたが，VRCZ併用時は生物学的利用能は0.87と高値であり，2倍量への変更は血中濃度の上昇の可能性が高くなることが示唆された．これは，CSAが静注投与から経口投与に変更されることにより，消化管のCYP3A4の影響を受けて，VRCZとの相互作用がより強くなったということで説明される．また，1日2分割投与によって持続静注と同程度のAUCを得るためには，持続静注時の血中濃度の半分程度の血中濃度をトラフ値として目標とすればよいことが示された（**表33**，持続静注で目標500 ng/mLなら2分割投与のトラフ目標濃度は250 ng/mL）．

CSAの投与期間としてはday 50から週に5％ずつの減量を開始し，GVHDの発症がなければ移植後半年程度で終了するという方法が広く行われているが，至適な減量開始時期や減量速度は明らかになっていない[168]．非腫瘍性造血器疾患や寛解期造血器腫瘍を対象として，同種移植後80〜100日の時点で広範型慢性GVHDがなく，かつ，急性GVHDの既往あるいは皮膚生検で潜在的な慢性GVHDを有する患者に対して，CSAの予防を6ヵ月継続する群と24ヵ月継続する群に無作為に割り付けた比較試験では，臨床的な広範型慢性GVHDの発症は51％と39％で有意差はなく，無再発死亡率，生存率，無病生存率も同等であった[169]．一方，HLA適合同胞間末梢血幹細胞移植（PBSCT）後のGVHD予防として，当初はCSAの投与期間を6ヵ月としていたが，慢性GVHDが多いために12ヵ月投与に変更し，変更前後の移植後経過について100日以上無病生存を維持した症例を対象として比較したところ，広範型慢性GVHDの2年累積発症率は69％から25％に減少した[170]．無再発死亡率，再発率，無病生存率には有意差はなった．逆に，GVL効果を誘導することをねらって進行期造血器腫瘍に対する移植後の早期にCSAを減量，中止する試みも行われているが[171]，その有用性も不明である．

TACはマクロライドに属する免疫抑制剤で，CSAと同じカルシニューリン阻害薬であるが，より強力な免疫抑制作用を有する薬剤として期待されている．すでに

表34　過去に行われた CSA と TAC の RCT[172-174]

		米国	米国	日本
ドナー		HLA 適合同胞	HLA 適合非血縁者	HLA 適合血縁, HLA 適合非血縁など混合
移植種類		骨髄移植	骨髄移植	骨髄移植
CSA 群	開始量	3 mg/kg	3 mg/kg	3 mg/kg
	目標血中濃度	150〜450 ng/mL	150〜450 ng/mL	記載なし
	グレードⅡ-Ⅳ 急性 GVHD	44%	74%	48%
	2 年生存率	57%	54%	65%
TAC 群	開始量	0.03 mg/kg	0.03 mg/kg	0.05 mg/kg
	目標血中濃度	10〜30 ng/mL	10〜30 ng/mL	20〜25 ng/mL
	グレードⅡ-Ⅳ 急性 GVHD	32% (p=0.01)	56% (p=0.0002)	18% (p<0.0001)
	2 年生存率	47% (p=0.02)	50% (p=0.46)	63% (p=0.93)
MTX		15-10-10-10 mg/m^2	15-10-10-10 mg/m^2	記載なし

TAC-短期 MTX 併用と CSA-短期 MTX 併用の RCT が 3 件報告されている（**表34**）[172-174]. いずれの RCT においてもグレードⅡ以上の急性 GVHD の発症頻度は TAC 群で有意に低下したが, 生存率の改善は得られず, むしろ米国の HLA 適合同胞間移植の RCT では, 進行期造血器腫瘍において TAC 群で移植関連死亡が増加し, 生存率は低下した. メタアナリシスでは TAC 群で有意に腎障害が多いということが示されている[175]. また, 日本で行われた RCT では, HLA 適合同胞間移植において, TAC 群で白血病の再発が有意に増加している. ただし, 進行期造血器腫瘍における TAC 群の生存率の低下については, TAC の影響よりも, 患者背景に偏りがあったことが原因であるということが, 各群の患者と IBMTR（International Bone Marrow Transplant Registry）のデータベースから抽出した対照群の比較において示されている[176].

また, これらの RCT の大きな問題点として, TAC の目標血中濃度が 20〜25 ng/mL あるいは 10〜30 ng/mL と高い血中濃度を許容する設定となっていて, 逆に CSA は持続静注で 150〜450 ng/mL と低く設定されていた. これが TAC 群で有害事象が多く, CSA 群で GVHD が多いという結果につながっていた可能性が高い[177]. すなわち, いずれの群も不適切な血中濃度管理が行われていたため, これらの RCT の臨床的な意義は疑問である. 実際, 米国の HLA 適合同胞間移植の RCT について血中濃度と移植後の経過を解析した論文では, CSA 群, TAC 群ともに血中濃度が高くなるほど腎障害が増加し, 急性 GVHD の発症については CSA 群は血中濃度が高いほど発症率が低かったが, TAC 群では血中濃度と GVHD 発症頻度の関連は明らかではなかった（**図18**）[178]. GVHD 予防効果と安全性のバランスからは持続静注の CSA の至適血中濃度は 400〜500 ng/mL 程度, TAC は 12〜15 ng/mL 程度と考えられ, この濃度であれば CSA と TAC の GVHD 予防効果や毒性は同等と推測される. この仮説を検証するために, 関東造血細胞移植グループで

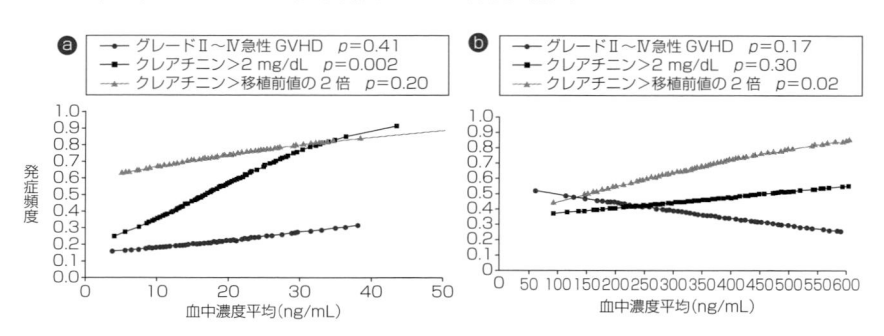

図18　米国のHLA適合同胞間移植のRCTにおけるTAC（ⓐ）とCSA（ⓑ）の血中濃度と急性GVHDの発症，腎障害との関係

（Wingard JR et al. Biol Blood Marrow Transplant 1998; 4: 157-63）

　非血縁者間骨髄移植（BMT）症例を対象として目標濃度500 ng/mLのCSA群と目標濃度15 ng/mLのTAC群のRCTが行われ，その結果が期待されている．

　短期MTXの投与量についても，原法はday 1に15 mg/m^2，day 3，6，11に10 mg/m^{2}であり，現在でもEBMTの調査では61％の施設がこの投与方法を採用しているが[160]，粘膜障害の軽減や造血回復の促進を目的としてday 11のMTXを省略する，あるいは各投与量を減量するなどのさまざまな試みが行われている．特に日本ではday 1に10 mg/m^2，day 3，6に7 mg/m^{2}とMTXの総投与量では原法の半量程度の短期MTXが行われており，HLA適合同胞間移植においては良好な成績が示されている[153]．4回目（day 11）のMTXの投与の必要性は明らかにはなっていないが，PBSCTとBMTを比較したRCTのメタアナリシスでは，MTXの3回投与で予防が行われたRCTではPBSCT群でBMT群よりも重症GVHDが増加する傾向がみられたのに対して（生存率には有意差なし），4回投与が行われたRCTではBMT群がPBSCT群よりも再発が多く，生存率が有意に低下したという結果が示され，PBSCTにおけるday 11のMTX投与の有用性が示唆された[179]．また，HLA不適合移植においてはday 10〜20の早期に重症GVHDが多発することから[180]，非血縁者間移植やHLA不適合移植においてはday 11のMTXが重要な意義を有しているのかもしれない．MTXを投与する時点ではすでに肝障害，腎障害を生じている可能性があるため，代謝・排泄や毒性を考慮した用量調整が必要である．また，MTXの粘膜障害を軽減するためにロイコボリンを併用する試みも行われている．粘膜障害を軽減する効果はほぼ確実と思われるが，GVHDの発症が増加しないかについては十分なデータはない[181-184]．

　MTXの代わりに粘膜障害の軽いMMFを使用する試みも行われている．BolwellらのCSA-MTX（5 mg/m^{2}をday 1，3，6，11）とCSA-MMF（1,500 mg/dayをday 1〜100）のRCTはCSA-MMF併用群で有意に重症口内炎の発症頻度が少なく，移植後の好中球や血小板の回復も有意に早かったために臨床試験は早期中止となった[185]．両群のGVHD発症頻度は同等であった．しかし，3件のRCTと8件の後方視的研究を含むメタアナリシスではMMF群でグレードⅢ以上の急性GVHDが

有意に多いという結果であり[186]，MTX を MMF に置き換える際には注意を要する．
　CSA とステロイドを併用する GVHD 予防法は CSA 単独と比較して急性 GVHD の頻度は減らしたものの，慢性 GVHD は増加した[187]．CSA-MTX との後方視的な比較でもステロイド併用群で慢性 GVHD の増加が示されている[188]．

6. 体外あるいは体内での T 細胞除去による GVHD 予防法

　急性 GVHD の発症に重要な役割を果たしているドナー T 細胞を体外（ex vivo）で移植片から除去してから輸注するという移植方法は，急性 GVHD を予防するためには合理的な発想である．T 細胞を除去する手段としては，T 細胞に対する抗体を用いて T 細胞を除去する negative selection や，造血前駆細胞に発現している CD34 分子に対する抗体を用いて造血前駆細胞だけを抽出する positive selection が行われている．急性 GVHD を予防する手段としてはきわめて有用であるが，拒絶，感染症，そして特に CML において再発が増加するなどの問題がある[189]．主に HLA 2 座以上不適合移植などの急性 GVHD の危険度がきわめて高い移植において利用されているが[190, 191]，一部の施設では体外 T 細胞除去を行うことによって移植後の GVHD 予防を省略する方法が試みられている[192]．

　患者に T 細胞に対する抗体を投与することによって体内（in vivo）で T 細胞を除去する方法も用いられている．古くから用いられているのは ATG である．イタリアの GITMO は非血縁者間移植において CSA- 短期 MTX 併用に ATG の追加の有無を比較する 2 つの RCT を行った[161]．1 つ目の RCT では，1 日 3.75 mg/kg のウサギ ATG（サイモグロブリン）が day −4 と −3 に投与されたが，急性 GVHD の発症頻度に変化はなかった．2 つ目の RCT ではウサギ ATG 3.75 mg/kg を day −5 から −2 までの 4 日間投与したところ，グレード III 以上の急性 GVHD の発症頻度は 11％ と 50％（$p=0.001$）と，有意に低下した．しかし，致死的感染症が 30％ と 7％ と大幅に増加したために，移植関連死亡率の低下や生存率の改善には至らなかった．

　一方，1 日 20 mg/kg のウサギ ATG（ゼットブリン）の day−3，−2，−1 の 3 日間投与の有無を比較した RCT では，グレード III 以上の急性 GVHD の発症頻度は 11.7％ と 24.5％（$p=0.054$），慢性 GVHD は 12.2％ と 42.6％（$p<0.0001$）と，ATG の投与によって GVHD は有意に減少し，感染症死亡は ATG 投与群で 103 症例中 8 例，非投与群で 98 症例中 7 例と差はみられなかった（図 19）[193]．EB ウイルスによる移植後リンパ増殖性疾患（post-transplant lymphoproliferative disorder：PTLD）はそれぞれ 5 例と 1 例に発症した．最終的な再発率，無再発死亡率，全生存率にも有意差はなかった．

　さまざまな ATG 製剤を含む ATG 投与群と非投与群の RCT の結果を統合したメタアナリシスでは，グレード III 以上の急性 GVHD は ATG 投与群で有意に減少したが，グレード II 以上の急性 GVHD や無再発死亡の有意な減少は示されず，全生存率にも差はなかった（図 20）[194]．

　ATG は動物の血清を利用していることからロット間の製品の差異が避けられない[195]．また，T 細胞を特異的に除去するため，EB ウイルスによる PTLD の発症が問題となる．対策としては ATG 投与後などの高リスク例では移植後定期的に定量 PCR で血漿中の EB ウイルス DNA 量を定量し，増加がみられた場合（PCR の方

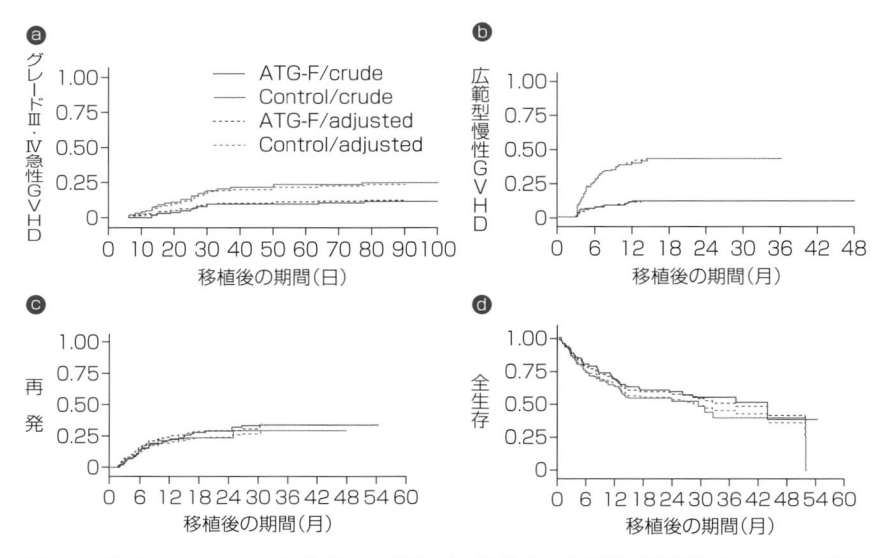

図19 総量 60 mg/kg のウサギ ATG（ゼットブリン）の有用性を評価した RCT の結果

ⓐはグレードⅢ以上の急性 GVHD，ⓑは広範型慢性 GVHD，ⓒは再発，ⓓは全生存．点線は他の因子で調整した曲線を示す．

(Finke J et al. Lancet Oncol 2009; **10**: 855-64)

研究／サブグループ	重み	ハザード化 Ⅳ，無作為，95% CI	ハザード化 Ⅳ，無作為，95% CI
ウサギ ATG			
Bacigalupo, 2001 A	4.9%	1.31 [0.55, 3.10]	
Bacigalupo, 2001 B	9.2%	0.92 [0.49, 1.73]	
Bacigalupo, 2010	32.5%	0.92 [0.66, 1.29]	
Finke, 2009	29.0%	0.90 [0.64, 1.29]	
小計（95% CI）	75.6%	0.94 [0.75, 1.17]	
heterogeneityの検定：$\tau^2=0.00$, $\chi^2=0.63$, df=3 ($p=0.89$), $I^2=0\%$			
test for overall effect：$Z=0.58$ ($p=0.56$)			
ウマ ATG			
Champlin, 2007	3.8%	0.61 [0.23, 1.62]	
Ramsay, 1982	12.0%	0.87 [0.50, 1.50]	
Weiden, 1979	8.6%	0.87 [0.46, 1.66]	
小計（95% CI）	24.4%	0.82 [0.56, 1.21]	
heterogeneityの検定：$\tau^2=0.00$, $\chi^2=0.44$, df=2 ($p=0.80$), $I^2=0\%$			
test for overall effect：$Z=1.00$ ($p=0.32$)			
合計（95% CI）	100.0%	0.91 [0.75, 1.10]	
heterogeneityの検定：$\tau^2=0.00$, $\chi^2=1.40$, df=6 ($p=0.97$), $I^2=0\%$			
test for overall effect：$Z=1.00$ ($p=0.32$)			
test for subgroup differences：$\chi^2=0.33$, df=1 ($p=0.56$), $I^2=0\%$			

図20 ATG 投与の効果を検証した RCT のメタアナリシスの結果

ⓐは全生存，ⓑは順にグレードⅢ以上の急性 GVHD，無再発死亡，再発．

(Kumar A et al. Leukemia 2012; **26**: 582-8)

G 急性 GVHD 予防法の決定

法によって異なるが，1,000〜10,000 copies/mL 以上など）にリツキシマブを投与するという方法が行われている[196, 197]．通常は 375 mg/m^2 のリツキシマブを 1〜2 回投与すれば EB ウイルス量は抑制される[197]．

CD52 分子に対するモノクローナル抗体であるアレムツズマブ（Campath-1H）は安定した品質の製剤であり，また，B 細胞も同時に抑制することから EB ウイルスによる PTLD のリスクは ATG よりも低い[49, 50]．海外では CLL に対する治療薬として認可されているが，移植前処置と併用することによって GVHD を抑制する薬剤としても注目されている．当初の FLU-MEL とアレムツズマブを併用した移植の研究で強力な GVHD 抑制効果が示された[198, 199]．しかし，移植後の免疫回復の遷延によるサイトメガロウイルス（CMV）感染症や GVL 効果の低下が懸念された．CMV については抗原血症の陽性化の頻度は高まるものの，抗ウイルス薬の投与によって感染症の発症は予防できることが示されているが[98, 200]，GVL 効果については多数例の長期の評価が求められる．

（図 20 続き）

b

グレードⅢ・Ⅳ急性 GVHD

研究 / サブグループ	重み	リスク比 Ⅳ．無作為，95% CI
Bacigalupo, 2001 A	15.7%	0.28 [0.08, 0.94]
Bacigalupo, 2001 B	26.9%	1.15 [0.58, 2.27]
Bacigalupo, 2010	17.0%	0.22 [0.07, 0.69]
Champlin, 2007	12.3%	0.65 [0.15, 2.80]
Finke, 2009	28.1%	0.48 [0.25, 0.90]
合計（95% CI）	100.0%	0.51 [0.27, 0.94]

heterogeneity の検定：$\tau^2=0.24$，$\chi^2=8.44$，df=4（$p=0.08$），$I^2=53\%$
test for overall effect：$Z=2.17$（$p=0.03$）
ATG 投与群　非投与群

無再発死亡

研究 / サブグループ	重み	リスク比 M-H．無作為，95% CI
Bacigalupo, 2010	55.6%	0.82 [0.53, 1.28]
Finke, 2009	44.4%	0.66 [0.40, 1.08]
合計（95% CI）	100.0%	0.74 [0.53, 1.03]

heterogeneity の検定：$\tau^2=0.00$，$\chi^2=0.43$，df=1（$p=0.51$），$I^2=0\%$
test for overall effect：$Z=1.76$（$p=0.08$）
ATG 投与群　非投与群

再 発

研究 / サブグループ	重み	リスク比 M-H．無作為，95% CI
Finke, 2009	87.3%	1.24 [0.78, 1.98]
Ramsay, 1982	12.7%	0.88 [0.26, 2.98]
合計（95% CI）	100.0%	1.19 [0.77, 1.84]

heterogeneity の検定：$\tau^2=0.00$，$\chi^2=0.27$，df=1（$p=0.60$），$I^2=0\%$
test for overall effect：$Z=0.77$（$p=0.44$）
ATG 投与群　非投与群

AML（第一寛解期22例，第二・三寛解期20例，非寛解期14例）および骨髄異形成症候群（MDS．20例）を対象としてFLU-MELにアレムツズマブ20 mg/dayを5日間加えた前処置で造血幹細胞移植（同胞ドナー35例，非血縁ドナー41例）を行ったところ，グレードⅡ以上の急性GVHDは観察されず，100日移植関連死亡率が9％で，3年生存率，無病生存率はそれぞれ41％，37％であった（図21 ⓐ）[201]．DLIが混合キメラの5例，再発の3例，汎血球減少の1例に行われた．第一寛解期ALLに対する抗CD52抗体を用いた非血縁者間移植48症例の解析では，31例にアレムツズマブ（総量50～100 mg）が，そのほかの症例にはCampath-1G，Campath-1Mなどが投与されていた[202]．グレードⅡ以上の急性GVHDは27％に観察され，5年生存率，無病生存率，無再発率はそれぞれ61％，59％，13％であった（図21 ⓑ）．

再発を複数回繰り返しているホジキンリンパ腫に対するFLU-MELとアレムツズマブの前処置でのHLA適合血縁（31例）あるいは非血縁ドナー（18例）からの移植では，グレードⅡ以上の急性GVHDは8例に出現した[203]．腫瘍が残存あるいは再燃した16例にDLIが行われ，8例が完全寛解となった．2年無再発死亡率は16.3％で，4年生存率，無増悪生存率はそれぞれ55.7％，39％であった．同じく再発を複数回繰り返している濾胞性リンパ腫に対してFLU-MELとアレムツズマブの前処置でHLA適合血縁（48％）あるいは非血縁ドナー（52％）から行われた移植では，グレードⅡ，Ⅲの急性GVHDが13％に，リンパ腫の再燃が26％に認められたが，再燃後にDLIを受けた13例中10例が寛解となり，そのうち9例は寛解状態が持続していた[204]．4年無増悪生存率（再燃後にDLIで寛解を維持している症例は無増悪として扱っている）は76％と優れていた．

びまん性大細胞型B細胞性リンパ腫（DLBCL）を対象とした造血幹細胞移植の解析では，FLU-MELとアレムツズマブ（37例は総量で100 mg，他は20～60 mg）の前処置でHLA適合血縁（62％）あるいは非血縁ドナー（38％）から移植を行なった48症例（年齢中央値46歳，69％は自家移植後の再燃）において，グレードⅡ以

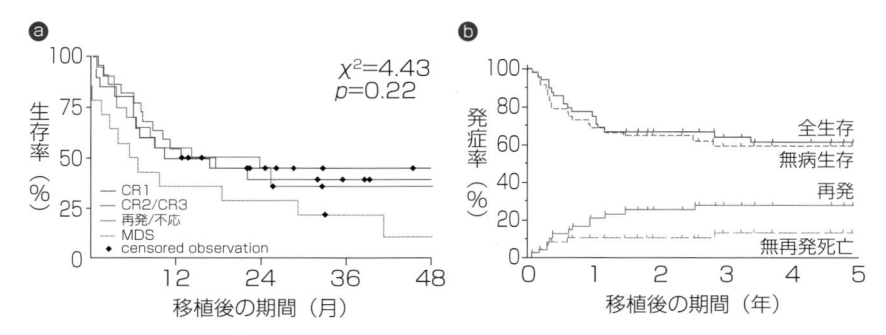

図21 急性白血病に対するアレムツズマブを用いた移植の成績

ⓐ：AMLに対するアレムツズマブを用いた造血幹細胞移植後の移植時病期別無病生存率（Tauro S et al. J Clin Oncol 2005; 23: 9387-93）．
ⓑ：ALLに対する抗CD52抗体を用いた造血幹細胞移植後の生存率，無病生存率（Patel B et al. Haematologica 2009; 94: 1399-406）．

G 急性GVHD予防法の決定　93

上の急性GVHDが17%に，リンパ腫の再燃が33%に認められた[205]．しかし，再燃後にDLIを受けた12例中5例が持続的な寛解となり，4年無増悪生存率（ただし，再燃後にDLIで寛解を維持している症例は無増悪として扱っている）は48%であった．

これらの研究ではアレムツズマブは総量で60～100 mg程度が用いられているものが多いが，その後の検討でHLA適合移植では総量で30 mg程度が適切だとされている[206]．日本国内ではHLA 2抗原以上不適合血縁者間移植においても総量0.96 mg/kgでGVHDは十分に抑制されている[98]．

アレムツズマブとATGの比較については，造血器腫瘍に対してFLUとアルキル化薬による前処置で行われた造血幹細胞移植1,676例（HLA適合同胞間移植792例，HLA適合あるいは1アリル不適合非血縁者間移植884例）で後方視的な解析が行われた[207]．グレードⅡ以上の急性GVHDの発症はアレムツズマブ使用群（$n=213$）においてATG群（$n=584$）や非投与群（$n=879$）よりも有意に低く（19%と38%と40%），慢性GVHDについてはアレムツズマブとATGのいずれも非投与群より少なかった（24%と40%と52%）（図22）．再発はアレムツズマブとATGの両者で多く（3年49%と51%と38%），無病生存率は低下したが（3年30%と25%と39%），生存率はATG群だけが有意に劣っていた（3年50%と38%と46%）．EBMTの第一寛解期AMLに対するミニ移植での検討ではATG，アレム

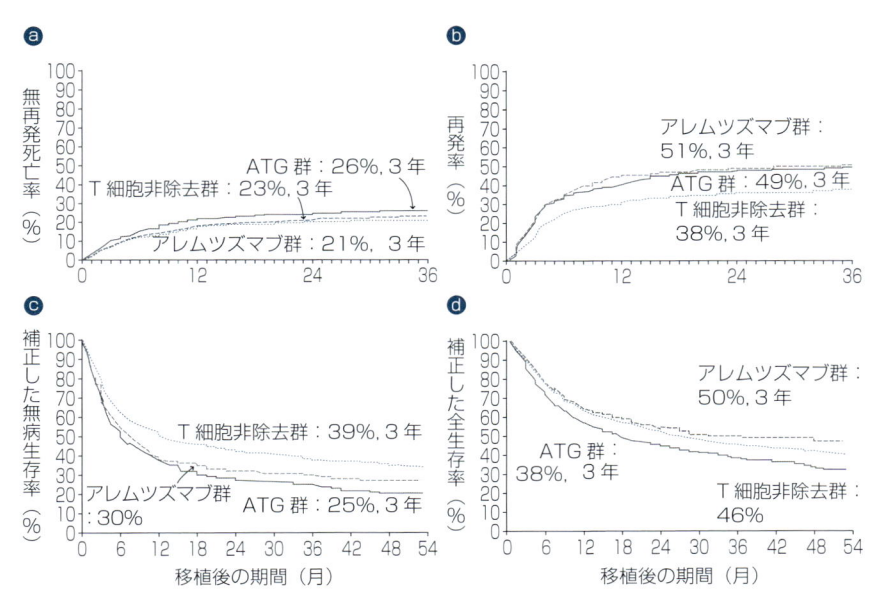

図22　FLUとアルキル化薬を用いた強度減弱前処置移植におけるアレムツズマブとATGの影響

T細胞非除去群はいずれの投与も受けていない．
ⓐは無再発死亡，ⓑは再発，ⓒは無病生存，ⓓは全生存を示す（ⓒ，ⓓは他の背景因子で補正したもの）．

（Soiffer RJ et al. Blood 2011; 117: 6963-70）

ツズマブともにこれらの薬剤を使用しない群と比較して慢性GVHDを強力に抑制したが，いずれも再発の増加はなく，無白血病生存率，全生存率にも有意差はなかった[208]．アレムツズマブ投与群においてのみ無再発死亡率の低下傾向がみられた．

注意が必要なのはATGやアレムツズマブも，カルシニューリン阻害薬やMTXと同様にGVHD予防の一部を担う薬剤にすぎないという点である．例えば，サイモグロブリンの総量5～10 mg/kgを前処置として使用したHLA適合あるいは1抗原不適合血縁者間移植でも，MTXを省略して，かつCSAの血中濃度を低め（持続静注で300 ng/mL程度）に維持すると，高頻度に急性GVHDの発症がみられた[209]．

7. 実際のGVHD予防法の例

表35に具体的なGVHD予防法の一例を示す．これは，ドナーの差をMTXで，疾患病期をカルシニューリン阻害薬血中濃度で調整しようという方法であるが，ほかにドナーの違いによってカルシニューリン阻害薬の目標血中濃度を変えるという方法も考えられる．HLA 2抗原以上不適合血縁者間移植におけるGVHD予防法は「I章F-6．HLA 2抗原以上不適合血縁者間移植（ハプロ移植，半合致移植）」に記述している．また，HLA 1抗原不適合血縁者間移植については，ATGを加えることによって生存率が改善するという仮説のもとに[210]，JSHCTの主導研究として少量ATG（1.25mg/kg/日をday−4と−3に投与）とTACとMTXでGVHD予防を行う臨床試験が進行中である（平成26年12月現在）．

H. 無菌管理・移植後早期感染症予防法の決定

1. 環境や食事の管理

移植後早期の感染管理についてはJSHCTの「移植後早期の感染管理ガイドライン第2版」（http://www.jshct.com/guideline/pdf/kansenkanri.pdf）に網羅的に解説されている．造血幹細胞移植患者は，前処置開始前後から好中球の生着が確認されるまで，防護環境内で管理することが一般的である．防護環境とは，流入する空気をHEPAフィルターで濾過する，室内を陽圧に維持する，1時間に12回以上の換気を行うなどの条件を満たす環境で，以前は無菌室と呼ばれていた．防護環境は特に侵襲性肺アスペルギルス症の予防に有用であり，造血幹細胞移植後早期にHEPAフィルターによる層流（ラミナエアフロー）のない部屋で管理するとアスペルギルス症の発症頻度は5倍以上に上昇していた[212]．好中球回復後もGVHDに対する高用量ステロイド投与中などのようにアスペルギルス症の発症リスクが高い状態では防護環境あるいはそれに類似した環境での治療を検討する．防護環境管理期間もシャワーあるいは入浴による保清が推奨される．口腔の保清も重要であり，歯科，口腔外科の適切な管理によって移植後の粘膜障害が軽減することが期待される[213,214]．自家PBSCTは好中球減少期間も短く，必ずしも防護環境を必要としない．防護環境の床や壁，患者の生活物品を消毒・滅菌する必要はない．

表35 ドナーとの関係や疾患背景の状態によって層別化したGVHD予防法（ドナーの差をMTXで，疾患病期をカルシニューリン阻害薬血中濃度で調整する場合）

CSAあるいはTACと短期MTXによる予防を行う．
- 以下の❶と❷のいずれか一方と❸を併用する
- ❶ CSA 3 mg/kg/day IV in 24 hr day−1〜
- ・サンディミュン：サンディミュン200 mg（4 mL）＋生理食塩水44 mLで調剤すると，1日投与量は投与速度（mL/ hr）×100 mg/日となる（2.0 mL/hrなら1日投与量は200 mg）．
- ❷ TAC 0.02〜0.03 mg/kg/day IV in 24 hr day−1〜
- ・プログラフ：プログラフ2 mg（0.4 mL）＋生理食塩水48 mLで調剤すると，1日投与量は投与速度（mL/hr）×1 mg/日となる（2.0 mL/hrなら1日投与量は2 mg）．
- ❸ MTX IV in 30 min, 投与日はday 1−day 3−day 6−day 11, 投与量は下記のいずれかに従う（肝障害，腎障害，胸腹水貯留時は減量あるいは中止を考慮する）

HLA適合血縁者間移植	10 mg/m²−7 mg/m²−7 mg/m²−0 mg/m²
HLA適合非血縁者間移植	10 mg/m²−7 mg/m²−7 mg/m²−7 mg/m²
HLA 1抗原不適合血縁者間移植	10 mg/m²−7 mg/m²−7 mg/m²−7 mg/m²
HLA 1アリル不適合非血縁者間移植	15 mg/m²−10 mg/m²−10 mg/m²−10 mg/m²

- CSA，TAC持続静注時の血中濃度による用量調整
  CSA持続静注時は，非腫瘍性疾患あるいは病初期造血器腫瘍では450〜550 ng/mL，進行期造血器腫瘍では250〜350 ng/mLに維持するように調節する．TACの場合はCSAの血中濃度500 ng/mLに相当する濃度が15 ng/mL程度，CSAの300 ng/mLに相当する濃度が9 ng/mL程度と考えて換算する．

血中濃度（μg/mL）	低 値	目標範囲内	高 値	高 値	高 値
病初期患者	＜450	450〜550	550〜650	651〜800	＞800
進行期患者	＜250	250〜350	351〜500	501〜750	＞750
投与量変更（％）	10〜25%増量	不 変	0〜25%減量	12時間中止後，25〜50%減量再開	24時間中止後，50%減量再開

ただし，血中濃度の数字だけではなく，有効性と毒性の評価を行って投与量を決定するべきである．例えば，急性GVHDの出現しやすい時期などでは，血中濃度がやや高めでも毒性がなければ急激に投与量を減量する必要はない．また，施設によって血中濃度測定方法が異なるので，定期的に目標血中濃度と実投与量の比較を行う．

- CSA，TACの薬物相互作用（特に経口薬同士の場合に消化管CYPの影響で相互作用が強くなる）
  CSAやTACの血中濃度を上昇させる薬剤としてイトラコナゾール，ポリコナゾールなどのアゾール系抗真菌薬（フルコナゾールの影響は小さい），カルシウム拮抗薬，マクロライド系抗菌薬，高用量副腎皮質ホルモン，卵胞ホルモン，アロプリノール，グレープフルーツジュースなどが知られており，リファンピシン，フェノバルビタール，フェニトイン，デフェラシロクス，セイヨウオトギリソウ（セント・ジョーンズ・ワート）含有食品などは血中濃度を低下させる．逆に，ピタバスタチン，ロスバスタチンと併用するとこれらの薬剤の血中濃度が上昇し，横紋筋融解などの有害事象が出現するおそれがある．ジゴキシン，テオフィリンなどの血中濃度も上昇する．

- ヒマシ油に対するアナフィラキシー
  CSAやTACの静注開始直後にポリオキシエチレン硬化ヒマシ油に対するアナフィラキシーを生じることがある．その場合はただちに静注を中止して適切な処置を行う．その後の免疫抑制薬はヒマシ油を含んでいない経口のTACを使用する（CSA，TACの静注製剤やCSAの経口製剤はヒマシ油を含んでいる）．

- 腎障害出現時
  腎障害出現時は脱水傾向が疑われる場合は十分な輸液を行う．体重が増加していても血管内は脱水傾向になっている場合があるので，腹部エコーで下大静脈径とその呼吸性変動を評価する．十分な輸液を行っても腎障害が増悪する場合（血清クレアチニン2 mg/dL以上など）は，CSAを減量し，ステロイドで補うことを検討する．500 ng/mLで維持しているCSAが1 mg/kg/日のPSLと等価と考えて，例えばCSAを半量にして0.5 mg/kg/日のPSLを追加し，それでも腎障害が増悪するようなら，CSAを中止してPSLを1 mg/kg/日に増量する．腎障害が改善したら，CSAを少量から再開してPSLを漸減する．この際にもCSAを1/4量で開始するならPSLを3/4に減量するというような計算方法でよい（ただし，これはGVHD予防における設定であり，すでにGVHDを発症している場合はより高用量のPSLが必要となる）．

（次頁に続く）

(表35続き)

- **その他の副作用**
  高血圧はカルシウム拮抗薬で改善することが多い．痙攣などの中枢神経障害（CSA/TAC脳症，PRES），血栓性微小血管症（TMA）が出現した場合はCSA/FKの中止あるいは減量を検討し，必要に応じて適量のステロイドで補う．振戦は低カルシウム血症，低マグネシウム血症によって出現する．定期的に血清カルシウム，マグネシウム濃度を測定して補充する．まれにカルシニューリン阻害薬の副作用として両下肢の激しい疼痛が出現することがあり（カルシニューリン阻害薬関連疼痛症候群，CIPS），カルシニューリン阻害薬の中止あるいは変更が必要になる[211]．また，CSAはALPやγ-GTPの上昇を伴わない（あるいは軽度上昇のみの）高ビリルビン血症を生じることがある[130]．多くの場合は経過観察のみでかまわない．TACは耐糖能障害を伴うことがある．
- **経口薬への変更**
  CSAあるいはTACは，生着確認後に経口摂取が可能になった時点でCSAなら2倍量，TACなら3倍量の経口薬の1日2分割投与に変更する．トラフ濃度が，非腫瘍性疾患あるいは病初期造血器腫瘍では200〜300 ng/mL，進行期造血器腫瘍では100〜200 ng/mLになるように調節する（現在，内服2〜4時間後の濃度による調節が検討されている）．減量開始時期や速度は，下記を参考にしてGVHDの状況をみながら症例ごとに決定する．
- **CSAの減量**
  ・非腫瘍性疾患あるいは病初期造血器腫瘍の場合：
  　day 50まで濃度を維持．GVHDがなければ以後1週間に5%の減量を目安としてday 180前後に終了する（AAなどではday 180まで濃度を維持するなど，さらに緩徐に減量してもよい）．
  ・進行期造血器腫瘍に対するHLA適合血縁者間移植の場合：
  　day 30まで濃度を維持．GVHDがなければ以後1週間に10%の減量を目安としてday 100前後に終了する．
  ・進行期造血器腫瘍に対する非血縁者間移植の場合：
  　day 50まで濃度を維持．GVHDがなければ以後1週間に10%の減量を目安としてday 120前後に終了する．

　防護環境内に入室する医療従事者や面会者は入退室時の手指衛生を徹底する．通常はアルコールでの手指消毒で十分とされているが，手指がタンパク性物質で汚染している場合，患者がクロストリジウム・ディフィシル感染症，ノロウイルス感染症に罹患している場合は石けんと流水による手洗いが必要である．感染症に罹患している可能性のある場合や，あるいは生ワクチン接種後などの場合は入室を控える．帽子，マスク，スリッパの履き替えは有効性が示されていない．
　食事管理についてもJSHCTの「移植後早期の感染管理ガイドライン第2版」が参考になる．一般に，病院食など1日750食以上を提供する調理施設では，HACCP（Hazard Analysis Critical Control Point）に基づいた「大量調理施設衛生管理マニュアル」が適用されており，原材料の受け入れや下処理段階における管理を徹底すること，加熱調理食品については中心部まで十分加熱し，食中毒菌などを死滅させること，加熱調理後の食品および非加熱調理食品の二次汚染防止を徹底すること，食中毒菌が付着した場合に菌の増殖を防ぐため，原材料および調理後の食品の温度管理を徹底すること，などが指示されている．このマニュアルを遵守した食事は化学療法中も安全であると考えられる．
　食肉類，魚介類，卵の生食は禁止する（**表36**）．生野菜は100 ppm次亜塩素酸ナトリウムで10分間の消毒後に十分に流水で洗浄した後に皮をむく，あるいは加熱調理を行う．乳製品，蜂蜜は殺菌表示のあるものに限定する．漬け物や梅干しは調理工程の衛生管理が確認できるもののみ許可する．カビの生えているチーズ，生の木の実，ドライフルーツは避ける．缶・ペットボトル・ブリックパックに入った

H 無菌管理・移植後早期感染症予防法の決定　97

表36　造血幹細胞移植患者の飲食物の管理

飲食物	リスク	対策
食肉類・魚介類の生食	サルモネラ・カンピロバクター・病原性大腸菌・腸炎ビブリオ・ノロウイルス	食材の中心部まで加熱する
生卵・半生卵およびそれを含む食物	サルモネラ	75℃以上の加熱または低温殺菌の表示のある食品
野菜・果物の生食	動物の糞尿による汚染・土壌中の真菌付着・腸管出血性大腸菌などで汚染された水・ノロウイルス・サルモネラ	次亜塩素酸ナトリウム（100 ppm）に10分浸漬後，飲料に適した水で流水洗浄し，皮をむくか加熱処理
手作り野菜，野菜ジュース	野菜・果物の生食と同じ	低温殺菌
野菜の新芽（もやし，アルファルファなど）	野菜・果物の生食と同じ	75℃以上の加熱
殺菌されていない乳製品（クリーム，バター，ヨーグルト，チーズ，濃縮ホエイ，濃縮乳，乳酸菌飲料など）	サルモネラ・カンピロバクター・リステリア	殺菌表示のあるもの
カビのはえているチーズ（カマンベール，ブルーチーズなど）	ペニシリウム	避ける
汚染された水		避ける
味噌	アスペルギルス・オリゼなどの真菌	加熱調理
納豆	納豆菌（病原性は低いが100℃以上での加熱にも耐える）	慎重に摂取
豆腐	調理途上の大腸菌，ノロウイルス	殺菌表示，85℃1分の加熱
生の木の実，ドライフルーツ	アスペルギルス・フラバスなど	避ける
漬物・梅干	腸炎ビブリオ	調理工程の衛生管理が確認できない場合は避ける
缶・ペットボトル・ブリックパックなどに入った飲料	直接口をつけて飲用すると口内や手などに付着している微生物が混入増殖する可能性あり．	開封後はコップなどの容器にとり飲用する．開封後は冷蔵保存し，24時間を過ぎたら破棄する
水道水	クリプトスポリジウム	井戸水・湧水は避ける．水道水は1分煮沸することを推奨する
氷		上記の飲用可能な水で製氷
缶詰・レトルト食品	ボツリヌス	容器の破損・変形・膨張していない製品を摂取．開封後は24時間過ぎたら破棄する
アイスクリーム，シャーベット，ゼリー，プリン	未殺菌乳を使用したアイスクリームはリステリアなどによる汚染の可能性あり．自家製シャーベット，ゼリー，プリンは調理工程での汚染の可能性あり	個別密封されている製品．一度溶解したものは避ける
蜂蜜	ボツリヌス	殺菌表示のある製品

（「移植後早期の感染管理第2版」を改変）

飲料は賞味期限内のものとし，開封後は冷蔵保存し，24時間経過したら破棄する．水道水は1分以上沸騰後に飲用する．アイスクリーム，ゼリー，プリンは個別密封されたものとする．お菓子類も少量個別包装のものを選択する．そのほか，カルシニューリン阻害薬の血中濃度に影響を与えるグレープフルーツ，スウィーティー，ハッサク，ブンタンなどを避ける．

2. 免疫不全状態の評価

造血幹細胞移植患者の感染症対策においては，個々の患者の免疫不全因子を評価し，罹患しやすい病原微生物を予測して対策を考えることが重要である（表37）．

カテーテル挿入や移植前処置などによる皮膚・消化管粘膜障害は細菌や真菌（特にカンジダ）の体内侵入による感染症を誘発する．貪食機能を有する好中球やマクロファージの数的あるいは（MDSやステロイド投与などによる）質的異常も全身性真菌感染症の重要な危険因子となる．好中球は500/μL未満になると感染症が

表37 免疫不全因子と感染症

障害システム	皮膚・粘膜	貪食細胞	補体	液性免疫	細胞性免疫
防御メカニズム	・物理的バリア ・リゾチームやラクトフェリンの分泌 ・IgAの分泌	・好中球やマクロファージによる病原体の貪食と殺菌 ・感染部位への遊走，接着	・オプソニン化 ・ウイルスの不活化 ・貪食細胞の遊走 ・溶菌作用	・補体活性化 ・ADCCなど ・貪食作用促進 ・病原体の殺菌，不活化	・感染細胞の破壊（細胞傷害活性） ・NK活性 ・マクロファージ活性化 ・特異的抗体産生促進
主な病態	・外傷，熱傷，褥創 ・外科的処置 ・放射線照射 ・薬剤（抗がん剤，中毒性表皮壊死症） ・血管留置カテーテル ・皮膚・消化管GVHD	・好中球減少（血液疾患，薬剤，アルコール，ビタミンB₁₂欠乏，葉酸欠乏，ウイルス感染症など） ・遊走能低下（糖尿病，リウマチ，ステロイド，熱傷，アルコールなど）	・脾摘後 ・鎌状赤血球症 ・全身性エリテマトーデス ・低栄養	・脾摘後 ・多発性骨髄腫 ・悪性リンパ腫 ・CLL ・薬剤（ステロイド，リツキシマブ，ボルテゾミブなど） ・慢性GVHD	・AIDS ・臓器移植 ・造血幹細胞移植 ・悪性リンパ腫 ・薬剤（ステロイド，免疫抑制剤，プリン拮抗薬など）
主な病原体	・一般細菌（ブドウ球菌，腸球菌，緑膿菌，グラム陰性桿菌など） ・カンジダ	・一般細菌（ブドウ球菌，連鎖球菌，肺炎球菌，腸球菌，緑膿菌，そのほかのグラム陰性桿菌など） ・真菌（カンジダ，アスペルギルス，ムーコル）	・一般細菌（主にグラム陽性菌と莢膜被包菌）	・一般細菌（主にグラム陽性菌と莢膜被包菌） ・ウイルス感染症	・細胞内寄生菌（抗酸菌，リステリア，マイコバクテリア，レジオネラ，ノカルジア） ・ウイルス ・真菌（ニューモシスティス・イロベチーを含む） ・原虫（カリニ，トキソプラズマなど）

増加し，100/μL 未満となるとさらにリスクが高まることが知られている[215]．好中球は細菌や真菌を貪食，殺菌する働きを持ち，特に細胞外で増殖する細菌や真菌に対して中心的に働くので，好中球減少時にはブドウ球菌，連鎖球菌，肺炎球菌，腸球菌，腸内のグラム陰性桿菌，緑膿菌などのブドウ糖非発酵グラム陰性桿菌などの細胞外寄生菌や，アスペルギルス，カンジダ，ムーコルなどの真菌による感染症が増加する．

液性免疫能は血清免疫グロブリン G (IgG) 濃度で評価する．細菌に対する特異的抗体は菌体に結合して貪食細胞の貪食作用を促進する．特に肺炎球菌，髄膜炎菌，インフルエンザ桿菌などの莢膜を有する細菌（莢膜被包菌）は，貪食作用に抵抗性を示すので，莢膜に特異抗体が結合し，補体の活性化を生じることが必要である．また，ウイルスに対する特異抗体は中和作用によってウイルスの細胞侵入を予防したり，抗体依存性細胞傷害作用（ADCC）によって NK 細胞などによる感染細胞の破壊を促進したりするので，液性免疫不全（IgG 500 mg/dL 未満）状態では細胞外増殖菌やウイルス感染症が増加する．

細胞性免疫能は末梢血の CD4 陽性 T 細胞数，CD8 陽性 T 細胞数などで評価することができる．CD4 陽性 T 細胞はサイトカインの産生を介して抗原特異的抗体産生の促進，マクロファージなどによる細胞内寄生菌の貪食の促進，細胞傷害性 T 細胞の活性化を促す．また，CD8 陽性細胞傷害性 T 細胞はウイルス感染細胞などを破壊する．したがって，細胞性免疫不全状態では抗原特異的抗体産生能の低下，マクロファージの活性化障害，細胞傷害性 T 細胞の機能低下などのために，ウイルス感染症，真菌感染症，原虫感染症が増加する．

図 23 に同種造血幹細胞移植患者の移植後の各時期に対応した免疫不全因子と好発感染症を示す．通常の化学療法や自家造血幹細胞移植は図の最初の 1 ヵ月部分に該当する．同種造血幹細胞移植の場合は早期の好中球減少期間および粘膜障害の時期を乗り越えた後にも，急性 GVHD の発症による細胞性免疫の回復遷延，ステロ

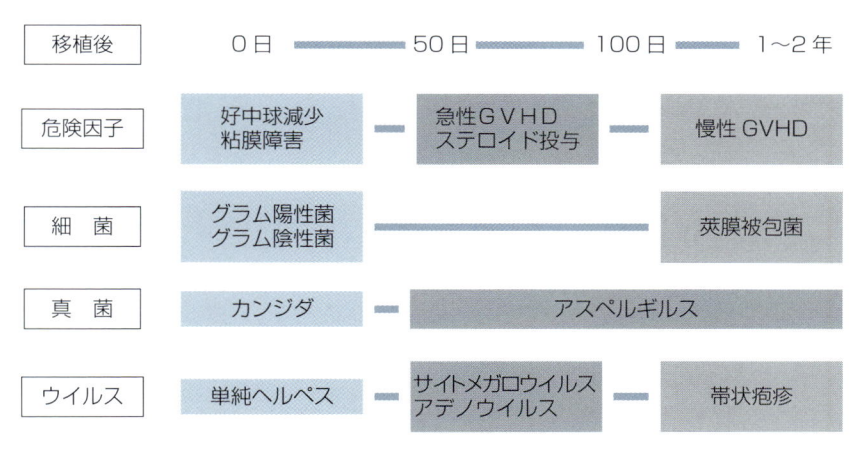

図 23 造血幹細胞移植後の時期別の危険因子および好発する感染症

(Soiffer RJ et al. Blood 2011; 117: 6963-70)

イドの投与による好中球，単球，マクロファージなどの貪食能低下，慢性 GVHD の発症に伴う液性免疫の回復遷延などの危険因子が続発する．

3. 移植後早期細菌・真菌感染症の予防(表38)

　好中球減少期間の細菌感染症の発症予防としてはキノロン系抗菌薬がもっとも広く用いられている．キノロン予防投与の有効性を評価した RCT を統合したメタアナリシスの結果では，キノロンの予防投与はグラム陰性細菌の感染症を有意に減少させることが示されている[216]．グラム陽性菌感染症の発症頻度は変化しない．また，近年発表されたメタアナリシスではあらゆる原因による死亡を減少させることが示されたため[217]，造血幹細胞移植のように高度の好中球減少を生じる状況ではキノロン系抗菌薬を予防投与することが推奨されている[218, 219]．しかし，耐性菌の出現は避けることができないため，各施設においてどのような耐性株が出現しつつある

表38　移植後感染症予防例(活動性の感染症がない場合)

❶ 同種移植
・移植前から生着時期まで
　LVFX[*1,2]　500 mg×1/day　PO　day−7〜
　FLCZ[*1,2,3]　200 mg×1/day　PO　day−7〜
　ACV[*1,2]　200 mg×1/day　PO　day−7〜day 35
　G-CSF　必要に応じて生着まで
・生着〜免疫抑制剤終了まで
　FLCZ[*2]　200 mg×1/day　PO　day−7〜
　ACV[*2]　200 mg×1/day　PO　day 36〜免疫抑制剤終了まで
　ST合剤[*4]　1T×1/day　PO　生着から免疫抑制剤終了かつ CD4 陽性細胞数が 200 個/μL を越えるまで
　サイトメガロウイルス感染対策は別項を参照．
・GVHD に対してステロイドを投与中（≧0.3 mg/kg）
　LVFX[*2]　500 mg×1/day　PO
　VRCZ[*5]　200 mg×2/day　PO　CSA，TAC との相互作用に注意
・慢性 GVHD で IgG＜400 mg/dL の状態が持続
　ユナシン　375 mg×3/day　PO　マクロライドとの交替療法を検討
　適宜 IVIG 投与　5 g/1〜2 week
❷ 自家移植
・移植前から生着時期まで（ACV は自家移植後1年までの1日 200 mg の投与も検討する）
　LVFX[*1,2]　500 mg×1/day　day−7〜
　FLCZ[*1,2,3]　200 mg×1/day　day−7〜
　ACV[*1,2]　200 mg×5/day　day−7〜day 35

[*1]：口内炎などで内服不可能の場合には，LVFX は中止とし，FLCZ は同量の静注製剤に変更．ACV は同量のドライシロップ剤に変更するか 250 mg×1〜2/day の静注投与に変更する．
[*2]：静注広域抗菌薬投与中は経口 LVFX は内服中止，静注抗真菌薬投与中は経口 FLCZ は中止，静注ガンシクロビル投与中は ACV は中止とする．
[*3]：侵襲性アスペルギルス症の既往を有する場合は移植前から VRCZ，ミカファンギン（50〜150 mg/day），アムビゾーム（2.5 mg/day）などの抗糸状菌薬による二次予防投与を行う．アスペルギルス症が多発する施設では既往がなくても ITCZ（200 mg/day）を含めた抗糸状菌薬を予防投与する．
[*4]：骨髄抑制，腎毒性，嘔気，アレルギー反応などにより ST 合剤を投与できない場合にはペンタミジン 300 mg＋蒸留水 10 mL の4週間に1回の吸入で代用する．ペンタミジン吸入はときに喘息用の発作を誘発することがあるので β 刺激薬の吸入を先行させてもよい．
[*5]：ITCZ でもよい．ITCZ や VRCZ を予防投与する際には，適切な血中濃度が得られているかどうかを確認する．

かをアンチバイオグラムで常にモニターする必要がある．また，好中球減少中の発熱に対して静注の抗菌薬を開始する場合にも予防的に投与していた経口抗菌薬は中止する．予防期間は好中球回復までが原則であるが，発熱持続時やステロイド投与中などは継続することがある．

免疫抑制患者の全身性真菌感染症で，もっとも頻度の高い原因真菌はカンジダとアスペルギルスである．フルコナゾール（FLCZ）の普及によってカンジダ症の発症は抑制されたが，アスペルギルス症の増加は続いた．しかし，2000年代に入って数々の抗糸状菌薬が使用できるようになり，アスペルギルス症の増加も頭打ちとなっている．カンジダは消化管に定着するが，好中球減少などの免疫抑制と抗がん薬などによる消化管粘膜障害によって血管内に侵入しやすくなり，血流を介して多臓器に播種する．中心静脈カテーテル感染症の頻度も高い．一方，アスペルギルスは土壌や空中などの自然環境に存在する糸状菌属である．アスペルギルスの分生子は空気中に浮遊するため，それを吸入することによって経気道的に感染する．好中球減少患者やステロイドの投与を受けている患者においては，アスペルギルスは血管や肺組織に侵襲し，血管内に侵入した後に多臓器に播種することが多い．

また，免疫抑制患者の増加，アスペルギルス症対策の改善によって，ムーコル症が増加している．アスペルギルス症と比較すると決して頻度は高くないが[220-222]，免疫力が高度に抑制された患者においては念頭に置く必要がある．肺アスペルギルス症と類似した臨床像を示すので，鑑別は難しい．ムーコル症はアスペルギルス・ガラクトマンナン抗原やβ-D-グルカンが陰性であること，結節が多発しやすいこと，胸水を伴いやすいこと，逆 halo sign（結節影の中心部がすりガラス状になっている）を呈することがあることなどが参考となるが，確定診断には生検が必要である．

造血器腫瘍患者に対する抗真菌薬の予防投与としてもっとも広く用いられているのは FLCZ である．骨髄移植患者のみを対象とした RCT では FLCZ の予防投与はプラセボと比較して全身性真菌感染症の軽減のみならず，生存率が改善する可能性も示されている[223-225]．FLCZ の弱点はアスペルギルスに対して無効であることとカンジダの一部（*C. Krusei* や *T. glabrata*）に対する効果が弱いことである．そこで，同種造血幹細胞移植後の真菌感染症予防として，FLCZ と，より広域スペクトラムな抗真菌活性を有するイトラコナゾール（ITCZ）を比較した2つの RCT が行われた[226,227]．Winston らの報告では *C. Krusei*，*T. glabrata*，アスペルギルス属による感染症の発症は FLCZ 群で15例に認められたのに対し，ITCZ 群では4例のみに抑制された．移植後の侵襲性真菌感染症の累積発症頻度は，移植後早期の好中球減少期には両群に差が認められないが，移植後2ヵ月～3ヵ月にかけて，すなわち急性 GVHD に対してステロイドを投与する時期に両群間に侵襲性真菌感染症の発症頻度の差が生じていた（図24）．また，同種造血幹細胞移植患者を対象とした ITCZ と VRCZ の RCT では，ITCZ の不耐容患者が多く，予防成功率は VRCZ が有意に優れていた[228]．国内未承認であるが GVHD 発症例を対象としたポサコナゾール（PSCZ）と FLCZ の RCT では PSCZ 予防投与群でアスペルギルス症の発症が有意に少ないことが示されている[229]．なお，ITCZ や VRCZ は FLCZ と比較しても CSA や TAC の血中濃度を上昇させる相互作用が強く，これらの薬剤を予防投与す

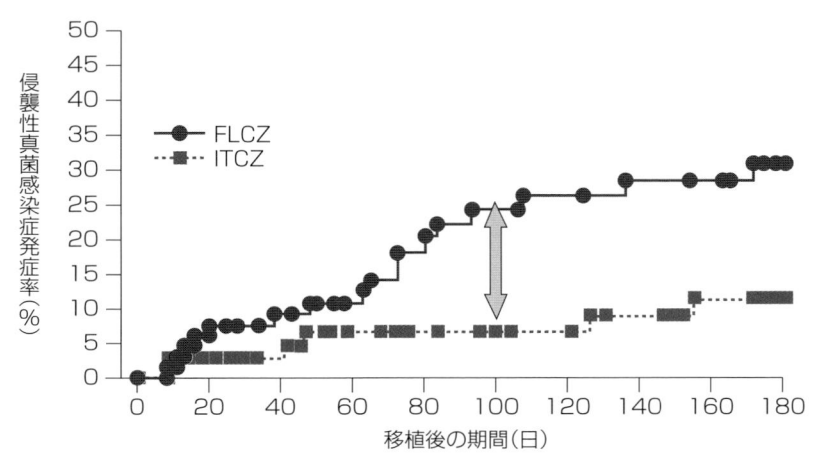

図24 FLCZ予防群とITCZ予防群の同種造血幹細胞移植後の侵襲性真菌感染症発症頻度の比較

（Winston DJ et al. Ann Intern Med 2003; **138**: 705-3）

る際にはCSAやTACの血中濃度を小まめに測定して投与量を調整する必要がある（初期投与量は減量しなくてもよい）．

これらの結果から，移植後早期の好中球減少期間については，安全性の高いFLCZによる予防を行うことは妥当であると考えられるが，GVHDに対してステロイドの投与を受けている患者においては，アスペルギルスを含めてより幅広いスペクトラムを有する抗真菌薬の投与を行うか，あるいは定期的に胸部単純CTやアスペルギルスGM抗原を測定することによって早期発見に努めるべきであろう．真菌症の既往のある患者の再燃予防（二次予防）では，その真菌症の治療時に奏効した薬剤が選択されることが多い．前方視的試験ではVRCZの有用性が示されている[230]．抗真菌薬の予防投与期間は明確な基準はないが，免疫抑制剤の終了時まで継続することが多い．

4. 移植後の顆粒球コロニー刺激因子の投与

化学療法後や同種造血幹細胞移植後に顆粒球コロニー刺激因子（G-CSF）を予防的に投与すると顆粒球減少期間を短縮することが可能である．一般的なガイドラインでは，好中球減少中の発熱（febrile neutropenia：FN）の発症リスクが20%以上ならG-CSFを予防投与することが推奨されており[231, 232]，造血幹細胞移植はこれに該当する．一方，G-CSFはさまざまな免疫担当細胞にも影響を及ぼすことが知られており，同種移植後早期に投与した場合にはGVHDの発症に影響を与える可能性がある．EBMTの大規模な後方視的解析では，BMT群においてはG-CSFの予防投与はグレードⅡ～Ⅳの急性GVHDおよび慢性GVHDの発症や移植関連死亡に対して独立して有意な危険因子として同定されたが，再発の減少とは関連せず，生存率，無病生存率にも有意に悪影響を及ぼしていた[233]．しかし，PBSCT群では

G-CSFの予防投与はGVHDの発症率，移植関連死亡率，再発率，生存率との有意な関連は認められなかった．この研究では患者背景が多彩であり，G-CSFの予防投与を受けた群に不利な条件の患者が多く，多変量解析でもその影響を完全には補正できなかったことが想像される．また，感染症の危険の高い状況においてG-CSFの予防投与が行われた可能性があるが，移植前の感染症は解析の因子に含まれていない．IBMTRに登録された2,719例のAMLあるいはCMLに対する移植の解析では，G-CSFの予防投与による急性・慢性GVHDの発症率，無白血病生存率，全生存率への影響は示されなかった[234]．よって，EBMTの解析結果のみに基づいて同種移植後のG-CSFの投与が危険であると判断するべきではない．現時点で明確なことはG-CSFの予防投与によって生着は早くなるということだけであり，GVHDの発症や移植関連死亡率に関しては不明である．したがって，感染症の危険の高いような患者ではG-CSFの予防投与を躊躇するべきではなく，一方でルーチンに全症例に予防投与を行うことの有用性は明らかではない．なお，骨髄性腫瘍に対してG-CSFを投与した場合に腫瘍を増殖させる危険性については，化学療法におけるRCTの結果から，少なくとも寛解状態での投与であれば臨床的に大きな影響はないと考えられる[231]．

5. ニューモシスティス肺炎の予防

ニューモシスティス肺炎（以前はカリニ原虫と呼ばれていたが，現在は真菌に属することが示され，*Pneumocystis jirovecci* と呼称が変更された）は移植後のST合剤（sulfamethoxazole/trimethoprim）によって予防可能である．移植前にも投与する施設もあるが，腎毒性のために移植前処置の薬剤の投与に影響を与える可能性がある．移植後早期のニューモシスティス肺炎の発症はまれであり，生着後に速やかに投与を開始すれば十分に予防できる．骨髄抑制などで投与が困難である場合はペンタミジンの吸入で代用する．アトバコンによる予防も可能である．

6. 単純ヘルペスウイルス，水痘・帯状疱疹ウイルスの予防

移植後早期に好発する単純ヘルペスウイルス感染症は移植後1ヵ月程度のアシクロビル（ACV）の予防投与（1,000 mg/day）によって有効に予防できるが[235]，予防投与を終了すると移植後3～6ヵ月ごろをピークに帯状疱疹が移植患者の20～50％に認められる[236]．移植後は全身播種性病変を認めることもある．そこで，少量のACVを長期間投与することによって帯状疱疹を予防する試みが行われてきた．予防期間を6ヵ月などに区切ったRCTでは予防投与中の発症はほぼ完全に抑制されたが，予防終了後の発症例の多発のために，最終的な発症率を低下させることはできなかった[237]．その後，より長期間の予防投与，あるいは免疫抑制剤投与中は投与期間を延長するなどの試みによって最終的な発症率も低下できることが示されている[238-242]．ただし，予防投与終了後1年以内に30％程度に帯状疱疹の発症がみられる．現状では移植後少なくとも1年，かつ免疫抑制剤終了までのACVの予防投与の継続が推奨されるが，移植後2年を経過した段階で免疫抑制剤が切れていれば，ワクチンの投与を検討する価値がある[243]．

また，国内では帯状疱疹に対するACVの予防投与量は200 mg/日が一般的に

なっているが，単純ヘルペスウイルスは ACV に対する感受性がより高いため，移植後早期の単純ヘルペスウイルスを対象とした ACV の予防投与においても 200 mg/日に減量する試みが行われている[244]．

7. B 型肝炎ウイルス再活性化の予防

B 型肝炎ウイルスキャリアあるいは既感染者に対して免疫抑制力の強い薬剤を投与したり造血幹細胞移植を行ったりすると，ウイルスが増殖し，その後に免疫抑制が解除されたときに急激に肝炎を発症することがある．特に造血幹細胞移植患者やリツキシマブの投与を行う患者の場合は，すでに HBs 抗体陽性，HBc 抗体陽性の既感染者（seroconversion 後の患者）においても，高度の免疫抑制によって再活性化（reverse seroconversion）を生じ，肝炎を発症するリスクが高い[245]．国内の移植前 HBs 抗体陽性患者 14 例の解析では，全例が同種移植後に HBs 抗体価が低下し，12 例は抗体が検出感度以下となり，7 例が HBs 抗原が陽性化した．reverse seroconversion の頻度は移植後 2 年で 39.8％，5 年で 70％と高かった[246]．海外の 61 例の HBc 抗体陽性患者の解析でも移植後 2 年で 21.7％，4 年で 42.9％に reverse seroconversion がみられている[247]．そこで，移植後に B 型肝炎ウイルスワクチンを接種する試みが行われている[248]．3 回のワクチン接種によって reverse seroconversion の抑制に成功した（図 25）．

そこで，移植前のスクリーニングとして全例に HBs 抗原，HBc 抗体，HBs 抗体の検査を行う．HBs 抗原が陽性の場合は HBe 抗原，HBe 抗体，HBV-DNA 定量検査を行うとともにエンテカビルを開始する．HBs 抗原は陰性であるが HBc 抗体あ

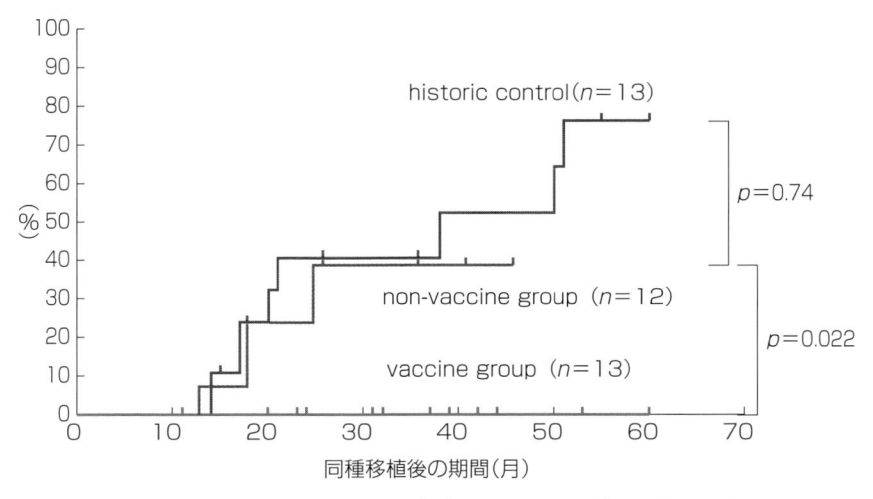

図 25　B 型肝炎既感染者に対する同種移植でのワクチン接種の効果の解析
historical control は 2003 年以前のワクチン接種なしの症例（$n=13$），non-vaccine group は 2003 年以降で医師判断あるいは免疫抑制長期化などでワクチン接種されていない症例（$n=12$），vaccine group は B 型肝炎ワクチンを 3 回接種した症例（$n=13$）．Y 軸は reverse seroconversion 発生頻度．
（Onozawa M et al. Biol Blood Marrow Transplant 2008; 14: 1226-30）

るいはHBs抗体が陽性の場合はHBV-DNA定量検査を追加し，HBV-DNAが陽性の場合はエンテカビルを開始し，陰性の場合は月に1回のHBV-DNA定量検査を行い，陽性化したらエンテカビルを開始する．HBV-DNAのモニターは，造血幹細胞移植後は長期間のモニターが必要である．厚生労働省の研究班から『免疫抑制・化学療法により発症するB型肝炎対策ガイドライン（改訂版）』（http://www.ryumachi-jp.com/info/news110926_gl.pdf）が公表されている．

ただし，HBs抗体はワクチン接種や輸血によっても陽性化することがあるので注意が必要である．HBc抗体の有無を必ず確認する．

1. 輸血対策の決定

輸血を行う目的は，血液中の赤血球，血小板，凝固因子などを補充することによって臨床症状を改善する（あるいは症状の出現を予防する）ことである．輸血を行う際には，その必要性やリスクなどについて網羅的に事前に説明し，同意を得る必要がある．移植後の血液製剤投与の目安は通常の化学療法時と同様であり，ヘモグロビン値で7〜8 g/dL，血小板数で1〜2万/μLを維持するように輸血を行う．ただし，消化管出血など活動性の出血がある場合には血小板はより高値（5万/μL以上など）を目標とする（『輸血療法の実施に関する指針』（改定版）http://www.mhlw.go.jp/new-info/kobetu/iyaku/kenketsugo/dl/tekisei-01.pdf および『血液製剤の使用指針』（平成24年3月改正）http://www.mhlw.go.jp/new-info/kobetu/iyaku/kenketsugo/dl/tekisei-02.pdf）．緊急時以外は輸血は緩徐に開始する．ABO不適合輸血に伴う血管痛，胸腹痛などの症状は輸血開始直後に出現するため，少なくとも輸血開始後の5分間は患者の様子を観察する．15分後に即時型溶血反応がないことを確認し，その後も皮疹などのアレルギー反応などの出現を定期的に観察する．

輸血関連急性肺障害（TRALI）は輸血中あるいは輸血後6時間以内に生じる非心原性肺水腫であり，肺水腫，低酸素血症を伴う．心不全とは異なり，循環負荷の所見（心拡大など）はない．TRALIは酸素投与や人工呼吸管理などの早期の全身管理によって改善することが多い．血小板輸血時は発熱，皮疹などのアレルギー反応が出現する頻度が高いので輸血の前にクロルフェニラミンを前投与してもよい．

造血幹細胞移植の特殊性として，患者とドナーの赤血球のABO型が異なる移植が行われることがある．A型の人は抗B抗体を，B型の人は抗A抗体を，O型の人は抗A抗B抗体を持っているが，これらの抗体は，他人の血液に曝露されなくても，食物，環境などに広く存在するA抗原，B抗原類似物質に感作されて自然に産生される抗体であり，これらの抗体が造血幹細胞移植時に合併症を生じる可能性がある．ABO型不適合の組み合わせは，患者血漿中にドナー赤血球抗原に対する抗体が存在する場合（例：患者O型，ドナーA型）を主不適合（major mismatch），ドナー血漿中に患者赤血球抗原に対する抗体が存在する場合（例：患者A型，ドナーO型）を副不適合（minor mismatch），患者血漿中にドナー赤血球抗原に対する抗体が存在し，かつドナー血漿中に患者赤血球抗原に対する抗体が存在する場合（例：患者A型，ドナーB型）を双方向不適合（bidirectional

表39 ABO不適合とGVHDの発症，生存の関連を評価した主要な臨床研究

著者	年	ABO不適合造血幹細胞移植後の生存			GVHD発症リスク
		主不適合	副不適合	双方向不適合	
Kimura et al	2008	低下	低下	不変	主不適合・副不適合で増加
Helming et al	2007	不変*	不変*	不変*	不変*
Erker et al	2005	不変	低下	低下	不変
Kim JG et al	2005	不変	不変	不変	不変
Stussi et al	2002	低下	不変	不変	副不適合で増加
Benjamin et al	1999	低下†	低下†	不変	主不適合・副不適合で不変
Bacigalupo et al	1988	—	—	—	副不適合で増加
Benisnger et al	1982	不変	—	—	主不適合で不変
Buckner et al	1978	—	不変	—	副不適合で不変

*は小児での解析，†はAMLおよびMDSでの解析結果.

（Booth GS et el. Biol Blood Marrow Transplant 2013; 19: 1152-8）

mismatch）という．

　これらのABOの主不適合に加えて，RhDの主不適合［患者がRhD（−），ドナーがRhD（＋）］や，その他にも患者が有する何らかの不規則抗体に対応する抗原がドナー赤血球に発現している場合は，骨髄液を輸注する前に赤血球除去処理が必要となる．逆に，副不適合が存在する場合には骨髄液中の血漿除去が必要となる．

　輸血も以下に示すような特殊な対応が必要になる．これらの特殊の輸血方法は移植後にA，B抗原，抗A，抗B抗体価などをモニターし，患者の血液型が完全にドナー型に変わるまで続ける．ただし，ABO型副不適合移植後は血液型検査のオモテ検査とウラ検査が一致しない状態が持続する（例えば，赤血球型は患者型のA型からドナー型のO型に変わったのに，抗A抗体は検出されない）．なお，ABO型不適合がGVHDの発症や生存率に悪影響を及ぼすという報告もあるが，否定的な結果を示すものもあり，一定した見解は得られていない（表39）[249, 250]．

1. ABO型副不適合（患者A型：ドナーO型，患者AB型：ドナーA型などの場合）

　輸注した幹細胞液の血漿中の抗体や輸注されたリンパ球から産生された抗体によって患者赤血球の溶血を生じる可能性がある（passenger lymphocyte syndrome）[251]．特に，同種PBSCT後は，移植後7〜14日頃の急激な溶血（Coombs試験陽性）に注意が必要である．骨髄は洗浄して血漿を除去してから移植する．輸血を行う場合は，赤血球はドナー型，血小板とFFPは患者型を用いる（表40）．移植前の化学療法の時点からドナー型の赤血球を輸血することによって不適合の赤血球の希釈を行ってもよい．

2. ABO型主不適合（患者O型：ドナーA型，患者A型：ドナーAB型などの場合）

　患者体内の抗体によって，輸注した幹細胞液の赤血球や輸注された幹細胞から分

表40　ABO型不適合移植で用いる血液製剤

患者（移植前）ABO型	ドナーABO型	不適合パターン	用いる血液製剤 MAP型	用いる血液製剤 PC, FFP型
A	B	双方向不適合	O	AB
	O	副不適合	O	A
	AB	主不適合	A	AB
B	A	双方向不適合	O	AB
	O	副不適合	O	B
	AB	主不適合	B	AB
O	A	主不適合	O	A
	B			B
	AB			AB
AB	A	副不適合	A	AB
	B		B	
	O		O	

化された赤芽球および赤血球の溶血を生じる可能性がある．骨髄は赤血球除去（骨髄濃縮）を行ってから移植する．患者抗体が移植後長期間にわたって残存することもあり，その場合は赤芽球癆様の病態を呈する．赤芽球癆に対してステロイド，リツキシマブなどが投与されることもあるが，自然軽快することも多く，適切な管理方法は不明である[252]．ミニ移植では患者への免疫抑制が軽度であるために患者抗体が残存する期間が延長する可能性があるが，前処置の種類によって異なり，FLU-BUのような比較的強度の強い前処置であれば大きな問題とはならない[253, 254]．輸血を行う場合は，赤血球は患者型，血小板とFFPはドナー型を用いる（表40）．

3. 双方向不適合（患者A型：ドナーB型などの場合）

上記の副不適合，主不適合の両者の合併症を生じる可能性がある．輸血を行う場合は，赤血球はO型，血小板とFFPはAB型を用いる（表40）．

4. そのほかの考慮

RhD不適合や不規則抗体の有無に関しても評価が必要であり，適宜輸注幹細胞液の処理や移植後の輸血の対策を行う．これらの赤血球型不適合移植における特殊の輸血方法は移植後にA，B抗原，抗A，B抗体価などをモニターし，患者の血液型が完全にドナー型に変わるまで続ける．

血液製剤は輸血後GVHDの予防のために放射線照射処理を行った後で輸注する．また，HLA抗体出現予防，CMV感染予防などのために白血球除去製剤を使用し，血小板は成分献血由来のものを用いる．患者，ドナーともにCMV未感染の場合はCMV陰性の血液製剤を用いる．ただし，白血球除去製剤であればCMV感染のリスクは非常に低いので，急を要するときはCMV陽性の白血球除去血液製剤を使用する[255]．

表 41 輸血によって予測される血算の変化

赤血球	・予測上昇 Hb(g/dL)＝投与 Hb 量(g)/循環血液量(dL) ・循環血液量(dL)＝70 mL/kg 体重 50 kg であれば Hb 14～15 g/dL の赤血球濃厚液を 2 単位（400 mL 由来）輸血すれば Hb の 1.6～1.7 g/dL の上昇が予測される
血小板	・予測上昇血小板(/μL) ＝輸血血小板総数／[循環血液量(mL)×10^3]×2/3 ・循環血液量(dL)＝70 mL/kg 体重 71 kg（循環血液量 5,000 mL）の患者に血小板濃厚液 5 単位（$1.0×10^{11}$ 個以上の血小板を含む）を輸血すれば血小板数 1.35 万／μL 以上の上昇が予測される

　輸血後に予測されるヘモグロビン値，血小板数（表 41）から考えて輸血不応性が認められた場合には出血，溶血，血栓性微少血管症，播種性血管内凝固症候群（消費性凝固障害）などによる消費の亢進を評価するとともに，必要に応じて HLA 抗体，抗血小板特異抗体の有無の検索を行う．

　HLA 抗体を有する患者に移植を行う場合には血小板輸血が必要になる時期を予測して，適切な頻度での HLA 適合血小板輸血を早い段階で（遅くとも輸血の 1 週間前までに）予約しておく．

J. 栄養管理の決定

　造血幹細胞移植後の患者は，移植前処置や移植後の MTX 投与などによる嘔気・粘膜障害，あるいは消化管 GVHD の発症によって経口摂取が困難となり，しばしば完全静脈栄養（total parenteral nutrition：TPN）を必要とする．しかし，骨髄破壊的な移植でも TPN を必要としない場合もあり，経腸栄養を含めて，可能な限り消化管機能を利用すべきである．

　栄養計画では最初に 1 日の必要エネルギー量を計算する．基礎エネルギー消費量（basal energy expenditure：BEE）に活動係数とストレス係数を掛け合わせて計算することができるが，理想体重から計算する簡易な方法を用いてもよい（表 42）．そして，経口摂取で不足している分を静脈栄養で補う．

　重篤な消化管 GVHD を発症した場合は，免疫抑制剤の効果判定のために経口摂取は中止し，TPN での管理を行う[256]．下痢量は 1L を超える場合は亜鉛の追加補充を要する．下痢や腹痛が改善したら，まずは等張液の経口接種を試み，乳糖，脂質，線維，酸度の低い食事から徐々に開始する．

K. 心理的サポート

　造血幹細胞移植患者の精神的ストレスは，その治療がときに致死的になり得るものであることや，強力な治療による短期的・長期的の障害を伴うものであることに起因する[258]．また，時期によってストレスの原因は表 43 のように変化する．移

表42 成人の栄養療法の計算（小児，思春期は異なる）

A. 必要エネルギー量
❶ 基礎エネルギー消費量（BEE）から計算
・男性：BEE（kcal）＝66.5＋13.75×体重（kg）＋5.003×身長（cm）－6.775×年齢（歳）
・女性：BEE（kcal）＝655.1＋9.563×体重（kg）＋1.850×身長（cm）－4.676×年齢（歳）
1日必要エネルギー量＝BEE×活動係数（1.0～1.8）×ストレス係数（1.0～2.0）
通常は維持栄養としてはBEE×1.2～1.3（少なくとも×1.0），ストレス状態ではBEE×1.5を目安とする．
❷ 理想体重から簡易計算
維持栄養：25～30 kcal/kg　　ストレス状態：40～45 kcal/kg

B. タンパク量：1～1.5 g/kg
骨髄破壊的移植からの回復期，ステロイド投与中，透析中は高めとし，腎不全では低めとする．

C. 脂　質：最低で全エネルギー量の6～8％，最大で40％
脂質の割合は高中性脂肪血症では低めとし，高血糖では高めに設定する．長時間かけて点滴静注する．血栓症，肝障害，凝固障害時などは禁忌．

D. 糖　質：5 g/kg以下
必要エネルギーからタンパク質，脂質によるエネルギーを引いた量に設定する．
高血糖では低めに設定する．

E. 水　分：1,500 mg/m^2
VOD/SOS，心不全，肺水腫，急速な体重増加では減量，発熱，下痢，嘔吐では増量．

F. 電解質，ビタミン，微量元素
電解質は維持輸液の電解質を基本として血清電解質濃度によって調整する．
ビタミン，微量元素はTPNや経腸栄養の製剤内容を確認して不足しているものを補う．

(Lenssen P et al. Nutrition support of the hematopoietic cell transplant recipient, 4th ed, 2009. 藤重夫．栄養管理と輸液管理．チーム医療で行う造血幹細胞移植プラクティカルガイド，神田善伸（編），2009)

植患者95名の調査では34.7％が適応障害，11.6％が大うつ病性障害，5.3％が不安障害と診断された[259]．国内の調査でも39例中16名に何らかの心理的問題が生じ，その半数以上は適応障害であった[260]．したがって，造血幹細胞移植患者の多くは心理的問題を体験するということであり，移植前の段階から専門的スタッフによる心理的サポート体制を構築することが望ましい．サポートの方法としては，一般的な支持的精神療法（受容的態度，傾聴，共感など），リラクセーション法を加えた統合的な方法などの心理療法的アプローチが中心となるが，効果が不十分な場合や大うつ病性障害を合併した場合などは選択的セロトニン再取り込み阻害薬（SSRI）やセロトニン・ノルアドレナリン再取り込み阻害薬（SNRI）などの投与が行われる[260]．ただし，これらの薬剤も薬物相互作用を含めてさまざまな注意を要するので専門医による処方が望まれる．患者本人だけでなく，患者家族やドナーの心理的サポートについても配慮が必要である．

L. リハビリテーション

造血幹細胞移植患者は，防護環境への隔離や，さまざまな合併症のために身体活

表 43 造血幹細胞移植前後の心理社会的問題点の推移

移植実施の決定	・死亡の可能性との対峙 ・治療の結果の不確実性 ・他の治療法との比較 ・経済的な問題 ・心理社会的評価 ・インフォームドコンセントの過程 ・不安，抑うつ，精神的窮迫による症状	退院と退院後早期	・入院中の日々の心理社会的サポートの中断 ・頻回の外来通院，再入院 ・社会的役割（家族，職場など）との再調和 ・予想外の後遺症 ・挫折，抑うつ症状，怒りの感情への順応 ・自己管理や内服治療
移植前の準備	・急性期の有害事象 ・防護環境や入院生活への適応 ・患者としての位置づけの受容 ・不慣れな治療などとの対峙 ・家族や友人からの隔離 ・身体イメージの変化（脱毛，るいそうなど）	退院後後期	・主体性の再構築と患者としての役割の放棄 ・社会での価値ある役割への復帰 ・移植によって失われたものへの適応 ・復職 ・長期の有害事象の受容
移植後の入院期間	・生着の待機 ・身体的，感情的脆弱性 ・退屈な介護環境での生活 ・気力や希望の維持 ・致死的な合併症 ・急性期の精神的窮迫 ・落胆		

（McQuellon RP et al. Psychosocial issues in hematopoietic cell transplantation, 4th ed, 2009）

動が制限された状態となる．そこで，廃用症候群の予防あるいは治療のためにリハビリテーションが必要となる．日本リハビリテーション医学会およびがんのリハビリテーションガイドライン策定委員会から『がんのリハビリテーションガイドライン』が公表されている（http://www.jarm.or.jp/wp-content/uploads/file/member/member_publication_isbn9784307750356.pdf）．この第 7 章に造血幹細胞移植前後のリハビリテーションについて記述されている．

このガイドラインでは，造血幹細胞移植患者にはエルゴメーターやトレッドミルを用いた有酸素運動，ストレッチングや筋力トレーニング，これらを組み合わせた運動療法を行うことによって運動耐容能，筋力などの身体機能が改善するので，運動療法が推奨されるとしている．また，移植前後の運動療法に伴う有害事象は報告されていないので安全に実施できる．また，運動療法は QOL の改善，倦怠感の改善，抑うつ・不安の改善などにもつながることが示されている．

移植後早期の防護環境での治療中は移植前処置の有害事象や感染症による発熱を高頻度に合併する時期であり，体調に合わせて室内での運動療法を行う．石川らは図 26 のような運動を提案している[261]．ただし，骨病変などのリスクがある場合には制限が必要である．また，起立性低血圧や貧血（Hb＜7.5 g/dL）がある場合は座位訓練までとし，血小板が 3 万 /μL の場合はエルゴメーターを含めた抵抗運動を避け，血小板 2 万 /μL 未満の場合や解熱薬を用いても 38℃以上の発熱がある場合などは中止するというような配慮が求められる[261, 262]．

防護環境から退室したら運動療法を移植前と同様の歩行，持久力訓練に拡大する．

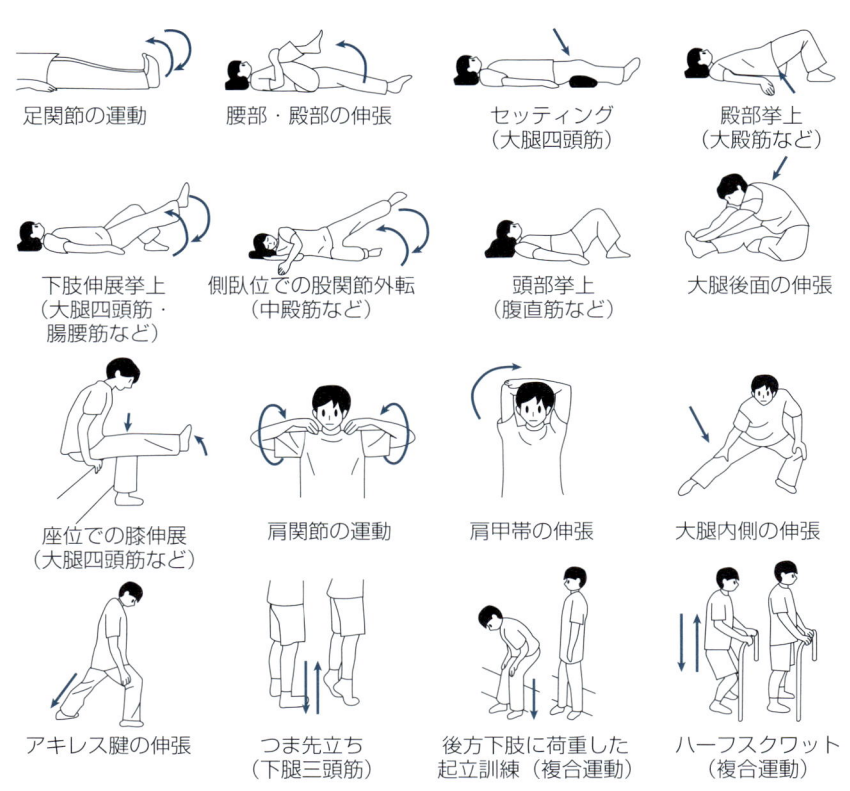

足関節の運動　腰部・殿部の伸張　セッティング（大腿四頭筋）　殿部挙上（大殿筋など）

下肢伸展挙上（大腿四頭筋・腸腰筋など）　側臥位での股関節外転（中殿筋など）　頭部挙上（腹直筋など）　大腿後面の伸張

座位での膝伸展（大腿四頭筋など）　肩関節の運動　肩甲帯の伸張　大腿内側の伸張

アキレス腱の伸張　つま先立ち（下腿三頭筋）　後方下肢に荷重した起立訓練（複合運動）　ハーフスクワット（複合運動）

図 26　防護環境での運動療法の一例
[石川愛子．リハビリテーション：チーム医療で行う造血幹細胞移植プラクティカルガイド．神田善伸（編），2009]

ただし，負荷量については再設定が必要となる[262]．また，ステロイド投与中は筋萎縮が生じるので過負荷にならないように注意する．退院後の活動レベルについても指導する．

M. 幹細胞輸注

1. 非凍結骨髄液の輸注

赤血球 ABO 型適合あるいは副不適合の場合はクロスマッチを行い（クロスマッチの省略については p.46 を参照），陰性であることを確認する（陽性の場合は赤血球除去処理を行ってから輸注する）．ヒドロコルチゾン 100 mg を前投与する．赤血球型不適合移植の場合はハプトグロビン 4,000 単位の予防投与を行ってもよい

が，輸注赤血球量として 10～20 mL 程度までならハプトグロビンなしでも通常は問題なく輸注可能である．ただし，ハプトグロビンの予防投与の有無にかかわらず，注意深い観察は必要である．赤血球型適合の場合，あるいは副不適合で血漿除去処理を行った場合は，輸注量は通常 1,000 mL 前後に達する．通常の輸血セットを通して輸注するが，途中にはフィルターを用いない．およそ 200～400 mL/hr（10 mL/kg/hr 以下）の速度で点滴静注する．輸注する骨髄液中のヘパリン量を確認し，過剰なヘパリンが含まれる場合は血漿除去を行う．ヘパリン総量 10,000 単位以上の骨髄液を輸注する場合は半量程度輸注した時点で活性化部分トロンボプラスチン時間（APTT）を測定し，延長していれば輸注を中断する．プロタミンを点滴静注（硫酸プロタミン 50 mg を 5％ブドウ糖 100 mL で希釈して 15 分で点滴静注）して補正できたことを確認してから再開する．ヘパリン 1,000 単位に対して硫酸プロタミン 10～15 mg（ただし，1 回あたり最大で 50 mg）を目安として，適宜 APTT チェックとプロタミンの追加投与を行う．プロタミンによるショックや血栓症に注意が必要である．

ABO 型主不適合あるいは双方向不適合の場合はクロスマッチは不要である．赤血球除去（骨髄の場合）を行うため，輸注液量は減少する．ヒドロコルチゾン 100 mg を前投与の後，処理を行った幹細胞液を点滴静注，あるいはシリンジを用いて緩徐に静注する．最初の 5 分は 50 mL/hr でゆっくりと輸注を開始し，注意深く観察する．副作用がないことを確認したら，徐々に速度を上げ，最大で 200 mL/hr で輸注を行う．

輸注は通常は既に挿入されている中心静脈ラインを使用するが，末梢挿入中心静脈カテーテル（PICC）が挿入されている場合は別途末梢ライン（18～20 G）を確保して輸注する．輸注終了後は生理食塩水 50 mL を点滴静注することによってライン内の細胞も輸注する．

2. 凍結末梢血幹細胞あるいは凍結骨髄の輸注

同種 PBSCT の場合，過量の CD34 陽性細胞の輸注が GVHD の増加につながるということが報告されているので，CD34 陽性細胞の輸注上限細胞数を 8.0×10^6 個/kg とする[263, 264]．ただし，近年の報告では過量輸注の悪影響は再現されていない[13]．また，凍結幹細胞液量が多い場合には患者への輸注を複数日に分割することを検討する．

ヒドロコルチゾン 100 mg を前投与する．赤血球型不適合移植の場合はハプトグロビン 4,000 単位の予防投与を行ってもよいが，輸注赤血球量として 10～20 mL 程度までならハプログロビンなしでも通常は問題なく輸注可能である．

凍結幹細胞を液体窒素あるいはドライアイスで冷却した状態で病室（前室）へ運ぶ．急激な温度変化によるバッグの損傷を避けるために，液体窒素あるいはドライアイスから取り出してから恒温槽に入れるまでの間に 5 分程度室温で静置する．しかし，バッグ破損は一定の頻度で報告されているため，可能であれば無菌外装バッグに入れて操作を行う．37℃恒温槽で 1 バッグずつシャーベット状になるまで速やかに解凍し，点滴静注，あるいはシリンジを用いて緩徐に静注する．恒温槽が病室付近にない場合は凍結保存している部屋で解凍し，保冷剤などで冷やした状態で病

室に運んで輸注してもよい．ただし，解凍後は凍結傷害保護液のDMSOやHESによる細胞傷害を生じる可能性があるため，解凍から輸注までの時間はなるべく短くする．

最初の5分は50 mL/hrでゆっくりと輸注を開始し，注意深く観察する．副作用がないことを確認したら，徐々に速度を上げ，最大で200〜400 mL/hr（10 mL/kg/hr以下）で輸注を行う．輸注終了後は生理食塩水50 mLを全開で点滴静注することによってライン内の細胞も輸注する．

3. 凍結臍帯血の輸注

前投薬および解凍の手順は凍結末梢血幹細胞や凍結骨髄と同様である．解凍した臍帯血バッグの大きいほうの内腔から20 mLのロック付きシリンジで，小さいほうの内腔からは10 mLのロック付きシリンジで内容液を吸引する．さらに，10 mLのロック付きシリンジに生理食塩水を入れてバッグ内を洗浄し，内腔の細胞の残存を可能な限り少なくする．

中心静脈ラインからシリンジで10 mL/min程度の速度で緩徐に静注する．バック内を洗浄した生理食塩水も静注する．輸注終了後は生理食塩水50 mLを点滴静注することによってライン内の細胞も輸注する．

4. 輸注中の注意事項

血圧，脈拍，非観血的動脈血酸素飽和度などのバイタルサイン，イン・アウトバランスなどを確認しながら点滴静注，あるいはシリンジを用いて緩徐に静注する．血圧上昇，徐脈，低酸素血症などがしばしば認められる[265]．バイタルサインに変化が認められた場合は，輸注をいったん停止するか，輸注速度を遅くする．また，凍結した移植片を解凍・輸注する場合は，DMSOが体内に注入されることによる有害事象にも注意が必要である（HESによる有害事象は少ない）[266, 267]．DMSOはアナフィラキシー反応をまれに誘発したり，ヒスタミン放出によって血圧低下や呼吸不全などの反応を生じたりするほか，徐脈，房室ブロック，心停止などの心血管系の合併症も誘発する．そのため，DMSOを洗浄除去してから輸注する方法も試みられているが[267]，輸注時に慎重な観察と適切な対応を行えば，通常は洗浄せずにそのまま輸注することは可能である（国内で広く用いられているCP-1は5% DMSOを使用しているので，10% DMSOよりも有害事象は少ない）．解凍後の幹細胞液は細胞毒性を避けるために速やかに輸注することが望ましいが，DMSOやDMSO/HESの障害による造血幹細胞の障害は必ずしも急激には生じないため，DMSOの副作用や輸注時の循環量の負荷などを考慮しながら輸注すればよい[15, 268]．赤血球の混入量に応じてヘモグロビン尿やLDHの上昇が翌日まで認められる．

文　献

1) 加藤俊一（編）．よくわかる造血細胞移植コーディネート．医薬ジャーナル社，大阪，2010.
2) 成田　円．移植コーディネーターの役割，第2版，医薬ジャーナル社，大阪，2012.
3) Confer DL. Hematopoietic cell donors, 3rd ed, Blackwell Science, Malden, MA, 2004.
4) Horowitz MM et al. Evaluation of hematopoietic stem cell donors. Hematology（Am Soc Hematol Educ Program）2005: 469-475.

5）神田善伸．インフォームドコンセントのための図説シリーズ，造血幹細胞移植．医薬ジャーナル社，大阪．2009.
6）Inamoto Y et al. Disease stage stratified effects of cell dose in unrelated BMT for hematological malignancies: a report from Japan Marrow Donor Program. Bone Marrow Transplant 2011; **46**: 1192-202.
7）Nakasone H et al. Retrospective comparison of mobilization methods for autologous stem cell transplantation in multiple myeloma. Am J Hematol 2009; **8**: 809-14.
8）Kawamura K, et al. Comparison of the efficacy of peripheral blood stem cell mobilization using G-CSF alone from healthy donors and patients with hematologic malignancies. Transfus Apher Sci 2013; **49**: 334-40.
9）Crump M et al. Gemcitabine, dexamethasone, and cisplatin in patients with recurrent or refractory aggressive histology B-cell non-Hodgkin lymphoma: a Phase II study by the National Cancer Institute of Canada Clinical Trials Group（NCIC-CTG）. Cancer 2004; **101**: 1835-842.
10）Martin A et al. R-ESHAP as salvage therapy for patients with relapsed or refractory diffuse large B-cell lymphoma: the influence of prior exposure to rituximab on outcome. A GEL/TAMO study. Haematologica 2008; **93**: 1829-836.
11）Yanada M et al. Phase 2 study of arsenic trioxide followed by autologous hematopoietic cell transplantation for relapsed acute promyelocytic leukemia. Blood 2013; **121**:3095-102.
12）Corso A et al. Efficacy, toxicity and feasibility of a shorter schedule of DCEP regimen for stem cell mobilization in multiple myeloma. Bone Marrow Transplant 2005; **36**: 951-4.
13）Torlen J et al. Low CD34 Dose is associated with poor survival after reduced-intensity conditioning allogeneic transplantation for acute myeloid leukemia and myelodysplastic syndrome. Biol Blood Marrow Transplant 2014; **20**: 1418-25.
14）Appelbaum FR et. Successful engraftment of cryopreserved autologous bone marrow in patients with malignant lymphoma. Blood 1978; **52**: 85-95.
15）Katayama Y et al. The effects of a simplified method for cryopreservation and thawing procedures on peripheral blood stem cells. Bone Marrow Transplant 1997; **19**: 283-7.
16）Takaue Y et al. Comparative analysis of engraftment after cryopreservation of peripheral blood stem cell autografts by controlled- versus uncontrolled-rate methods. Bone Marrow Transplant 1994; **13**: 801-4.
17）Stiff PJ et al. Unfractionated human marrow cell cryopreservation using dimethylsulfoxide and hydroxyethyl starch. Cryobiology 1983; **20**: 17-24.
18）Makino S et al. A simplified method for cryopreservation of peripheral blood stem cells at -80 degrees C without rate-controlled freezing. Bone Marrow Transplant 1991; **8**: 239-44.
19）Kawano Y et al. Cryopreservation of mobilized blood stem cells at a higher cell concentration without the use of a programmed freezer. Ann Hematol 2004; **83**: 50-4.
20）Yamagata K et al. A prospective study to evaluate a new dental management protocol before hematopoietic stem cell transplantation. Bone Marrow Transplant 2006; **38**: 237-42.
21）Charlson ME et al. A new method of classifying prognostic comorbidity in longitudinal studies: development and validation. J Chronic Dis 1987; **40**: 373-83.
22）Sorror ML et al. Hematopoietic cell transplantation（HCT）-specific comorbidity index: a new tool for risk assessment before allogeneic HCT. Blood 2005; **106**: 2912-9.
23）Raimondi R et al. Validation of the Hematopoietic Cell Transplantation-Specific Comorbidity Index: a prospective, multicenter GITMO study. Blood 2012; **120**: 1327-33.
24）Sorror ML. How I assess comorbidities before hematopoietic cell transplantation. Blood 2013; **121**: 2854-63.
25）Coffey DG et al. Adjusting DLCO for Hb and its effects on the Hematopoietic Cell Transplantation-specific Comorbidity Index. Bone Marrow Transplant 2013; **48**: 1253-6.
26）Macintyre N et al. Standardisation of the single-breath determination of carbon monoxide uptake in the lung. Eur Respir J 2005; **26**: 720-35.
27）Gratwohl A. The EBMT risk score. Bone Marrow Transplant 2012; **47**: 749-56.
28）Doroshow JH et al. Pharmacological basis for high-dose chemotherapy. In: Thomas' Hematopoietic Cell Transplantation. Appelbaum Fr et al（eds）. Blackwell Science, Malden, MA, p289-315, 2009
29）Bensinger WI. High-dose preparatory regimens, 4th ed. Blackwell Science, Malden, MA, 2009

30) Bensinger WI et al. Preparative regimens and modification of regimen-related toxicities, 3rd ed, Blackwell Science, 2004.
31) Deeg HJ et al. Marrow transplantation for acute nonlymphoblastic leukemia in first remission: toxicity and long-term follow-up of patients conditioned with single dose or fractionated total body irradiation. Bone Marrow Transplant 1986; **1**: 151-7.
32) Girinsky T et al. Prospective randomized comparison of single-dose versus hyperfractionated total-body irradiation in patients with hematologic malignancies. J Clin Oncol 2000; **18**: 981-6.
33) Girinsky T et al. Consequences of two different doses to the lungs during a single dose of total body irradiation: results of a randomized study on 85 patients. Int J Radiat Oncol Biol Phys 1994; **30**: 821-4.
34) Santos GW et al. Marrow transplantation for acute nonlymphocytic leukemia after treatment with busulfan and cyclophosphamide. N Engl J Med 1983; **309**: 1347-53.
35) Tutschka PJ et al. Bone marrow transplantation for leukemia following a new busulfan and cyclophosphamide regimen. Blood 1987; **70**: 1382-8.
36) Hartman AR et al. Survival, disease-free survival and adverse effects of conditioning for allogeneic bone marrow transplantation with busulfan/cyclophosphamide vs total body irradiation: a meta-analysis. Bone Marrow Transplant 1998; **22**: 439-43.
37) Socie G et al. Busulfan plus cyclophosphamide compared with total-body irradiation plus cyclophosphamide before marrow transplantation for myeloid leukemia: long-term follow-up of 4 randomized studies. Blood 2001; **98**: 3569-74.
38) Gupta T et al. Cyclophosphamide plus total body irradiation compared with busulfan plus cyclophosphamide as a conditioning regimen prior to hematopoietic stem cell transplantation in patients with leukemia: a systematic review and meta-analysis. Hematol Oncol Stem Cell Ther 2011; **4**: 17-29.
39) Shi-Xia X et al. Total body irradiation plus cyclophosphamide versus busulphan with cyclophosphamide as conditioning regimen for patients with leukemia undergoing allogeneic stem cell transplantation: a meta-analysis. Leuk Lymphoma 2010; **51**: 50-60.
40) Sanders JE. Growth and development after hematopoietic cell transplantation. In: Thomas' Hematopoietic Cell Transplantation, Blume KG et al（eds）. Malden, MA, Blackwell Science, p929-43, 2004
41) Nakagawa K et al. Preservation of ovarian function by ovarian shielding when undergoing total body irradiation for hematopoietic stem cell transplantation: a report of two successful cases. Bone Marrow Transplant 2006; **37**: 583-7.
42) Nakagawa K et al. Ovarian shielding allows ovarian recovery and normal birth in female hematopoietic SCT recipients undergoing TBI. Bone Marrow Transplant 2008; **42**: 697-9.
43) Kanda Y et al. Protection of ovarian function by two distinct methods of ovarian shielding for young female patients who receive total body irradiation. Ann Hematol 2014; **93**: 287-92.
44) Kanda Y et al. Effect of conditioning regimen on the outcome of bone marrow transplantation from an unrelated donor. Biol Blood Marrow Transplant 2005; **11**: 881-9.
45) Slattery JT et al. Marrow transplantation for chronic myeloid leukemia: the influence of plasma busulfan levels on the outcome of transplantation. Blood 1997; **89**: 3055-60.
46) Deeg HJ et al. Conditioning with targeted busulfan and cyclophosphamide for hemopoietic stem cell transplantation from related and unrelated donors in patients with myelodysplastic syndrome. Blood 2002; **100**: 1201-7.
47) Radich JP et al. HLA-matched related hematopoietic cell transplantation for chronic-phase CML using a targeted busulfan and cyclophosphamide preparative regimen. Blood 2003; **102**: 31-5.
48) Bredeson C et al. Prospective cohort study comparing intravenous busulfan to total body irradiation in hematopoietic cell transplantation. Blood 2013; **122**: 3871-8.
49) Copelan EA et al. Better leukemia-free and overall survival in AML in first remission following cyclophosphamide in combination with busulfan compared with TBI. Blood 2013; **122**: 3863-70.
50) Nagler A et al. Allogeneic hematopoietic stem-cell transplantation for acute myeloid leukemia in remission: comparison of intravenous busulfan plus cyclophosphamide（Cy）versus total-body irradiation plus Cy as conditioning regimen—a report from the acute leukemia working party of the European group for blood and marrow transplantation. J Clin Oncol 2013; **31**:3549-56.
51) Kanda Y et al. Changes in the clinical impact of high-risk human leukocyte antigen allele mismatch combi-

nations on the outcome of unrelated bone marrow transplantation. Biol Blood Marrow Transplant 2014; **20**: 526-35.

52) Kanda Y et al. Impact of a single human leucocyte antigen (HLA) allele mismatch on the outcome of unrelated bone marrow transplantation over two time periods. A retrospective analysis of 3003 patients from the HLA Working Group of the Japan Society for Blood and Marrow Transplantation. Br J Haematol 2013; **161**: 566-77.

53) Kalaycio M et al. BU- vs TBI-based conditioning for adult patients with ALL. Bone Marrow Transplant 2011; **46**: 1413-7.

54) Ringden O et al. A comparison of busulphan versus total body irradiation combined with cyclophosphamide as conditioning for autograft or allograft bone marrow transplantation in patients with acute leukaemia. Acute Leukaemia Working Party of the European Group for Blood and Marrow Transplantation (EBMT). Br J Haematol 1996; **93**: 637-45.

55) Granados E et al. Hematopoietic cell transplantation in acute lymphoblastic leukemia: better long term event-free survival with conditioning regimens containing total body irradiation. Haematologica 2000; **85**: 1060-7.

56) Kiehl MG et al. Outcome of allogeneic hematopoietic stem-cell transplantation in adult patients with acute lymphoblastic leukemia: no difference in related compared with unrelated transplant in first complete remission. J Clin Oncol 2004; **22**: 2816-25.

57) Marks DI et al. A comparison of cyclophosphamide and total body irradiation with rtoposide and total body irradiation as conditioning regimens for patients undergoing sibling allografting for acute lymphoblastic leukemia in first or second complete remission. Biol Blood Marrow Transplant 2006; **12**: 438-53.

58) Clift RA et al. Allogeneic marrow transplantation in patients with acute myeloid leukemia in first remission: a randomized trial of two irradiation regimens. Blood 1990; **76**: 1867-71.

59) Clift RA et al. Allogeneic marrow transplantation in patients with chronic myeloid leukemia in the chronic phase: a randomized trial of two irradiation regimens. Blood 1991; **77**: 1660-5.

60) Nagler A et al. Intravenous busulfan for autologous stem cell transplantation in adult patients with acute myeloid leukemia: a survey of 952 patients on behalf of the Acute Leukemia Working Party of the European Group for Blood and Marrow Transplantation. Haematologica 2014; **99**: 1380-6.

61) Akashi Y et al. Effect of the duration between total body irradiation and stem cell infusion on the outcome of allogeneic transplantation with myeloablative conditioning. Hematology (in press)

62) Rezvani AR et al. Cyclophosphamide followed by intravenous targeted busulfan for allogeneic hematopoietic cell transplantation: pharmacokinetics and clinical outcomes. Biol Blood Marrow Transplant 2013; **19**: 1033-9.

63) Cantoni N et al. Order of application and liver toxicity in patients given BU and CY containing conditioning regimens for allogeneic hematopoietic SCT. Bone Marrow Transplant 2011; **46**: 344-9.

64) Lee JH et al. Randomized trial of myeloablative conditioning regimens: busulfan plus cyclophosphamide versus busulfan plus fludarabine. J Clin Oncol 2013; **31**: 701-9.

65) Kanda Y et al. Effect of graft-versus-host disease on the outcome of bone marrow transplantation from an HLA-identical sibling donor using GVHD prophylaxis with cyclosporin A and methotrexate. Leukemia 2004; **18**: 1013-9.

66) Sullivan KM et al. Graft-versus-host disease as adoptive immunotherapy in patients with advanced hematologic neoplasms. N Engl J Med 1989; **320**: 828-34.

67) Cullis JO et al. Donor leukocyte infusions for chronic myeloid leukemia in relapse after allogeneic bone marrow transplantation. Blood 1992; **79**: 1379-81.

68) Porter DL et al. Graft-versus-tumor induction with donor leukocyte infusions as primary therapy for patients with malignancies. J Clin Oncol 1999; **17**: 1234.

69) Childs R et al. Engraftment kinetics after nonmyeloablative allogeneic peripheral blood stem cell transplantation: full donor T-cell chimerism precedes alloimmune responses. Blood 1999; **94**: 3234-41.

70) Giralt S et al. Melphalan and purine analog-containing preparative regimens: reduced-intensity conditioning for patients with hematologic malignancies undergoing allogeneic progenitor cell transplantation. Blood 2001; **97**: 631-7.

71) McSweeney PA et al. Hematopoietic cell transplantation in older patients with hematologic malignancies:

replacing high-dose cytotoxic therapy with graft-versus-tumor effects. Blood 2001; **97**: 3390-400.
72) Slavin S et al. Nonmyeloablative stem cell transplantation and cell therapy as an alternative to conventional bone marrow transplantation with lethal cytoreduction for the treatment of malignant and nonmalignant hematologic diseases. Blood 1998; **91**: 756-63.
73) Champlin R et al. Harnessing graft-versus-malignancy: non-myeloablative preparative regimens for allogeneic haematopoietic transplantation, an evolving strategy for adoptive immunotherapy. Br J Haematol 2000; **111**: 18-29.
74) Giralt S et al. Reduced-intensity conditioning regimen workshop: defining the dose spectrum. Report of a workshop convened by the center for international blood and marrow transplant research. Biol Blood Marrow Transplant 2009; **15**: 367-9.
75) Bacigalupo A et al. Defining the intensity of conditioning regimens: working definitions. Biol Blood Marrow Transplant 2009; **15**: 1628-33.
76) Sandmaier BM et al. Reduced-intensity conditioning followed by hematopoietic cell transplantation for hematologic malignancies, 4th ed. Blackwell Science, Malden, MA, 2009.
77) Deeg HJ et al. Marrow transplants from unrelated donors for patients with aplastic anemia: minimum effective dose of total body irradiation. Biol Blood Marrow Transplant 2001; **7**: 208-15.
78) Mohty M et al. Reduced-intensity versus conventional myeloablative conditioning allogeneic stem cell transplantation for patients with acute lymphoblastic leukemia: a retrospective study from the European Group for Blood and Marrow Transplantation. Blood 2010; **116**: 4439-43.
79) Bornhauser M et al. Reduced-intensity conditioning versus standard conditioning before allogeneic haemopoietic cell transplantation in patients with acute myeloid leukaemia in first complete remission: a prospective, open-label randomised phase 3 trial. Lancet Oncol 2012; **13**: 1035-44.
80) de Lima M et al. Once-daily intravenous busulfan and fludarabine: clinical and pharmacokinetic results of a myeloablative, reduced-toxicity conditioning regimen for allogeneic stem cell transplantation in AML and MDS. Blood 2004; **104**: 857-64.
81) Bornhauser M et al. Conditioning with fludarabine and targeted busulfan for transplantation of allogeneic hematopoietic stem cells. Blood 2003; **102**: 820-26.
82) Chunduri S et al. Fludarabine/i.v. BU conditioning regimen: myeloablative, reduced intensity or both? Bone Marrow Transplant 2008; **41**: 935-40.
83) Andersson BS et al. Once daily i.v. busulfan and fludarabine（i.v. Bu-Flu）compares favorably with i.v. busulfan and cyclophosphamide（i.v. BuCy2）as pretransplant conditioning therapy in AML/MDS. Biol Blood Marrow Transplant 2008; **14**: 672-84.
84) Chae YS et al. New myeloablative conditioning regimen with fludarabine and busulfan for allogeneic stem cell transplantation: comparison with BuCy2. Bone Marrow Transplant 2007; **40**: 541-7.
85) Shimoni A et al. Allogeneic hematopoietic stem-cell transplantation in AML and MDS using myeloablative versus reduced-intensity conditioning: the role of dose intensity. Leukemia 2006; **20**: 322-8.
86) Ryu SG et al. Randomized comparison of four-times-daily versus once-daily intravenous busulfan in conditioning therapy for hematopoietic cell transplantation. Biol Blood Marrow Transplant 2007; **13**: 1095-105.
87) 佐藤美樹ほか．移植前処置における静注用ブスルファン1日1回投与の安全性と有効性の検討（最終解析）．第76回日本血液学会総会．大阪，2014.
88) Magenau J et al. Clofarabine and busulfan conditioning facilitates engraftment and provides significant antitumor activity in nonremission hematologic malignancies. Blood 2011; **118**: 4258-64.
89) Wang E et al. The emerging role of gemcitabine in Conditioning Regimens for Hematopoietic Stem Cell Transplantation. Biol Blood Marrow Transplant 2014; **20**: 1382-9.
90) Storb R et al. Cyclophosphamide and antithymocyte globulin to condition patients with aplastic anemia for allogeneic marrow transplantations: the experience in four centers. Biol Blood Marrow Transplant 2001; **7**: 39-44.
91) Ramsay NK et al. Total lymphoid irradiation and cyclophosphamide conditioning prior to bone marrow transplantation for patients with severe aplastic anemia. Blood 1983; **62**: 622-6.
92) Socie G et al. Malignant tumors occurring after treatment of aplastic anemia. European Bone Marrow Transplantation-Severe Aplastic Anaemia Working Party. N Engl J Med 1993; **329**: 1152-7.
93) Kahl C et al. Cyclophosphamide and antithymocyte globulin as a conditioning regimen for allogeneic

marrow transplantation in patients with aplastic anaemia: a long-term follow-up. Br J Haematol 2005; **130**: 747-51.
94) Champlin RE et al. Bone marrow transplantation for severe aplastic anemia: a randomized controlled study of conditioning regimens. Blood 2007; **109**: 4582-5.
95) Gottdiener JS et al. Cardiotoxicity associated with high-dose cyclophosphamide therapy. Arch Intern Med 1981; **141**: 758-63.
96) Bacigalupo A et al. Fludarabine, cyclophosphamide, antithymocyte globulin, with or without low dose total body irradiation, for alternative donor transplants, in acquired severe aplastic anemia: a retrospective study from the EBMT-SAA Working Party. Haematologica 2010; **95**: 976-82.
97) Ashizawa M et al. A combination of fludarabine, half-dose cyclophosphamide, and anti-thymocyte globulin is an effective conditioning regimen before allogeneic stem cell transplantation for aplastic anemia. Int J Hematol 2014; **99**: 311-7.
98) Kanda Y et al. *In vivo* T-cell depletion with alemtuzumab in allogeneic hematopoietic stem cell transplantation: Combined results of two studies on aplastic anemia and HLA-mismatched haploidentical transplantation. Am J Hematol 2013; **88**: 294-300.
99) Terasako K et al. The effect of different ATG preparations on immune recovery after allogeneic hematopoietic stem cell transplantation for severe aplastic anemia. Hematology 2010; **15**: 165-9.
100) Landgren O et al. Risk factors for lymphoproliferative disorders after allogeneic hematopoietic cell transplantation. Blood 2009; **113**: 4992-5001.
101) Cohen J et al. Increased incidence of EBV-related disease following paediatric stem cell transplantation with reduced-intensity conditioning. Br J Haematol 2005; **129**: 229-39.
102) Gandhi S et al. Allogeneic stem cell transplantation using alemtuzumab-containing regimens in severe aplastic anemia. Int J Hematol 2013; **97**: 573-80.
103) Marsh JC et al. Retrospective study of alemtuzumab vs ATG-based conditioning without irradiation for unrelated and matched sibling donor transplants in acquired severe aplastic anemia: a study from the British Society for Blood and Marrow Transplantation. Bone Marrow Transplant 2014; **49**: 42-8.
104) Samarasinghe S et al. Excellent outcome of matched unrelated donor transplantation in paediatric aplastic anaemia following failure with immunosuppressive therapy: a United Kingdom multicentre retrospective experience. Br J Haematol 2012; **157**: 339-46.
105) Griggs JJ et al. Appropriate chemotherapy dosing for obese adult patients with cancer: American Society of Clinical Oncology clinical practice guideline. J Clin Oncol 2012; **30**: 1553-61.
106) Bubalo J et al. Conditioning chemotherapy dose adjustment in obese patients: a review and position statement by the American Society for Blood and Marrow Transplantation practice guideline committee. Biol Blood Marrow Transplant 2014; **20**: 600-6.
107) Takahashi S et al. Recombinant human glycosylated granulocyte colony-stimulating factor（rhG-CSF）-combined regimen for allogeneic bone marrow transplantation in refractory acute myeloid leukemia. Bone Marrow Transplant 1994; **13**: 239-45.
108) Shigematsu A et al. Excellent outcome of allogeneic hematopoietic stem cell transplantation using a conditioning regimen with medium-dose VP-16, cyclophosphamide and total-body irradiation for adult patients with acute lymphoblastic leukemia. Biol Blood Marrow Transplant 2008; **14**: 568-75.
109) Mori T et al. Long-term follow-up of allogeneic hematopoietic stem cell transplantation for de novo acute myelogenous leukemia with a conditioning regimen of total body irradiation and granulocyte colony-stimulating factor-combined high-dose cytarabine. Biol Blood Marrow Transplant 2008; **14**: 651-7.
110) Stelljes M et al. Conditioning with 8-Gy total body irradiation and fludarabine for allogeneic hematopoietic stem cell transplantation in acute myeloid leukemia. Blood 2005; **106**: 3314-21.
111) Kusumi E et al. Feasibility of reduced intensity hematopoietic stem cell transplantation from an HLA-matched unrelated donor. Bone Marrow Transplant 2004; **33**: 697-702.
112) Khouri IF et al. Nonablative allogeneic stem-cell transplantation for advanced/recurrent mantle-cell lymphoma. J Clin Oncol 2003; **21**: 4407-12.
113) Gondo H et al. Autologous peripheral blood stem cell transplantation for acute myelogenous leukemia. Bone Marrow Transplant 1997; **20**: 821-6.
114) Srivastava A et al. Busulphan and melphalan prior to autologous bone marrow transplantation. Bone

Marrow Transplant 1993; **12**: 323-9.
115) Buggia I et al. Itraconazole can increase systemic exposure to busulfan in patients given bone marrow transplantation. GITMO（Gruppo Italiano Trapianto di Midollo Osseo）. Anticancer Res 1996; **16(4A)**: 2083-8.
116) Nilsson C et al. The effect of metronidazole on busulfan pharmacokinetics in patients undergoing hematopoietic stem cell transplantation. Bone Marrow Transplant 2003; **31**: 429-35.
117) Marr KA et al. Cyclophosphamide metabolism is affected by azole antifungals. Blood 2004; **103**: 1557-9.
118) Thompson CB et al. The risks of central nervous system relapse and leukoencephalopathy in patients receiving marrow transplants for acute leukemia. Blood 1986; **67**: 195-9.
119) Ganem G et al. Central nervous system relapses after bone marrow transplantation for acute lymphoblastic leukemia in remission. Cancer 1989; **64**: 1796-804.
120) Singhal S et al. Central nervous system relapse after bone marrow transplantation for acute leukemia in first remission. Bone Marrow Transplant 1996; **17**: 637-41.
121) Oshima K et al. Central nervous system relapse of leukemia after allogeneic hematopoietic stem cell transplantation. Biol Blood Marrow Transplant 2008; **14**: 1100-7.
122) Sakata-Yanagimoto M et al. Predictors for severe cardiac complications after hematopoietic stem cell transplantation. Bone Marrow Transplant 2004; **33**: 1043-7.
123) Hertenstein B et al. Cardiac toxicity of bone marrow transplantation: predictive value of cardiologic evaluation before transplant. J Clin Oncol 1994; **12**: 998-1004.
124) Nakamae H et al. QT dispersion as a predictor of acute heart failure after high-dose cyclophosphamide. Lancet 2000; **355**: 805-6.
125) Toh HC et al. Late onset veno-occlusive disease following high-dose chemotherapy and stem cell transplantation. Bone Marrow Transplant 1999; **24**: 891-5.
126) Dignan FL et al. BCSH/BSBMT guideline: diagnosis and management of veno-occlusive disease（sinusoidal obstruction syndrome） following haematopoietic stem cell transplantation. Br J Haematol 2013; **163**: 444-57.
127) Strasser SI et al. Gastrointestinal and hepatic complications, 4th ed. Blackwell Science, Malden, MA, 2009.
128) McDonald GB et al. Veno-occlusive disease of the liver and multiorgan failure after bone marrow transplantation: a cohort study of 355 patients. Ann Intern Med 1993; **118**: 255-67.
129) Jones RJ et al. Venoocclusive disease of the liver following bone marrow transplantation. Transplantation 1987; **44**: 778-83.
130) Ashizawa M et al. Hyperbilirubinemia in the early phase after allogeneic HSCT: prognostic significance of the alkaline phosphatase/total bilirubin ratio. Bone Marrow Transplant 2013; **48**: 94-8.
131) Bornhauser M et al. Gemtuzumab ozogamicin as part of reduced-intensity conditioning for allogeneic hematopoietic cell transplantation in patients with relapsed acute myeloid leukemia. Clin Cancer Res 2008; **14**: 5585-93.
132) Hospital MA et al. Core-binding factor acute myeloid leukemia in first relapse: a retrospective study from the French AML Intergroup. Blood 2014; **124**: 1312-9.
133) Imran H et al. Use of prophylactic anticoagulation and the risk of hepatic veno-occlusive disease in patients undergoing hematopoietic stem cell transplantation: a systematic review and meta-analysis. Bone Marrow Transplant 2006; **37**: 677-86.
134) Ruutu T et al. Ursodeoxycholic acid for the prevention of hepatic complications in allogeneic stem cell transplantation. Blood 2002; **100**: 1977-83.
135) Tay J et al. Systematic review of controlled clinical trials on the use of ursodeoxycholic acid for the prevention of hepatic veno-occlusive disease in hematopoietic stem cell transplantation. Biol Blood Marrow Transplant 2007; **13**: 206-17.
136) Sivgin S et al. The management of iron overload in allogeneic hematopoietic stem cell transplant（alloHSCT） recipients: where do we stand? Ann Hematol 2013; **92**: 577-86.
137) Armand A et al. Iron Overload in Allogeneic Hematopoietic Cell Transplantation Outcome: A Meta-Analysis. Biology of Blood and Marrow Transplantation 2014; **20**: 1238-57.
138) Socie G et al. Nonmalignant late effects after allogeneic stem cell transplantation. Blood 2003; **101**: 3373-85.

139) Cheng YC et al. Reduced-intensity conditioning (RIC) regimens result in low prevalence of premature ovarian failure (POF) in women underwent hematopoietic stem-cell transplantation (HST). Biol Blood Marrow Transplant 2004; **10** (Suppl 1): 25-6.
140) Rovo A et al. Spermatogenesis in long-term survivors after allogeneic hematopoietic stem cell transplantation is associated with age, time interval since transplantation, and apparently absence of chronic GvHD. Blood 2006; **108**: 1100-5.
141) Tauchmanova L et al. Gonadal status in reproductive age women after haematopoietic stem cell transplantation for haematological malignancies. Hum Reprod 2003; **18**: 1410-6.
142) Lee SJ et al. American Society of Clinical Oncology recommendations on fertility preservation in cancer patients. J Clin Oncol 2006; **24**: 2917-31.
143) Levine J et al. Fertility preservation in adolescents and young adults with cancer. J Clin Oncol 2010; **28**: 4831-41.
144) Nagashima T et al. Autologous gamete cryopreservation before hemopoietic stem cell transplantation. Med Sci Monit 2005; **11**: CR91-4.
145) Meguro A et al. Sperm cryopreservation in patients with hematologic malignancies. Int J Hematol 2008; **88**: 351-4.
146) Okuda S et al. Should busulfan-containing regimen be avoided for young female patients undergoing hematopoietic stem cell transplantation? Bone Marrow Transplant 2009; **43**: 261-2.
147) Scott BL et al. Myeloablative vs nonmyeloablative allogeneic transplantation for patients with myelodysplastic syndrome or acute myelogenous leukemia with multilineage dysplasia: a retrospective analysis. Leukemia 2006; **20**: 128-35.
148) Carter A et al. Pregnancy outcomes after hematopoietic cell transplantation (HCT): A report from the BMT survivor study. Blood 2004; **104**: 20A (abstr 58).
149) Salooja N et al. Pregnancy outcomes after peripheral blood or bone marrow transplantation: a retrospective survey. Lancet 2001; **358**: 271-6.
150) Ferrara JL et al. Graft-versus-host disease. Lancet 2009; **373**: 1550-61.
151) Ferrara et al. The pathophysiology of acute graft-versus-host disease. Int J Hematol 2003; **78**: 181-7.
152) Sullivan KM. Graft-vs.-Host Disease. In: Thomas' Hematopoietic Cell Transplantation, Blume KG et al (eds). Blackwell Science, Malden, MA, p635-664, 2004
153) Morishima Y et al. Low incidence of acute graft-versus-host disease by the administration of methotrexate and cyclosporine in Japanese leukemia patients after bone marrow transplantation from human leukocyte antigen compatible siblings; possible role of genetic homogeneity. The Nagoya Bone Marrow Transplantation Group. Blood 1989; **74**: 2252-6.
154) Lin MT et al. Relation of an interleukin-10 promoter polymorphism to graft-versus-host disease and survival after hematopoietic-cell transplantation. N Engl J Med 2003; **349**: 2201-10.
155) Chien JW et al. Evaluation of published single nucleotide polymorphisms associated with acute GVHD. Blood 2012; **119**: 5311-9.
156) Takami A. The role of non-HLA gene polymorphisms in graft-versus-host disease. Int J Hematol 2013; **98**: 309-18.
157) Storb R et al. Methotrexate and cyclosporine compared with cyclosporine alone for prophylaxis of acute graft versus host disease after marrow transplantation for leukemia. N Engl J Med 1986; **314**: 729-35.
158) Storb R et al. Methotrexate and cyclosporine versus cyclosporine alone for prophylaxis of graft-versus-host disease in patients given HLA-identical marrow grafts for leukemia: long-term follow-up of a controlled trial. Blood 1989; **73**: 1729-34.
159) Ruutu T et al. A survey of the prophylaxis and treatment of acute GVHD in Europe: a report of the European Group for Blood and Marrow, Transplantation (EBMT). Chronic Leukaemia Working Party of the EBMT. Bone Marrow Transplant 1997; **19**: 759-64.
160) Ruutu T et al. Prophylaxis and treatment of GVHD after allogeneic haematopoietic SCT: a survey of centre strategies by the European Group for Blood and Marrow Transplantation. Bone Marrow Transplant 2012; **47**: 1459-64.
161) Bacigalupo A et al. Antithymocyte globulin for graft-versus-host disease prophylaxis in transplants from unrelated donors: 2 randomized studies from Gruppo Italiano Trapianti Midollo Osseo (GITMO). Blood

2001; **98**: 2942-7.
162) Bacigalupo A et al. Increased risk of leukemia relapse with high-dose cyclosporine A after allogeneic marrow transplantation for acute leukemia. Blood 1991; **77**: 1423-8.
163) Ogawa N et al. Increased incidence of acute graft-versus-host disease with the continuous infusion of cyclosporine A compared to twice-daily infusion. Bone Marrow Transplant 2004; **33**: 549-52.
164) Oshima K et al. Decreased incidence of acute graft-versus-host disease by continuous infusion of cyclosporine with a higher target blood level. Am J Hematol 2008; **83**: 226-32.
165) Machishima T et al. The safety and efficacy of acute graft-versus-host disease prophylaxis with a higher target blood concentration of cyclosporine around 500 ng/mL. Clin Transplant 2013; **27**: 749-56.
166) Kimura S et al. Pharmacokinetics of CsA during the switch from continuous intravenous infusion to oral administration after allogeneic hematopoietic stem cell transplantation. Bone Marrow Transplant 2010; **45**: 1088-94.
167) Nakamura Y et al. Evaluation of appropriate blood level in continuous intravenous infusion from trough concentrations after oral administration based on area under trough level in tacrolimus and cyclosporine therapy. Transplant Proc 2005; **37**: 1725-7.
168) Pidala J et al. Variation in management of immune suppression after allogeneic hematopoietic cell transplantation. Biol Blood Marrow Transplant 2011; **17**: 1528-36.
169) Kansu E et al. Administration of cyclosporine for 24 months compared with 6 months for prevention of chronic graft-versus-host disease: a prospective randomized clinical trial. Blood 2001; **98**: 3868-70.
170) Mengarelli A et al. One-year cyclosporine prophylaxis reduces the risk of developing extensive chronic graft-versus-host disease after allogeneic peripheral blood stem cell transplantation. Haematologica 2003; **88**: 315-23.
171) Liu QF et al. Sequential intensified conditioning and tapering of prophylactic immunosuppressants for graft-versus-host disease in allogeneic hematopoietic stem cell transplantation for refractory leukemia. Biol Blood Marrow Transplant 2009; **15**: 1376-85.
172) Hiraoka A et al. Phase III study comparing tacrolimus（FK506）with cyclosporine for graft-versus-host disease prophylaxis after allogeneic bone marrow transplantation. Bone Marrow Transplant 2001; **28**: 181-5.
173) Nash RA et al. Phase 3 study comparing methotrexate and tacrolimus with methotrexate and cyclosporine for prophylaxis of acute graft-versus-host disease after marrow transplantation from unrelated donors. Blood 2000; **96**: 2062-8.
174) Ratanatharathorn V et al. Phase III study comparing methotrexate and tacrolimus（prograf, FK506）with methotrexate and cyclosporine for graft-versus-host disease prophylaxis after HLA-identical sibling bone marrow transplantation. Blood 1998; **92**: 2303-14.
175) Ram R et al. Prophylaxis regimens for GVHD: systematic review and meta-analysis. Bone Marrow Transplant 2009; **43**: 643-53.
176) Horowitz MM et al. Tacrolimus vs. cyclosporine immunosuppression: results in advanced-stage disease compared with historical controls treated exclusively with cyclosporine. Biol Blood Marrow Transplant 1999; **5**: 180-6.
177) Oshima K et al. Target blood concentrations of CYA and tacrolimus in randomized controlled trials for the prevention of acute GVHD after hematopoietic SCT. Bone Marrow Transplant 2010; **45**: 781-2.
178) Wingard JR et al. Relationship of tacrolimus（FK506）whole blood concentrations and efficacy and safety after HLA-identical sibling bone marrow transplantation. Biol Blood Marrow Transplant 1998; **4**: 157-63.
179) Bensinger W. Individual patient data meta-analysis of allogeneic peripheral blood stem cell transplant vs bone marrow transplant in the management of hematological malignancies: indirect assessment of the effect of day 11 methotrexate administration. Bone Marrow Transplant 2006; **38**: 539-46.
180) Kanda Y et al. Allogeneic hematopoietic stem cell transplantation from family members other than HLA-identical siblings over the last decade（1991-2000）. Blood 2003; **102**: 1541-7.
181) Nevill TJ et al. Influence of post-methotrexate folinic acid rescue on regimen-related toxicity and graft-versus-host disease after allogeneic bone marrow transplantation. Bone Marrow Transplant 1992; **9**: 349-54.
182) Russell JA et al. Addition of low-dose folinic acid to a methotrexate/cyclosporin A regimen for prevention

of acute graft-versus-host disease. Bone Marrow Transplant 1994; **14**: 397-401.
183) Sugita J et al. Efficacy of folinic acid in preventing oral mucositis in allogeneic hematopoietic stem cell transplant patients receiving MTX as prophylaxis for GVHD. Bone Marrow Transplant 2012; **47**: 258-64.
184) Hudspeth MP et al. Folinic acid administration after MTX GVHD prophylaxis in pediatric allo-SCT. Bone Marrow Transplant 2013; **48**: 46-9.
185) Bolwell B et al. A prospective randomized trial comparing cyclosporine and short course methotrexate with cyclosporine and mycophenolate mofetil for GVHD prophylaxis in myeloablative allogeneic bone marrow transplantation. Bone Marrow Transplant 2004; **34**: 621-5.
186) Ram R et al. Mycophenolate mofetil vs. methotrexate for the prevention of graft-versus-host-disease—systematic review and meta-analysis. Leukemia research 2014; **38**: 352-60.
187) Deeg HJ et al. Cyclosporine or cyclosporine plus methylprednisolone for prophylaxis of graft-versus-host disease: a prospective, randomized trial. Blood 1997; **89**: 3880-7.
188) Kumar S et al. Prophylaxis of graft-versus-host disease with cyclosporine-prednisone is associated with increased risk of chronic graft-versus-host disease. Bone Marrow Transplant 2001; **27**: 1133-40.
189) Goldman JM et al. Bone marrow transplantation for chronic myelogenous leukemia in chronic phase. Increased risk for relapse associated with T-cell depletion. Ann Intern Med 1988; **108**: 806-14.
190) Aversa F et al. Treatment of high-risk acute leukemia with T-cell-depleted stem cells from related donors with one fully mismatched HLA haplotype. N Engl J Med 1998; **339**: 1186-93.
191) Aversa F et al. Full haplotype-mismatched hematopoietic stem-cell transplantation: a phase II study in patients with acute leukemia at high risk of relapse. J Clin Oncol 2005; **23**: 3447-54.
192) Bayraktar UD et al. *Ex vivo* T cell-depleted versus unmodified allografts in patients with acute myeloid leukemia in first complete remission. Biol Blood Marrow Transplant 2013; **19**: 898-903.
193) Finke J et al. Standard graft-versus-host disease prophylaxis with or without anti-T-cell globulin in haematopoietic cell transplantation from matched unrelated donors: a randomised, open-label, multicentre phase 3 trial. Lancet Oncol 2009; **10**: 855-64.
194) Kumar A et al. Antithymocyte globulin for acute-graft-versus-host-disease prophylaxis in patients undergoing allogeneic hematopoietic cell transplantation: a systematic review. Leukemia 2012; **26**: 582-8.
195) Yanez L et al. Unexpected outbreak of Epstein-Barr virus post-transplantation lymphoproliferative disorder after hematopoietic stem cell transplantation conditioning with thymoglobulin. Biol Blood Marrow Transplant 2014; **20**:1457-8.
196) Rasche L et al. EBV-induced post transplant lymphoproliferative disorders: a persisting challenge in allogeneic hematopoetic SCT. Bone Marrow Transplant 2014; **49**: 163-7.
197) Styczynski J et al. Management of HSV, VZV and EBV infections in patients with hematological malignancies and after SCT: guidelines from the Second European Conference on Infections in Leukemia. Bone Marrow Transplant 2009; **43**: 757-70.
198) Chakraverty R et al. Limiting transplantation-related mortality following unrelated donor stem cell transplantation by using a nonmyeloablative conditioning regimen. Blood 2002; **99**: 1071-8.
199) Kottaridis PD et al. *In vivo* CAMPATH-1H prevents graft-versus-host disease following nonmyeloablative stem cell transplantation. Blood 2000; **96**: 2419-25.
200) Kanda Y et al. *In vivo* alemtuzumab enables haploidentical human leukocyte antigen-mismatched hematopoietic stem-cell transplantation without *ex vivo* graft manipulation. Transplantation 2005; **79**: 1351-7.
201) Tauro S et al. Allogeneic stem-cell transplantation using a reduced-intensity conditioning regimen has the capacity to produce durable remissions and long-term disease-free survival in patients with high-risk acute myeloid leukemia and myelodysplasia. J Clin Oncol 2005; **23**: 9387-93.
202) Patel B et al. Favorable outcomes with alemtuzumab-conditioned unrelated donor stem cell transplantation in adults with high-risk Philadelphia chromosome-negative acute lymphoblastic leukemia in first complete remission. Haematologica 2009; **94**: 1399-406.
203) Peggs KS et al. Clinical evidence of a graft-versus-Hodgkin's-lymphoma effect after reduced-intensity allogeneic transplantation. Lancet 2005; **365**: 1934-41.
204) Thomson KJ et al. T-cell-depleted reduced-intensity transplantation followed by donor leukocyte infusions to promote graft-versus-lymphoma activity results in excellent long-term survival in patients with multiply relapsed follicular lymphoma. J Clin Oncol 2010; **28**: 3695-700.

205) Thomson KJ et al. Favorable long-term survival after reduced-intensity allogeneic transplantation for multiple-relapse aggressive non-Hodgkin's lymphoma. J Clin Oncol 2009; **27**: 426-32.
206) Chakraverty R et al. Impact of in vivo alemtuzumab dose before reduced intensity conditioning and HLA-identical sibling stem cell transplantation: pharmacokinetics, GVHD, and immune reconstitution. Blood 2010; **116**: 3080-8.
207) Soiffer RJ et al. Impact of immune modulation with anti-T-cell antibodies on the outcome of reduced-intensity allogeneic hematopoietic stem cell transplantation for hematologic malignancies. Blood 2011; **117**: 6963-70.
208) Baron F et al. Impact of in vivo T-cell depletion on outcome of AML patients in first CR given peripheral blood stem cells and reduced-intensity conditioning allo-SCT from a HLA-identical sibling donor: a report from the Acute Leukemia Working Party of the European Group for Blood and Marrow Transplantation. Bone Marrow Transplant 2014; **49**: 389-96.
209) Saito T et al. Immune reconstitution following reduced-intensity transplantation with cladribine, busulfan, and antithymocyte globulin: serial comparison with conventional myeloablative transplantation. Bone Marrow Transplant 2003; **32**: 601-8.
210) Kakihana K et al. Clinical features of calcineurin inhibitor-induced pain syndrome after allo-SCT. Bone Marrow Transplant 2012; **47**: 593-5.
211) Kanda J et al. Unrelated cord blood transplantation vs related transplantation with HLA 1-antigen mismatch in the graft-versus-host direction. Leukemia 2013; **27**: 286-94.
212) Wald A et al. Epidemiology of Aspergillus infections in a large cohort of patients undergoing bone marrow transplantation. J Infect Dis 1997; **175**: 1459-66.
213) Yamagata K et al. The effect of oral management on the severity of oral mucositis during hematopoietic SCT. Bone Marrow Transplant 2012; **47**: 725-30.
214) Soga Y et al. Progress of oral care and reduction of oral mucositis—a pilot study in a hematopoietic stem cell transplantation ward. Support Care Cancer 2010; **19**: 303-7.
215) 斧　康雄．易感染性をきたす生体防御機構の欠損．感染症誌 2006; **80**: 475-9.
216) Engels EA et al. Efficacy of quinolone prophylaxis in neutropenic cancer patients: a meta-analysis. J Clin Oncol 1998; **16**: 1179-87.
217) Gafter-Gvili A et al. Meta-analysis: antibiotic prophylaxis reduces mortality in neutropenic patients. Ann Intern Med 2005; **142**（12 Pt 1）: 979-95.
218) Freifeld AG et al. Clinical practice guideline for the use of antimicrobial agents in neutropenic patients with cancer: 2010 update by the infectious diseases society of america. Clin Infect Dis 2011; **52**: e56-93.
219) 日本臨床腫瘍学会（編）．発熱性好中球減少症（FN）診療ガイドライン，南江堂，東京，2012
220) Girmenia C et al. Incidence and outcome of invasive fungal diseases after allogeneic stem cell transplantation: a prospective study of the Gruppo Italiano Trapianto Midollo Osseo（GITMO）. Biol Blood Marrow Transplant 2014; **20**: 872-80.
221) Kontoyiannis DP et al. Prospective surveillance for invasive fungal infections in hematopoietic stem cell transplant recipients, 2001-2006: overview of the Transplant-Associated Infection Surveillance Network（TRANSNET）Database. Clin Infect Dis 2010; **50**: 1091-100.
222) Girmenia C et al. Prophylaxis and treatment of invasive fungal diseases in allogeneic stem cell transplantation: results of a consensus process by Gruppo Italiano Trapianto di Midollo Osseo（GITMO）. Clin Infect Dis 2009; **49**: 1226-36.
223) Goodman JL et al. A controlled trial of fluconazole to prevent fungal infections in patients undergoing bone marrow transplantation. N Engl J Med 1992; **326**: 845-51.
224) Slavin MA et al. Efficacy and safety of fluconazole prophylaxis for fungal infections after marrow transplantation—a prospective, randomized, double-blind study. J Infect Dis 1995; **171**: 1545-52.
225) Marr KA et al. Prolonged fluconazole prophylaxis is associated with persistent protection against candidiasis-related death in allogeneic marrow transplant recipients: long-term follow-up of a randomized, placebo-controlled trial. Blood 2000; **96**: 2055-61.
226) Marr KA et al. Itraconazole versus fluconazole for prevention of fungal infections in patients receiving allogeneic stem cell transplants. Blood 2004; **103**: 1527-33.
227) Winston DJ et al. Intravenous and oral itraconazole versus intravenous and oral fluconazole for long-term

antifungal prophylaxis in allogeneic hematopoietic stem-cell transplant recipients. A multicenter, randomized trial. Ann Intern Med 2003; **138**: 705-3.
228) Marks DI et al. Voriconazole versus itraconazole for antifungal prophylaxis following allogeneic haematopoietic stem-cell transplantation. Br J Haematol 2011; **155**: 318-27.
229) Ullmann AJ et al. Posaconazole or fluconazole for prophylaxis in severe graft-versus-host disease. N Engl J Med 2007; **356**: 335-47.
230) Cordonnier C et al. Voriconazole for secondary prophylaxis of invasive fungal infections in allogeneic stem cell transplant recipients: results of the VOSIFI study. Haematologica 2010; **95**: 1762-8.
231) Smith TJ et al. 2006 update of recommendations for the use of white blood cell growth factors: an evidence-based clinical practice guideline. J Clin Oncol 2006; **24**: 3187-205.
232) Aapro MS et al. 2010 update of EORTC guidelines for the use of granulocyte-colony stimulating factor to reduce the incidence of chemotherapy-induced febrile neutropenia in adult patients with lymphoproliferative disorders and solid tumours. Eur J Cancer 2011; **47**: 8-32.
233) Ringden O et al. Treatment with granulocyte colony-stimulating factor after allogeneic bone marrow transplantation for acute leukemia increases the risk of graft-versus-host disease and death: a study from the Acute Leukemia Working Party of the European Group for Blood and Marrow Transplantation. J Clin Oncol 2004; **22**: 416-23.
234) Khoury HJ et al. Impact of posttransplantation G-CSF on outcomes of allogeneic hematopoietic stem cell transplantation. Blood 2006; **107**: 1712-6.
235) Heslop HE. How I treat EBV lymphoproliferation. Blood 2009; **114**: 4002-8.
236) Arvin AM. Varicella-Zoster virus: pathogenesis, immunity, and clinical management in hematopoietic cell transplant recipients. Biol Blood Marrow Transplant 2000; **6**: 219-30.
237) Selby PJ et al. The prophylactic role of intravenous and long-term oral acyclovir after allogeneic bone marrow transplantation. Br J Cancer 1989; **59**: 434-8.
238) Asano-Mori Y et al. Long-term ultra-low-dose acyclovir against varicella-zoster virus reactivation after allogeneic hematopoietic stem cell transplantation. Am J Hematol 2008; **83**: 472-6.
239) Kanda Y et al. Long-term low-dose acyclovir against varicella-zoster virus reactivation after allogeneic hematopoietic stem cell transplantation. Bone Marrow Transplant 2001; **28**: 689-92.
240) Kawamura K et al. Prophylactic role of long-term ultra-low-dose acyclovir for varicella zoster virus disease after allogeneic hematopoietic stem cell transplantation. Int J Infect Dis 2014; **19**: 26-32.
241) Erard V et al. One-year acyclovir prophylaxis for preventing varicella-zoster virus disease after hematopoietic cell transplantation: no evidence of rebound varicella-zoster virus disease after drug discontinuation. Blood 2007; **110**: 3071-7.
242) Boeckh M et al. Long-term acyclovir for prevention of varicella zoster virus disease after allogeneic hematopoietic cell transplantation — a randomized double-blind placebo-controlled study. Blood 2006; **107**: 1800-5.
243) Hata A et al. Use of an inactivated varicella vaccine in recipients of hematopoietic-cell transplants. N Engl J Med 2002; **347**: 26-34.
244) Kawamura K et al. Low-dose acyclovir prophylaxis for the prevention of herpes simplex virus disease after allogeneic hematopoietic stem cell transplantation. Transpl Infect Dis 2013; **15**: 457-65.
245) Goyama S et al. Reverse seroconversion of hepatitis B virus after hematopoietic stem cell transplantation. Leuk Lymphoma 2002; **43**: 2159-63.
246) Onozawa M et al. Progressive disappearance of anti-hepatitis B surface antigen antibody and reverse seroconversion after allogeneic hematopoietic stem cell transplantation in patients with previous hepatitis B virus infection. Transplantation 2005; **79**: 616-9.
247) Hammond SP et al. Hepatitis B virus reactivation following allogeneic hematopoietic stem cell transplantation. Biol Blood Marrow Transplant 2009; **15**: 1049-59.
248) Onozawa M et al. HB vaccination in the prevention of viral reactivation in allogeneic hematopoietic stem cell transplantation recipients with previous HBV infection. Biol Blood Marrow Transplant 2008; **14**: 1226-30.
249) Booth GS et al. Clinical guide to ABO-incompatible allogeneic stem cell transplantation. Biol Blood Marrow Transplant 2013; **19**: 1152-8.

250) Rowley SD et al. Red blood cell-incompatible allogeneic hematopoietic progenitor cell transplantation. Bone Marrow Transplant 2011; **46**: 1167-85.
251) O'Donnell MR. Blood group incompatibilities and hemolytic complications of hematopoietic cell transplantation, 3rd ed. Blackwell Science, Malden, MA, 2004.
252) Hirokawa M et al. Efficacy and long-term outcome of treatment for pure red cell aplasia after allogeneic stem cell transplantation from major ABO-incompatible donors. Biol Blood Marrow Transplant 2013; **19**: 1026-32.
253) Bolan CD et al. Delayed donor red cell chimerism and pure red cell aplasia following major ABO-incompatible nonmyeloablative hematopoietic stem cell transplantation. Blood 2001; **98**: 1687-94.
254) Kanda Y et al. Impact of stem cell source and conditioning regimen on erythrocyte recovery kinetics after allogeneic haematopoietic stem cell transplantation from an ABO-incompatible donor. Br J Haematol 2002; **118**: 128-31.
255) Laupacis A et al. Prevention of posttransfusion CMV in the era of universal WBC reduction: a consensus statement. Transfusion 2001; **41**: 560-9.
256) Lenssen P et al. Nutrition support of the hematopoietic cell transplant recipient, 4th ed. Blackwell Science, Malden, MA, 2009.
257) 藤 重夫．栄養管理と輸液管理．チーム医療で行う造血幹細胞移植プラクティカルガイド，神田善伸（編），南江堂，東京，p 172-175, 2009.
258) McQuellon RP et al. Psychosocial issues in hematopoietic cell transplantation, 4th ed, Blackwell Science, Malden, MA, 2009.
259) Kirsh KL et al. Difficulties in screening for adjustment disorder, Part I: Use of existing screening instruments in cancer patients undergoing bone marrow transplantation. Palliat Support Care 2004; 2: 23-31.
260) 吉内一浩．移植患者の心理的サポート 第 2 版．医薬ジャーナル社，大阪，2012.
261) 石川愛子．リハビリテーション：チーム医療で行う造血幹細胞移植プラクティカルガイド，神田善伸（編），南江堂，東京，p202-205, 2009.
262) 石川愛子．移植前後のリハビリテーション 第 2 版．医薬ジャーナル社，大阪，2012.
263) Zaucha JM et al. CD34 cell dose in granulocyte colony-stimulating factor-mobilized peripheral blood mononuclear cell grafts affects engraftment kinetics and development of extensive chronic graft-versus-host disease after human leukocyte antigen-identical sibling transplantation. Blood 2001; **98**: 3221-7.
264) Mohty M et al. Higher doses of CD34 + peripheral blood stem cells are associated with increased mortality from chronic graft-versus-host disease after allogeneic HLA-identical sibling transplantation. Leukemia 2003; **17**: 869-75.
265) Alessandrino P et al. Adverse events occurring during bone marrow or peripheral blood progenitor cell infusion: analysis of 126 cases. Bone Marrow Transplant 1999; **23**: 533-7.
266) Rowley SD. Cryopreservation of hematopoietic cells, 4th ed. Blackwell Science, Malden, MA, 2009.
267) Shu Z et al. Hematopoietic SCT with cryopreserved grafts: adverse reactions after transplantation and cryoprotectant removal before infusion. Bone Marrow Transplant 2014; **49**: 469-76.
268) Branch DR et al. Hematopoietic progenitor cells are resistant to dimethyl sulfoxide toxicity. Transfusion 1994; **34**: 887-90.

第Ⅲ章

移植後合併症の管理

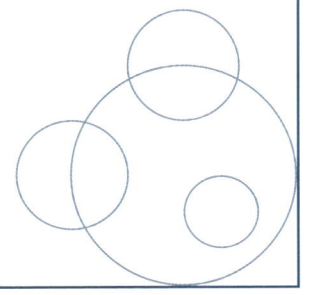

A. 前処置関連毒性（RRT）の評価と対応

　移植前処置においては，通常の化学療法よりも強い毒性が出ることはある程度容認されるため，Bearman 分類のような移植前処置に特化された評価が行われてきた（表1）[1]．しかし，一般的な化学療法の毒性評価基準である National Cancer Institute Common Terminology Criteria for Adverse Events（NCI-CTCAE，日本臨床腫瘍研究グループ JCOG のホームページに日本語版が公開されている）の世界的な普及に伴い，造血幹細胞移植領域でも使用される頻度が高まっている．ただし血液毒性については Grade Ⅲ～Ⅳ の有害事象が必発であるため，非血液毒性を評価することが多い．

　RRT の多くは，選択した前処置法によってある程度予測することが可能であり，前処置選択の項に記述されているように，患者の移植前の臓器の状態に応じて前処置に用いる薬剤，全身放射線照射（TBI）などを決定することが最も重要である．しかし，実際に RRT が生じた場合には，支持療法が必要となる．

　粘膜障害は多くの前処置で必発する症状であり，特に TBI，エトポシド（ETP），メルファラン（MEL）などを用いた前処置後に高度の粘膜障害を生じやすい．移植後のメトトレキサート（MTX）の投与も粘膜障害を助長する．CY-TBI の前処置であれば移植日前後に下痢症状が出現し，その数日後ぐらいから口腔粘膜障害が出現するのが一般的な経過である．口腔粘膜障害に伴う疼痛は，軽度の場合はキシロカイン・ビスカスなどの局所療法を行うが，しばしば塩酸モルヒネの静注を必要とする（➡次項「B．移植後の疼痛管理」を参照）．機器が備わっている場合には患者自己調節鎮痛（patient controlled analgesia：PCA）ポンプでの対応が望ましい．

　移植前処置で大量シクロホスファミド（CY）を使用した場合は出血性膀胱炎に対する注意が必要であるが，ウロミテキサンと大量輸液による予防を行っていれば，CY による出血性膀胱炎の頻度は低いため，細菌性膀胱炎や，後述するアデノウイルスや BK ウイルスによる出血性膀胱炎など，他の原因についても検索を行うべきである．また，大量 CY による心毒性は投与日から 2 週間の間に生じることが多く，CY の用量に依存する[2]．心嚢水の貯留，心電図での電位の低下などが早期に認められる．

　移植後早期の肝障害の鑑別診断はしばしば困難である（➡「第Ⅱ章 E-8．そのほかの RRT に関する予防対策」も参照）．薬剤性肝障害として頻度が高いものは GVHD 予防のために用いるシクロスポリン（CSA）や MTX の肝障害であるが，前者はビリルビンの上昇のみが認められることが多いのに対して，後者はトランスアミナーゼの上昇が主となる．肝中心静脈閉塞症/肝類洞閉塞症候群（VOD/SOS）は前処置の選択の項に詳記したように，黄疸，有痛性肝腫大，体液貯留の症状を呈するが，VOD/SOS における胆道系酵素は，ビリルビンだけでなく ALP や γ-GTP も上昇することが多い．一方，CSA による高ビリルビン血症は ALP や GGT の上昇が乏しいため，ALP と総ビリルビン値（T. Bil）の比（ALP/T. Bil 比）が参考になる．後方視的研究では同種造血幹細胞移植後 20 日以内に T. Bil が 2 mg/dL 以上となった症例の中で，その時点での ALP/T. Bil 比が 124 未満だった群

表1 移植前処置による毒性の Bearman 分類

	グレードⅠ	グレードⅡ	グレードⅢ[a]
心毒性	治療を必要としない軽度心電図異常，もしくは無症状でみつかった胸部X線上での心陰影拡大	治療を必要とし，かつそれに反応する中等度心電図異常．治療は必要でないが持続監視を要する．またはジギタリス製剤，利尿薬に反応する心不全	治療にまったく，もしくは少ししか反応しない重度の心電図異常．治療にまったく，もしくは少ししか反応しない心不全．もしくは50％を超える電圧の低下
膀胱毒性	最後の化学療法から2日目以降に生じた肉眼的血尿で，膀胱炎の自覚症状はなく，感染が原因でないもの	最後の化学療法から7日目以降に生じた肉眼的血尿．もしくは2日目以降に生じた自覚的な膀胱炎症状を有する肉眼的血尿で，感染が原因でないもの	明らかな血液を伴う出血性膀胱炎で，硬化性薬剤の注入や腎瘻などの外科処置による局所治療が必要とされるもの
腎毒性	基準値から2倍までのクレアチニン上昇（基準値は通常前処置の開始前の最後の検査値）	基準値の2倍を超えるが透析を必要としないもの	透析が必要となるもの
肺毒性	胸部X線で異常がなく，感染や心不全を原因としない呼吸困難，もしくは胸部X線で孤立性浸潤影や中等度の間質性変化を示すが，無症状で感染や心不全を原因としないもの	呼吸困難を伴う広範な局所浸潤影や中等度の間質性変化で，感染や心不全を原因としないもの．機械換気もしくは酸素マスク（>50％）を必要としないPaO$_2$（基準値より>10％）の低下で，感染や心不全を原因としないもの	機械換気による補助もしくは酸素マスク（>50％）を必要とする間質性変化で，感染や心不全を原因としないもの
肝毒性	ビリルビン値≧2.0 mgから≦6.0 mgの軽度肝障害．基準値から体重>2.5％から<5％の増加で心臓が原因でないもの．もしくは前処置開始前最低値から2倍を超え5倍未満のSGOT増加	ビリルビン値>6 mgから<20 mgの中等度肝障害．前処置開始前から5倍を超えるSGOT増加．臨床的な腹水か画像診断された100 mLを超える腹水．もしくは心臓を原因としない基準値から5％を超える体重増加	ビリルビン値>20 mgを超える重度肝障害．肝性脳症．呼吸機能に障害を及ぼす腹水
中枢神経毒性	嗜眠傾向だが，簡単に覚醒し，覚醒後は見当識があるもの	嗜眠傾向で覚醒後も混乱をきたしているもの，もしくは他の新たな客観的中枢神経症状が出現し，意識消失はなく，他の薬剤，出血，中枢神経感染では簡単に説明できないもの	痙攣発作または昏睡で，他の薬剤，出血，中枢神経感染では簡単に説明，証明できないもの
口内炎	麻酔薬の持続静注を必要としない疼痛，潰瘍	麻酔薬の持続静注（モルヒネ点滴）を必要とする疼痛，潰瘍	予防的挿管を必要とする重度の潰瘍または口内炎．もしくは挿管あるなしにかかわらず明らかな誤嚥性肺炎にいたるもの
胃腸毒性	連日，500 mLを超えるが2,000 mL未満の水様性下痢で，感染に関連しないもの	連日2,000 mLを超える水様性下痢で，感染に関連しないもの．心血管系に影響を与えない肉眼的血便で，感染が原因でないもの．サブイレウスで感染に関連しないもの	鼻胃管による吸引もしくは外科治療を要するイレウスで，感染に関連しないもの．もしくは心血管系に影響を与え輸血を必要とする出血性腸管炎

[a] グレードⅣ治療関連毒性は致死的なものと定義する．

（Bearman SI et al. J Clin Oncol 1988; **6**: 1562-8）

は96％にT. Bilの2 mg/dL未満への回復がみられたのに対し，124以上だった群では回復症例は40％のみであり，特に後者では1年無再発死亡率が80％に達した（図1）[3]．そのほか，移植後早期には菌血症に関連した急性非化膿性胆管炎（cholangitis lenta），溶血（ABO不適合による溶血を含む），血栓性微小血管症（TMA），胆道感染症，急性GVHDによる高ビリルビン血症も鑑別診断として考えなくてはならない[4]．

VOD/SOSに対して明確な有用性が認められている治療法はない．70～85％は自然軽快するので，電解質や水分の調節，少量ドパミンなどによる腎血流量の維持，不快感や呼吸障害を生じた場合に腹水穿刺などの支持療法が中心となる[5]．体液貯留傾向が認められるが，血管内は脱水になっていることが多く，利尿剤は腎機能を評価しながら必要最小限の使用にとどめるべきである．体液貯留の管理が難しい場合はCSAやタクロリムス（TAC）を減量あるいは中止し，プレドニゾロン（PSL）の投与で補う（➡「第Ⅱ章G-7．実際のGVHD予防法の例」，表35「腎障害出現時の対応」を参照）．デフィブロタイド（国内未承認）は45％の有効率が報告されているが[6]，その機序は明らかになっていない．また，効果がみられるまでに数週

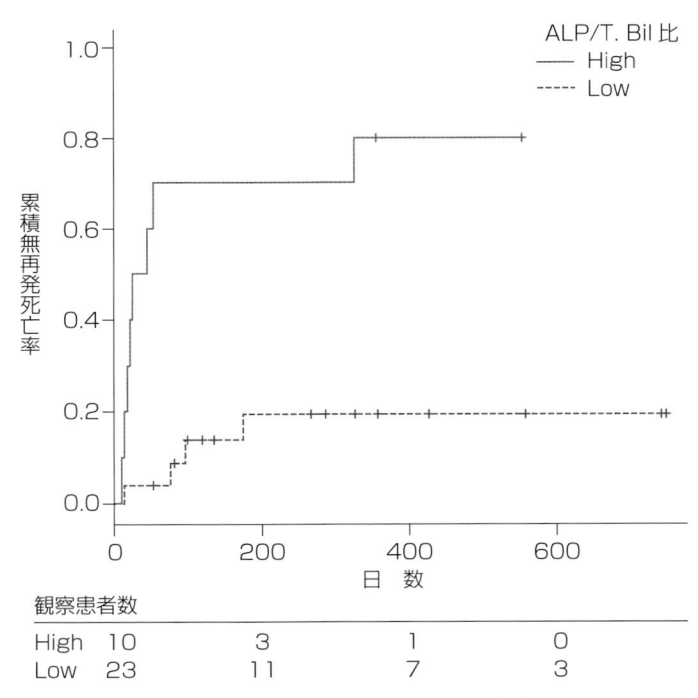

図1 ALP/T. Bil比で群別化した累積無再発死亡率

移植後早期の高ビリルビン血症において，血清ALP値の上昇を伴う群（ALP/T. Bil比124以上）は血清ALP値の上昇を伴わない群（ALP/T. Bil比124未満）と比較して無再発死亡率が高い．

（Ashizawa M et al. Bone Marrow Transplant 2013; **48**: 94-8）

間を要する[5]．国内では低分子量ヘパリン（LMWH），ウルソや，最近はトロンボモジュリンの有効例も複数施設から報告されているが[7]，自然軽快と区別することは難しく，研究段階の域を出ない．やはり，もっとも重要なのは綿密な支持療法であり，特に VOD/SOS の診断が明確でない場合は，効果のはっきりしない薬剤を使用して病態を複雑化させるよりも，一般的な全身管理を徹底するほうが適切である（高ビリルビン血症は高頻度に自然軽快が期待できる）．

腎障害は CSA や TAC が原因である可能性が高く，血中濃度に応じて調整を行う（➡「第Ⅱ章 G-7．実際の GVHD 予防法の例」，表 35 を参照）．そのほか，バンコマイシンなどさまざまな薬剤性の腎障害を鑑別するとともに，十分な尿量を確保するために水分量を調節する．造血幹細胞移植後は体重が増加していても血管内は脱水になっていることがあるので，安易に利尿薬を投与すべきではなく，腹部エコーで下大静脈径とその呼吸性変動を評価してから輸液量や利尿薬の必要性を検討する．

B. 移植後の疼痛管理

造血幹細胞移植後は移植前処置による粘膜障害のほかにも，出血性膀胱炎や消化管急性 GVHD に対して疼痛管理を必要とする場合がある．日本緩和医療学会から『がん疼痛の薬物療法に関するガイドライン』が公開されており（http://www.jspm.ne.jp/guidelines/pain/2010/chapter02/02_01_01.php），造血幹細胞移植患者にも応用できる．本項の記載はこのガイドラインを基本としている．

痛みの強さを定量化する方法としては Numerical Rating Scale（NRS），Visual Analogue Scale（VAS），Verbal Rating Scale（VRS）などがある．NRS はまったく痛みがまったくない状態を 0，考えられるなかで最悪の痛みを 10 として，痛みの点数を患者に問う方法である．VAS は線分の左端を「痛みなし」，右端を「最悪の痛み」として，痛みの程度にあうところに印をつけてもらう方法である．VRS は痛みの強さを表現するいくつかの段階の言葉を用意しておいて，該当する痛みの強さを評価する方法である．

WHO 方式のがん疼痛治療法では，まず目標を設定する．第一目標は夜間の睡眠時間をしっかりと確保できる程度に疼痛を抑制することであり，第二目標は日中の安静時に疼痛がない状態を維持することであり，第三目標が体動時の疼痛も消失することである．そして，一般的には三段階除痛ラダーとして，第一段階は非ステロイド系抗炎症薬（NSAIDs）を中心とした非オピオイド系鎮痛薬，この効果が不十分なら第二段階ではコデイン，トラマドールなどの弱オピオイド，さらに無効ならモルヒネなどの強オピオイドを推奨している．しかし，造血幹細胞移植後は血小板低下や腎障害のために NSAIDs を使用できないことが多い．そのため，軽度の疼痛に対してはアセトアミノフェンなどを投与するが，多くの場合はモルヒネ，オキシコドン，フェンタニルなどの強オピオイドが必要となる．ペンタゾシン，ブプレノルフィンなどを一時的に使用する場合もあるが，これらはオピオイド受容体に対する部分作動薬であり，増量しても鎮痛効果に限界（天井効果）がある．また，麻薬拮抗性鎮痛薬であるため，モルヒネなどと併用すると効果を減弱してしまう．

表2 強オピオイドの使用法の一例

モルヒネ
モルヒネ（50 mg/5 mL）＋生食45 mL ⇒ 合計50 mL（1 mg/mL の濃度） PCA ポンプ（なければシリンジポンプ）で持続点滴静注 　開始量：0.3～1.0 mL/hr（モルヒネ7.2～24 mg/日） 　維持量：痛みに応じて0.2～0.3 mL/hr の幅で増減する 　レスキュー：基本的には1時間量を1回量とする 　　ただし，持続静注の速度が1 mL/hr を超える場合には1回1.0 mL で据え置くことを検討する
フェンタニル（モルヒネの便秘や眠気が問題になる場合）
フェンタニル（0.25 mg/5 mL）＋生食20 mL ⇒ 合計25 mL（0.01 mg/mL の濃度） PCA ポンプ（なければシリンジポンプ）で持続点滴静注 　開始量：0.2～0.5 mL/hr（フェンタニル0.048～0.12 mg/日） 　維持量：0.2 mL/hr 程度の幅で増減する 　レスキュー：基本的には1時間量を1回量とする

　強オピオイドには標準投与量はなく，個々の患者において鎮痛効果を観察しながら，疼痛が消失して，かつ眠気などの副作用が問題とならないような投与量を目指して調整するしかない．定期投与量と，突出痛に対するレスキューとしての1回投与量の両者を決定する必要がある．具体的な方法の一案を**表2**に示す．

　化学療法による末梢神経障害や帯状疱疹などの神経障害性疼痛に対してはオピオイドの効果が乏しい場合があり，抗うつ薬，抗痙攣薬，NMDA 受容体拮抗薬などの鎮痛補助薬の併用を検討する．

　併用薬剤についても注意が必要である．オピオイドはフェノチアジン誘導体，バルビツール酸誘導体，ベンゾジアゼピン系薬剤，抗ヒスタミン薬などと併用すると中枢神経抑制作用を増強させる．モルヒネやオキシコドンは抗コリン作用を有する薬剤と併用すると便秘，麻痺性イレウス，尿閉，せん妄などの有害事象が生じやすくなる．シメチジン，MTX はモルヒネの作用を増強し，リファンピシンはモルヒネの作用を減弱する．ボリコナゾールなどの CYP3A4 阻害薬はオキシコドンの血中濃度を上昇させる可能性があり，リファンピシンはオキシコドンの血中濃度を低下させる．また，オキシコドンは CSA の生体内利用率を低下させて効果を減弱する．フェンタニルもオキシコドンと同様にアゾール系抗真菌薬やリファンピシンなどの影響を受ける．

　モルヒネの活性代謝産物は腎排泄であるため，腎機能障害時には減量あるいは中止を検討する．フェンタニルは腎障害時にも比較的使用しやすいが，減量や注意深い観察が必要である．肝障害時にはいずれのオピオイドも蓄積する可能性があるため，減量を要する．

　モルヒネの主な副作用は嘔気，嘔吐，便秘，眠気であり，制吐には抗ドパミン作用を有するハロペリドールやプロクロルペラジンが奏効することがある．消化管運動抑制が原因となっている場合にはメトクロプラミドなどが有効である．便秘に対しては酸化マグネシウムやセンノシドなどが使用されるが，移植後早期の粘膜障害に対する投与の場合は，移植前処置による下痢を併発している場合が多いので，これらの薬剤は不要であることが多い．モルヒネを減量，中止するときに下痢の出現（通常は数日以内に改善する）がみられるので，性急に消化管急性 GVHD と判断

表3 オピオイドの換算表

投与経路	静脈内投与・皮下投与	経口投与	直腸内投与	経皮投与
モルヒネ	10〜15 mg	30 mg	20 mg	
コデイン		200 mg		
オキシコドン	15 mg	20 mg		
フェンタニル	0.2〜0.3 mg			※

モルヒネの 30 mg の経口投与を基準として，等力価となるオピオイドの換算量が示されている．
※フェンタニル貼付剤は添付文書の換算表を参照（12.5μg/hr に相当する）．

(『がん疼痛の薬物療法に関するガイドライン』から引用)

せずに経過を観察する．フェンタニルはモルヒネと同様に嘔気，嘔吐の副作用はあるが，便秘や眠気は比較的弱い．

オピオイドの副作用のために十分な鎮痛効果が得られない場合や耐性によって効果が減弱した場合には，他のオピオイドの変更（オピオイドローテーション）を検討する．変更の際には表3の換算表が参考になる．

C. 移植後早期の細菌・真菌感染症対策

移植後早期，すなわち生着前の細菌・真菌感染症対策は，化学療法後の発熱性好中球減少症（febrile neutropenia：FN）に対する対策と同様であり，FN 患者に対する米国感染症学会（Infectious Disease Society of America：IDSA）や日本臨床腫瘍学会などのガイドラインに従って対応してよい[8,9]．ただし，通常の化学療法と異なる点として，好中球減少や粘膜障害がより高度であること，一定期間の後に好中球の回復が期待できること，通常は防護環境で管理されていることなどがあげられる．また，中心静脈カテーテルが留置されていること，キノロン系抗菌薬と抗真菌薬（主にアゾール系）による予防が行われていることが前提となる．

FN は，好中球減少は好中球数がすでに 500/μL 未満，あるいは 1,000/μL 未満の状態で 500/μL 未満への減少が予測される状態，発熱は腋窩検温で 37.5℃ 以上あるいは口腔検温で 38.0℃ の状態として定義される．FN の半分以上は感染症が原因であり，また好中球数 100/μL 未満の患者の少なくとも 1/5 は菌血症を合併していると考えられている．そのため，FN 患者に対する初期評価は，感染症を前提として行われる（表4）．FN が認められた場合には，まずは感染症を疑って，発熱と同時に出現した症状の有無について問診するとともに，疼痛・発赤・腫脹などの所見に注意して診察を行う．感染部位としては，化学療法によって粘膜障害を受ける口腔〜消化管がしばしば問題となるが，そのほかにも中心静脈カテーテル，歯周囲，咽頭，気道，尿路，肛門周囲なども感染巣になりやすい．好中球減少患者では，発赤，疼痛，腫張などの炎症所見が明確にならない場合が多い．

胸部 X 線写真，尿一般検査を行い，また喀痰，尿培養を提出する．血液培養は極力抗菌薬の影響の少ない時間帯に採取する．成人の敗血症では血液中の菌量は 1〜10 cfu/mL 程度であるため，採取血液量は 10 mL 以上必要である[10,11]（ただし，

表4 FN に対する初期評価

- 入念な診察（末梢・中心静脈力テーテル刺入部，気道，尿路，肛門周囲など）
- 血液培養2セット（中心静脈カテーテル挿入時は1セットはカテーテルから採取）
- 胸部X線写真
- 尿一般検査
- 症状に応じて喀痰培養，尿培養など

各ボトルの規定量を超える血液量はむしろ感度を低下させる）．必ずしも体温の上昇時でなくてもよい．感度の上昇とコンタミネーションの否定のため，少なくとも2セットの血液培養が必要である．中心静脈カテーテルが挿入されている患者ではカテーテルからの採血と末梢静脈からの採血の両方を行う[12]．陽性化までの時間差（2時間以上）を参考にしてカテーテル関連感染症を診断することが可能である[13]．黄色ブドウ球菌，緑膿菌，セレウス菌，真菌，抗酸菌などのカテーテル感染症の場合，皮下トンネルの感染の場合，敗血症の症状が存在する場合，血栓を伴う場合などは直ちにカテーテルを抜去する必要がある．コアグラーゼ陰性ブドウ球菌などによるカテーテル感染症で，カテーテルを抜去せずに治療する場合には，各ルーメンから交互に抗菌薬を投与する．

好中球減少中の感染症はしばしば急速に増悪するため，これらの検査を行うと同時に，その検査結果を待たずに，直ちに経験的な広域抗菌薬の投与（empiric therapy）を開始する（図2）．初期治療の静注抗菌薬としてはセフェピム，カルバペネム，ピペラシリン/タゾバクタムの単剤投与が推奨されている[8]．アミノグリコシドとの2剤併用療法の有用性はメタアナリシスで否定されている[14]．ただし，カテーテル関連感染症，皮膚・軟部組織感染症，循環動態不安定などの場合には，一次治療としてバンコマイシンを併用する．敗血症性ショックや緑膿菌感染症が疑われる場合はアミノ配糖体（キノロンの予防投与が行われていない場合はキノロンでも可）を併用する．また，基質特異性拡張型βラクタマーゼ（ESBL）産生菌の保菌患者に対しては初期治療としてカルバペネムを選択する．この時期は移植前処置やMTXによる粘膜障害を生じている可能性が高いが，口腔〜咽頭の炎症が高度であればグラム陽性菌と嫌気性菌を考慮してカルバペネムというような使い分けも考えられる．移植後早期の細菌感染症の起因菌としてはグラム陰性菌では大腸菌，クレブシエラ，緑膿菌などが多く，消化管粘膜からの侵入が考えられるが，近年はアシネトバクター，ステノトロモナスなども増加している[15]．グラム陽性菌感染症では口腔粘膜からの感染はα溶血性連鎖球菌（特に Stereptococcus mitis）が，血流感染症（BSI）は表皮ブドウ球菌が多い．

広域抗菌薬の投与を開始して3日後に解熱が認められない場合には，起因菌が確定していればその感受性を参考にして抗菌薬の変更を行う（図2）．起因菌が不明の場合には，口腔〜咽頭の炎症が主症状であればカルバペネムとバンコマイシンの併用を検討する．これらの対応を行っても，FN発症が1週間以上持続していて，かつ，好中球の回復がすぐには期待できない場合には，ガイドラインでは経験的に抗真菌薬の投与を検討することが推奨されている[8,16]．正確にはフルコナゾール（FLCZ）の予防投与が行われている場合はアスペルギルスにも効果を示す抗糸状菌薬への変更，すでに抗真菌薬が予防投与されている場合には系統の異なる抗糸状菌

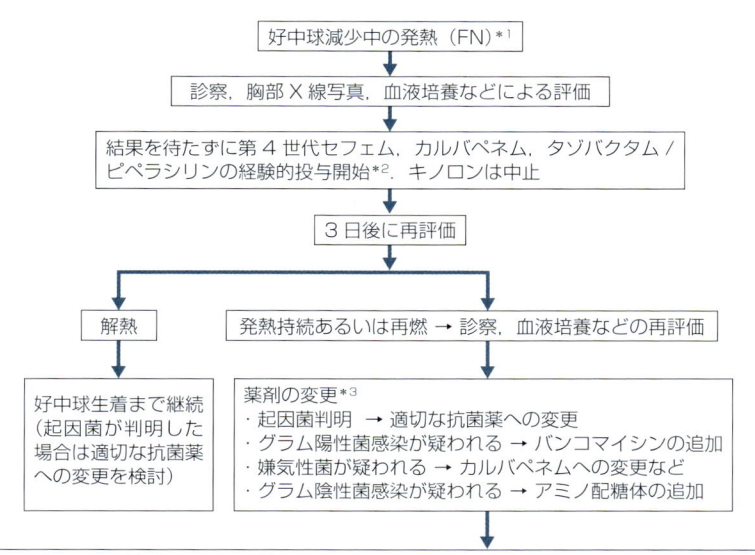

C 移植後早期の細菌・真菌感染症対策　135

```
                    好中球減少中の発熱（FN）*1
                              ↓
            診察，胸部X線写真，血液培養などによる評価
                              ↓
        結果を待たずに第4世代セフェム，カルバペネム，タゾバクタム／
        ピペラシリンの経験的投与開始*2．キノロンは中止
                              ↓
                       3日後に再評価
                    ↙                   ↘
                 解熱         発熱持続あるいは再燃 → 診察，血液培養などの再評価
```

- 好中球生着まで継続（起因菌が判明した場合は適切な抗菌薬への変更を検討）

薬剤の変更*3
- 起因菌判明 → 適切な抗菌薬への変更
- グラム陽性菌感染が疑われる → バンコマイシンの追加
- 嫌気性菌が疑われる → カルバペネムへの変更など
- グラム陰性菌感染が疑われる → アミノ配糖体の追加

FN が 4～7 日持続あるいは再燃し，かつ好中球の回復がまだ期待できない場合は胸部単純 CT 検査，アスペルギルス抗原検査，β-D-グルカン検査を行う

- 抗真菌薬予防投与なし → 抗糸状菌薬の追加*4
- フルコナゾール予防投与中 → 抗糸状菌薬への変更*4
- 抗糸状菌薬予防投与中 → 異なるクラスの抗糸状菌薬への変更*4
あるいは胸部 CT や定期的なアスペルギルス抗原検査でモニター（preemptive therapy）
あるいは D-index に基づく早期治療

*1：診察，血液培養を2セット以上，胸部X線写真，尿一般検査，症状に応じた喀痰・尿培養などの評価を行う．
*2：経験的広域抗菌薬投与
　・下痢，下部消化管症状が中心の場合（以下のいずれか）
　　セフェピム 2 g×2～3 回／日または
　　タゾバクタム・ピペラシリン 4.5 g×3～4 回／日
　・口腔，咽頭粘膜症状が中心の場合（以下のいずれか）
　　メロペネム 1 g×2～3 回／日または
　　ドリペネム 0.5 g×2～3 回／日
*3：3 日後に FN が持続している場合には抗菌薬の変更を行う．
　・カルバペネム未投与中はメロペネムやドリペネムへの変更
　・カルバペネム投与中や口腔，咽頭粘膜症状が強い場合はグリコペプチド系抗菌薬の追加投与
　　バンコマイシンあるいはテイコプラニン，血中濃度に応じて用量調整
*4：FN が 4～7 日間持続あるいは再燃した場合は胸部単純 CT 検査，アスペルギルス抗原検査，β-D-グルカン検査を行う．同時に以下のいずれかの方法で抗真菌薬の投与を検討する．
　・経験的抗真菌治療
　　　発熱の持続・再燃だけに基づく抗糸状菌薬の投与開始（あるいは変更）
　・先制攻撃的抗真菌治療
　　　発熱の持続・再燃に加えて画像あるいは血清検査が陽性になった時点で抗糸状菌薬の投与開始（あるいは変更）
　・D-index に基づく早期治療（研究段階）
　　　発熱の持続・再燃時に c-D-index が 5,500 未満なら先制攻撃的抗真菌治療を行い，5,500 以上となった時点で経験的抗真菌治療を行う．

実際に投与する抗糸状菌薬は以下のいずれか．ただし，アスペルギルス症の可能性が高い状況ではボリコナゾールやアムホテリシン B リポソーム製剤を優先する．また，以下の記載はローディング用量を省略しているが，真菌感染症が強く疑われる場合は添付文書に沿ってローディングを行う．
　ミカファンギン 100～150 mg／日　1 回点滴静注
　カスポファンギン 50 mg／日　1 回点滴静注
　イトラコナゾール 200 mg／日　1 回点滴静注
　ボリコナゾール 3～4 mg/kg×2／日　1 回点滴静注
　アムホテリシン B リポソーム製剤 2.5 mg/kg／日　1 回点滴静注

図 2　移植後早期の好中球減少期間の発熱に対する対応の例

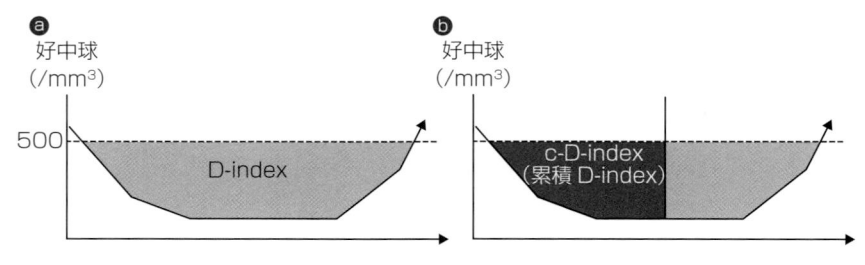

図3　D-index ⓐ と c-D-index ⓑ

薬（アゾール→エキノキャンディン，ポリエンなど）への変更が行われる．しかし，前提として抗真菌薬が予防投与されていること，防護環境で管理していること，通常は移植後3週間程度で好中球の回復が期待できることから，必ずしも経験的な抗真菌治療を必要とはしない．特に自家末梢血幹細胞移植は好中球減少期間が短いので経験的抗真菌治療の必然性は乏しい．また，同種移植においても，アスペルギルス症の既往がなく，移植前に胸部CTで活動性の感染症がないことが確認されていて，かつ防護環境で管理されている場合は，経験的な抗糸状菌薬の投与を行わなくても好中球減少期間のアスペルギルス症の発症頻度は低い[17]．そこで，発熱の持続だけを根拠に経験的抗真菌治療を行うのではなく，発熱の持続に加えて胸部CT検査や血液検査［β-D-グルカン（BDG）やアスペルギルス・ガラクトマンナン（GM）抗原］でアスペルギルス症を示唆する所見が得られた場合にのみ抗真菌薬の変更投与を行うという，preemptive therapy（先制攻撃的治療，早期治療）が試みられている[17-19]．特に胸部CTで halo sign（すりガラス様陰影で囲まれた結節影）があれば早期のアスペルギルス症を強く疑う[20]．また，GM抗原検査はアスペルギルス症の補助診断としてBDG検査やポリメラーゼ連鎖反応（PCR）検査よりも感度・特異度が優れているが[21]，造血幹細胞移植患者では高頻度に偽陽性がみられる[22]．特に消化管粘膜障害を伴う際に偽陽性が多い．逆に，抗真菌薬の投与下ではGM抗原検査の感度が低下することが示されており[23]，GM抗原検査だけに依存する preemptive therapy は危険である．

　発熱の持続だけで経験的抗真菌薬を投与する方法の根拠となっているRCTでは，確かに経験的抗真菌薬の投与によって真菌症の発症や真菌症による死亡が減少しているが，経験的抗真菌薬を投与しなかった群においても真菌症を発症したのは64例中6例のみであり，発熱の持続だけを根拠とした経験的抗真菌治療は無駄が多いということは明らかである[16]．一方，empiric therapy と preemptive therapy を比較したRCTではpreemptive群で有意に侵襲性真菌症の発症が多く，特に好中球減少期間の長い症例でその差が顕著であった[18]．そこで，安全にかつ無駄な抗真菌薬投与を減少させる方法として，D-indexに基づく早期治療法が研究されている．D-indexは好中球数 500/μL の水平線と実際の好中球数の曲線とによって囲まれた面積（図3ⓐ）として定義され，好中球減少の程度と好中球減少期間の双方の因子を統合したリスクの指標として用いることが可能である[24]．ただし，D-indexは好中球減少期間終了時に計算されるため実際の診療における治療判断に用いること

はできないが，経過中のある時点までの累積 D-index（c-D-index）は糸状菌感染症に対する強力な予測因子として治療に役立てることができる（図3 ❻）．急性骨髄性白血病（AML）に対する寛解導入療法では c-D-index が 5,800 未満であれば 97% 以上の確率で侵襲性アスペルギルス症を中心とする糸状菌感染症を否定できることが示された[24]．造血幹細胞移植後早期の好中球減少期間においても c-D-index が 5,500 未満であれば 97% 以上の確率で真感染症を否定できることが示されているので[25]，一つの方法として，FN が持続していても c-D-index が 5,500 未満であれば経験的抗真菌薬投与は行わずに胸部 CT や GM 抗原などの検査を行いながら経過観察し，5,500 以上になれば経験的抗真菌薬を投与するという方法が考えられる．このような D-index に基づく早期治療法と従来の経験的抗真菌治療の RCT が進行中（日本 FN 研究会）である．

　実際に投与する抗糸状菌薬としては予防投与が FLCZ の場合はすべての抗糸状菌薬が候補となるが，すでに抗糸状菌薬が投与されている場合は，アゾール系抗真菌薬［イトラコナゾール（ITCZ），ボリコナゾール（VRCZ）］を投与中ならエキノキャンディン系抗真菌薬［ミカファンギン（MCFG），カスポファンギン（CPFG）］あるいはポリエン系抗真菌薬［アムホテリシン B リポソーム製剤（L-AMB）］への変更，MCFG を予防投与中ならポリエン系抗真菌薬への変更が中心となる．エキノキャンディン系抗真菌薬は毒性が少なく，経験的抗真菌治療に適した薬剤である（CPFG は CSA や TAC と軽い相互作用を示す）．しかし，肺結節の存在などにより，アスペルギルス症が強く示唆される場合には VRCZ や L-AMB を優先する．VRCZ を開始する際には CSA や TAC の血中濃度の上昇が予測されるので，頻回（週に2～3回）の測定を行って CSA，TAC の用量を調整する．L-AMB は CSA，TAC 投与中は特に腎障害を生じやすいので，L-AMB 投与前後に生理食塩水を投与したり，L-AMB の点滴時間を延長したりして腎障害を予防する．カンジダ症やアスペルギルス症が診断された場合の治療については本章「I．移植後中後期の感染症対策」に記す．

　なお，広域抗菌薬を使用していても，細菌感染症が発熱の原因である可能性は否定できない．抗菌薬が適切に投与されていたとしても好中球減少状態では十分な抗菌効果が発揮されないことがある．また，耐性菌による感染症（長期間のカルバペネム投与中の *Stenotrophomonas maltophilia* 感染症など）を念頭に置いて，スルファメトキサゾール・トリメトプリム（ST）合剤やキノロン系抗菌薬を併用することがある．

　抗菌薬，抗真菌薬によって発熱や感染症の所見が改善した場合にも，原則として好中球が 500/μL を超えるまでは投与を継続する．ただし解熱して1週間以上経過して，感染徴候がなく，臨床的にも安定している場合には，経口キノロンに戻すなどの変更を検討してもよい．

D. 生着不全

　造血幹細胞移植後の生着は好中球500/μL以上を2～3回の測定で連続して満たした場合に，その第一測定日を生着日と判断することが多い．厳密には後述するキメリズム解析によって，増えてきた好中球がドナー由来であることを確認する必要があるが，（ミニ移植を除くと）患者由来の造血は移植前処置によって強力に抑制されているため，移植1ヵ月以内に増加してきた好中球は通常はドナー由来であると考えてよい［ただし，臍帯血移植（CBT）では骨髄破壊的移植でも早期に患者造血が回復することがある］．移植後28日を過ぎても生着が認められない場合を一次性生着不全，いったん生着が認められたものの，その後に造血機能が失われた場合を二次性生着不全という．ミニ移植を除いた通常の移植では，一次性生着不全の頻度はヒト白血球抗原（HLA）適合同胞間移植で2.4％，1抗原不適合血縁者間移植で5.4％，HLA適合非血縁者間移植で3.6％程度である[26-28]（このなかには原疾患の早期再発のために正常ドナー細胞が増加しなかった症例なども含まれる）．CBTでは移植後100日時点での好中球回復は80％前後である[26]．

　生着に関連する背景として，輸注された幹細胞のソースや数，過去の化学療法歴，移植前処置の強度，患者の骨髄微少環境などがあげられるが，具体的な生着不全の危険因子としては，HLA不適合移植，非血縁者間移植，T細胞除去移植，疾患（再生不良性貧血や非腫瘍性疾患），化学療法歴，移植細胞数，輸血や妊娠による感作などが報告されている[29,30]．HLA不適合移植やCBTのように抗原レベルのHLA不適合のある移植では，不適合抗原に対するHLA抗体（BSA）が存在する場合や，リンパ球クロスマッチ（患者血清対ドナーリンパ球）が陽性の場合に生着不全の確率が高くなる[31]（➡「第Ⅰ章F-5. 非血縁者間臍帯血移植」，「第Ⅰ章F-7. HLA抗体」を参照）．

　移植から生着日までの日数は，幹細胞ソース，細胞数，ドナーと患者の関係，G-CSF投与の有無，移植後のMTXの投与量・投与回数などによる影響を受けるが，HLA適合同胞間の同種末梢血幹細胞移植（PBSCT），同種骨髄移植（BMT）でそれぞれ中央値14日，16日程度である[32]．CBTでは22～27日とBMTよりも1週間程度遷延する[33-35]．このことから，移植後21日目を過ぎても白血球数（WBC）100/μL以下のように好中球回復の兆しがまったく認められない場合には骨髄穿刺を行い，その後の回復を示唆するような骨髄球系幼若細胞（芽球～骨髄球）の有無を確認する．骨髄中に幼若細胞が認められない場合には，再移植の検討をしながら，さらに1週間観察し，移植後28日目を過ぎた時点でも好中球回復傾向が認められなければ再度骨髄穿刺を行う．この時点で骨髄球系幼若細胞が認められなければ一次性生着不全を考え，実際に再移植のための作業を開始する．CBTは元々生着が遅いので，キメリズムがドナー型になっていれば遅れて生着が得られる可能性もあるが，Eurocordの解析ではCBT後42日の時点で生着が得られていなければ，その後の生着の可能性は低いため，速やかに再移植を行うべきと結論している[36]．

　移植後に一次性あるいは二次性生着不全が疑われた場合には，後述するように，末梢血と骨髄血を，それぞれ骨髄球系細胞とT細胞に分離してキメリズム解析を

行うことが望ましい．T細胞キメリズムで患者細胞が多数を占めている場合は患者免疫による拒絶が考えられる．このような状況ではもう一度移植前処置を行ったうえで再移植が必要となる．速やかな移植が必要となるため，血縁者間移植かCBTが候補となる．生着不全に対してCBTを行った国内の80症例の解析では評価可能61症例中45例（74％）に生着が得られた[37]．多変量解析で生着に有利に働くことが同定された因子は移植有核細胞数 2.5×10^7 個/kg以上と再移植時のアルキル化薬を含む前処置であった（図4）．また，初回CBT後の生着不全に対する非血縁CBTと血縁BMT, PBSCT（主にHLA不適合）の比較では，生着率はBMT, PBSCT群がCBTよりも有意に高く，急性GVHDの発症はPBSCT群で多いものの，1年無再発死亡率や1年生存率はPBSCT群がCBTよりも有意に優れていた[38]．

再移植時の前処置は全身状態によっても制約されるが，患者T細胞を抑制するためにフルダラビン（FLU）とアルキル化薬の組み合わせが推奨される．粘膜障害や免疫抑制作用を考えるとFLUとCYが中心的な役割を果たすことになる．海外では再移植前日にFLU 30 mg/m^2, CY 2 g/m^2, アレムツズマブ 20 mg, TBI 200 cGyを1日で行う1-day regimenの有用性が報告されている[39]．国内ではこの前処置からアレムツズマブを省いた方法（FLUは1〜3日間投与）で6例全例に生着が得られている[40]．そのほか，TBIを使用しない再移植前処置としてはFLU 30 mg/m^2 を4日間（day−5〜−2）とCY 30 mg/kgを2日間（day−3〜−2）投与する方法も報告されている[41]．

一方，骨髄球系細胞，T細胞ともに完全にドナー由来であるにもかかわらず汎血球減少が持続する場合もあり，特に再生不良性貧血（AA）に対する移植後に多い．このような状態が，幹細胞の数的・質的不良によるのか，骨髄微小環境の不良によるのか，あるいは検出できないレベルでの患者T細胞の残存によるのか，さまざまな可能性が考えられるが，詳細は不明である．小児のAAに対する同種BMT症例の解析では，FLUを使用することによってCYを減量した前処置で移植を行った後に，ドナー型の血球減少の頻度が増加することが示されている[42]．このような状況に対して行うべき治療は明らかになっていない．長期間の観察中に自然に回復することがあるので，重篤な血球減少でなければ経過観察という選択肢も考えられ

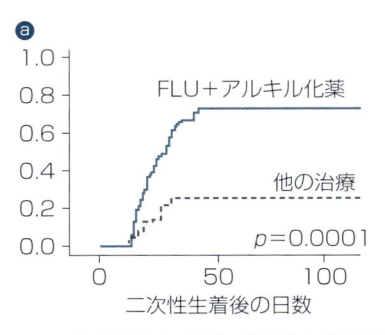

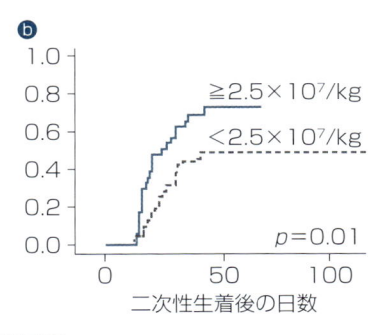

図4 生着不全に対する臍帯血移植後の好中球回復
ⓐは移植前処置別，ⓑは移植有核細胞数別．
（Waki F et al. Biol Blood Marrow Transplant 2011; **17**: 841-51）

る．また，前処置を行わずに同一ドナーの幹細胞を輸注するだけで造血が回復することもあるが，十分な回復がみられない，あるいは血球減少が再燃するということも多い（GVHDを発症する危険性もある）．患者T細胞の残存が認められるが，骨髄球系細胞は完全にドナー由来である場合にはドナーリンパ球輸注（DLI）によって患者の残存するT細胞を駆逐するだけでも造血が回復する可能性がある[29]．

ε. キメリズム解析

　骨髄破壊的な強度の前処置を用いた同種造血幹細胞移植においては，移植後早期の造血回復は通常はドナー由来と考えてよいが，ミニ移植の場合，特にFLU-CYやFLU-TBI 2Gyのように強度の低い前処置の場合は，患者造血とドナー造血を評価するためにキメリズム解析を行わなければならない（表5）．AAに対する前処置も骨髄非破壊的であり[44]，移植後にしばしば混合キメラ（患者造血とドナー造血が混合した状態）が認められる．体外でのT細胞除去や，抗ヒト胸腺細胞免疫グロブリン（ATG）あるいはアレムツズマブの投与による体内でのT細胞除去も混合キメラを誘発する．また，通常の骨髄破壊的前処置による移植後でも，移植後中期以降に汎血球減少が認められた場合はキメリズム解析を検討する必要がある．

　血液型（赤血球抗原）を用いたキメリズムの評価はもっとも単純な方法であり，ドナーと患者のABO型が異なる場合，フローサイトメトリーなどを用いてドナー由来の赤血球の比率を調べることが可能である．ABO型が適合している場合には，MN，Rh，Kell，Kidd，Duffy，Lutheran，Ss，Pなどの抗原系を用いることにより同胞間移植の80％以上は識別することが可能である．しかし，この方法の問題点は輸血による影響を受けることと，赤血球の寿命が長いために実際の造血の変化を即時的に判断することはできないことであり，移植臨床においては実用的ではない．

　ドナーと患者の性が異なる場合には染色体分析によってドナー由来の細胞の比率を調べることができる．しかし，G分染法を用いた場合には検査日数が1～2週間かかるという問題点があり，さらに，分裂中の細胞のみを評価するので実際の血液細胞全体の比率とは異なる比率が得られる可能性がある．検査できる細胞数も通常は20～40個程度であるため，検査の感度は限られている．そのため，性染色体を利用したキメリズム解析としてはY染色体特異DNA配列のプローブを用いた蛍光 in situ hybridization（FISH）法で評価することが一般的である．男性における偽陰性が5.6％以下，女性における偽陽性が2.7％以下とされており，日常臨床の多くの場面において十分な精度を有している[43]．しかし，高齢男性におけるY染色体の欠損，腫瘍細胞でのY染色体の欠損などによってキメリズムの判定を誤る可能性があるので注意が必要である．

　同性間移植の場合に用いられるのは，染色体上で繰り返されているある塩基配列について，その繰り返し回数が個人によって異なること（variable number of tandem repeats：VNTR）を利用した方法である（正確には数10 bpの塩基の繰り返しはVNTR，さらに小さい数bpの塩基の繰り返しはshort tandem repeats：

表5：キメリズム解析の造血幹細胞移植の臨床への応用例

❶ ミニ移植などでのルーチンの検査としてのドナー細胞の生着の確認
❷ 移植後の血球減少持続時，ドナーリンパ球輸注時，2回目の造血幹細胞移植を行うときなどにドナー由来の細胞の有無の確認
❸ GVHD，移植片拒絶，腫瘍の再発の予測
❹ 再発腫瘍やリンパ増殖性疾患の細胞が患者由来かドナー由来かの決定
❺ 一卵性双生児の遺伝的同一性の確認

(Martin PJ. Documentation of engraftment and characterization of chimerism following hematopoietic cell Transplantation, 4th ed, 2009)

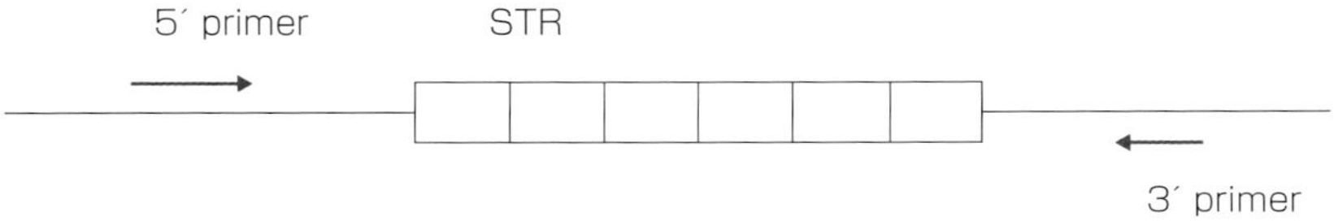

図5　STRを利用したPCR法

STRと呼ぶ)．この繰り返し回数の違いはメンデルの法則に従って遺伝するが，この方法で識別できる遺伝子部位は多数存在するので，ほぼすべてのドナー，患者間を識別することができる．図5に示すように，繰り返し配列の部分を挟むようにプライマーを設定し，PCRを行って，その部分のDNAを増幅する．いくつかのSTR部位に対してPCRを行って電気泳動すると，繰り返し回数の違いによる増幅産物のサイズの違いでドナー由来と患者由来の細胞を識別することができるようになる．

通常のPCR法では，増幅産物のバンドの濃さの比でキメリズムの割合を推定することになるが，正確な判定は困難である．しかし，蛍光プライマーを用いてDNAシークエンサーで解析することによって，増幅産物の量を定量することが可能になり，1～5％の混合キメラも検出できるようになった(図6)[45]．

HLA不適合移植においては不適合HLA抗原に対するモノクローナル抗体を用いてフローサイトメトリーによってキメリズムを評価することが可能であり[46]，わずか0.1％程度の混合キメラも検出することができる．ただし，腫瘍細胞におけるHLA発現の欠損などの影響を受ける可能性がある．

造血幹細胞移植後のキメリズム解析についてはNational Marrow Donor Program (NMDP) とInternational Bone Marrow Transplant Registry (IBMTR) のワークショップがガイドラインを公表している(表6)[47]．キメリズムを詳細に評価するためには，検体を骨髄球系細胞とT細胞に分けて解析することが望ましい．例えば，移植片拒絶が疑われるような状態では，免疫学的な拒絶に関連すると思われるのは患者T細胞の残存であるため，T細胞のキメリズムの評価が必要となるし，その際に，DLIなどによって患者T細胞を減少させる治療を行うか否かについては，骨髄球系細胞のキメリズムを評価して，ドナー由来の骨髄球系細胞の造血が保たれていることを確認しなくてはならない．ミニ移植後にT細胞と骨髄球系細胞のどちらが先にドナー型完全キメラになるかは前処置によって異なり，

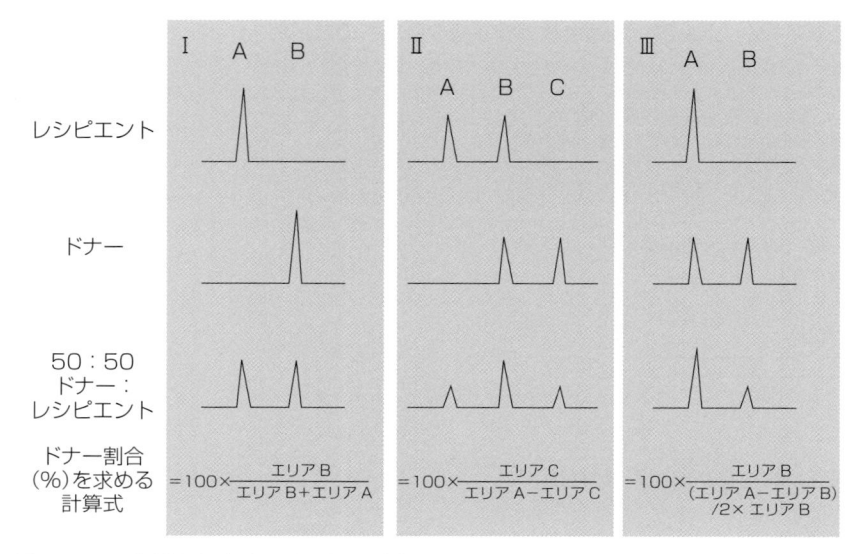

図6 STRを利用したキメリズムの定量

	I	II	III
レシピエント	A, B	A, B, C	A, B
ドナー	A, B	A, B, C	A, B
50:50 ドナー:レシピエント			
ドナー割合(%)を求める計算式	$=100\times\dfrac{\text{エリアB}}{\text{エリアB}+\text{エリアA}}$	$=100\times\dfrac{\text{エリアC}}{\text{エリアA}-\text{エリアC}}$	$=100\times\dfrac{\text{エリアB}}{(\text{エリアA}-\text{エリアB})/2\times\text{エリアB}}$

(Thiede C et al. Bone Marrow Transplant 1999; **23**: 1055-60)

表6 造血幹細胞移植後のキメリズム解析に関するNMDPとIBMTRのガイドライン

❶ キメリズム解析はSTR法などの感度の優れた方法で行うべきである.染色体分析,FISH法も有用であるが,感度は劣る
❷ キメリズム解析には骨髄検体よりも末梢血検体のほうが適している.ミニ移植後のキメリズム解析では各系統別のキメリズム解析が望ましい
❸ 通常の造血幹細胞移植後はキメリズム解析は必須ではないが,T細胞除去移植後,ミニ移植後,AAに対する移植後は1,3,6,12ヵ月後にキメリズム解析を行い,DLIなどの介入の是非を判断する
❹ ミニ移植後早期のキメリズムは生着不全やGVHD発症の予測に役立つ
❺ AA以外の非腫瘍性疾患に対する移植後は1,2,3ヵ月後にキメリズム解析を行うが,目標とすべきドナー細胞割合は疾患によって異なる

(Antin JH et al. Biol Blood Marrow Transplant 2001; **7**: 473-85)

FLU-CYのように患者リンパ球を強く抑制する前処置ではT細胞が骨髄球系細胞よりも早く完全ドナー型キメリズムとなるが[48],FLU-BUのように患者骨髄球系細胞を強く抑制する前処置では骨髄球系細胞がT細胞よりも早く完全ドナー型キメリズムとなる[49].

しかし,現実的にはコストの関係などから全末梢血,全骨髄血を用いて解析することも多い.その場合にも最終的に解析の対象となっている血球に注意が必要である.FISH法では全有核細胞が解析対象となるが,G分染法では分裂している細胞だけが評価されるため好中球やリンパ球は解析対象とはならない.また,STR法の場合は溶血法で赤血球を除去した場合は全有核細胞が解析対象となり,単核球分離によって赤血球を除去した場合は単核球だけが解析対象となる.

F. 生着症候群，生着前免疫反応

　生着前後に炎症性サイトカインの過剰な産生が原因と考えられる多彩な症状が出現することがあり，生着症候群（engraftment syndrome：ES）と呼ばれている[50]．発熱，体液貯留傾向，皮疹，肺浸潤影，肝障害，下痢などの症状が認められる．当初は自家移植後の報告が多かったが，それは同種移植後の場合はGVHDとの境界線が不明瞭であるからかもしれない．表7に診断基準として提唱されているものを示す[50]．治療としては，まず顆粒球コロニー刺激因子（G-CSF）を中止し，ステロイド（PSL 1 mg/kg程度）を投与する．奏効した場合には，後述する急性GVHDに対するステロイドの投与よりも速やかな減量が可能である．近年の研究では同種移植症例の13％が移植後の中央値10日にESを発症し，ES発症群は急性GVHDや無再発死亡の頻度が有意に高かった[51]．

　また，CBT後の生着前（中央値は移植後day 9）に高度発熱，体重増加，皮疹などの免疫応答を生じることが報告され[52]，生着前免疫反応（Pre-engraftment immune reaction：PIR）と呼ばれている．GVHD予防法をTAC単独からTACとMMFの併用に変更することによってPIRの頻度は減少しているので[53]，免疫抑制が不十分な状況において出現しやすいものと考えられる．移植後CYを用いたHLA不適合移植のday 3～4に観察される高度発熱がCYの投与で軽減すること や[54]，通常の移植でもday 10前後に観察される発熱の一部はday 11のMTXで軽減することなどを考えると，PIRがCBTに特有の現象と考えるよりは，一般に患者・ドナー間の免疫応答と比較して免疫抑制が不十分である状態に観察される現象であり，CBTの場合は好中球生着が遷延するためにPIRと生着との時間差が拡大するために単独のイベントとして認識されやすいものと考えるのが妥当かもしれない．

　生着前の，移植後14日以内に発症する急性GVHDはhyperacute GVHDと呼ばれており，当初は免疫抑制剤を使用しない移植後（中央値はday 8）に観察された[55]．hyperacute GVHD発症の危険因子としてHLA不適合移植，非血縁者間移植，骨髄破壊的前処置，5種類以上の移植前化学療法，性別不一致移植が同定されている[56]．移植14日以降に発症する急性GVHDと比較してステロイド治療への

表7　ESの診断基準

主項目
❶ 感染症が同定されていない38.3℃以上（腋窩検温なら37.5℃以上）の発熱
❷ 体表面積の25％を越える紅斑様の皮疹の出現．ただし薬剤性の皮疹を除く
❸ びまん性の肺浸潤と低酸素血症を伴う非心原性肺水腫

副項目
❶ T. Bilが2 mg/dL以上あるいはトランスアミナーゼが正常上限の2倍以上
❷ クレアチニンが移植前値の2倍以上
❸ 体重が移植前値から2.5％以上増加
❹ 他の原因が同定されない一過性の脳症

主項目3つ，あるいは主項目2つと1つ以上の副項目を満たす場合にESと診断する．

（Spitzer TR. Bone Marrow Transplant 2001; 27: 893-8）

反応が乏しい[56]．しかし，hyperacute GVHD と ES や PIR を臨床的あるいは病理学的に区別することは容易ではない[50,57]．

生着前後のサイトカインの放出に伴ってマクロファージが活性化され，血球貪食性リンパ組織球症（hemophagocytic lymphohistiocytosis：HLH．日本国内では血球貪食症候群 hemophagocytic syndrome：HPS と呼ばれることが多い）を呈することがある．一般的な HLH の診断基準では発熱，脾腫，2 系統以上の血球減少，肝炎，血球貪食像，フェリチン上昇，可溶性インターロイキン-2（IL-2）受容体値上昇などがあげられているが，移植後早期はこれらの異常は非特異的に出現するため，一般的な診断基準は適用できない．移植後の特殊性を取り入れて，生着不全（あるいは遅延），貪食所見を主項目とした診断基準が提唱されている[58]．

G. 急性 GVHD の診断と治療

1. 急性 GVHD の診断

GVHD は，急性 GVHD の予防の項で紹介したように，ドナー由来の免疫細胞が宿主を異物とみなすことによって生じる病態であり[59]，従来はその発症時期のみで移植後 100 日以内の急性 GVHD と移植後 100 日以降の慢性 GVHD に区別されていたが，現在は症状と発症時期の組み合わせで表 8 のように分類されている[60]．移植後 100 日以降にみられる急性 GVHD 様の症状は，100 日以前から持続する持続型，いったん軽快した後に再燃する再燃型，100 日以降に初めて出現する遅発型に区別されている．

急性 GVHD の多くは移植後，ドナー由来の造血細胞が生着する移植後 2〜4 週間頃に好発し，通常は移植後 60 日以内に発症するが[28,61,62]，ミニ移植では移植後 60 日以降の発症も珍しくはない[63,64]．ドナーリンパ球輸注後にも急性 GVHD が観察される．対象となる主な臓器は皮膚，消化管，肝臓であり，皮疹の広がり，下痢の量，ビリルビンの上昇により GVHD の重症度が定義されている．GVHD の診断のためには皮膚，消化管，肝臓の少なくとも一臓器に症状が 48 時間以上持続して存在し，他の原因疾患が否定されることが必要である．可能な限り病理学的診断を試みる．特に，病変が一臓器のみの場合や他の疾患との鑑別診断が難しいような場合は病理診断が求められる．

皮膚症状は急性 GVHD の初発症状となることが多い．手掌，足底，四肢末梢，前胸部に好発し，顔面や体幹にも広がる．皮疹はしばしば掻痒感を伴う斑状丘疹の形態をとるが，重症化すると水疱を形成したり表皮が剥離したりする．典型例では臨床経過から診断は可能であるが，移植前処置による皮膚障害，薬疹，敗血症疹，ウイルス感染症による皮疹などを鑑別しなければならない．皮膚生検を行って，病理学的に診断を確定することが必要であるが，移植後早期は移植前処置による障害との鑑別は病理所見においても困難である．

消化管症状は緑色の水様下痢が典型的であるが，重症化すると血性となったり，イレウスを生じたりすることがある．必ず下部消化管内視鏡を実施する．内視鏡所

表8 GVHDの分類

分類	亜分類	発症時期*	急性GVHD症状	慢性GVHD症状
急性GVHD	古典的	100日以内	あり	なし
	持続型，再燃型，遅発型	100日以降	あり	なし
慢性GVHD	古典的	規定なし	なし	あり
	重複型	規定なし	あり	あり

*移植あるいはDLIからの日数．

(Filipovich AH et al. Biol Blood Marrow Transplant 2005; **11**: 945-56)

見では粘膜の浮腫や脱落，びまん性の発赤が認められることが多く，回腸～回盲部～上行結腸に好発する．下痢量は数リットルに達することもあり，水分や電解質のコントロールが困難となる．上部消化管のGVHDは生着後に持続する嘔気症状に対して，上部消化管内視鏡を行い，粘膜の発赤，粗造を認めることによって診断されることが多いが，肉眼的に異常がみられなくても生検を実施する．上部・下部消化管GVHDともに，移植前処置による粘膜障害，ウイルス感染症，血栓性微小血管症（thrombotic microangiopathy：TMA）との鑑別を念頭に置かなければならない．また，疼痛管理のために使用していたモルヒネを減量，中止した直後には高頻度に水様下痢が認められるため，数日間は経過を観察することが必要である．消化管GVHDの診断が確定したとしても，ステロイド抵抗性の下痢，下血が遷延する場合は，ウイルス感染症，TMA，移植後リンパ増殖性疾患（post-transplant lymphoproliferative disorder：PTLD）などへと病態が変化している可能性があるため，下部消化管内視鏡を繰り返すことが重要である．

肝臓の急性GVHDはALP，γ-GTP，ビリルビンなどの胆道系酵素優位の肝障害が典型的であるが，さまざまな程度の肝酵素（AST，ALT）の上昇も伴う．VOD/SOS，ウイルス感染症，薬剤性肝障害などとの鑑別はしばしば困難であり，また，血小板減少や凝固能異常を伴うことも多いため，肝生検を行うこともできず，診断に苦慮することが多い．経内頸静脈アプローチでの肝生検は有効な手段である．肝臓単独の急性GVHDはまれであるとされている[65]．

重症度の分類は1994年のconsensus conferenceで提案されたものが広く用いられているが（**表9**）[66]，主観的な判断を伴うため，主治医間，施設間で一致率が低いことが指摘されている．各臓器にGVHD以外の原因による障害を伴っている場合には，該当臓器のステージを一つ以上下げて判定する．

2. 急性GVHDの初期治療

移植後早期の同種造血幹細胞移植患者は，通常はGVHD予防として免疫抑制剤の投与を受けているが，それにもかかわらず急性GVHDは一定の頻度で発症する．グレードⅡ以上の急性GVHDが治療の対象とされている．ただし，皮膚に限局したグレードⅡの急性GVHDで，かつ進行が緩徐である場合はステロイドの外用（四肢・体幹にはプロピオン酸クロベタゾール，顔面には酪酸クロベタゾンなど．乾燥が強い場合にはヒルドイド軟膏と1：1で混合してもよい）だけで様子をみることも可能である．ハイドロコートンを投与して，必要に応じてPSLに移行するとい

表9 急性GVHD重症度分類

① ステージの定義（成人）

ステージ[c]	皮膚 皮疹（%）[a]	肝 総ビリルビン（mg/dL）	消化管 下痢（mL/day）
1	<25	2〜3	500〜1,000 または持続する嘔気[b]
2	25〜50	3〜6	1,000〜1,500
3	>50	6〜15	>1,500
4	全身性紅皮症（水疱形成）	>15	高度の腹痛・腸閉塞

[a] 火傷における"rules of nine"（成人）を適応する．すなわち，成人では頭部，左上肢，右上肢をそれぞれ9%，体幹前面，背面，左下肢，右下肢をそれぞれ18%，陰部を1%として評価する．
[b] 胃・十二指腸の組織学的証明が必要．
[c] ビリルビン上昇，下痢，皮疹を引き起こす他の疾患が合併する場合はステージを一つ落とし，疾患名を記載する．

② グレードの定義

グレード	皮膚 ステージ		肝 ステージ		消化管 ステージ
I	1〜2		0		0
II	3	or	1	or	1
III	—		2〜3	or	2〜4
IV	—	or	4		—

1) PSが極端に悪い場合（PS 4，またはKarnofsky score<30%），臓器障害がステージ4に達しなくてもグレードIVとする．ただし他の合併症が存在するときの判定は困難である．
2) "or"は，各臓器障害のステージのうち，一つでも満たしていればそのグレードとするという意味である．
3) "—"は，皮膚の場合，ステージが0，1，2，3の範囲で何であっても構わないという意味で，例えば，肝障害がステージ2，3ならばステージ4の皮膚障害がない限り自動的にグレードIIIとなる．つまり皮膚障害の程度はグレードIIIを規定しない．同様に腸管の場合は，障害の程度が何であれグレードIVには関与せず，たとえステージ4でも皮膚または肝にステージ4病変がない限り，グレードIVとは判定されない．

(Przepiorka D et al. Bone Marrow Transplant 1995; **15**: 825-8)

う方法も可能である（例えば1日100 mgのハイドロコートンで改善するなら1日25 mgのPSLに移行する）．

急性GVHDの初期治療としてはPSLあるいはメチルプレドニゾロン（mPSL）1〜2 mg/kg/dayの連日投与が一般的である．高用量のステロイドを投与する場合は鉱質コルチコイド作用の少ないmPSLを用いるが1 mg/kg程度ならどちらを使用しても問題ない．初期治療としてのステロイドとATGの比較試験では両者の有効性に差は認められていない[67]．また，シアトルのグループが行った740症例の急性GVHDに対する初期治療の後方視的解析では，多変量解析においてステロイドはATGよりも有意に優れていた[68]．この解析では治療開始時に皮膚症状，肝症状，消化器症状はそれぞれ81%，50%，54%に認められ，初期治療として531人（72%）がステロイド，156人（21%）がATGの投与を受けた．各臓器の症状の改善・消失は皮膚症状の43%，肝症状の35%，消化器症状の50%に観察された．最終的に18%に完全寛解（CR），44%にCR＋部分寛解（PR）の効果が得られ，無再発死亡率はCR例で27%であったのに対し，PR/混合寛解（MR）例で53%，無変（NC）/進行（PD）例では76%に達した．

表10 急性GVHDの治療の対策の例

❶ 急性GVHDを疑う所見を認めたら，極力病理学的診断を得る努力をする．下痢症状に対する下部消化管内視鏡，持続する嘔気に対する上部消化管内視鏡検査は必須である．

❷ 一次治療としてステロイドの投与を開始する．必ずしも病理所見の結果を待たなくてよい．
mPSL 1.0 mg/kg/day

❸ 【一次治療有効例】
a 速やかに（2〜3日以内）改善が認められた場合は合計1週間，1週間前後で改善が認められた場合は合計2週間にわたって初期投与量を継続する．
b その後，ステロイドは緩徐に減量する．1週ごとに0.2 mg/kg/day（あるいは10 mg/day）ずつ減量する．投与量が0.4〜0.5 mg/kg/day以下になったら，減量速度を1週ごとに0.1 mg/kg/day（あるいは5 mg/day）とする．

❹ 【治療効果判定】
完全奏効（CR） 急性GVHDによるすべての症状が消失
部分奏効（PR） 1つ以上の臓器のステージが改善して，他の臓器のステージの悪化がない
混合奏効（MR） ステージが改善した臓器と増悪した臓器が混在する
増 悪（PG） 1つ以上の臓器のステージが増悪し，他の臓器のステージの改善がない
無変化（NC） いずれの臓器のステージにも変化がない

❺ 【一次治療無効例】
a 一次治療開始後，3日目以降に増悪あるいは5日目に改善がみられない場合，ステロイド抵抗性と判断する．一次治療開始から1週間以上経過している場合には急性GVHDの診断を再確認する必要がある．下痢・下血が持続している場合は1〜2週間ごとに下部消化管内視鏡検査を繰り返す．TMAの鑑別診断のため，破砕赤血球やハプトグロビンを評価する．TMAが強く疑われる場合はCSAやTACの減量を検討する．
b ステロイド抵抗性と判断した場合はステロイドパルス療法を検討する．
mPSL 500〜1,000 mg/body/day（あるいは10〜20mg/kg/day）を3日間投与
その後，必要に応じて250 mg/body/dayを3日間はさんだ後に2 mg/kg/dayに減量する．
c ステロイドパルスを行っても無効の場合あるいは一次治療としてのステロイドを2週間継続しても効果が認められない場合は，ステロイドを緩徐に（1週ごとに0.1〜0.2 mg/kg/day ずつ）減量する．消化管GVHDの場合はBDPの投与を検討する．また，活動性のGVHDを示唆する病理所見が存在する場合はATG，MMFなどの治療を試みてもよい．

これらの結果から，急性GVHDの初期治療としてはステロイドが標準的に用いられるようになった．その投与量としては，Gruppo Italiano Transpianto Midollo Osseo（GITMO）が行ったmPSL 2 mg/kg/dayと10 mg/kg/dayの比較試験では，有効率や生存率に差がないことが示されており[69]，一般的には1.0〜2.0 mg/kgのmPSLあるいはPSLが初期治療として投与されている[70]．PSLの投与量の1 mg/kgと2 mg/kgの後方視的比較では，高用量群の患者の22％が不十分な治療効果のために二次治療を必要としていた[71]．一方，低用量の患者の16％に2 mg/kgへの増量が行われ，そのほかの7％がステロイド以外の二次治療を受けた．最終的な無再発死亡率，再発率，生存率に差はなく，低用量群では真菌感染症が減少していたことから，発症時グレードⅠ〜Ⅱの急性GVHDに対しては1 mg/kgのPSLによる初期治療でよいと結論している．初期治療においてステロイドに他の薬剤を併用することの有用性は示されていない[72]．

治療効果は急性GVHDによるすべての症状が消失した場合に完全奏効（CR），1つ以上の臓器のステージが改善して，ほかの臓器のステージの悪化がなければ部分奏効（PR），ステージが改善した臓器と増悪した臓器が混在する場合は混合奏効（MR），1つ以上の臓器のステージが増悪し，他の臓器のステージの改善がなければ増悪（PG），いずれの臓器のステージにも変化がない場合は無変化（NC）と判

定する[68]．

　症状の改善が得られた場合には1～2週間継続して投与した後に徐々に減量する．初期投与量の維持期間を比較する臨床試験は行われていないが，経験的には治療に対して速やかに反応が得られた場合には，維持期間は1週間程度で十分であると考えられる．その後の減量に関しても明確な基準はない．しかし，ステロイドに反応した患者を短期減量群（10週で終了）と長期減量群（21週で終了）に無作為に割り付けた比較試験では，短期終了群でもGVHDのコントロールに差がないことが示されている[73]．このことから，再燃がないことを入念に観察しながら，0.4～0.5 mg/kg/dayまでは1週ごとに0.2 mg/kg/day（あるいは10 mg/day）ずつ減量し，その後は1週ごとに0.1 mg/kg/day（あるいは5 mg/day）ずつ減量して終了するぐらいの減量速度が妥当であろう．

　高用量のステロイド投与中はしばしば菌血症を合併するため，抗菌薬の予防投与や定期的な血液培養を検討する[74]．肝臓のGVHDの病勢評価としては，ビリルビンは反応が遅れること，TMAなどの影響を受けやすいことから，ALPやγ-GTPのほうが鋭敏なマーカーとなる．

3. 急性GVHDの二次治療

　初期治療としてのステロイド開始後に，3日目に増悪がみられる場合，あるいは5日目に改善がみられない場合はステロイド抵抗性と判断し，ほかの治療法を試みる[75]．ステロイドの初期投与量が低用量（0.5～1 mg/kg）であった場合は，まず2mg/kgへの増量が考えられる．また，ステロイド減量中の再燃の場合は初期投与量まで（あるいは2段階前の投与量まで）再増量する．これらの状況以外の場合は，二次治療としてステロイドパルス療法，ATG，モノクローナル抗体などの治療が試みられている[76]．しかし，有効性が明らかとなっている治療法はなく，ステロイド抵抗性の急性GVHDの予後は不良である．

　日本国内では中等量ステロイド（2～4 mg/kg/day）あるいはステロイドパルス療法（500～1,000 mg/body/dayあるいは10～20 mg/kg/dayを3日間）がしばしば行われるが，これらの有効性・毒性に関するまとまったデータはない．一時的な有効性が認められる症例はしばしば経験するが，その後の減量時に再燃することもあるため，反応が不十分な場合はより緩徐な減量を行う（パルスの後に250 mg/body/dayを3日間はさんだ後に2 mg/kg/dayに減量するなど）．

　海外でもっとも広く用いられてきたのはATGである．有効率は30～56％に認められ，特に皮膚のGVHDに対する有効性が高い[77-80]．しかし，感染症，EBウイルスによるPTLDなどが問題となり，1年生存率は10％前後と，最終的な生存率の改善が得られているかどうかは不明である[78,80]．GITMOは2 mg/kgのmPSLの5日間の投与時点で十分な反応が得られず，予定通りの1.5 mg/kgへの減量ができない症例をステロイド不応例と定義し，このような症例をmPSL 5 mg/kgの5日間の投与を行う群と，同用量のmPSLにさらにATGを加える群に無作為に割り付けた[81]．すると，1ヵ月後には全体で26％にCR，23％にPRが得られたが，ATGの投与の有無による有効率，移植関連死亡（TRM），全生存（OS）の差は認められなかった．また，国内ではウサギATG製剤であるサイモグロブリンが急性GVHD

の治療薬として承認されているが，添付文書に記載されている用量は明らかに過量であり，実際に投与する場合には 1 mg/kg 程度の量を 1 回だけ投与して，反応を観察しながら適宜同用量を追加する程度が適切かと思われる．

そのほか，海外では，それぞれ抗 IL-2 受容体，TNF-α，CD3 に対するモノクローナル抗体であるダクリズマブ，インフリキシマブ，ビジリズマブや，プリンアナログであるペントスタチン，体外循環式光化学療法（extracorporeal photopheresis：ECP）などがステロイド抵抗性の急性 GVHD の二次治療に用いられている．短期的な有効性は認められているが，感染症などの合併が多く，最終的な生存率については今後の臨床試験の結果を待つ必要がある．

これらのなかでも TNF-α を介する細胞傷害活性が消化管の急性 GVHD と強く関連しているという動物実験モデルの結果から[82]，消化管急性 GVHD に対して TNF-α 経路を抑制する治療の有用性が期待されていた．具体的には可溶性 TNF-α 受容体であるエタネルセプトと TNF-α に対するモノクローナル抗体であるインフリキシマブによる治療が報告されている．両者の違いについては，後者は単球やマクロファージの細胞表面の TNF-α に結合することによってこれらの細胞を破壊してしまうために真菌感染症が増加することが報告されているが[83]，両者を直接的に比較したデータはない．ステロイド抵抗性急性 GVHD に対してインフリキシマブを使用した研究では，50〜67％の有効率が示されているが，完全奏効率は 15〜62％，生存率は 6〜38％と幅があり，背景の GVHD の重症度によって左右されている[76]．

少量の MTX（5 日おきに 5〜10 mg あるいは 1 週おきに 5 mg/m^2）による治療も試みられており，ステロイド抵抗性急性 GVHD に対して有効率 58〜95％，完全奏効率 42〜84％が報告されている[84,85]．ただし，対象となった症例はグレードⅠ〜Ⅱの急性 GVHD に限られていた．ミコフェノール酸モフェチル（MMF）のステロイド抵抗性急性 GVHD への有用性は後方視的研究や少数例の前向き試験で示されており，有効率は 31〜67％であるが完全奏効率は 15〜31％にとどまる[76]．ECP は，体外循環で末梢血単核球を分離し，8-methoxypsoralen を加えて紫外線 A 照射を行ってから患者に再注入する治療法である．主に慢性 GVHD の治療に用いられているが，急性 GVHD に対しても有用性は報告されている[86]．間葉系幹細胞（mesenchymal stem cells：MSC）は活性化リンパ球の増殖を抑制し，傷害組織においても炎症性サイトカインの産生から抗炎症サイトカインの産生へとシフトさせる効果が示されている[87,88]．ステロイド抵抗性急性 GVHD に対する MSC 治療（主に第 3 者の MSC）の第 2 相試験では，55 例中 30 例に CR が得られた[89]．しかし，RCT では，肝および消化管 GVHD に対する有効性は示唆されたものの，全体としての完全奏効率での有用性は示すことができなかった[90]．

経口のベクロメタゾン・ジプロピオン酸エステル（beclomethasone diproprionate：BDP）は非吸収性のステロイドで，全身的なステロイドの副作用を伴わずに消化管の急性 GVHD を治療する薬剤として期待されている[91]．国内では院内製剤として投与することになるが，下部消化管の急性 GVHD に対して投与する場合は薬物を下部消化管まで届けるために腸溶性カプセルとする必要がある．国内の研究では和光純薬工業の BDP を原材料として上部消化管用の液剤と下部消化管用の

腸溶カプセルを作成し、消化管 GVHD の初期治療として 6 時間ごとに 1 日 4 回、合計で 8 mg/body を投与したところ、5 例中 3 例に CR が得られた[92]。また、消化管急性 GVHD（ただし下痢量 1 L 以上の症例や皮膚、肝臓の GVHD を伴う症例は除く）に対する初期治療として PSL と BDP またはプラセボを投与した RCT では、BDP 群で PSL 減量後の治療の失敗が少なく、PSL 投与量を減少できる効果が示された[93]。治療抵抗性消化管 GVHD（ただし主に慢性 GVHD）に対する BDP の有効性も報告されている[94]。

しかし、ステロイド抵抗性の急性 GVHD においては診断を再確認することがもっとも重要である。特に消化管や肝臓の GVHD については、ウイルス感染症や TMA などによって病状が修飾されている可能性が高く、下痢・下血が持続する場合には下部消化管内視鏡検査を繰り返すことが重要である。また、消化管 GVHD の場合はすでに活動性が沈静化していたとしても消化管粘膜が再生するには時間がかかることが予測されるため、消化管症状の持続が活動的な GVHD の存在を意味するとは限らない（例えば、移植前処置による消化管粘膜の障害から下痢の出現までには数日以上の間隔があり、さらに下痢が改善するまでには 1 週間以上を要する）。また、活動性の GVHD が実際に存在したとしても、逆に、免疫抑制を増強せずとも（あるいは緩徐に弱くしていっても）急性 GVHD、あるいは急性 GVHD 様の症状が（サイトカインの嵐が過ぎ去って）時間とともに改善することはしばしば経験する。一方で、免疫抑制の強化は確実に感染症の危険を増強する。これらのことから、ステロイド抵抗性の急性 GVHD に対しては、ステロイドパルスなどの二次療法は行うとしても、活動性の GVHD が存在する明確な根拠がなければ、さらに免疫抑制を強化する方向での治療は回避し、感染症対策や水分管理など支持療法を徹底しながら時間とともに症状が軽快していくことを期待するのが現実的な対策と考えられる。ただし、消化管の急性 GVHD に対する BDP は比較的安全に投与できるので試みる価値がある。

H. 移植関連血栓性微小血管症（TA-TMA）

TA-TMA は、血管内皮の障害によって細小動脈に血小板血栓が形成され、物理的な血球破壊（microangiopathic hemolytic anemia：MAHA）を生じ、溶血性貧血とともに溶血性尿毒症症候群（hemolytic uremic syndrome：HUS）様の腎障害や血栓性血小板減少性紫斑病（thrombotic thrombocytopenic purpura：TTP）様の中枢神経障害を生じる病態であり、さらに臓器虚血によって全身性の臓器障害を合併することがある[95,96]。TTP の発症機序としては、超高分子量の vWF マルチマーを切断して正常な止血因子にする役割を担う ADAMTS13 の活性低下が知られているが、後天性の TTP 症例のなかで実際に ADAMTS13 活性の低下が認められるのは 3 分の 1 程度であり、そのほかの症例は細小動脈の血管内皮傷害が原因されている。TA-TMA では通常は ADAMTS13 活性の低下はみられず[97]、さまざまな原因による血管内皮障害に伴う臓器障害が本態と考えられる[96]。

TA-TMA の血管内皮障害の原因としては移植前処置（自家移植を含む）、感染症

（アスペルギルス，サイトメガロウイルスなど），カルシニューリン阻害薬，GVHDなどがあげられる．TA-TMAの発症頻度は報告によって0.5～76％と大きな幅があり，これは診断の曖昧さに由来する[96]．

TA-TMAの診断のためには，まず，網状赤血球が正常～高値であるにもかかわらず貧血が進行あるいは遷延する場合，原因不明の血小板減少が認められた場合，消化管GVHDに対してステロイドによる治療を行っているにもかかわらず下痢・下血が遷延する場合，肝細胞逸脱酵素（ALT）の上昇がないのにLDHだけが上昇している場合などでは，TA-TMAを念頭に置いて，ハプトグロビン測定と末梢血破砕赤血球の有無の観察を行う．自己免疫性の溶血性貧血の鑑別のためにCoombs試験を，播種性血管内凝固症候群（disseminated coagulation syndrome：DIC）の鑑別のために凝固関係の検査［プロトロンビン時間（PT），活性化部分トロンボプラスチン時間（APTT），フィブリノゲン，プラスミン-α_2プラスミンインヒビター複合体（PIC），トロンビン・アンチトロンビン複合体（TAT），フィブリン分解産物（FDP）］を行う．Blood and Marrow Transplant Clinical Trials Network（BMT-CTN）は，TMAの定義と重症度を表11のように提案している[98]．また，EBMTとEuropean Leukemia Netは網状赤血球数，LDH，血小板数，ヘモグロビン値，ハプトグロビンを用いた，臓器障害を評価しない診断基準を提案している[99]．しかし，破砕赤血球が増加しない例も少なからず存在することや，日本国内でしばしば問題となる消化管のTMAが考慮されていないことなどから，これらの診断基準をそのまま採用することが適切かどうかについては疑問が残る．

CSAやTACなどのカルシニューリン阻害薬や，移植前処置の副作用（通常移植後3ヵ月以降に発症）として生じたTMAは，カルシニューリン阻害薬の減量・中止などにより改善することが多いが，GVHDやサイトメガロウイルス（CMV）に関連して発症したTMA（multifactorial fulminant TMA）は予後不良である[95,100]．以前は血漿交換などが試みられたが奏効率は低く[101]，有用性の明らかな治療法はない．カルシニューリン阻害薬投与中のTA-TMA発症に対しては，活動性のGVHDがなければカルシニューリン阻害薬を緩徐に減量していく（軽症のTA-TMAなら週に10％程度の緩徐な減量，重篤なTA-TMAならより速い速度での

表11 移植後TMAの定義と重症度分類（BMT-CTN）

診 断
❶ 末梢血の強拡大の鏡検で毎視野に2個以上の破砕赤血球を認める
❷ 血清LDH値が正常上限を上回っている
❸ 他の原因で説明がつかない腎障害（前処置開始前の血清クレアチニン値から2倍以上の上昇，あるいはクレアチニンクリアランス値の50％以下への低下）や神経所見を認める
❹ 間接および直接Coombs試験が陰性である

重症度分類
Grade 1. 破砕赤血球の出現のみで臨床症状を認めない（TMAの診断には含めない）
Grade 2. 破砕赤血球の出現に加えて血清クレアチニン値が正常上限の1～3倍に上昇している
Grade 3. 破砕赤血球の出現に加えて血清クレアチニン値が正常上限の3倍以上に上昇しているが透析は必要としない
Grade 4. 破砕赤血球の出現に加えて透析を要する腎障害あるいは脳症を合併している

（Ho VT et al. Biol Blood Marrow Transplant 2005; **11**: 571-5）

減量）が，活動性の GVHD が併存する状態ならカルシニューリン阻害薬の減量と同時に，ステロイドを開始あるいは増量することによって GVHD の増悪を抑制する．

やはり，VOD/SOS や治療抵抗性 GVHD の治療と同様に，支持療法が重要である．脱水にならないように水分バランスを管理する．過度の免疫抑制を避けるために免疫抑制剤を可能な限り減量するが，GVHD そのものが血管内皮障害を惹起する可能性もあるので，急速な減量は控える．カルシニューリン阻害薬とステロイドを併用している場合はカルシニューリン阻害薬の減量を優先する．消化管の TA-TMA では下痢，下血が遷延することが多いが，やがて自然に軽快することもしばしば経験されるので，綿密な支持療法を継続することが TA-TMA の最良の治療法である．

1. 移植後中後期の感染症対策

1. 免疫回復の評価

移植後は，好中球数は保たれていたとしても，細胞性免疫，液性免疫の低下がしばしば遷延するため，CD4 陽性 T 細胞数（$CD3^+CD4^+$），CD8 陽性 T 細胞数（$CD3^+CD8^+$），NK 細胞数（$CD3^-CD56^+$），B 細胞数（$CD19^+$）などの計測，IgG，IgA，IgM 定量を定期的に行い，免疫能を把握する．CD4 陽性 T 細胞数は ST 合剤の予防投与の中止時期決定などにも有用である．

2. 好中球生着後の細菌・真菌感染症

好中球生着後も，薬剤や GVHD などの影響による好中球減少や，ステロイドの投与による貪食細胞の機能低下によって，細菌・真菌感染症に罹患しやすい状態が続くことがある．中心静脈カテーテルの留置や GVHD による皮膚，粘膜の破綻も感染症の危険因子となる．同種移植 298 症例の前方視的調査では，生着前，生着後の血流感染症（BSI）はそれぞれ 22％，19.5％であった[102]．生着後血流感染症に対する有意な危険因子としてグレード II 以上の急性 GVHD，好中球再減少，腎障害，肝障害が同定された．また，PSL 換算で 0.5 mg/kg 以上のステロイドを投与している同種移植後患者 69 例において週に 1 回の監視血液培養を行ったところ，36 例で陽性となり，そのうち 25 例は確定的な血流感染症（コンタミネーションではない）であった[74]．この 25 例中の 15 例は血液培養陽性化時に無熱であったことから，ステロイドをある程度以上の用量で投与している同種移植患者に対しては定期的な監視培養を行うことの必要性を示唆している．

移植後後期の感染症の危険因子は慢性 GVHD と低免疫グロブリン血症であり，被包化細菌である肺炎球菌（*Streptococcus pneumonia*），インフルエンザ菌（*Hemophilus influenzae*），髄膜炎菌（*Neisseria meningitidis*）などによる劇症型の感染症が認められる．そこで，慢性 GVHD に対して免疫抑制療法を継続している患者にはペニシリンやマクロライドの予防投与を行い，さらに IgG が 400 mg/dL 未

満の場合には免疫グロブリン製剤の投与を検討する[103, 104]．ただし，耐性菌の出現に注意が必要である．活動性の慢性GVHDが存在する状況での有効性に疑問はあるが，時期をみてワクチン接種について検討する．

また，造血幹細胞移植後の侵襲性真菌症を前向きに登録した米国の多施設共同研究（TRANSNET）では，12ヵ月の累積発症率は非血縁者間移植で7.7％，HLA不適合血縁者間移植で8.1％，HLA適合血縁者間移植で5.8％，自家移植で1.2％であった（図7）[105]．侵襲性真菌症の内訳は侵襲性アスペルギルス症が43％，侵襲性カンジダ症が28％，ムーコル症が8％で，*Candida albicans* は侵襲性カンジダ症の20％に過ぎず，33％が *Candida glabrata*，14％が *Candida parapsilosis*，8％が *Candida tropicalis*，6％が *Candida krusei* であった．侵襲性アスペルギルス症のなかでは *Aspergillus fumigatus* が44％を占めており，ほかの種は10％未満にとどまった．カンジダ症，アスペルギルス症の発症時期の中央値はそれぞれ移植後61日と99日であり，生着後の発症が多いということが示された．

造血幹細胞移植後の侵襲性アスペルギルス症は，それに由来する3ヵ月死亡率が1990年代の32％から2000年代は23％に減少しているが[106]，なお予後不良の感染症であり，予防対策あるいは早期発見対策が重要である．そこで，急性または慢性GVHDに対して一定量以上のステロイド（例えば0.3 mg/kg以上のPSL[107]）を投

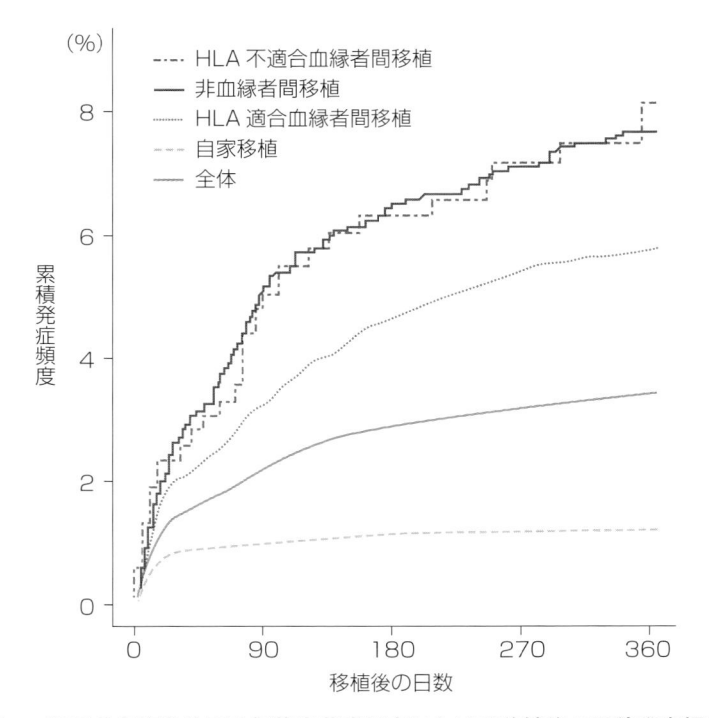

図7 米国の多施設共同の侵襲真菌症調査における移植後の累積発症頻度
（Kontoyiannis DP et al. Clin Infect Dis 2010; **50**: 1091-100）

与している場合には，抗糸状菌活性を有する抗真菌薬を予防投与する（➡「第Ⅱ章 H．無菌管理・移植後早期感染症予防法の決定」を参照）か，定期的に胸部単純 CT やアスペルギルス抗原検査を行うことによって早期発見に努めるべきであろう．VRCZ 開始時に，胸部 CT で侵襲性肺アスペルギルス症の早期所見である halo sign がみられていると有効率が高まる（62.3％と 41.5％）ということが示されている[108]．侵襲性肺アスペルギルス症の診断は EORTC/MSG の診断基準に従う[107]．probable あるいは proven の侵襲性肺アスペルギルス症発症例に対しては VRCZ とアムホテリシン B を比較した RCT で有効率，生存率，毒性のすべてにおいて VRCZ が優れていることが示され，VRCZ が第一選択薬として位置づけられた[109, 110]．しかし，L-AMB の 3 mg/kg/day と 10 mg/kg/day の RCT では，3 mg/kg/day 群が優れていたが，直接的な比較ではないものの，同群の有効率，生存率は VRCZ の有効率，生存率に近い結果が得られていたので，代替薬として位置づけられている[111]．VRCZ を投与しても改善が認められない場合は，ムーコル症の可能性も考慮して L-AMB への変更を検討する．VRCZ とアムホテリシン B の RCT で，VRCZ が無効であると判断されたために L-AMB に変更した群の約 30％に有効性が認められているが[112]，移植患者においては腎毒性に注意を要する．また，これらの薬剤とエキノキャンディン系抗真菌薬との併用によって効果が増強する可能性があり，重症例では検討に値する[113]．

　ムーコル症もアスペルギルス症と同様に経気道的に侵入して肺病変として発症することが多いが，鼻脳型としての発症もみられる．致死率が高く，早期発見と高用量 L-AMB（5～10 mg/kg/day）による治療が重要である．特異的な抗原検査，抗体検査法はなく，血液培養でも検出されないため，診断のためには生検組織が必要となる．臨床的にはアスペルギルス症と類似しているために鑑別は困難であるが，表 12 のような特徴が参考となる．

表 12　アスペルギルス症とムーコル症の特徴所見（確定診断とはならない）

	アスペルギルス症	ムーコル症
リスクファクター	・高齢 ・遷延する高度の好中球減少 ・真菌感染の既往 ・高リスク HSCT ・重症 GVHD とその治療 ・高用量ステロイドの長期投与 ・CMV 感染症	左記色文字のリスクファクターに加えて ・鉄過剰症，デフェロキサミン投与 ・持続する高血糖，糖尿病の合併 ・VRCZ またはキャンディン系薬剤の使用 ・同一施設内での検出事例の集積
血清診断	・β-D-グルカン ・アスペルギルス GM 抗原	なし
画像診断/症状・徴候	・halo sign ・air-crescent sign ・空洞性病変	左記の所見に加えて ・副鼻腔炎の合併 ・10 個以上の多発性結節 ・胸水貯留 ・reversed halo sign ・肺梗塞巣に隣接する胸腔の蜂窩織炎 ・硬口蓋または鼻甲介の壊死性病変

（深在性真菌症のガイドライン作成委員会（編）．深在性真菌症の診断・治療ガイドライン 2014．協和企画，東京，2014 を一部改変）

侵襲性カンジダ症はカンジダ血症として診断される場合が多い．消化管粘膜あるいは中心静脈カテーテルからの侵入が多く，カテーテル関連のカンジダ血症が疑われる場合にはカテーテルの抜去が推奨される．造血幹細胞移植患者は抗真菌薬の予防投与が行われているため，侵襲性カンジダ症の発症は減少しているが，発症した場合は non-albicans のカンジダ症であることが多い．したがって，フルコナゾール（FLCZ）耐性である可能性が高く，また，同じアゾール系抗真菌薬の間に交差耐性がみられることがあるため，初期治療としては L-AMB あるいはエキノキャンディン系抗真菌薬（MCFG あるいは CPFG）が第一選択となる．侵襲性カンジダ症あるいはカンジダ血症を対象とした RCT としては，CPFG とアムホテリシン B の比較や，MCFG と L-AMB の比較では，血液疾患患者の割合は低いものの，有効性はほぼ同等で，エキノキャンディンのほうが有害事象が少ないということが示されている[115, 116]．*Candida parapsilosis* は *in vitro* の感受性試験ではエキノキャンディン系抗真菌薬の有効性が不十分の場合があるため，特にカテーテル関連真菌血症が疑われる場合にはエキノキャンディン系抗真菌薬よりも L-AMB を選択する方が無難かもしれない．ただし，臨床的には必ずしもエキノキャンディンの効果が劣るという結果はみられていない[116, 117]．血行性播種によって眼内炎，肝脾膿瘍，肺カンジダ症を合併することがあるので，これらの臓器の継続的な評価が必要である．

トリコスポロン症は頻度は低いが，エキノキャンディン系抗真菌薬投与中のブレークスルー感染症として発症することがある[118]．真菌血症としての発症が多く，肺，腎，中枢神経，眼，皮膚などに播種性病変を形成することがある．β-D-グルカンは通常陽性で，クリプトコッカス抗原検査も陽性になることがある[119]．エキノキャンディン系抗真菌薬は無効であり，アゾール系抗真菌薬，特に VRCZ の有効性が期待されるが[120]，重篤な免疫不全を背景として発症することが多く，予後不良の感染症である．

VRCZ や ITCZ を投与する際には，CSA および TAC との薬物相互作用が問題となる（FLCZ の相互作用は弱い）．VRCZ の添付文書には VRCZ 開始と同時にこれらの薬剤を減量することが推奨されているが，実際には薬物相互作用の強度には個人差があり[121, 122]，免疫抑制剤の濃度が低下しすぎる恐れもある．GVHD のリスクと免疫抑制剤の副作用とのバランスになるが，VRCZ 開始当初は CSA，TAC を同用量で続けて，血中濃度を頻回にモニターしながら調節する方法によって通常は対処可能である．VRCZ と CSA あるいは TAC がいずれも経口投与されている場合にもっとも相互作用が強くなる[123]．

3. サイトメガロウイルス（CMV）

CMV 感染は何らかの検査によって体内から CMV が同定される状態を意味し，CMV 感染症は実際に CMV が臓器障害を発症している状態を指す．CMV は唾液，尿，母乳などを介して幼少時に不顕性感染を生じ，潜伏感染として体内にとどまる．日本の多くの健常成人は既感染者として体内に CMV を保有しているが，造血幹細胞移植後などの免疫抑制状態に再活性化し，肺炎，胃腸炎，網膜炎などの感染症を発症する．ただし，国内でも若年者を中心に CMV 抗体陽性率は低下している．

非血縁者間移植，HLA 不適合移植，T 細胞除去移植，GVHD の発症，ステロイ

ドの投与，ATG やアレムツズマブの投与などが危険因子となる．自家造血幹細胞移植や，同種造血幹細胞移植でも患者，ドナーともに CMV 抗体陰性の場合は CMV 感染症の発症はほとんどみられない．また，患者，ドナーともに CMV 抗体陰性の場合は血液製剤に由来する CMV 感染を予防するために CMV 陰性の血液製剤を用いることが望ましいが，国内の血液製剤は白血球除去が行われているので CMV 抗体陽性血液製剤でも CMV 感染の確率は低い．骨髄移植患者における比較では CMV 感染の頻度は CMV 陰性血液製剤で 1.6％，白血球除去製剤で 3.0％ であった[124]．

CMV 感染症は，侵襲部位あるいは臓器に由来する症候に加えて，同部位あるいは同臓器で CMV 感染が証明された場合に診断する（**表13**）．例えば，CMV 肺炎の確定診断のためには，発熱，呼吸困難，乾性咳嗽，低酸素血症，肺間質性陰影などの所見に加えて，気管支肺胞洗浄液（BALF）や生検肺組織などの検体における CMV 感染の証明が必要である．逆に，気管支肺胞洗浄液などで CMV が証明されても臨床症状を伴わない場合は CMV 肺炎の診断にはならない（BALF の PCR は感度が高すぎて診断意義に乏しい）．実際の診療では，肺の CMV 感染については後述する CMV 抗原血症（antigenemia）の感度が高いため，治療を急ぐために気管支鏡検査を省略することもある．CMV の胃腸炎は悪心，嘔吐，腹痛，下血などの症状で発症し，ときには無症状でも消化管内視鏡検査で潰瘍（典型的には円形で辺縁が鮮明），びらん，発赤などの所見がみられ，生検組織で病理学的に CMV 感染を証明することによって確定診断される．CMV 胃腸炎での CMV 抗原血症の陽性率は 30％ 程度に過ぎず[125]，CMV 抗原血症検査が陰性でも CMV 胃腸炎は否定できない．CMV 肝炎も生検組織による病理学的な CMV 感染の証明が必要である．一方，CMV 網膜炎は特徴的な眼底所見のみでも診断可能である．PCR による前房水や硝子体液の CMV-DNA の検出は診断の確認に役立つ．そのほか，まれに CMV による脳炎や出血性膀胱炎がみられることがある．

CMV に対してはガンシクロビル（GCV）が有効な抗ウイルス薬であり，CMV

表13 CMV 感染症の診断と治療

診　断	
CMV 感染症は，侵襲部位あるいは臓器に由来する症候に加えて，同部位あるいは同臓器で CMV 感染が証明された場合に診断する（ただし，CMV 網膜炎は特徴的な眼底所見のみでも診断可能である）．	
CMV 肺炎	画像所見＋肺由来の検体での CMV 感染の証明
CMV 胃腸炎	消化器症状 and/or 内視鏡所見＋生検組織での CMV 感染の証明
CMV 肝炎	肝酵素以上＋生検組織での CMV 感染の証明
CMV 網膜炎	CMV 網膜炎に特徴的な眼科的所見（前房水や硝子体液からの CMV-DNA の証明も有用）
初期治療（3 週間）[126]	
GCV	5 mg/kg×2/day
静注免疫グロブリン	500 mg/kg/day　隔日投与（肺炎の場合のみ）
維持療法	
GCV	5 mg/kg×1/day　週に 5 日投与
静注免疫グロブリン	500 mg/kg/day　週に 1 日投与（肺炎の場合のみ）
ただし，静注免疫グロブリンの高用量投与は保険適用外である．	

感染症の予防・治療の中心的薬剤である．CMV 肺炎の治療には GCV と高用量静注免疫グロブリンの併用が行われるが[126]，肺炎以外の CMV 感染症については免疫グロブリンの有用性は否定的である．

CMV 感染症，特に間質性肺炎はいったん発症すると治療が困難であるため，さまざま発症予防法が試みられている．免疫グロブリンの予防投与は明らかではなく，VOD/SOS を有意に増加させるという報告もあり，推奨されていない[127,128]．造血幹細胞移植症例に対して生着後に全例に GCV を予防投与することの有用性を検証した RCT では，予防投与によって CMV 感染症は減少したものの，GCV の副作用として骨髄抑制を合併し，細菌・真菌感染症が多発したため，生存率の改善は得られなかった[129,130]．そこで，移植後定期的に CMV 感染をモニターし，CMV の再活性化を認めた症例にのみ GCV を投与して予防するという方法が一般的に用いられているようになった（早期治療，先制攻撃的治療，preemptive therapy）[131]．CMV 感染のモニター方法としては，日本国内では CMV-DNA の PCR 法の保険適用がないこともあり，CMV 抗原血症検査が広く用いられている．CMV 抗原血症検査は，末梢血から回収した多核白血球（好中球）をサイトスピンによってスライドグラスに固定し，CMV に対する抗体を用いて免疫染色し，高感度にかつ定量的に評価する検査である．1 枚のスライドに対して 150,000 個の白血球をサイトスピン処理するが，HRP-C7 法では実際にスライドグラス上でカウントされた細胞数と陽性細胞数に基づいて 5 万細胞あたりの陽性細胞数に換算して報告されるのに対して，C10/C11 法では実際にカウントされた細胞の数とは無関係に 1 スライドあたりの陽性細胞数だけが報告される（2 スライドの結果が示される）．海外では C10/C11 法が一般的であるが，染色方法などが異なるため，国内の方法と同一の検査方法ではない．

CMV に対する preemptive therapy では，移植後の好中球生着時点（あるいは好中球数が 200～300/μL に増加した時点）から CMV 抗原血症検査を 1 週間に 1～2 回（通常は 1 回でよい）行い，ある閾値を超えた時点で GCV を開始する（図 8）．日本国内の HRP-C7 法を用いた臨床研究では，HLA 一致血縁者間 BMT では CMV 陽性細胞数が 50,000 個中 10 個以下での CMV 感染症の発症は認められなかったが，非血縁者間移植や HLA 不一致移植では陽性細胞数が 50,000 個中 10 未満での発症例があり，より低い閾値の設定が必要と考えられた[132]．そこで，患者背景に応じて GCV を開始する閾値を区別した preemptive therapy が試みられた[133]．すなわち，非血縁者間移植，HLA 不適合移植などの high-risk 群では 1 スライドあたり 1～5 個以上陽性となった時点で，そのほかの low-risk 群では 10 個以上となった時点で GCV を開始するという preemptive therapy を行ったところ，74 症例中早期 CMV 感染症は CMV 肝炎の 1 名のみで，CMV 感染症対策としては成功した．しかし，GCV が投与された 39 症例中 8 症例（21％）が好中球 500/μL 未満となり，3 例が細菌・真菌感染症を合併した．

そこで，GCV の初期投与量を半分に減量した preemptive therapy が試みられた[134]．具体的には，GCV の開始量を 5 mg/kg の 1 日 1 回投与（Level I）とし，その後の抗原血症陽性細胞数の推移で増加がみられた場合にのみ 1 日 2 回投与（Level II）に増量するという方法である．40 症例の解析で CMV 感染症は 1 例の

みに認められたが，治療量の GCV 投与により速やかに軽快した．GCV の投与総量は，10 mg/kg/day の初期投与を行っていた以前のプロトコールと比較して，有意に減少した（134 mg/kg と 190 mg/kg，$p=0.046$）．本研究の結果から，GCV の

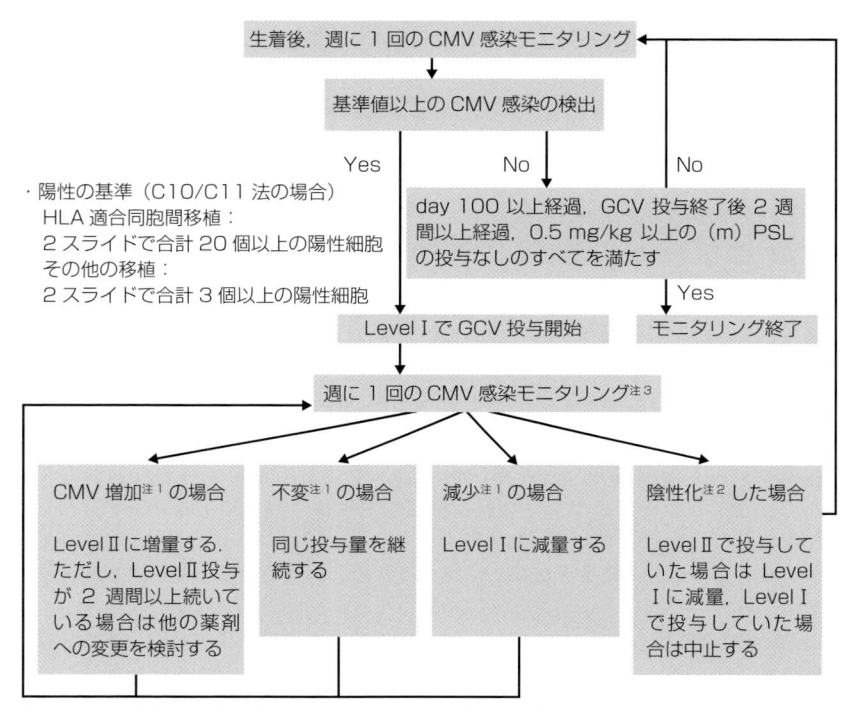

・陽性の基準（C10/C11 法の場合）
　HLA 適合同胞間移植：
　　2 スライドで合計 20 個以上の陽性細胞
　その他の移植：
　　2 スライドで合計 3 個以上の陽性細胞

注 1: CMV 陽性細胞数の増加あるいは減少とは，前値を基準として 50％を越える増加あるいは減少と定義する．ただし，CMV 陽性細胞数の変動が 2 スライドあたり 5 個未満の場合は不変とみなす．
注 2: CMV 抗原血症の陰性化とは，2 スライドで陽性細胞が合計 3 個未満の状態を指す．
注 3: 間質性肺炎，胃腸炎，CMV によると考えられる発熱など，CMV 感染症を疑う所見がみられる場合は陽性細胞数にかかわらず LevelⅡでの治療を開始する．

・GCV 投与量
　LevelⅠ dose：GCV 5 mg/kg を 1 日 1 回投与あるいは 6 mg/kg/ 日を週 5 回投与．
　LevelⅡ dose：GCV 5 mg/kg を 1 日 2 回投与．
・腎障害時の用量調整
　体表面積 1.73 m² に換算したクレアチニンクリアランス値（mL/min）が
　70≦Ccr：上記投与量
　50≦Ccr<70：1 回あたりの投与量を 1/2 に減量，あるいは同用量で回数を 1/2 に減量．
　25≦Ccr<50：1 回あたりの投与量を 1/4 に減量，あるいは 1/2 用量で回数も 1/2 に減量．
　Ccr<25：1 回あたりの投与量を 1/8 に減量，あるいは 1/4 用量で回数も 1/2 に減量．
　維持透析症例：LevelⅡ では 1/4 量で透析後週 3 回投与，LevelⅠでは 1/8 量で透析後週 3 回

図 8　CMV 感染症対策フローチャート

初期投与量は 5 mg/kg に減量することが可能であると考えられた．

GCV を開始する陽性細胞数の閾値については明確に定まった基準はないが，C10/C11 法であれば HLA 適合同胞間移植なら 2 スライド合計で 20 個以上，それ以外のドナーからの移植なら 2 スライド合計で 3 個以上というような基準が提案されている．一方，PCR による CMV-DNA の定量は好中球減少期間でも検査ができるという利点があり，非血縁者間 BMT において C10/C11 法で 2 スライド合計で 3 個以上になったら GCV を開始する群（CMV-Ag 群）と，PCR 法で CMV-DNA が 300 copies/mL 以上になったら GCV を開始するという群（CMV-PCR 群）を比較する RCT が行われた[135]．その結果，どちらの群でも CMV 感染症の発症は効果的に抑制することができたが，実際に GCV の投与が行われた患者は CMV-Ag 群で有意に多く，この閾値の設定の場合は CMV-Ag の感度が過剰となっている可能性が示唆された．CMV-PCR 群で GCV が開始された時点での CMV-Ag の陽性細胞数は 47 個に達しており，日本国内の C10/C11 法ではより高い閾値の設定が可能と考えられた（図 9）．なお，国内の検査会社で行われている CMV-PCR 法は US17-PCR 法，IE-PCR 法などがあるが，この臨床試験で用いられた PCR 法は比較的感度が低いとされている IE-PCR 法である（一般的に US17-PCR は IE-PCR の 3～10 倍のウイルス量が報告される）[136]．

その後，HLA 適合同胞間移植以外の患者においても陽性細胞数の閾値を 20 個とした研究では，閾値を上昇させることによって 23% の患者において不必要な GCV 投与を抑制することができたものの，GCV 投与量の総量は減少させることができなかった[137]．陽性細胞数が 3 個以上 20 個未満で待機している患者において，その後に陽性細胞数が 20 個以上に上昇する最大の危険因子はステロイドの投与であり，

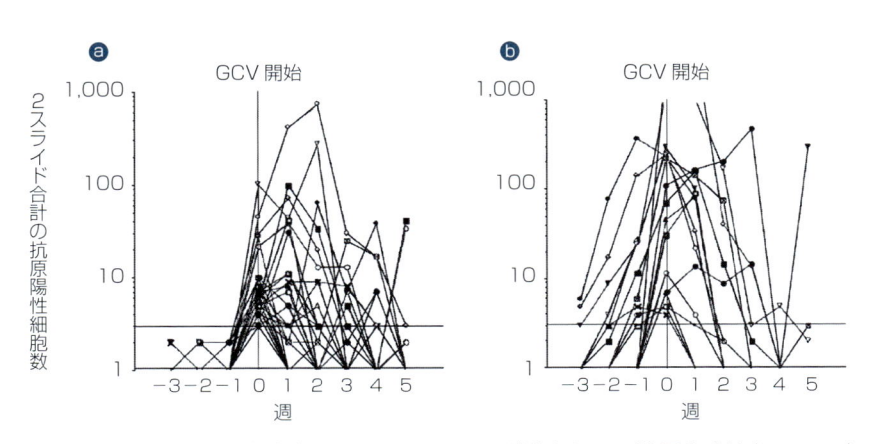

図 9 非血縁者間骨髄移植後の CMV モニタリング法としての抗原血症法（CMV-Ag）と PCR 法の RCT で，実際に GCV 投与が行われた患者での CMV-Ag 陽性細胞数の推移

ⓐは CMV-Ag 群，ⓑは CMV-PCR 群．CMV-PCR 群では GCV 開始の 2～3 週間前から CMV-Ag が高値になっているが，臨床的な問題はみられていない．

（Kanda Y et al. Bone Marrow Transplant 2010; **45**: 1325-32）

ステロイド投与中の患者においては閾値は3個に設定することが妥当である．

CMV抗原血症のモニタリングは通常は移植後100日程度で終了してよいが，移植100日以降のCMV抗原血症の陽性化の危険因子として患者の移植前CMV抗体陽性，アレムツズマブの使用，慢性GVHDの合併，ステロイドの使用が同定されており，これらの条件を満たす場合にはより長期のモニタリングが推奨される[138]．

GCVは腎障害時の減量が必要な薬剤である．クレアチニンクリアランス（Ccr）が50～70 mL/minで半量，25～50 mL/minで4分の1量と，一般的な抗菌薬と比較して大幅な減量が推奨されているが，実際にこの推奨通りの減量によってほぼ一定のAUCが得られることが示されている[139]．

バルガンシクロビル（VGCV）はGCVの吸収効率を改善したプロドラッグであり，preemptive therapyの治療薬として用いることができる．特に外来患者において有用である．ただし，重度の消化管粘膜障害を伴う場合は吸収効率が低下するので静注製剤を用いるべきである[140]．逆に，消化管粘膜障害がない，あるいは軽度の場合は，VGCV 1回900 mg，1日2回の経口投与はGCV 1回5 mg/kg，1日2回の静注投与よりもAUCが高くなる傾向にあるため，骨髄抑制などの有害事象に注意を要する[140]．

抗ウイルス薬としてホスカルネット（FCN）を使用することも可能である．preemptive therapyで用いる抗ウイルス薬としてFCNとGCVを比較したRCTでは，CMV感染症を抑制する効果は同等であったが，好中球減少はGCVに有意に多くみられ（11%と4%），腎障害はFCV群にやや多かった（5%と2%）[141]．CBT後を含めて骨髄抑制が危惧される状況においてはFCNを優先して使用することが適切である．FCNを投与する際には十分な補液と電解質管理が必要である．preemptive therapyでは，初期治療として60mg/kgの1日2日投与を1～2週間投与した後に，90 mg/kgの維持投与量に減量することが推奨されているが，初期治療から90 mg/kgとしても通常は問題ない．FCNも腎障害時には添付文書に沿った減量を行う．

なお，GCV投与開始後もCMV抗原血症の陽性細胞数が上昇する場合があるが，これは多くの場合はウイルスの薬剤耐性を意味するものではなく，ステロイド投与などの患者の高度な免疫抑制状態によってもたらされるものと考えられており，通常は抗ウイルス薬の変更は必要としない[142]．特に最初の1～2週間は陽性細胞数の減少がみられないことが多い[133,134]．陽性細胞数が50個以上となる高度CMV抗原血症の危険因子としてもステロイドの投与が同定されている[143]．ただし，まれに耐性ウイルスがみられる場合があるので，2～3週間経過してもCMV抗原血症陽性細胞数が減少しない場合は抗ウイルス薬の変更を検討する[144]．

また，CMVの胃腸炎や網膜炎に対しては，抗原血症検査の感度は十分ではないため[125]，嘔気，下痢，下血などの症状があり，CMV胃炎やCMV腸炎を疑う場合は内視鏡検査での生検が必要である．CMV網膜炎に関しては，しばしば移植後数ヵ月以上経過してから発症するため，移植後早期に高度のCMV抗原血症を認めた症例については定期的な眼科受診が必要である．

4. 単純ヘルペスウイルス，水痘・帯状疱疹ウイルス

　単純ヘルペスウイルス，水痘・帯状疱疹ウイルスともにアシクロビル（ACV）の予防投与中の再活性化はまれであるが，いずれも予防投与終了後に感染症を発症することがある．特に免疫抑制状態での水痘・帯状疱疹ウイルスの活性化は，単一神経領域の帯状疱疹としての発症ではなく，全身性播種病変や内臓病変を伴うことがあるので注意が必要である．腹痛は水痘・帯状疱疹ウイルスによる内臓病変の初期症状になることが多いので，腹痛がみられた場合には皮疹などの症状がなくても水痘・帯状疱疹ウイルスの再活性化を鑑別疾患として考える必要がある[145]．末梢血検体のPCRが内臓病変の早期診断に役立つ可能性がある[146]．ACVの長期予防投与を行った後の再活性化では播種性病変や内臓病変は少ない[147]．ACVの長期少量予防投与後の再活性化に対しても，通常は治療量のACVが有効であるので[147,148]，ACVの予防投与を中止する際には治療量のACVあるいはバラシクロビルを処方しておいて，帯状疱疹用の症状が出現したら早めに内服を開始して来院するように指導するということも行われている．また，移植後2年以上経過して免疫抑制剤も終了していて，かつ活動性の慢性GVHDがなければ，ACVの予防投与終了とともにワクチンを接種するという方法も考えられるが，その有用性は臨床試験で検証されている段階である．

　水痘あるいは播種性病変として水痘・帯状疱疹ウイルスが再活性化した場合は，空気感染対策が必要となる．また，抗体陰性者が水痘患者に接触すると2〜3週間の潜伏期間の後に効率に水痘を発症するため，抗体陰性の免疫能が正常な患者・医療スタッフに対しては接触後72時間以内に水痘ワクチンを接種して発症を予防する．抗体陰性の免疫力が低下した患者は個室隔離のうえで水痘高力価免疫グロブリンの投与（3〜6日以内），ACVの予防投与（10 mg/kg 1日4回，接触後7日目より7日間経口投与）を行う．単一神経領域の帯状疱疹は接触感染対策でよい．

　帯状疱疹後疼痛はしばしば患者のQOLを低下させる．治療としては三環系抗うつ薬，ガバペンチン，プレガバリン，オピオイド，リドカインパッチなどが行われている．プレガバリンは少量からの増量が必要であるが，1日300 mg以上の投与によって高い鎮痛効果が期待できる[149]．

5. EBウイルス

　Epstein-Barrウイルス（EBV）はBurkittリンパ腫の患者から発見されたヘルペスウイルス科に属するDNAウイルスで，上咽頭癌，胃癌，ホジキンリンパ腫，NK細胞リンパ腫などの腫瘍の発症との関連も知られている．通常は唾液を介して小児期に無症候性の感染を生じ，口腔内のB細胞に感染し，その後一部のEBV感染B細胞がメモリーB細胞となって，潜伏感染が維持される．一方，成人がEBVに初感染した場合には，伝染性単核球症となり，発熱，リンパ節腫脹，異形リンパ球の増加などの症状を呈する．

　EBVに感染したB細胞は通常は細胞傷害性T細胞の標的となるウイルス抗原を発現しないため，免疫細胞の攻撃から逃れている．一方，Type 3 latencyと呼ばれる状態のEBV感染B細胞は増殖能力が強いが，すべての核タンパクと2つの膜タ

ンパクを発現しているために細胞傷害性T細胞の標的となり，免疫能が保たれている健常人では排除される[150]．しかし，移植後の細胞性免疫力の低下のためにType 3 latency の EBV 感染B細胞の増殖が抑制されず，PTLD として発症する[151]．PTLD は伝染性単核球症様の病態から，多クローン性の増殖，さらには悪性リンパ腫のような単クローン性の腫瘍病変に至ることもある．造血幹細胞移植後は半年以内に好発し，多くはドナーB細胞に由来する[150]．また，WHO の分類のなかでは polymorphic として発症することが多い[152]．

HLA 不適合移植，T細胞除去移植，ATG の投与，急性・慢性 GVHD の発症，年齢 50 歳以上，2 回目の移植などが危険因子として知られている[153]．初発症状としては発熱やリンパ節腫脹が多いが，さらに進行すると肝炎，肺炎，腸炎，腎炎などの様々な臓器障害を呈する．PCR による末梢血中の EBV-DNA の検出は高感度だが，必ずしも PTLD の存在を意味しないため，確定診断のためには生検組織の病理診断が求められる．また，末梢血単核球の PCR は正常B細胞と形質転換した細胞の EBV を反映するが，血漿の PCR はさまざまな細胞から放出された EBV を反映する（全血はこれらの両者を反映する）[150]．

発症例には免疫抑制剤の減量・中止や DLI によって EBV に対する免疫再構築を図る方法と，リツキシマブ，放射線照射，化学療法（CHOP 療法など）によって直接的に増殖B細胞を攻撃する方法が試みられる．危険因子を有する患者に対しては移植後定期的に（移植後 100 日まで週に 1 回程度）EBV 量を PCR でモニターしてウイルス量の増加（明確な基準はないが，10,000 copies/mL など[153]）がみられたらリツキシマブを投与するという先制攻撃的な治療も試みられている[154, 155]．図 10 に危険因子を有する患者における PTLD 対策の一例を示す[150]．

6. ヒトヘルペスウイルス 6 型(HHV-6)

HHV-6 は突発性発疹の原因ウイルスとして知られているが，移植後（特に CBT 後に）早期の再活性化に伴って（主に HHV-6B による）HHV-6 脳炎を発症することがある．緒方らは髄液で HHV6-DNA が検出された中枢神経障害で，他に明らかな原因のないものを HHV-6 脳炎と定義している[156]．好発時期は移植後 3 週間前後で，見当識障害や短期記憶障害に続いて痙攣や意識障害を生じる．画像所見では頭部 MRI で大脳辺縁系に両側性に異常信号がみられる（図 11）[157]．末梢血の HHV-6 DNA の PCR は感度は高いが非特異的であるため，確定診断のためには髄液の PCR が必要である．移植後に意識障害がない患者では髄液から HHV-6 が検出されることはまれである[158]．

国内の多施設共同研究として行われた同種移植後 HHV-6 再活性化の研究では，HHV-6 DNA のコピー数が 10,000 copies/mL 未満の症例では HHV-6 脳炎の発症はみられなかったのに対し，10,000 copie/mL 以上となった症例の 8.1％が HHV-6 脳症を発症した[156]．移植細胞別の比較では，HHV-6 DNA のコピー数が 10,000 copies/mL を超える頻度，HHV-6 脳炎発症頻度（7.9％と 1.2％）のいずれも CBT において他の移植よりも有意に高かった．

ACV は HHV-6 に対して無効（予防効果もない）であるため[158]，治療としては GCV あるいは FCN が推奨される．しかし，診断後に適切な治療を行ったとしても

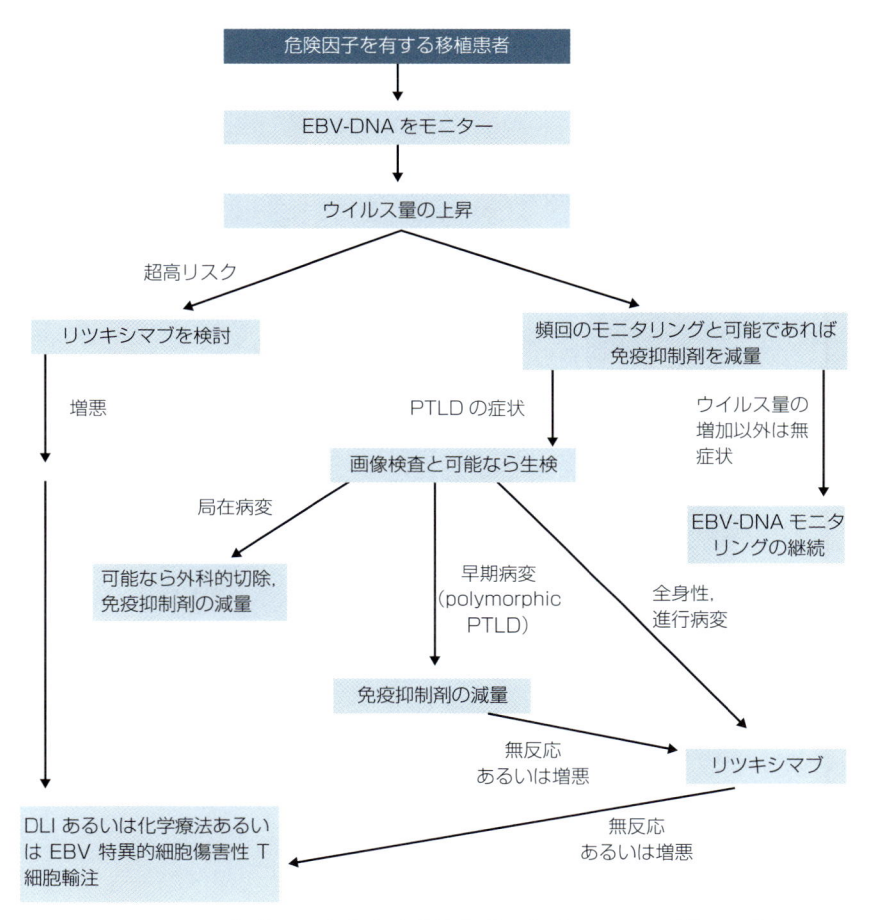

図10 EBV-PTLD の危険因子を有する移植患者における PTLD 対策の一例

(Heslop HE. Blood 2009; 114: 4002-8)

半数以上は死亡あるいは記憶障害などの重篤な後遺症を残してしまうので[159]，CBT などの高リスク症例に対して移植後に HHV-6 のモニタリングを行い，ウイルス量が増加した場合（コピー数 10,000 copies/mL 以上など）に GCV や FCN を投与するという先制攻撃的治療が試みられたが，ウイルス量の増加とほぼ同時に脳炎が発症するので HHV-6 脳炎を完全に抑制することはできなかった[160,161]．高リスク症例を対象として移植後早期に無条件に抗ウイルス薬を予防投与する試みも行われているが，HHV-6 脳炎の発症率の施設間格差も大きく，適切な対応策は不明である．

なお，まれではあるが（1％未満），先天的に HHV-6 のゲノムが染色体に組み込まれている場合があり（chromosomally integrated HHV-6：CIHHV-6），末梢血を含めたあらゆる検体の HHV-6 DNA PCR は常に陽性となる[162]．しかし，これは活

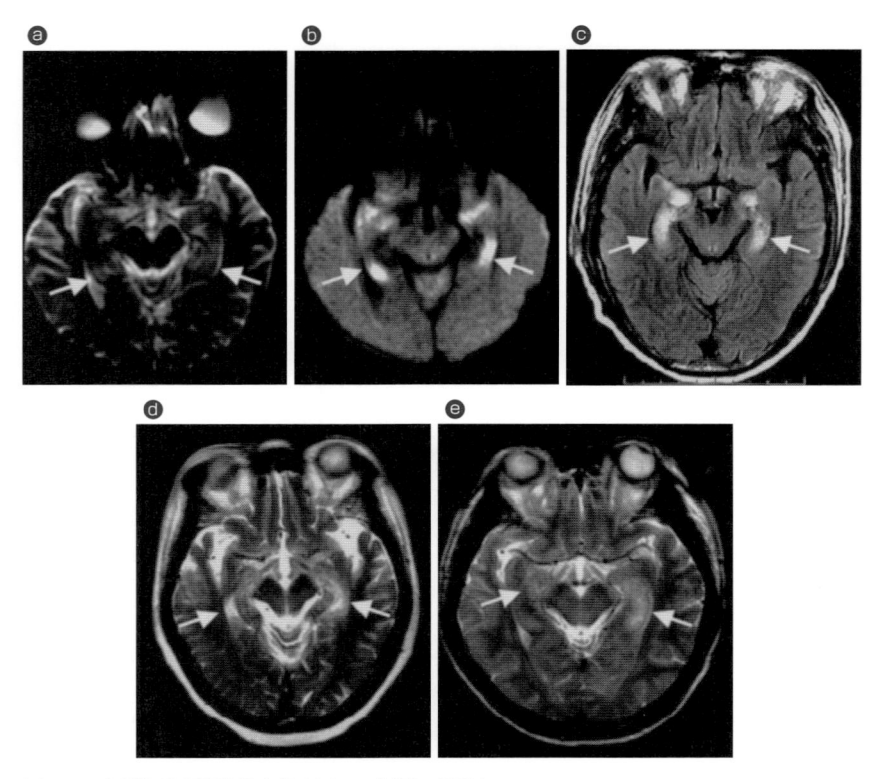

図11 大脳辺縁系脳炎を生じた4症例の頭部MRI
矢印は海馬領域の高信号域を示す．

（Ogata M et al. J Infect Dis 2006; **193**: 68-79）

動性のHHV-6感染を意味するものではなく，治療は不要である．HHV-6が全血のPCRで持続的に$10^{5.5}$ copies/mL以上となることが鑑別に役立つ[162]．ただし，最近になってCIHHV-6からのウイルスの活性化の可能性が報告されている[163]．

7. 出血性膀胱炎

アデノウイルスは50種類以上の血清型が同定されていて，これらはさらにAからFのグループに分けられている[164]．**表14**に示すようにグループによって感染しやすい臓器が異なり，出血性膀胱炎ではグループB2，特に11型が多い[165]．化学療法や自家移植では問題にならないが，小児同種移植後の6～28％，成人同種移植後の0～6％にアデノウイルスのDNAが末梢血検体で検出される[164]．T細胞除去移植，ATGやアレムツズマブの投与，CBT，GVHDの発症，末梢血リンパ球数200/μL未満などがアデノウイルス感染症の危険因子として同定されている[164, 166]．アデノウイルスは体液を介して感染するが，空気感染の可能性も指摘されており，血液腫瘍病棟での集団発症も報告されている．一方，アデノウイルスは上皮細胞や

リンパ組織に潜伏するので，再活性化として発症することもある[164]．

確定診断にはアデノウイルス感染症として矛盾のない臨床症状と障害臓器における病理学的なアデノウイルス感染の証明が求められるが，病理学的な証明がなくてもアデノウイルス感染をPCRなどで証明できれば推定診断となる[164]．ウイルスの検出にはアデノチェックが簡便であるが，感度が不十分であるため，PCRでの検出が望ましい［miniQ-出血性膀胱炎はアデノウイルス（型共通），アデノウイルス11型，BKウイルスがセットになった検査である］．末梢血でアデノウイルスが検出されても無症状の場合も多いが，ウイルス量の増加はその後のアデノウイルス感染症発症の予測因子となる．ウイルス量をモニターしながら先制攻撃的治療を行う方法も提案されているが，通常の移植においては不要である[166]．

成人では出血性膀胱炎（重症化すると腎炎，多臓器不全に至る）としての発症が多い．肉眼的血尿を認める場合は膀胱内に凝血塊ができないように予防する必要がある．軽症の出血性膀胱炎は輸液のみで対処可能であるが，重症化した場合には3-wayの尿道カテーテルを挿入して生理食塩水で膀胱灌流を行う．多くは支持療法と可能な範囲での免疫抑制剤の減量で改善するが，抗ウイルス薬による治療が必要になる場合もある．リバビリン，ビダラビン，GCVなどもアデノウイルスに対していくらかの効果はあるが[167-169]，第一選択として使用されているのはシドフォビルである（国内未承認）．海外では成人に対しては5 mg/kgを週に1回，2週間投与した後に，同用量を2週に1回で維持療法とすることが多いが[170]，毒性を軽減するために1 mg/kgを週に3回投与する方法も試みられている[171]．シドフォビルを投与する際には腎障害を予防するために十分な生理食塩水の輸液とプロベネシドの予防投与（毎回の投与の3時間前に2 g，投与終了1時間後，8時間後に各1 g内服）が必要である．ただしプロベネシドの副作用として重篤な溶血性貧血などが報告されている[172]．DLIが奏効することもある[166]．また，アデノウイルス感染症の発症がみられたら，水平感染の予防のために隔離と感染管理対策を行う[164]．

なお，JCウイルスやBKウイルスなどのポリオーマウイルスも出血性膀胱炎の原因となり得るが，無症候の患者の尿からも検出されるため，解釈は注意が必要である[173]．

表14　アデノウイルスの分類と感染臓器

サブグループ	セロタイプ	感染巣
A	12, 18, 31	消化管
B1	3, 7, 16, 21, 50	呼吸器
B2	11, 14, 34, 35	尿路・腎
C	1, 2, 5, 6	呼吸器
D	8, 9, 10, 13, 15, 17, 19, 20, 22-30, 32, 33, 36, 37, 38, 39, 42-48, 49, 51	眼
E	4	呼吸器
F	40, 41	消化管

（Wy Ip W et al. Adv Hematol 2013; **2013**: 176418）

8. 気道感染ウイルス

　RS ウイルスは造血幹細胞移植後に難治性の間質性肺炎を生じる．冬季に流行することがあり，有効な治療法はないため，医療従事者からの院内感染を含め，予防対策（飛沫感染および接触感染対策）が必要である．パラインフルエンザウイルスも移植後 100 日以内に 18％の患者において気道から検出され（図12）[174]，重篤な合併症を生じ得るが，やはり現時点では有効な抗ウイルス薬はない．

　造血幹細胞移植患者が咳嗽，鼻閉などの症状，あるいは画像での肺浸潤を呈した場合は鼻咽頭スワブなどで気道ウイルス（インフルエンザ，パラインフルエンザ，アデノウイルス，RSウイルス，メタニューモウイルス）の検査を行うことが望まれるが[9]，日本国内では保険適用されていない．インフルエンザが疑われる場合には検査結果を待たずに抗ウイルス薬を開始する．パラインフルエンザウイルスやアデノウイルスに対してはリバビリンの吸入や全身投与が行われることがあるが有効性は明らかではない．アデノウイルスに対してはシドフォビルがしばしば用いられている．

9. 肝炎ウイルス

　B 型肝炎ウイルス（HBV）については「第Ⅱ章 H-7．B 型肝炎ウイルス再活性化の予防」に記載されているように，必要に応じて HBV-DNA 量をモニターしながら陽性化したらエンテカビルを投与する．また，B 型肝炎ウイルスワクチンの接種

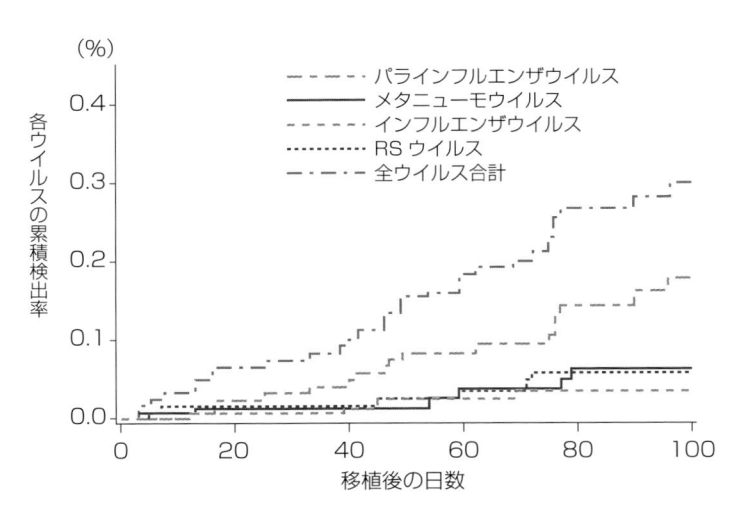

図12 造血幹細胞移植後の気道感染ウイルスの検出頻度

122 人の造血幹細胞移植患者において移植後 100 日間にわたって気道検体（鼻咽頭洗浄液，鼻咽頭スワブ，咽頭スワブなど）を毎週採取し，RT-PCR で気道ウイルスの検出を行ったところ，各ウイルスの累積検出率はパラインフルエンザウイルスが 17.9％，メタニューモウイルスが 6.2％，RS ウイルスが 5.8％，インフルエンザが 3.7％であった．

（Peck AJ et al. Blood 2007; 110: 1681-8）

についても検討する．

　C型肝炎ウイルス（HCV）は移植後に増悪は認められるものの，HBVと比較して重篤な肝炎の発症は少ない．しかし，長期的な肝硬変への移行が，非移植患者と比較して有意に早い[175]．また，日本国内のデータベースの解析では，HCVの感染は致死的合併症の増加を伴い，無再発死亡の増加，全生存率の低下につながっていた[176]．EBMTの解析でもHCV感染が移植後長期生存患者の合併症を増加させることが示されているが，移植後のHCVの治療（インターフェロン単独あるいはリバビリンとの併用）によってGVHDを増悪させることなく肝合併症を減少できる可能性が示唆されている[177]．

10. ワクチン接種

　造血器腫瘍患者，その家族，医療従事者は不活化インフルエンザワクチンの接種を毎年行うべきである．化学療法継続中の場合は最終治療から1週間以上経過してからで，かつ次の治療の2週間以上前に接種することが勧められている[9]．また，造血器腫瘍患者がインフルエンザに曝露した場合はワクチン接種状況にかかわらず5日間の曝露後治療を行う．

　造血幹細胞移植患者のそのほかのワクチン接種については日本造血細胞移植学会（JSHCT）のガイドライン（http://www.jshct.com/guideline/pdf/2008yobousesshu.pdf）やIDSAのガイドライン[178]に詳しく記載されている．国内外のガイドラインで若干異なるところはあるものの，おおよそ表15のようなワクチン接種が推奨されている．しかし，実際には患者本人の抗体価や周囲の流行状況などによって検討すべきである．一般的に，不活化ワクチンは移植後6〜12ヵ月経過して，かつ慢性GVHDの増悪傾向がないことを確認して接種し，弱毒化生ワクチンは移植後24ヵ月を経過して，かつ慢性GVHDがなく，免疫抑制剤の投与も終了し，輸血や免疫グロブリンの最終投与から3ヵ月以上（大量免疫グロブリンの場合は6ヵ月以上）経過してから接種を行う．

　ワクチン接種時には一般的なワクチン接種時と同様の対応（接種間隔の調整，予診，副反応への対応など）を行う．弱毒化生ワクチン接種前後には抗体価の確認を行う．抗体価の検査方法の選択に注意が必要であり，例えば，麻疹，風疹，ムンプス，水痘の抗体価の評価ではCF法は有用ではない．麻疹はNT法で4倍以上（あ

表15　造血幹細胞移植後のワクチン接種の例

不活化ワクチン	
移植後6〜12ヵ月以降かつ慢性GVHDの増悪傾向なし	IIV 毎年1回 DPT-IPV，Hib，PCV13 各3回 HepB 3回（HBV既感染患者など）
弱毒化生ワクチン	
移植後24ヵ月以上かつ慢性GVHDなしかつ免疫抑制剤なし	MR 2回（麻疹抗体陰性の場合） VAR（長期ACV予防終了時など）

IIV：不活化インフルエンザワクチン，DPT-IPV：ジフテリア・百日咳・破傷風・不活化ポリオワクチン，Hib：インフルエンザ菌b型ワクチン，PCV13：肺炎球菌ワクチン，HepB：B型肝炎ウイルスワクチン，MR：麻疹・風疹ワクチン，VAR：水痘ワクチン．

るいは PA 法で 128〜256 倍以上, ELISA/IgG で 8.0 以上), 風疹は HI 法で男性 16 倍以上, 女性 32 倍以上 (あるいは ELISA/IgG で 8.0 以上), ムンプスや水痘は ELISA/IgG で 6.0 以上を陽性と判定する (JSHCT ガイドライン).

なお, **表 15** の水痘ワクチン (VAR) は帯状疱疹ワクチン (ZOS) とは異なる. ZOS はウイルス力価が高く, 造血幹細胞移植後の患者には推奨されない.

J. 慢性 GVHD の診断と治療

1. 慢性 GVHD の診断と予後予測

　歴史的には慢性 GVHD と急性 GVHD は同種移植後の発症日で分類され, 移植後 100 日以降に発症したものを慢性 GVHD していた. しかし, 実際には移植後 100 日以内に慢性 GVHD 様の症状を呈することもあれば, 逆に移植後 100 日以降に急性 GVHD 様の症状を認めることもあり, 発症時期のみによる判別は適切ではない. そこで, 2005 年に National Institutes of Health (NIH) のワーキング・グループは, 他の検査や他の臓器の病変がなくとも慢性 GVHD と診断できるような特徴的な徴候を diagnostic manifestation, 急性 GVHD では認められないような症状だが, 慢性 GVHD の診断には他の検査や他の臓器の病変を必要とする徴候を distinctive manifestation と定義し, 慢性 GVHD の診断には少なくとも一つの diagnostic manifestation の存在, あるいは病理検査などで裏付けられた少なくとも一つの distinctive manifestation の存在を必要とすることを提唱した[60]. 例えば, 扁平苔癬様 (白色の光沢を持つ扁平な皮疹) の皮膚病変や口腔粘膜病変は diagnostic manifestation であるが, ウイルス感染症との鑑別が必要な口腔粘膜潰瘍などは distinctive manifestation とされている (**表 16**). この基準では**表 8** に示すように慢性 GVHD の診断に発症時期は関係なく, 急性 GVHD 様の症状の有無によって古典的と重複 (overlap) 型に分類されている. 一般に, 慢性 GVHD の臨床症状は, 急性 GVHD と比較して, より多くの臓器が障害を受けること, しばしば自己免疫疾患 (Sjögren 症候群, 強皮症, 原発性胆汁性肝硬変など) に類似した病態を呈することが特徴的である. 急性 GVHD と同様にドナー T 細胞除去によって発症を予防できるので, ドナー T 細胞が関与した病態であることはまちがいないが, 詳細な機序については明らかになっていない[179].

　従来の慢性 GVHD の分類としては, 先行する急性 GVHD との関連から ① progressive type：活動性の急性 GVHD から移行, ② quiescent type：急性 GVHD 軽快後発症, ③ *de novo* type：先行する急性 GVHD がないものに分類され, さらに重症度分類として, 一部の皮膚と肝のみに限局する限局型 (limited type) と多臓器に及ぶ全身型 (extensive type) の分類が広く行われてきた (**表 17**)[180]. しかし, 1980 年代にわずか 20 症例に基づいて提唱された分類である.

　慢性 GVHD 発症の危険因子としては, 急性 GVHD の発症, 年齢, 非血縁者間移植, HLA 不適合, 女性から男性への移植, 末梢血幹細胞移植などが[181], 発症後の予後予測因子としては performance status (PS), 年齢, 血小板数, 先行する急

表16 慢性GVHDで認められる症状（NIHワーキンググループの提唱）

臓器	Diagnostic manifestations	Distinctive manifestations	Other features	Common*
皮膚	毛細血管拡張を伴う皮膚萎縮 扁平苔癬様皮疹 限局性皮膚硬化 強皮症様硬化性変化	色素脱失	発汗障害 魚鱗癬 毛包角化症 色素沈着・脱失	紅斑 斑状丘疹 掻痒疹
爪		爪形成異常，萎縮，変形 爪剥離，爪喪失，翼状片		
頭皮，毛髪		瘢痕性・非瘢痕性脱毛 鱗屑，丘疹様角化病変	頭髪の減少 若年白髪	
口腔	扁平苔癬様変化 板状角化症 硬化による開口障害	口腔乾燥症 粘膜萎縮，粘液嚢胞 偽膜・潰瘍形成		歯肉炎 口内炎 発赤，疼痛
眼		眼球乾燥症 乾燥性角結膜炎	羞明 眼球周囲の色素沈着	
生殖器	扁平苔癬様変化 腟瘢痕形成，狭窄	びらん 裂孔，潰瘍		
消化管	食道ウェブ 上～中部食道狭窄		膵外分泌能低下	食思不振 嘔気，嘔吐 下痢 体重減少
肝				胆道系酵素上昇 肝逸脱酵素上昇
肺	閉塞性気管支炎（組織診断）	閉塞性気管支炎（臨床診断）		BOOP/COP
筋，筋膜，関節	筋膜炎 関節拘縮	筋炎，多発筋炎	浮腫 筋痙攣 関節痛，関節炎	
造血器，免疫			血小板減少 好酸球増多 低・高免疫グロブリン血症 自己抗体陽性化	
その他			心嚢水，胸水，腹水 末梢神経障害 ネフローゼ 重症筋無力症 心伝導障害，心筋症	

*は急性GVHD，慢性GVHDの両者で認められるもの．

（Filipovich AH et al. Biol Blood Marrow Transplant 2005; **11**: 945-56）

性GVHDの重症度などが知られている．慢性GVHD発症後の予後予測モデルについては，Johns Hopkinsからの広汎な皮膚病変，血小板減少，progressive typeの3因子に基づく分類や，IBMTRからのPS，皮膚および口腔のGVHD，下痢，体重減少を考慮した分類が提唱されている[182,183]．Johns Hopkinsは各臓器の臨床症状の評価に加えて，慢性GVHDの発症様式，血算・生化学データなどさまざま

表17 慢性GVHDの古典的な重症度分類

限局型 (limited type) 下記の (a), (b) のいずれか, あるいは両方
(a) 限局性皮膚病変
(b) 慢性GVHDによる肝障害
全身型 (extensive type) 下記の (a), (b) のいずれか
(a) 広汎な皮膚病変
(b) 限局性の皮膚病変 and/or 慢性GVHDに伴う肝障害に加えて下記の少なくとも一つ.   1. 肝生検で慢性進行性肝炎, 架橋壊死, あるいは肝硬変の所見   2. Schirmer試験で5mm以下の眼病変   3. 口腔・口唇粘膜生検での慢性GVHDの所見   4. 慢性GVHDによる他の臓器（鼻腔, 消化器, 肺, 造血器など）の障害

(Shulman HM et al. Am J Med 1980; **69**: 204-17)

な慢性GVHD発症時の要素が, その後の慢性GVHD特異的生存率（原疾患の再発による死亡は再発時に打ち切り）に及ぼす影響を評価したところ, 広汎な皮膚病変（係数1.94）, 血小板減少（$100 \times 10^3/\mu L$）（係数1.29）, progressive type（係数0.52）の3因子が独立した予後不良因子として同定された. 現有する予後不良因子の係数の合計で予後分類を行ったところ, 10年後の慢性GVHD特異的生存率は係数合計0で82％, 2未満で68％, 2～3.5で34％, 3.5を越えるとわずか3％であった.

また, NIHのワーキング・グループの重症度分類も予後予測に役立つ. この分類では, 各臓器の症状を**表18**のようにスコア化（0＝無症状, 1＝軽症, 2＝中等症, 3＝重症）し, 全体としての重症度を軽症は1～2臓器の障害で, かつスコアが1以下のみの慢性GVHD, 中等症は少なくとも1臓器に臨床的な障害を生じているが重篤な障害のない（スコアが2以下）慢性GVHD, あるいは3臓器以上に障害を生じているが, スコアが1以下の慢性GVHD, 重症は少なくとも一つの臓器に重篤な障害を生じている（スコアが3）慢性GVHDと定義している（ただし, 肺のスコア1は中等症, 肺のスコア2以上は重症に分類している）[60]. この基準を前方視的に評価した研究では, 登録時に軽症が10％, 中等症が59％, 重症が31％で, 主に皮膚, 肺, 眼病変が重症度を規定していた[184]. 重症度は無再発死亡率, 全生存率と有意に相関しており, 2年全生存率は軽症群で97％, 中等症群で86％, 重症群で62％であった（図13）.

2. 慢性GVHDの治療

NIH分類で軽症に属するような, 限局した軽い症状のみの慢性GVHDはステロイド外用, TAC外用などの局所療法で対応可能であることが多い. しかし, NIH分類で中等症以上, すなわちスコア2以上の臓器障害を伴う場合や3臓器以上の病変を伴う場合は全身的な免疫抑制療法の適応となる[60]. 肺の慢性GVHD（閉塞性細気管支炎）の治療については次項「非感染性肺合併症」に記す.

CSAやTACの減量中に発症した慢性GVHDはこれらの免疫抑制剤の再増量で改善することがあるが, 急速に進行する慢性GVHDや免疫抑制剤の維持投与中に発症・増悪した慢性GVHDに対してはステロイドの全身投与が第一選択となる. PSLの1 mg/kg/dayが標準的な開始量である. この量で2週間（あるいは重症例

表18 慢性GVHDの各臓器の重症度分類と全体としての重症度分類

	スコア0	スコア1	スコア2	スコア3
PS	無症状（ECOG 0, KPS 100%）	軽度の症状があり，肉体労働は制限を受けるが，歩行，軽労働や坐業はできる（ECOG 1, KPS 80〜90%）	歩行や身の回りのことはできるが，ときに少し介助がいることもある．日中の50%以上は起居している（ECOG 2, KPS 60〜70%）	身の回りのある程度のことはできるが，しばしば介助が必要であり，日中の50%以上は就床している（ECOG 3〜4, KPS＜60%）
皮膚	無症状	＜18% BSA，硬化病変なし	19〜50% BSA あるいは浅在性硬化病変（つまみあげられる）	＞50% BSA あるいは深在性硬化病変（つまみあげられない）
口腔	無症状	軽症，経口摂取に影響なし	中等症，経口摂取が軽度障害される	重症，経口摂取が高度に障害される
眼	無症状	軽度 dry eye，日常生活に支障なし（点眼1日3回まで），無症状の角結膜炎	中等度 dry eye，日常生活に軽度支障あり（点眼1日4回以上），視力障害なし	高度 dry eye，日常生活に高度支障あり，眼症状のため労働不可，視力障害あり
消化管	無症状	嚥下困難，食欲低下，嘔気，嘔吐，腹痛，下痢，5%以上の体重減少を伴わない	5〜15%の体重減少を伴う消化器症状	15%以上の体重減少を伴う消化器症状あるいは食道拡張
肝	無症状	Bil，ALP，AST，ALTの正常上限の2倍以内の上昇	Bil＞3 mg/dL あるいは他の酵素の正常上限の2〜5倍の上昇	Bil，他の酵素の正常上限の5倍以上の上昇
肺	無症状 FEV₁*¹＞80% or LFS*²=2	階段昇降時息切れ FEV₁：60〜79% or LFS：3〜5	歩行時息切れ FEV₁：40〜59% or LFS：6〜9	安静時息切れ FEV₁＜39% or LFS：10〜12
関節・筋膜	無症状	日常生活に影響しない軽度の拘縮，可動制限	日常生活に支障のある拘縮，可動制限，筋膜炎による紅斑	日常生活に高度支障をきたす拘縮，可動制限（靴紐結び，ボタンがけ，着衣など不能）
性器	無症状	内診で軽度異常あるが軽度不快程度で性交痛なし	内診で中等度異常あり，不快あり	内診で高度異常あり，内診不応，性交痛あり

[*1] FEV₁：% Predictied
[*2] LFS：Lung Function Score

重症度分類
　軽　症　スコア1以下の1〜2臓器の病変（肺を除く）
　中等症　スコア2以下の1臓器以上の病変で，臨床症状を伴うが重篤な障害はない
　　　　　スコア1以下の3臓器以上の病変
　　　　　スコア1の肺病変
　重　症　スコア3の臓器病変，あるいはスコア2の肺病変
　　　　　　　（NIHワーキンググループの提唱[60]，和訳は造血細胞移植学会ガイドラインから引用）

ではより長期に）継続した後に，1日おきのPSL投与量を週に25%ずつ減量し（残りの日は1 mg/kg/day のまま），4週後に1 mg/kg/day の隔日投与とする方法が広く行われている[86]．隔日投与にすることによって，ステロイドの連日投与による大腿骨頭壊死，糖尿病，感染症などのさまざまな有害事象が軽減することが期待さ

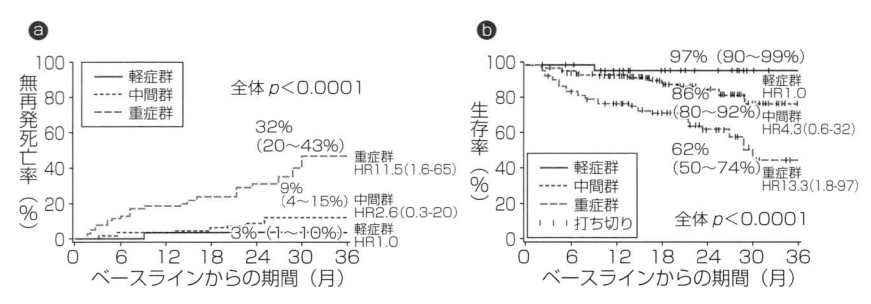

図13　NIH ワーキンググループの重症度分類別の無再発死亡曲線（ⓐ）と生存曲線（ⓑ）

（Arai S et al. Blood 2011; 118: 4242-9）

れている[185]．シアトルの原法では CSA も隔日投与されていたが[186]，日常診療では CSA は連日投与のままで PSL の隔日投与を目指した減量を行うことが多い．PSL が 1 mg/kg/day の隔日投与となってからはさらに緩徐に減量を行う．CSA や TAC と PSL を併用している際には通常は PSL を先に減量する．PSL 単独治療と CSA と PSL の併用治療の比較については，血小板数 10 万/μL 以上の低リスク群慢性 GVHD を対象にして行われた RCT では，移植関連死亡率や生存率に有意差はなかったが，PSL 単独群と比較して併用治療群でステロイドによる有害事象は軽減した[187]．CSA を併用することによってステロイド投与量を軽減する効果が期待される．

　一次治療である PSL 1 mg/kg/day を 2 週間投与しても増悪する場合，4～8 週間にわたって 0.5 mg/kg/day 以上の PSL を継続したにもかかわらず改善しない場合，あるいは症状再燃のために PSL を 0.5 mg/kg/day 未満に減量できないような場合は治療抵抗性慢性 GVHD と判断して二次治療の開始を検討する[188]．ただし，涙腺の分泌障害や肺の閉塞性気管支炎などの慢性 GVHD 症状は不可逆的変化であるため，治療目標は増悪の停止（不変）であり，これらの臓器の改善を目指した免疫抑制療法は過剰治療につながるので注意が必要である．また，皮膚の硬化性病変なども改善に時間がかかるため，二次治療の開始を待機してもよい．

　ステロイド抵抗性の慢性 GVHD に対する二次治療については，標準治療として位置づけられているものはなく，さまざまな治療法が試みられているが優劣は明らかになっていない．また，日本国内ではほとんどが慢性 GVHD の治療としては承認されていない．

　急性 GVHD の二次治療でも紹介した ECP はむしろ慢性 GVHD の二次治療で広く用いられている（国内治験進行中）[189]．標準的な免疫抑制療法に加えて ECP を行う群と行わない群の RCT では，12 週後の客観的な皮膚硬化指標（TSS）に有意差はみられなかった[190]．TSS が 25％以上改善し，かつステロイド投与量が半量以下になった患者は ECP 群で有意に多かったが，これは盲検化試験でないためバイアスが影響しているかもしれない．しかし，一般的には ECP は皮膚，口腔粘膜，肝臓の慢性 GVHD に対する有効な治療法として期待されている[191]．肺や消化管の

表19 慢性GVHDの治療例

CSAやTACの減量中に発症した慢性GVHDに対する治療
重症度や進行速度に応じてCSAやTACを2段階前の量まで増量，維持投与時の量の50%まで増量，維持投与時の量まで増量などを検討する．

急速進行性の慢性GVHDや免疫抑制剤維持投与中に発症・増悪した慢性GVHDに対する治療
PSL 1 mg/kg/day 分1〜2 経口投与を免疫抑制剤（CSAあるいはTAC）に追加．
2週間（あるいは重症例ではより長期に）継続した後に，1日おきのPSL投与量を週に25%ずつ減量し，減量開始後4週間後に1 mg/kg/dayの隔日投与とする．以後はさらに緩徐に減量する．

ステロイド抵抗性の慢性GVHDに対する二次治療（以下のいずれか）
❶ MMF　　　　　15〜40 mg/kg/day 分2〜3 経口投与
❷ イマチニブ　　100 mg/dayから開始し，徐々に増量（最大400 mg/day）
❸ リツキシマブ　375 mg/m²/dayを週に1回，4週間点滴静注投与
❹ MTX　　　　　3〜10 mg/m²/dayを週に1回
❺ ペントスタチン　4 mg/m²/dayを2週に1回，3ヵ月間継続

局所療法
・皮膚病変に対して⇒日光曝露の回避，ステロイド外用，TAC外用，マッサージや伸展運動など
・眼病変に対して⇒人口涙液（防腐剤非含有のもの），保湿眼鏡，涙点閉鎖（プラグ），血清点眼など
・口腔病変に対して⇒保清，ステロイド外用，人口唾液，抗コリン薬（閉塞性肺障害を伴う場合は禁忌）

感染症予防
・被包化細菌を含む感染症予防⇒免疫グロブリン補充，抗菌薬投与
・真菌（特に糸状菌）感染症予防⇒ ITCZ，VRCZなど
・CMV感染症予防⇒抗原血症をモニターして適宜GCVあるいはFCNを投与
・HSV，VZV感染症予防⇒少量長期ACV
・ニューモシスティス肺炎予防
・ワクチン接種⇒インフルエンザワクチン，肺炎球菌ワクチン，Hibワクチンなど．生ワクチンは禁忌

慢性GVHDに対する効果は研究によって結果がさまざまであり，評価が難しい．
　MMFはシアトルの後方視的研究では慢性GVHDの二次治療としてもっとも高頻度に用いられていた[192]．慢性GVHDの初期治療としてCSA＋PSLとCSA＋PSL＋MMFを比較したRCTではMMFの有用性は示されず，逆に感染症や再発のために死亡が増加する傾向がみられたため，初期治療での併用は推奨されない[193]．しかし，二次治療としては40〜75%の奏効率が報告されている[194]．消化管障害，骨髄抑制，感染症などの副作用や再発の増加が問題となる．
　そのほか，リツキシマブ，ペントスタチン，イマチニブ，サリドマイド，TAC，CSA，MTX，ステロイドパルス，ATGなど，さまざまな二次治療が試みられているが，明らかにほかよりも優れているという治療法は確立されていない[194]．消化管病変に対しては経口BDPも選択肢になる[94]．
　そのほか，支持療法として各障害臓器の保護（リハビリテーション，栄養管理，涙点プラグ，骨粗鬆症予防など）に加えて感染症対策が重要となる[195]．感染症が死因となる場合も多いので，一般的な細菌，真菌（アスペルギルスを含む），CMV，ニューモシスティス肺炎の予防や，低免疫グロブリン血症患者では被包化

細菌への対策を加える（➡「本章 I-2．好中球生着後の細菌・真菌感染症」を参照）[196]．慢性 GVHD 発症例でもワクチンに対する免疫応答は期待できるので，不活化ワクチンの接種は推奨されるが，生ワクチンの接種は禁忌である[195]．ステロイドの長期投与の影響として高血圧，耐糖能異常，骨粗鬆症などの対策も求められる．

K. 非感染性肺合併症

肺合併症は造血幹細胞移植後にしばしば致死的となる重要な合併症であり，非感染性の肺障害もしばしば認められる[197]．移植後の比較的早期に発症するのがびまん性肺胞出血（diffuse alveolar hemorrhage：DAH）や特発性肺炎症候群（idiopathic pulmonary syndrome：IPS）で，後期に発症するのが cryptogenic organizing pneumonia（COP，bronchiolitis obliterans organizing pneumonia：BOOP）や閉塞性気管支炎（bronchiolitis obliterans：BO，BOS）などである（図14）．ただし，IPS は移植後後期にも観察されることがある．自家移植後でもまれながら IPS の発症がみられている[198]．

感染症を否定することは容易ではないが，気管支肺胞洗浄液の CMV の定量

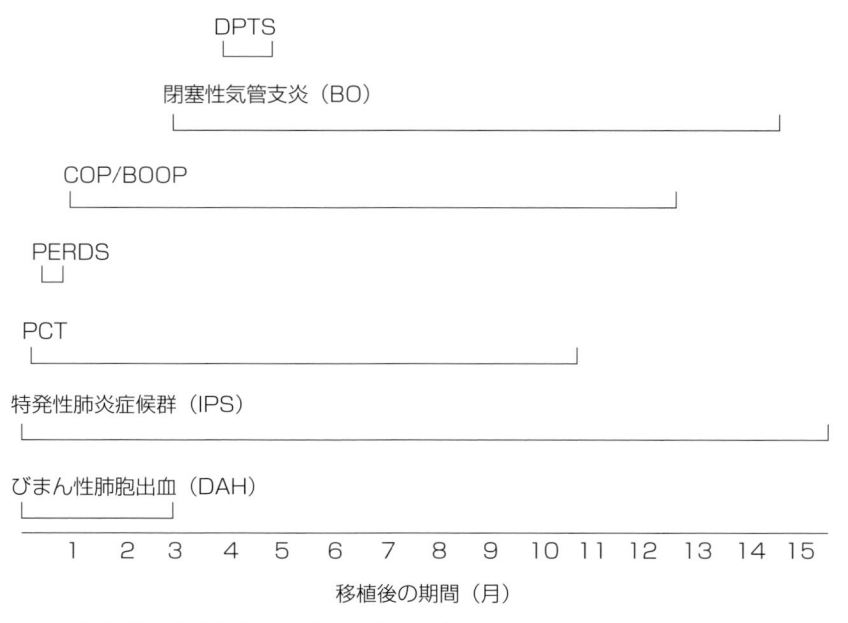

図14 移植後の非感染性肺合併症の好発時期
　DPTS：delayed pulmonary toxicity，PERDS：periengraftment respiratory distress syndrome，PCT：pulmonary cytolytic thrombi，DAH：diffuse alveolar hemorrhage.
　　　　　　　　　　　（Afessa B et al. Bone Marrow Transplant 2001; **28**: 425-34）

PCR, その他のウイルス性間質性肺炎の PCR (miniQ-肺炎-V3, アデノウイルス, RS ウイルス, パラインフルエンザ・ウイルスⅢ型がセットになった検査), 異型肺炎の PCR (miniQ-肺炎-細菌 3, マイコプラズマ, クラミジア, レジオネラがセットになった検査), ニューモシスティス肺炎の PCR, リンパ球サブセット, 細胞診などを提出する.

IPS の診断基準としては CT あるいは胸部 X 線写真での両肺のびまん性浸潤影(主に間質影), 低酸素血症 (室内気で $SaO_2 ≦ 93\%$), 気管支肺胞洗浄液で下気道感染症 (グラム染色, 抗酸菌染色, 細菌・真菌・抗酸菌・ウイルス培養, ニューモシスティス検査) が否定されることが求められる[199,200]. 同種移植後 120 日以内の発症頻度は骨髄破壊的移植で 8.4%, ミニ移植で 2.2% で, 高線量の TBI, 年齢, 急性 GVHD の発症などが危険因子として同定された[199,201]. ステロイド抵抗性で予後不良の合併症である. 動物実験モデルなどで TNF-α の関与が示唆されたことから, エタネルセプトによる治療が試みられ, 実際に高い奏効率が示された[202]. しかし, 多施設共同でのステロイド (2 mg/kg/day) にエタネルセプト (0.4 mg/kg を週に 2 回, 4 週間) を併用する群とプラセボを併用する群の RCT では, エタネルセプトの上乗せ効果は示されなかった[200]. この研究ではプラセボ群でも奏効率 67% と過去の報告よりもはるかに高いステロイドの治療効果がみられており, ミニ移植の増加, 感染症検索技術の向上などによって, IPS 発症患者の背景が変化していることが考察された.

DAH は多葉性の浸潤影, 低酸素血症などの臨床症状に加えて, 気管支肺胞洗浄において徐々に強くなる血性の洗浄液が確認され, 感染症が否定され, かつ, 心原性肺水腫が否定されることによって診断できる[203]. 高用量ステロイド (0.25~1.5 g/day を 4 日以上) による早期治療が有効であるとされたが[204,205], 高用量ステロイドの有用性を否定する報告もあり[206], 最適な治療は明らかになっていない.

COP/BOOP は発熱, 乾性咳嗽, 低酸素血症などで発症する亜急性型の特発性間質性肺炎である. 画像では斑状の浸潤影がみられ, ときに時間とともに浸潤影が移動することがある. 呼吸機能検査では拘束性障害と肺拡散能低下がみられる. 自家移植後, 同系移植後の発症も報告されているが[207], ほとんどが同種移植後の発症であること, GVHD を伴う場合が多いことから, 免疫学的な発症機序が考えられている[197]. ステロイドに対する反応性は良好で, 0.5 mg/kg/day 程度の PSL で軽快することが多い. ただし, 減量中の再燃がしばしばみられるので, 胸部 CT 検査を繰り返しながら緩徐に減量する. 気管支鏡下肺生検あるいは胸腔鏡下肺生検による確定診断が望ましいが, 生検の実施が難しい場合は気管支肺胞洗浄液で感染症を否定したうえでステロイドの投与を開始する. 国内の同種移植 9,550 例の解析では 193 例 (2%) に COP/BOOP の発症がみられた[208]. HLA 不適合, 女性から男性への移植, 末梢血幹細胞移植, TBI を含む前処置などが危険因子として同定された. 急性 GVHD の発症とも有意な相関がみられたが, グレードⅡ~Ⅳの急性 GVHD を伴っていたのは 193 例中の 97 例 (50%) であった.

BO は COP/BOOP とは対象的に閉塞性障害を中心とする肺合併症であり, 慢性 GVHD との関連が強い. BO は肺移植後の慢性拒絶反応でもみられるので, 同種免疫と関連した病態と考えられるが, 詳細な機序は不明である. 咳嗽, 呼吸困難, 喘

鳴などの症状を伴うが，自覚症状が出現するのは病状がかなり進行した段階であり，早期発見のためには定期的な呼吸機能検査が必要である（ただし，すでに高度の閉塞性障害を有する患者が呼吸機能検査を行うと縦隔気腫を発症することがある）．確定診断のためには肺生検が必要になるが，その実施は困難である場合も多く，臨床診断には①感染症の否定，②1秒率が70％未満かつ1秒量が予測値の75％未満，③高解像度CTでair trapping（呼気，吸気の比較で，吸気時にモザイクパターンがみられる），末梢気道肥厚所見，気管支拡張の証明のいずれか，あるいは機能的残気量が120％以上，を満たすことが必要となる[209]．発症頻度は診断基準の厳密さによって異なるが，比較的厳密な基準では同種移植症例の2〜3％，慢性GVHD発症例の6％程度に観察される[210]．国内の解析では同種移植後の2.8％に発症がみられ（発症までの中央値は335日），血縁者間PBSCTと慢性GVHDの先行が危険因子として同定された[211]．BO発症例のBO診断後の5年生存率は45％で，非発症例よりも有意に不良であった．

BOに対する治療としてはステロイド（PSL 1 mg/kg/dayあるいは間欠的パルス療法），カルシニューリン阻害薬，ECPなど，慢性GVHDに対して用いられる治療が行われているが，明らかに優れているという治療はなく，感染症の併発が問題となる[209,210]．治療の目標は進行の停止であり，呼吸機能の改善は通常は期待できない．免疫抑制が過剰にならないように注意する必要がある．吸入ステロイドや吸入長時間作用型気管支拡張薬などが症状改善に役立つことがある[212,213]．アジスロマイシンによる抗炎症効果も期待されており，RCTでは3ヵ月間の評価でプラセボ群に対する有用性を示すことができなかったが[214]，より長期の投与で効果がみられる可能性は残されている．重症例に対しては肺移植によって良好な成績が得られているが[215]，生体肺移植の場合はドナー（2名必要）の負担も大きく，慎重な適応の検討が求められる．表20に日本呼吸器学会と日本胸部外科学会の編集による『肺移植のためのガイドブック』に記載されている肺移植の適応条件を示す．

L. 晩期合併症対策

造血幹細胞移植後の長期生存者が増加し，長期的な合併症や生活の質（quality of life：QOL）も問われるようになった．近年は，移植後のQOLについての詳細な解析が行われたり，QOLで補正した生存率（quality-adjusted life years：QALY）などが解析に用いられたりするようになっている．長期的なQOLに影響を与える晩期合併症として，骨関節障害，角結膜炎・白内障，口内炎，肝障害，二次性発がん，性腺障害・不妊，性的問題，内分泌障害などがあり，慢性GVHDの発症はQOLの低下と強く関連している[216]．

造血幹細胞移植後長期生存患者に対する晩期合併症のスクリーニングや予防対策について，2012年にCIBMTR，ASBMT，EBMT，APBMTなどの世界の主要な学会，研究組織が共同でガイドラインを発表した[217]．本項はそのガイドラインに沿って（一部，具体的なデータを追加しながら），晩期合併症のスクリーニング，予防方法の実際について各項目別に解説する．

表20　肺移植の適応条件

❶ 精神的に安定しており，移植医療の必要性を認識しこれに対して積極的な態度を示すとともに，家族および患者をとりまく環境に十分な協力体制が期待できる．
❷ 移植手術後の定期的検査と，それに基づく免疫抑制療法の必要性を理解でき，心理学的・身体的に十分に耐えられる．

除外条件
① 肺外に活動性の感染巣が存在する
② 他の重要臓器に進行した不可逆的障害が存在する
　悪性腫瘍，骨髄疾患，冠動脈疾患，高度胸郭変形症，筋・神経疾患，肝疾患（T. Bil＞2.5 mg/dL），腎疾患（Cr＞1.5 mg/dL，CCr＜50 mL/min）
③ きわめて悪化した栄養状態
④ 最近まで喫煙していた症例
⑤ 極端な肥満
⑥ リハビリテーションが行えない，またはその能力が期待できない症例
⑦ 精神社会生活上に重要な障害の存在
⑧ アルコールを含む薬物依存症の存在
⑨ 本人および家族の理解と協力が得られない
⑩ 有効な治療法のない各種出血性疾患および凝固能異常
⑪ 胸膜に広汎な癒着や瘢痕の存在
⑫ HIV抗体陽性

（『肺移植のためのガイドブック』）

1. 免疫回復と感染症（表21）

　免疫回復は自家移植よりも同種移植で遅く，特に臍帯血移植，HLA不適合移植，T細胞除去移植，GVHD発症者，長期免疫抑制剤使用者で遷延する．CD4陽性T細胞数あるいはCD4/CD8比が免疫回復のマーカーとして役立つ．感染症は移植後1～2年に多いが，免疫回復が遷延するとさらに後期の感染症が増加する．慢性GVHD患者では抗体産生能が低下して，被包化細菌が激烈な感染症を起こす．後期の真菌感染症はアスペルギルス症がもっとも多く，ウイルス感染では後期のCMV感染症も増加している．帯状疱疹予防のために移植後1年間（GVHD患者ではそれ以上）のACV予防投与を推奨する．ニューモシスティス肺炎予防は，免疫抑制剤投与中は継続する．免疫グロブリンの補充はIgG 400 mg/dLで感染症を合併した場合に推奨される（予防的投与の有用性は明らかではない）．

表21　免疫回復と感染症対策の推奨

❶ 慢性GVHDを合併している患者に対しては，少なくとも免疫抑制剤を継続している限り，被包化細菌を標的とした抗菌薬の予防投与を続けるべきである
❷ ウイルス感染，真菌感染の高リスク患者に対しては，これらに対する予防投薬を検討すべきである．高度の免疫抑制が続く患者に対してはCMVのモニタリングを行う
❸ 歯科治療を行う場合には米国心臓学会の推奨に基づいて心内膜炎予防のための抗菌薬予防投与を行う
❹ 同種移植患者に対しては生着後から少なくとも移植半年後あるいは免疫抑制剤の終了までニューモシスティス肺炎（PCP）に対する予防を行う
❺ ガイドラインに沿って不活化ワクチンの接種を行う．不活化ワクチンの接種は慢性GVHDを合併していても延期すべきではない

（Majhail NS et al. Bone Marrow Transplant 2012; **47**: 337-41）

2. 眼合併症（表22）

　移植後後期の3つの重要な眼合併症として，慢性GVHD患者の40〜60％に合併するsicca症候群による角結膜炎，白内障，虚血性微小血管性網膜症があげられる．sicca症候群による角結膜炎は涙液減少，疼痛，異物感，光恐怖症などの症状で発症し，Schirmerテスト，角膜炎の存在などで診断する．感染症を否定することが重要であり，治療としては背景の慢性GVHDの治療や，対症療法として点眼のほかに涙点プラグなどが行われる．白内障はTBI後10年以内に40〜70％に発症する．一括照射のTBIと比較して，分割照射を行うことによって白内障の発症頻度は低下したが，それでも移植10年後の発症率は30％を上回り，TBIを受けずに移植を行った群の発症頻度（約20％）よりも高い[218]．ただし，手術を必要とする患者はこれらの一部である．sicca症候群を合併していても手術は可能である．虚血性微小血管性網膜症は放射線照射と関連していると考えられており，多くの場合，免疫抑制剤の減量や中止で改善する．

表22　眼合併症対策の推奨

❶ 移植後6ヵ月後，1年後，以降，毎年1回ずつ眼症状について，sicca症候群に留意しながら評価を行う
❷ 移植1年後には全移植患者に対する眼科専門医による視覚検査，眼底検査を推奨する．ただし，慢性GVHDを有する患者にはより早期の受診を勧めてもよい
❸ 何らかの視覚症状を訴えた場合には直ちに検査を行う

（Majhail NS et al. Bone Marrow Transplant 2012; **47**: 337-41）

3. 口腔合併症（表23）

　口腔乾燥は慢性GVHDのもっとも頻度が高い症状の一つである．疼痛，乾燥感，嚥下痛，嚥下困難，味覚異常，開咬障害などの症状が多く，う歯，歯周囲炎，口腔がんのリスクを高める．局所的ステロイドあるいは全身の免疫抑制療法に加えて人口唾液，ムスカリン作動薬の投与が対症療法として行われる．口腔癌は頬粘膜，唾液腺，歯肉，口唇，舌などから生じることがある．危険因子として慢性GVHDの合併，Fanconi貧血が知られており，口腔白斑，局所痛，変色などの症状に注意する．歯科治療を行う場合には心内膜炎の予防対策について検討する．

表23　口腔合併症対策の推奨

❶ すべての造血幹細胞移植患者に口腔ケアに関する教育を行う．喫煙，砂糖を含む飲料の多飲，口腔内のピアスを行わないように指導する
❷ 移植後6ヵ月後，1年後，以降，毎年1回ずつ口腔内の評価を行う．慢性GVHDを合併している患者などではより頻回に評価する
❸ 口腔内の扁平上皮癌のリスクの高い患者（慢性GVHDの合併，Fanconi貧血）では6ヵ月ごとに評価を行うとともに綿密な口腔衛生管理について指導する
❹ すべての造血幹細胞移植患者に移植後1年後と以降毎年1回ずつの口腔専門医（歯科，口腔外科医）による口腔内の評価を行う．慢性GVHD合併患者やFanconi貧血患者ではより頻回の評価を行う．口腔乾燥の有無，発がん高リスクの生活習慣の有無，口腔・頭頸部・歯科領域の評価を行う

（Majhail NS et al. Bone Marrow Transplant 2012; **47**: 337-41）

4. 呼吸器合併症(表24)

移植後後期の肺合併症としてはIPS,BO,COP/BOOP,感染症が多い.BOは慢性GVHDと関連している.慢性GVHD患者患者では呼吸器感染症も多発する.ワクチンや免疫グロブリンの補充などを検討する.

表24 呼吸器合併症対策の推奨
❶ すべての造血幹細胞移植患者に移植後6ヵ月後,1年後,以降,毎年1回ずつ呼吸器合併症に関する病歴聴取と身体評価を行う
❷ 慢性GVHDを合併している患者では呼吸機能検査を含めてより頻回に評価する
❸ 喫煙者や受動喫煙のリスクの高い患者に対して喫煙を避けるよう指導する
❹ 肺障害の症状,所見のある患者に対しては呼吸機能検査や画像検査を行う

(Majhail NS et al. Bone Marrow Transplant 2012; 47: 337-41)

5. 心血管系合併症(表25)

移植後後期の心血管系合併症の危険因子はアントラサイクリン系抗がん剤の累積投与量,胸部への放射線照射,移植前の心機能,移植前処置の強度などが知られている.非腫瘍性疾患では輸血歴,鉄過剰症の影響が大きい.縦隔への放射線照射は拘束型心筋症,伝導系の線維化による不整脈,自律神経障害,弁膜症などのさまざまな合併症を生じることがある.高血圧,脂質異常症,糖尿病,身体活動の低下などの一般的な危険因子も,移植後の心血管合併症の危険因子となる.移植後患者はメタボリック症候群の頻度が高い.

表25 心血管系合併症対策の推奨
❶ 移植後1年後,以降,毎年1回ずつ心血管合併症のルーチンの検査や危険因子の評価を行う.縦隔照射を行ったホジキンリンパ腫患者,アミロイドーシス患者,心血管疾患の既往を有する患者などの高リスク患者に対しては,より頻回の評価や,心電図・心エコーなどの検査を検討する
❷ すべての移植患者に対して運動,体重管理,禁煙などの生活習慣の指導を行う
❸ すべての移植患者に対して糖尿病,高血圧,脂質異常症などの心血管系合併症の危険因子の治療を行う
❹ 歯科治療を行う場合には心内膜炎の予防対策を行う

(Majhail NS et al. Bone Marrow Transplant 2012; 47: 337-41)

6. 肝合併症(表26)

移植後後期の肝障害の原因としては薬剤性,慢性GVHD,ウイルス性肝炎,鉄貯留などの頻度が高く,しばしば複数の要因が関係している.慢性GVHDはAST/ALTやALP/γ-GTPの上昇を伴う.ほかに慢性GVHDの所見がない場合は確定診断のためには肝生検が必要となる.治療は免疫抑制剤が中心となるが補助的にウルソ酸なども用いられる.B型肝炎ウイルスを有する移植後長期生存患者の多くは軽度〜中等度の肝障害を合併している.慢性C型肝炎を合併した患者は移植後15年で11%,20年で24%が肝硬変に移行する(非移植患者よりも有意に早い).移植後長期生存者の肝への鉄貯留は感染症を併発しやすく,病状は肝の慢性GVHDと類似している.フェリチン値は特異的な検査ではないので診断には

MRI/SQUID あるいは肝生検が必要である．

表 26　肝合併症対策の推奨
❶ 移植後の肝機能検査は最初の 1 年は 3～6 ヵ月ごとに，その後も少なくとも 1 年に 1 回は実施する．GVHD 患者などではより高頻度に検査を行う
❷ B 型，C 型肝炎ウイルス感染患者では PCR によるウイルス量のモニターを行い，適宜専門医にコンサルトする．慢性 C 型肝炎患者では肝硬変への移行の状況を確認するための肝生検の適応を（特に移植 8～10 年後）検討する
❸ 移植前後に輸血を行った患者では移植 1 年後に血清フェリチン値を測定する．フェリチン高値の患者，肝機能障害を有する患者，輸血継続患者，C 型肝炎患者などでは継続的なフェリチン値の測定を行う

（Majhail NS et al. Bone Marrow Transplant 2012; **47**: 337-41）

7. 腎・尿路合併症(表 27)

　移植後の慢性腎疾患（chronic kidney disease：CKD．GFR 60 mL/min/1.73 m^2 未満）は移植後 6～12 ヵ月頃に明らかになることが多く，移植後 CKD の頻度は 5～65％と報告されている．移植後 CKD の危険因子としては高齢，骨髄腫などの疾患，移植前腎機能，白金製剤などへの曝露，急性・慢性 GVHD の発症，TBI，免疫抑制剤（カルシニューリン阻害薬など），一部の抗微生物薬（アムホテリシン B，アミノ配糖体など）が知られている．移植後早期に出血性膀胱炎を合併した患者は，その後に膀胱壁の瘢痕や収縮を生じやすい．慢性 GVHD に対する免疫抑制剤投与中の患者は（特に会陰部や膣の慢性 GVHD を有する女性患者）尿路感染症を繰り返しやすい．

表 27　腎・尿路合併症対策の推奨
❶ 外来受診時には毎回血圧を測定し，高血圧に対して適切な管理を行う
❷ すべての造血幹細胞移植患者に移植後 6 ヵ月後，1 年後，以降，毎年 1 回ずつ BUN，Cr，尿タンパク検査を行う．カルシニューリン阻害薬投与中など腎障害のリスクが高い患者にはより頻回の検査を行う．腎障害を認めた場合には腎エコー，腎生検を検討する
❸ 慢性腎障害が進行する場合には腎毒性のある薬剤を中止し，腎専門医にコンサルトする

（Majhail NS et al. Bone Marrow Transplant 2012; **47**: 337-41）

8. 筋・結合組織合併症(表 28)

　後期の筋・結合組織合併症としてはステロイドミオパチー，筋膜炎，強皮症，多発筋炎が多い．慢性 GVHD に対する長期ステロイド投与では下肢近位筋，特に大腿四頭筋の障害が多い．臥位から坐位，あるいは坐位から立位への運動を観察することで早期の筋力低下を検出することができる．疲労感による活動性低下が筋力低下を増長するので，身体活動性を維持するように指導する．筋炎や多発筋炎は慢性 GVHD の一症状として（主に移植の 2～5 年後に）出現する．下肢近位筋の筋力低下，筋痛が典型的である．免疫抑制療法に対する反応性は概して良好である（ただし筋膜炎は反応不良）[219]．慢性 GVHD に伴う皮膚硬化による拘縮を防ぐには長期の免疫抑制療法に加えて，関節可動域や筋力を維持するためにリハビリテーションが必須である．定期的に関節可動域の評価を行う．

表28 筋・結合組織合併症対策の推奨

❶ ステロイドを使用している患者に対しては頻回の徒手筋力検査（MMT）あるいは坐位から起立させることでステロイドによる筋力低下の評価を行う
❷ 筋力低下，筋痛，関節痛を訴える患者に対しては慢性GVHD，ステロイド関連筋炎や他の筋疾患を考えて評価を行う
❸ 慢性GVHDを合併した患者では硬化性変化の検出のために関節可動域の評価を行う．患者自身にも関節可動域を評価するよう指導する
❹ ステロイドの投与が長期化しそうな場合や筋膜炎，強皮症が進行する場合には機能低下を予防するために運動療法のコンサルテーションを行う

(Majhail NS et al. Bone Marrow Transplant 2012; **47**: 337-41)

9. 骨格系合併症（表29）

移植後は骨関節病変の頻度も高い．骨量低下は移植後6〜12ヵ月に急速に生じる．40％の患者において移植1年後に骨密度が低下しているということが大規模な研究で報告された[220]．移植後の骨密度を評価した2つの大規模試験では，ステロイドの累積用量および投与日数と，CSAあるいはTACの投与日数が骨密度の低下と関連することが示された[218]．骨壊死は疼痛を初発症状に，移植後1〜2年に4〜10％以上の患者に発症する[218]．大腿骨頭にもっとも多く認められる．発症患者の約80％は5年以内に人工骨頭置換術を必要とする．

高齢，女性，低体重，活動性低下，移植前後の長期のステロイド使用などが危険因子となる．骨量低下の予防のために運動，ビタミンDやカルシウムの補充，卵巣ホルモンが低下している女性には卵巣ホルモン補充などが行われる．骨密度の測定方法は二重光子吸収法骨密度測定が推奨される．大腿骨頸部と腰椎を評価することが多い．骨量低下・骨粗鬆症に対する治療は運動，ビタミンDやカルシウムの補充，卵巣ホルモンの補充，ステロイドや免疫抑制剤の減量などが行われる．ビスホスホネートの使用も検討すべきであるが，顎骨壊死に注意する．また，長期使用は大腿骨転子下骨折を合併することがある．関節痛，違和感は大腿骨頭壊死の初期症状である．症状がある場合はMRIで評価を行う．股関節以外に膝関節，手関節，足関節に生じることもある．多くの場合，外科的治療を必要とする．

表29 骨格系合併症対策の推奨

❶ すべての同種造血幹細胞移植患者，女性患者，骨量低下の高リスクの患者に対して移植1年後に骨密度測定を行う．骨量低下のある患者や高リスクの持続する患者にはその後も定期的に評価を行う．骨量低下を認めた場合は性ホルモンを含めた内分泌系の検査を行う
❷ 骨量低下や骨折の予防のために，運動，転倒・落下予防，ビタミンD，カルシウム補充の指導を行う．卵巣ホルモンの分泌が低下している女性にはホルモン補充を検討する．高リスク患者にはビスホスホネートを検討する
❸ 無血管性大腿骨頭壊死のスクリーニングは推奨しないが，放射線照射を行った患者や長期ステロイド投与患者に対しては綿密な注意を払い，関節症状が出現した場合にはすぐに評価を行う

(Majhail NS et al. Bone Marrow Transplant 2012; **47**: 337-41)

10. 中枢・末梢神経合併症（表30）

移植後の中枢・末梢神経合併症の原因としては感染症，薬剤有害事象，代謝性脳症などが多い．自家移植よりも同種移植で頻度が高い．中枢神経合併症は感染症，脳血管障害，カルシニューリン阻害薬の副作用，放射線照射や髄腔内化学療法によ

る白質脳症などがある．中枢神経への放射線照射患者では後期に二次性脳腫瘍を合併することがある．また，小児の中枢神経放射線照射患者では発達遅延のリスクが高まる．GVHD による大脳の虚血性病変や白質脳症も報告されている．また，GVHD に関連した Guillain-Barré 症候群様の末梢神経障害，慢性脱髄性多発神経炎も知られている．抗がん剤の副作用としての末梢神経障害も多い．認知能の変化はしばしば微妙であり，特に訴えがなくても注意深く評価しなければならない．

表30　中枢・末梢神経合併症対策の推奨

❶ すべての造血幹細胞移植患者に移植1年後，以降，毎年1回ずつ神経学的な症状，症候に対する評価を行う．同種移植患者，長期カルシニューリン阻害薬投与患者，TBI 使用患者，髄腔内化学療法使用患者，頭部照射使用患者，慢性 GVHD 合併患者などではより頻回の評価を行う
❷ 小児では認知能発達の評価を少なくとも毎年行う．成人でも毎年認知能の変化の評価を行う
❸ 何らかの神経学的なあるいは認知能の異常がみられた場合には MRI，神経伝達速度などの精密検査を行う

（Majhail NS et al. Bone Marrow Transplant 2012; **47**: 337-41）

11. 内分泌合併症（表31）

　内分泌腺の異常で好発するのは甲状腺異常である．遊離サイロキシン（T_4）値の低下を伴う移植後甲状腺機能低下症は，多くの場合は下垂体性ではなく甲状腺の障害によるものである[218]．甲状腺機能低下症は TBI（分割照射）使用患者の15％，BU-CY 使用患者の11％に生じる．甲状腺ホルモンをモニターしながらレボチロキシンによる治療を行うが，特に高齢者などでは，治療開始前に虚血性心疾患や不整脈を否定しておく必要がある．潜在的な甲状腺機能低下症（TSH 上昇，fT_4 正常）患者は経過観察でよいが，移植後の甲状腺機能低下症の診断は中央値で約4年後であるため，2ヵ月後に再検査が必要である．

　性腺機能不全は男性患者の92％，女性患者の99％に生じる（➡「第Ⅱ章 F. 妊孕性の温存」を参照）．CY 単独の前処置の場合はリスクは低下する．卵巣機能不全は通常は不可逆的だが，若年女性（特に初経前）の場合は回復の可能性が高まる．成人女性患者や，初経前女性患者で12〜13歳になっても初経がない場合はホルモン補充を検討する．男性患者は，生殖細胞は不可逆的障害を受けるが，テストステロンは保たれていることが多い．

表31　内分泌合併症対策の推奨

❶ すべての造血幹細胞移植患者に移植1年後，以降，毎年1回ずつ甲状腺機能検査（TSH，T_3，fT_4）を行う．症状がある場合には追加で評価する
❷ すべての女性移植患者に移植1年後に性腺機能の評価を行うとともに，1年に1回の婦人科検診を行い，ホルモン補充についても検討する．性機能に関する症状のある男性患者に対しては性ホルモンの検査を行う．小児移植患者の性腺機能の評価は移植6〜12ヵ月後から開始し，内分泌専門医と相談しながら継続する
❸ 長期ステロイド使用患者では，ステロイド中止時は緩徐に減量し，離脱症状が出現した場合にはストレス量の補充を行う
❹ すべての小児移植患者で身長発育速度を評価し，異常がある場合には甲状腺ホルモンや成長ホルモンを検査する

（Majhail NS et al. Bone Marrow Transplant 2012; **47**: 337-41）

長期ステロイド患者のステロイドを中止する際には離脱症状に留意する．小児患者への放射線照射（特に頭蓋への照射）は成長に悪影響を及ぼす．身長発育速度を評価し，異常がある場合には小児内分泌専門医にコンサルトする．

12. 皮膚粘膜合併症（表32）

慢性GVHD患者の70％は扁平苔癬様病変，強皮症，多型皮膚萎縮症などの皮膚病変を有し，潰瘍や感染を合併することもある．脱毛，爪変形，発汗障害，色素脱失もよくみられる．皮膚がんのリスクも高いので過剰な日光曝露を避け，皮膚を保護するとともに，疑わしい病変の早期発見のために患者自身による観察を指導する．性器GVHDは女性患者の12％にみられ，初期症状は乾燥感，性交痛，性交後出血など非特異的なので，綿密に質問することが必要である．膣GVHDの治療はステロイド外用，シクロスポリン外用，膣拡張器などが用いられるが，重症例では外科的治療が必要となる．男性の性器GVHDはまれだが，包皮症として発症することがある．

表32 皮膚粘膜合併症対策の推奨

❶ 患者に定期的な皮膚の評価と過剰な日光曝露を避けるように指導する
❷ すべての女性同種移植患者に生殖器のGVHDの症状の評価を行う．慢性GVHDを有する場合には婦人科医による生殖器の検査を受ける
❸ 膣周辺の観察，保清，症状の早期発見に努めるよう指導する．局所的な免疫抑制剤の使用，ホルモン補充，膣拡張器などを適宜使用する

（Majhail NS et al. Bone Marrow Transplant 2012; **47**: 337-41）

13. 二次がん（表33）

同種移植患者の固形がんの発症確率は同性同年代同地域の健常人の2～3倍である．放射線照射，免疫抑制剤の長期あるいは高用量使用，慢性GVHDなどが危険因子となる．放射線照射に関連した二次発がんのリスクの増加は移植後10年を過ぎても持続する．頭蓋照射を受けた小児患者では脳腫瘍が増加する．すべての造血幹細胞移植患者に，少なくとも一般対象に行われているがんのスクリーニング検査を行う．乳癌検診はより早期に開始する．自家移植後の二次性の白血病やMDSは移植後7年で4％に生じる．PTLDは主にEBウイルスを原因として同種造血幹細胞移植後に発症する．HLA不適合移植，T細胞除去移植，GVHD発症などで増加する．

Rizzoらは，Center for International Blood and Marrow Transplant Research（CIBMTR）とFred Hutchinsonがんセンターのデータベースを用いて，1964～1996年の間に同種造血幹細胞移植を行った28,874人の患者のうち，5年以上の観察が行われた6,641人，10年以上の観察が行われた1,985人について大規模な解析を行った[221]．移植後10年，15年，20年の時点での二次がん累積発症率はそれぞれ1.0％，2.2％，3.3％であった（図15．これは二次がん発症のない死亡を競合リスクとして扱った解析であり，以前の解析と同様に打ち切りとして扱うとそれぞれ2.5％，5.5％，8.8％となる）．この二次がん発症率は一般人口と比較すると約2倍であり，特に口腔（7.0倍），肝臓（6.3倍），脳・中枢神経（5.9倍），甲状腺（5.8倍），

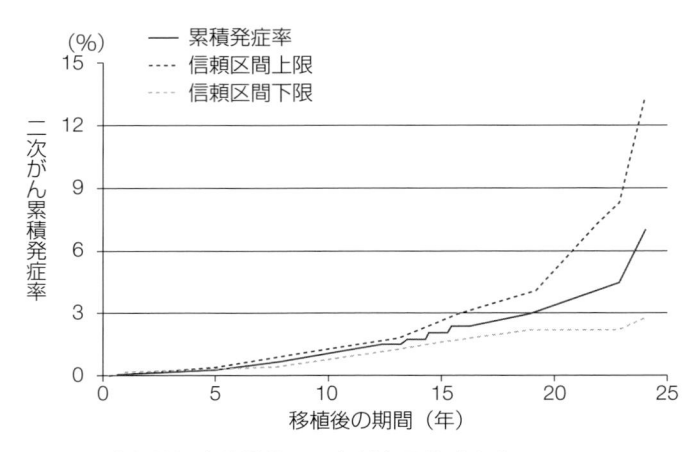

図15　造血幹細胞移植後の二次がん累積発症率
（Rizzo JD et al. Blood 2009; **113**: 1175-83）

　骨（8.5倍），軟部組織（6.5倍），皮膚黒色腫（3.5倍）に多かった．移植直後の5年間は一般人口の1.3〜1.6倍にとどまっていたが，10年を過ぎると4.6倍に上昇した．

　二次発がんの発症頻度は移植時の患者年齢と移植前処置での放射線照射の使用と強く関連していた．特に10歳未満で放射線照射を含む前処置を受けた場合は二次がん発症リスクは55倍と著しく高かった．10〜19歳，20〜29歳でもそれぞれ4倍，6倍となったが，30歳以上では発がんリスクの上昇は認められなかった．1年以上の生存者を対象とした多変量解析ではTBIの使用，部分照射の使用，中等度以上の慢性GVHDの発症が有意な危険因子として同定された．二次がんの種類で分けて解析すると，放射線照射は扁平上皮癌以外の二次発がんについてのみの危険因子であるのに対して，慢性GVHDの発症は扁平上皮癌についてのみの危険因子であった．特に30歳未満で放射線照射を受けた患者では扁平上皮癌以外の二次発がんは9〜10倍に増加していたが，30歳以上では放射線照射の影響はみられなかった．

　これらの結果から，若年患者では可能な限り放射線照射を避けること（これは移植成績への影響や後述する不妊の問題などを含めて総合的に検討しなければならない），生涯を通して二次がんの早期発見のためのスクリーニングを行うこと，喫煙や紫外線曝露などの発がんリスクを避ける指導をすることなどの対策が必要と考えられる．

表33 二次発がん対策の推奨

❶ すべての造血幹細胞移植患者に皮膚癌予防のために高SPFの日焼け止めを用いるなど紫外線照射を減少させるように指導する
❷ 1年ごとに二次発がんのリスクについて説明するとともに患者自身による性器, 皮膚の観察を指導する. 女性は乳房の自己触診についても相談する. 喫煙, 受動喫煙, 紫外線照射などの危険因子を避けるよう指導する
❸ 二次発がんのスクリーニングは後述する「スクリーニングと予防」に従う. 口腔や咽頭粘膜の慢性GVHDを発症した患者では口腔癌に特に注意する

(Majhail NS et al. Bone Marrow Transplant 2012; **47**: 337-41)

14. 社会心理的適応や性的問題(表34)

抑うつ状態,精神的苦痛,疲労感,怒り,不眠,婚姻関係の問題などが移植後にしばしばみられる. 小児患者では行動のパターン, 社会習慣の変化, 学習行動の変化などがみられることがある. 回復期から長期フォローに移行する段階で精神的な苦痛がむしろ増強することがある. それは, 患者やその家族が就労状況, 経済的負担などに向き合わなければならないからである. また, 配偶者やそのほかの介護者も高度の抑うつ状態や精神的苦痛を経験することがある. 子供は親と離されることや, 家庭内のストレスや騒動に苦しむことがある.

表34 社会心理的適応や性的問題対策の推奨

❶ 社会心理的問題がないかどうかについて, 移植6ヵ月後, 1年後, 以降, 毎年1回ずつ評価を行い, 問題がある場合には専門家への紹介を推奨する
❷ 配偶者, 介護者の心理的適応や家族機能について定期的に質問する
❸ 成人では移植6ヵ月後, 1年後, 以降, 毎年1回ずつ性機能について質問する

(Majhail NS et al. Bone Marrow Transplant 2012; **47**: 337-41)

15. 不妊, ホルモン補充療法(表35)

再出産年齢の患者にとって不妊はQOLに影響を及ぼす. TBIやブスルファン(BU)を含む前処置後は高頻度に不妊となるが, CY単独の前処置であれば回復率は高い(➡「第Ⅱ章F. 妊孕性の温存」を参照). 高齢と慢性GVHDは移植後性腺機能回復を妨げる危険因子である. 移植後の妊娠の経過は概して良好であるが, さまざまな母児合併症を生じやすいので高リスク妊娠として扱う. 先天奇形の頻度は通常の妊娠と比較して差はない. TBIを行った患者の妊娠では早期産, 低体重児が多い. 移植後2年間は再発の確率が高いので一般的には避妊を推奨する. 性腺機能が回復した場合には避妊の必要性について検討する.

移植後の卵巣機能低下が持続している女性患者に対しては更年期障害や骨粗鬆症などの予防のために, ホルモン補充療法を検討するために専門医に紹介する. また, 未受精卵あるいは受精卵を保存していて将来的に挙児を希望する場合にも, 子宮内膜の状態を良好に維持するためにホルモン補充療法が推奨される. ただし, 30歳未満で移植を行った女性に対してホルモン補充療法を行っている場合には, 時折, ホルモン補充を中止して, 卵巣機能の回復がないかどうかを確認するとよい.

表35 不妊

❶ 挙児を希望する患者，不妊に悩む患者は移植前にできる限り早い時点で適切な専門医に紹介する
❷ 移植後は不妊になることが多いが，妊娠調節に関する指導は必要である

(Majhail NS et al. Bone Marrow Transplant 2012; **47**: 337-41)

16. スクリーニングと予防（すべての移植患者）（表36, 37）

　　血圧は少なくとも2年ごとに測定する．血圧140/90 mmHg以上が続く場合には治療を考慮する．コレステロール，HDLは35歳以上の男性，45歳以上の女性に対して5年に一度測定する（動脈硬化の危険因子がある場合は20歳から測定）．大腸がんについては家族歴がない場合は50歳から毎年の便潜血検査，10年ごとの大腸内視鏡検査などでスクリーニングする．糖尿病の検査は45歳以上の全患者と高血圧の患者に3年ごとの検査を行う．抑うつ状態のスクリーニングのためには気分と無快楽症について聞くだけでも効果がある（「過去2週間，気分が落ち込んだり絶望したりしましたか？」「過去2週間，何かに関心を持ったり楽しめたりしましたか？」）．性感染症については25歳以下の女性にはクラミジアのスクリーニングを行う．男女ともに性感染症に対する予防対策を指導する．

表36 スクリーニングと予防

男性	❶ 前立腺癌のスクリーニングについて，PSAの測定や直腸診の実施に関する定まった方針はない
女性	❶ 乳癌：マンモグラフィーは40歳から1, 2年ごとに行う．8 Gy以上の放射線照射を受けた場合は25歳あるいは照射後8年のうちの遅いほうの時点（ただし40歳以下）からスクリーニングを開始する ❷ 子宮頸癌：21歳あるいは初体験から3年のうちの早いほうの時点から擦過細胞診を1〜3年ごとに実施する ❸ 骨粗鬆症：65歳以上あるいは骨折リスクが65歳以上と判断される患者に対して骨密度測定を行う

(Majhail NS et al. Bone Marrow Transplant 2012; **47**: 337-41)

表37 健康的な生活習慣の推奨（すべての移植患者）

❶ バランスのとれた健康的な食事をする
❷ 喫煙，噛みタバコ，違法薬物を用いない
❸ アルコールは控えめに摂取してもよい
❹ 健康的な体重を維持する
❺ 過剰な日光曝露を避け，長時間日光に当たる場合は日焼け止めを使用する
❻ 成人は週に2時間30分の中等度の，あるいは1時間15分の強度の有酸素運動を行う

(Majhail NS et al. Bone Marrow Transplant 2012; **47**: 337-41)

17. 実際のスクリーニング

　　スクリーニングの項目は多岐にわたっていて，網羅的に問診，検査するためにはかなりの時間と労力を必要とする．医師，看護師，心理士など，さまざまな職種のスタッフが参加して効率よく進めていくことが望まれる．ただし，すべての項目を毎回の受診時にスクリーニングする必要はない．表38にスクリーニングを行う間隔の推奨を示す．

表38 移植後長期生存者のスクリーニング項目

1は全移植患者に対して行う項目，2は慢性GVHDを有する患者および免疫抑制剤投与中の患者に行う項目．
＋は以前に異常が認められた場合，あるいは新たに症状が出現した場合に行う項目．

項目		移植後6ヵ月	移植後1年	1年ごと
免疫	被包化細菌予防	2	2	2
	ニューモシスティス肺炎予防	1	2	2
	サイトメガロウイルス検査	2	2	2
	予防接種	1	1	1
眼	眼症状	1	1	1
	眼底検査	＋	1	＋
口腔合併症	臨床所見	1	1	1
	歯科受診	＋	1	1
呼吸器	臨床症状	1	1	1
	禁煙指導	1	1	1
	呼吸機能検査	＋	＋	＋
	胸部X線写真	＋	＋	＋
心血管	危険因子評価	＋	1	1
肝	肝機能検査	1	1	＋
	血清フェリチン値		1	＋
腎	血圧	1	1	1
	尿タンパク	1	1	1
	腎機能検査	1	1	1
筋・結合組織検査	筋力検査	2	2	2
	活動性指導	1	1	1
骨格	骨密度検査（女性，同種移植，高危険群）		1	＋
神経	神経学的評価	＋	1	1
	認知能評価		1	1
内分泌	甲状腺機能		1	1
	成長曲線（小児）		1	1
	性腺機能評価（思春期前）	1	1	1
	性腺機能評価（思春期後女性）		1	＋
	性腺機能評価（思春期後男性）		＋	＋
皮膚粘膜	自己観察，日光曝露予防指導	1	1	1
	婦人科検査（女性）	＋	1	1
二次発がん	二次がん指導		1	1
	二次がんスクリーニング		1	1
社会心理	臨床評価	1	1	1
	性機能評価	1	1	1

M. 移植後再発の予防, 治療

1. GVHDの発症と移植後再発との関係

　同種骨髄移植後にGVHDを発症した患者では再発率が低下するということは1980年代から知られている[222]. AML, 急性リンパ性白血病（ALL）, 慢性骨髄性白血病（CML）, 骨髄異形成症候群（MDS）に対してCSA-MTXのGVHD予防を用いて行われた日本国内のHLA一致同胞間骨髄移植に限定した均一な集団の解析でも, 急性GVHDあるいは慢性GVHDを発症することによって再発率が有意に低下することが示されている[223]. しかし, 移植関連死亡率が増加するため, 最終的に無病生存率が改善していたのは, 進行期造血器腫瘍に対する移植においてグレードIの急性GVHDが出た場合のみであった（第II章 図15）. これはCSA-MTXでGVHDを抑制した場合に生じたGVHDの影響を解析したものであるから, より弱いGVHD予防を行うことによって誘導したGVHDの影響とは異なる可能性があり, CSAの早期減量あるいは低濃度維持による移植片対白血病/リンパ腫（GVL）効果の誘導の可能性を否定する結果ではないが, 少なくとも通常のGVHD予防法によってある程度の長期無病生存が期待できる疾患においては, GVHDをあえて誘導するような試みは行うべきではない.

2. 微小残存病変（MRD）のモニタリングと再発予測

　造血幹細胞移植前後の検体を用いてPCRやフローサイトメトリー（flow cytometry：FCM）でMRDをモニターすることによって移植後の再発を予測できるということが数多くの研究で示されている[224]. PCRは白血病細胞に特異的な免疫グロブリン重鎖（IgH）あるいはT細胞受容体（TCR）の再構成を検出したり, *AML1-ETO*や*BCR-ABL*などの特異的な遺伝子異常を検出したりするために行われる. FCMは白血病細胞に特異的な異常な細胞表面マーカー発現の組み合わせを検出するために行われる. 表39にさまざまなMRDモニタリング方法の特徴を示す. 残念ながらこれらの多くは国内では保険診療として実施することは難しい. 表39の方法以外では, WT1 mRNAの定量もAMLやMDSのMRDモニタリングとして有用である[225,256]. ただし, MRDの残存は必ずしも再発につながるものではなく, 例えば, t(8;21)のAMLに対する通常の化学療法後のAML1-ETO mRNAは寛解

表39　MRDのモニタリング方法

	IgH, TCRのPCR	遺伝子異常のPCR	フローサイトメトリー	STR/VNTRでのキメリズム解析
感度	$10^{-4} \sim 10^{-5}$	$10^{-4} \sim 10^{-5}$	$10^{-3} \sim 10^{-5}$	10^{-2}
測定可能症例	B-ALL 約95% T-ALL 約95% AML <10%	B-ALL 約35% T-ALL 約15% AML 約40%	B-ALL >95% T-ALL >95% AML 約95%	100%

(Platzbecker U et al. Leukemia 2012; **26**: 381-9)

持続例でも長期にわたって検出されることが珍しくないが[227]，同種移植後の長期寛解例でも MRD が検出されることが報告されている[228]．inv(16) や t(16;16) に由来する *CBFB-MYH11* mRNA も長期寛解症例の一部に検出される[229]．

MRD の残存に対して免疫抑制剤の減量，DLI などの介入を行うことの意義は明確ではないが，これらの治療は腫瘍量が多くなってからでは効果が期待できないため，MRD の段階での介入の研究が行われている[230, 231]．北京のグループは AML あるいは ALL に対する同種移植後に，FCM と WT1 による MRD モニターを行い，MRD モニターが陽性化（FCM で 0.001％以上あるいは WT1 で 0.6％以上の状態が 2 週間継続）したら，GVHD があればまずは GVHD の治療を行ってから MRD を再検し，GVHD がなければ 2006 年まではまず IL-2 を投与して MRD が持続した場合に DLI を，2007 年以降はドナーがいればすぐに DLI を，いなければ IL-2 の投与を行った[231]．DLI の前には AML に対してはアクラシノンとシタラビン，ALL に対しては MTX による化学療法を行い，G-CSF 投与後に採取したドナーリンパ球を CD3 陽性細胞数で中央値 1×10^8 個/kg 輸注した．輸注後は CSA あるいは MTX による GVHD 予防を行った．すると，DLI を行った群は IL-2 だけの群よりも再発率が減少して無病生存率が改善し，MRD 陰性群とほぼ同等の治療成績が得られた．血液学的再発後の DLI の効果が得られにくい ALL でも，MRD の段階での DLI であれば長期寛解に結びつく可能性が示唆されている[232]．

MRD 陽性化症例に対して分子標的治療薬を投与することによって再発を抑制する試みも行われている．フィラデルフィア（Ph）染色体陽性白血病に対するイマチニブ[233]，MDS に対するアザシチジン[234]，骨髄腫に対するレナリドミドなどが研究されている[235]．

3. 移植後再発の予後

移植後に再発した造血器腫瘍の予後は不良である．急性白血病の再発の場合，無治療での生存期間の中央値は 3〜4 ヵ月である[236]．化学療法によって再寛解が得られるかどうかが予後を決定する重要な因子であるが，寛解導入率は移植から再発までの期間に大きく影響される．移植後 1 年以内の再発の場合は再寛解が得られる確率は 10〜30％程度であるが，移植後 1 年以上を経過してからの再発の場合は 50〜70％に寛解が得られる．寛解が得られた場合の生存期間の中央値は 10〜14 ヵ月である．一方，CML の慢性期の再発後の予後は比較的良好で，血液学的再発後の生存期間の中央値は 3 年，細胞遺伝学的再発（血液学的な異常を伴わない，Ph 染色体出現のみの再発）後の生存期間の中央値は 6 年とされている．しかし，移行期あるいは急性転化期としての再発の場合は生存期間の中央値は 6 ヵ月に満たない[236]．

髄外のみの再発は AML の 13％，ALL の 24％に認められ，もっとも多いのは中枢神経領域と精巣である[237]．多くの場合はやがて骨髄再発を伴う．移植後中枢神経再発の危険因子として ALL，非寛解期白血病に対する移植，移植前の中枢神経浸潤などが知られている．顆粒球肉腫などの髄外再発もまれに認められるが，一部の報告では同種移植後に髄外再発が多く，髄外では GVL 効果が得られにくいというのではないかという仮説を示している[238]．関東造血細胞移植グループの後方視的研究では，AML，ALL，CML に対する同種移植後の中枢神経再発率は 2.3％で，

中枢神経再発後の3年生存率は18％と不良であったが，中枢神経単独再発の7症例は3年生存率46％と比較的優れていた[239]．また，この研究では移植後の予防的髄腔内化学療法の意義は示されなかった．

4. 移植後再発の治療

　免疫抑制剤の中止のみで寛解が得られる例もあり，多くの場合は移植後再発に対する最初の治療的介入となる．しかし，CMLの慢性期再発を除くと効果が得られる確率は低く，急性白血病の再発の場合は，初発時の寛解導入療法で用いられるような薬剤を組み合わせた化学療法が行われることが多い．髄外のみの再発の場合は局所の放射線照射のみで長期寛解が得られることもある[239]．免疫抑制剤の急激な中止は重篤なGVHDを生じる危険性が高い．特に，再移植を目標としているような場合は一時的なGVL効果を狙う意義は乏しいので，週に25％ずつ減量して4週間で中止するなどの方法が行われている．

　再移植は長期生存をめざすための最強の治療法である．治療関連死亡率は高い報告では70％に達するが，10〜20％の患者に長期無病生存が得られる[236]．再移植後の生存に対する予後良好因子として初回移植後再発までの期間が長いこと，急性あるいは慢性GVHDの発症，若年者，良好なPS，CMLの再発などが同定されている．急性白血病に対する2回目の移植を対象としたEBMTの解析では，170例中153例（早期死亡を除くと97％）に生着が得られ，5年全生存，無病生存，移植関連死亡率，再発率は，それぞれ26％，25％，46％，59％であった[240]．初回移植から再発までの期間が292日以上，初回移植での急性GVHDの発症，2回目の移植時に寛解であること，2回目の移植でTBIが用いられたこと，2回目の移植での急性GVHDの発症が無病生存率に関する独立した予後良好因子として同定された（図16）．

　また，近年のドイツからの報告では，急性白血病の同種移植後再発に対する再同種移植後の2年生存率は25％であり，ここでも初回移植後の寛解持続期間と再移植時の病期が予後因子として同定された[241]．初回移植と再移植で異なるドナーを

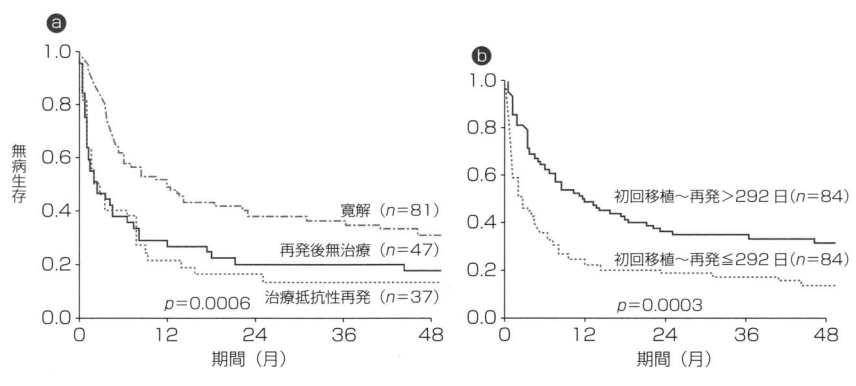

図16　急性白血病の移植後再発に対する2回目の同種移植後の無病生存曲線
ⓐ：2回目の移植時の疾患の状態別．ⓑ：初回移植から再発までの期間別．
（Bosi A et al. J Clin Oncol 2001; **19**: 3675-84）

選択することの有用性はこの研究では示されなかったが，日常診療においては（特に初回移植後早期再発の場合は）異なるドナーによる GVL 効果を期待してドナーの変更を考慮することが多い．

初回移植と同一のドナーから再移植を行う場合は，通常はドナーに由来する免疫が維持されているため（厳密には末梢血 T 細胞のキメリズムの確認が必要）移植片拒絶の危険は低く，移植前処置は免疫抑制よりも抗腫瘍効果に重点を置いて考えてよい．しかし，臓器障害などのために前処置の強度が限定される場合も多い．また，初回移植で通常量（10〜12 Gy）の TBI を用いた場合は 2 回目の移植では TBI を用いることはできない（2〜4 Gy の少線量 TBI は可能）．

同種移植後再発に対する治療法の候補として DLI も考えられる．DLI の有効性は対象疾患およびその状態によって大きく異なり，CML の細胞遺伝学的再発や慢性期再発に対しては約 80％の有効率が得られ，しかもその効果が長期間持続することが示されているが，CML の進行期や急性白血病に対する有効率は 20〜30％前後にとどまり，化学療法と併用しても長期寛解が得られる患者はごく一部にすぎない[242, 243]．日本国内で行われた調査でも同様の結果であった（図 17）[244]．

EBMT が行った同種移植後再発 AML の解析では，2 年生存率は DLI 実施群で 21％，非実施群で 9％と，DLI によって生存率の改善がみられたが，長期生存者はわずかであった[245]．DLI 実施群のなかでは再発時の芽球割合（35％未満），性別，染色体，DLI 実施時の病期が予後予測因子として同定された．AML に対するミニ移植後再発の解析でも化学療法後の DLI での 2 年生存率は 12.6％であった（ただし化学療法による寛解到達後の DLI では 2 年生存率 50％）[246]．国内の再発 AML

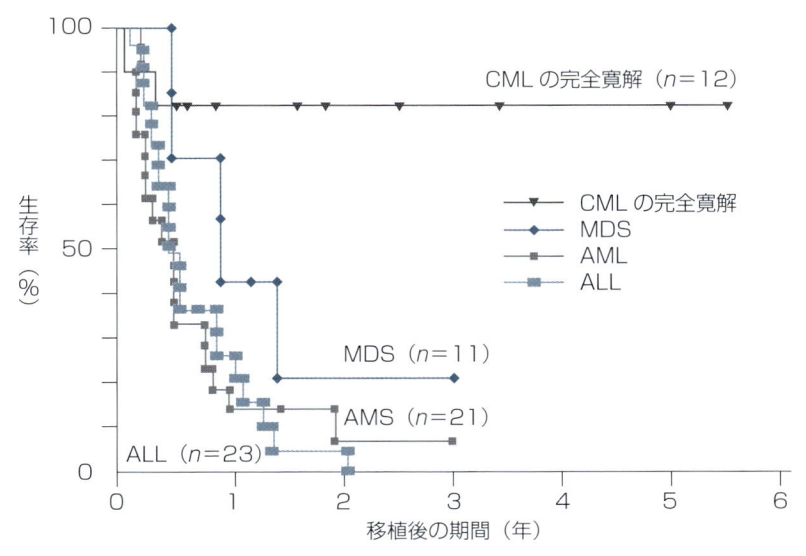

図 17　日本国内で行われた DLI 後の生存率

(Shiobara S et al. Bone Marrow Transplant 2000; **26**: 769-74)

に対する DLI の解析では 2 年, 5 年生存率はそれぞれ 27%, 7% であった[247]. 米国の多施設共同の同種移植後再発 ALL に対する DLI の解析でも 3 年生存率は 13% にすぎない[248].

　急性白血病に対する DLI の有効性が限定されていることや, GVL 効果が出現するまでに少なくとも数週間を要することから, 通常は化学療法を併用した DLI が行われる. Levine らは, HLA 一致同胞間移植後に再発した 65 例[AML 50 例, CML の移行期・急性転化(AP/BC) 11 例, MDS 4 例]の骨髄性腫瘍に対して, まずシタラビン($100\ mg/m^2$ を 7 日間) とダウノルビシン($30\ mg/m^2$ を 3 日間) などの化学療法を行い, 10～14 日後に, ドナーに G-CSF を投与して動員した末梢血単核球を採取して輸注した[249]. 初回輸注細胞数は CD3 陽性細胞で 1.0×10^8 個/kg とし, 4 週後に腫瘍が残存していて, かつ GVHD が認められない場合には 5.0×10^8 個/kg の CD3 陽性細胞を追加輸注した. 評価可能な 57 例中 27 例に完全寛解が得られ, このうち 9 名が観察期間の中央値 871 日の段階で寛解を維持している. 無再発死亡は 23% に認められた. 評価可能な 58 例中グレードⅢ以上の GVHD は 16 例に出現した. 移植から再発までの期間が生存率に影響し, 移植 6 ヵ月以降の再発で有意に生存期間が延長した.

　しかし, 一般的には血液学的再発後の急性白血病に対する DLI で長期寛解が得られる可能性は低く, 前述のように MRD のモニターが可能な状況においては MRD の段階で DLI を行うことがより有効な手段と考えられる. また, 血液学的再発後の DLI については, 不要な GVHD を合併するだけに終わる危険性もあるため, 長期的な治療方針を考えて, DLI を行わずに化学療法で腫瘍量を減少させて再移植を目指す方向性を優先すべきである場合が多い.

　DLI 後の合併症として GVHD と骨髄抑制が問題となる. GVHD は約 50～60% の患者に認められ, DLI の有効性と関連している. 骨髄抑制は DLI 時にドナー造血が抑制されている場合に生じやすい. 同じ輸注細胞数の DLI であっても, 移植後早期の DLI や T 細胞除去移植後の DLI は GVHD の出現頻度が高まる.

　重篤な GVHD を回避しながら有効性を得るための試みとして, GVHD を観察し

表 40　ドナーリンパ球輸注の輸注 CD3 陽性細胞数の例

HLA 適合同胞間移植後	
初回輸注量	
EB ウイルスによる PTLD	1.0×10^6 個/kg
混合キメラ	1.0×10^6 ～ 1.0×10^7 個/kg
CML の細胞遺伝学的再発や慢性期再発	1.0×10^7 個/kg
急性白血病の分子生物学的再発や細胞遺伝学的再発	1.0×10^7 個/kg
CML の進行期再発や急性白血病の血液学的再発	5.0×10^7 個/kg
4～6 週に GVHD の発症がなく, かつ有効性が認められない場合は 1.0×10^6 個/kg, 1.0×10^7 個/kg, 5×10^7 個/kg, 1.0×10^8 個/kg の順に増量する.	
HLA 1 抗原不適合血縁者あるいは HLA 適合非血縁者の場合	
HLA 適合同胞間移植よりも 1 log 減量して行う.	
HLA 2 抗原以上不適合血縁者間移植の場合	
HLA 適合同胞間移植よりも 2 log 減量して行う.	

ながら輸注リンパ球数を徐々に増加させる方法が試みられている．CML の慢性期再発に対しては，1.5×10^8 個 /kg を一度に投与するよりも，少ない量から開始して段階的に増量することによって，GVHD の発症率を抑制しながら同等の効果が得られることが示されている[250]．この研究では 12 週ごとに有効性と GVHD を評価しながら，HLA 一致同胞間移植後の場合は 1.0×10^7 個 /kg, 5×10^7 個 /kg, 1.0×10^8 個 /kg の順に，HLA 一致非血縁者間移植後の場合は 1.0×10^6 個 /kg, 1.0×10^7 個 /kg, 5×10^7 個 /kg, 1.0×10^8 個 /kg の順に増量している．ただし，この方法は CML の慢性期再発に対しては有効と考えられるが，急性白血病に対しては 12 週間の輸注間隔における腫瘍の増悪が懸念されるため，より短い間隔での増量が必要であろう．一方，DLI 後に GVHD が出現するまで，あるいは効果が得られるまでに一定の期間が必要であるため，再輸注までの期間の設定は容易ではない．

有効性がもっとも期待できるのは EB ウイルスによる PTLD に対する治療としての DLI や混合キメラ解消のための DLI であり，これらの状況では少量の DLI でも効果が得られる．**表 40** に DLI で輸注する CD3 陽性細胞数の例をあげる．

文 献

1) Bearman SI et al. Regimen-related toxicity in patients undergoing bone marrow transplantation. J Clin Oncol 1988; **6**: 1562-8.
2) Gottdiener JS et al. Cardiotoxicity associated with high-dose cyclophosphamide therapy. Arch Intern Med 1981; **141**: 758-63.
3) Ashizawa M et al. Hyperbilirubinemia in the early phase after allogeneic HSCT: prognostic significance of the alkaline phosphatase/total bilirubin ratio. Bone Marrow Transplant 2013; **48**: 94-8.
4) Strasser SI et al. Gastrointestinal and hepatic complications. In: Thomas' Hematopoietic Cell Transplantation, Blume KG et al (eds). Malden, MA, Blackwell Science, p 769-810, 2004.
5) Strasser SI et al. Gastrointestinal and hepatic complications, 4th ed. Malden, MA, Blackwell Science, 2009.
6) Richardson PG et al. Multi-institutional use of defibrotide in 88 patients after stem cell transplantation with severe veno-occlusive disease and multisystem organ failure: response without significant toxicity in a high-risk population and factors predictive of outcome. Blood 2002; **100**: 4337-43.
7) Ohwada C et al. Successful treatment with recombinant soluble thrombomodulin of two cases of sinusoidal obstructive syndrome/hepatic veno-occlusive disease after bone marrow transplantation. Am J Hematol 2011; **86**: 886-8.
8) Freifeld AG et al. Clinical practice guideline for the use of antimicrobial agents in neutropenic patients with cancer: 2010 update by the infectious diseases society of america. Clin Infect Dis 2011; **52**: e56-93.
9) 日本臨床腫瘍学会（編）．発熱性好中球減少症（FN）診療ガイドライン，南江堂，東京，2012.
10) O'Grady NP et al. Practice guidelines for evaluating new fever in critically ill adult patients.Task Force of the Society of Critical Care Medicine and the Infectious Diseases Society of America. Clin Infect Dis 1998; **26**: 1042-59.
11) Weinstein MP. Current blood culture methods and systems: clinical concepts, technology, and interpretation of results. Clin Infect Dis 1996; **23**: 40-6.
12) Mermel LA et al. Guidelines for the management of intravascular catheter-related infections. Clin Infect Dis 2001; **32**: 1249-72.
13) Safdar N et al. Meta-analysis: methods for diagnosing intravascular device-related bloodstream infection. Ann Intern Med 2005; **142**: 451-66.
14) Paul M et al. Beta lactam monotherapy versus beta lactam-aminoglycoside combination therapy for fever with neutropenia: systematic review and meta-analysis. BMJ 2003; **326**: 1111.
15) Leather HL et al. Bacterial infections, 4th ed. Malden, MA, Blackwell Science, 2009.
16) Empiric antifungal therapy in febrile granulocytopenic patients. EORTC International Antimicrobial Therapy Cooperative Group. Am J Med 1989; **86**: 668-72.

17) Oshima K et al. Presumptive treatment strategy for aspergillosis in allogeneic haematopoietic stem cell transplant recipients. J Antimicrob Chemother 2007; **60**: 350-5.
18) Cordonnier C et al. Empirical versus preemptive antifungal therapy for high-risk, febrile, neutropenic patients: a randomized, controlled trial. Clin Infect Dis 2009; **48**: 1042-51.
19) Maertens J et al. Galactomannan and computed tomography-based preemptive antifungal therapy in neutropenic patients at high risk for invasive fungal infection: a prospective feasibility study. Clin Infect Dis 2005; **41**: 1242-50.
20) Caillot D et al. Increasing volume and changing characteristics of invasive pulmonary aspergillosis on sequential thoracic computed tomography scans in patients with neutropenia. J Clin Oncol 2001; **19**: 253-9.
21) Kawazu M et al. Prospective comparison of the diagnostic potential of real-time PCR, double-sandwich enzyme-linked immunosorbent assay for galactomannan, and a $(1→3)$-beta-D-glucan test in weekly screening for invasive aspergillosis in patients with hematological disorders. J Clin Microbiol 2004; **42**: 2733-41.
22) Asano-Mori Y et al. False-positive Aspergillus galactomannan antigenaemia after haematopoietic stem cell transplantation. J Antimicrob Chemother 2008; **61**: 411-6.
23) Marr KA et al. Antifungal therapy decreases sensitivity of the Aspergillus galactomannan enzyme immunoassay. Clin Infect Dis 2005; **40**: 1762-9.
24) Portugal RD et al. Index to predict invasive mold infection in high-risk neutropenic patients based on the area over the neutrophil curve. J Clin Oncol 2009; **27**: 3849-54.
25) Kimura S et al. Retrospective evaluation of the area over the neutrophil curve index to predict early infection in hematopoietic stem cell transplantation recipients. Biol Blood Marrow Transplant 2010; **16**: 1355-61.
26) Atsuta Y et al. Disease-specific analyses of unrelated cord blood transplantation compared with unrelated bone marrow transplantation in adult patients with acute leukemia. Blood 2009; **113**: 1631-8.
27) Kanda Y et al. Allogeneic hematopoietic stem cell transplantation from family members other than HLA-identical siblings over the last decade (1991-2000). Blood 2003; **102**: 1541-7.
28) Kanda Y et al. Effect of conditioning regimen on the outcome of bone marrow transplantation from an unrelated donor. Biol Blood Marrow Transplant 2005; **11**: 881-9.
29) Mattsson J et. Graft failure after allogeneic hematopoietic cell transplantation. Biol Blood Marrow Transplant 2008; **14**(Suppl 1): 165-70.
30) Wolff SN. Second hematopoietic stem cell transplantation for the treatment of graft failure, graft rejection or relapse after allogeneic transplantation. Bone Marrow Transplant 2002; **29**: 545-52.
31) Anasetti C et al. Hematopoietic cell transplantation from HLA partially matched related donors, 3rd ed. Blackwell Science, 2004.
32) Nagafuji K et al. Peripheral blood stem cell versus bone marrow transplantation from HLA-identical sibling donors in patients with leukemia: a propensity score-based comparison from the Japan Society for Hematopoietic Stem Cell Transplantation registry. Int J Hematol 2010; **91**: 855-64.
33) Laughlin MJ et al. Outcomes after transplantation of cord blood or bone marrow from unrelated donors in adults with leukemia. N Engl J Med 2004; **351**: 2265-75.
34) Rocha V et al. Transplants of umbilical-cord blood or bone marrow from unrelated donors in adults with acute leukemia. N Engl J Med 2004; **351**: 2276-85.
35) Takahashi S et al. Single-institute comparative analysis of unrelated bone marrow transplantation and cord blood transplantation for adult patients with hematologic malignancies. Blood 2004; **104**: 3813-20.
36) Saccardi R et al. Determining timing of late engraftment and graft failure following single cord, unrelated transplantation: An analysis of the Eurocord registry. Bone Marrow Transplant 2012; **47**: S25 (abstr O146).
37) Waki F et al. Feasibility of reduced-intensity cord blood transplantation as salvage therapy for graft failure: results of a nationwide survey of adult patients. Biol Blood Marrow Transplant 2011; **17**: 841-51.
38) Fuji S et al. Peripheral blood as a preferable source of stem cells for salvage transplantation in patients with graft failure after cord blood transplantation: a retrospective analysis of the registry data of the Japanese Society for Hematopoietic Cell Transplantation. Biol Blood Marrow Transplant 2012; **18**: 1407-14.

39) Kanda J et al. Outcomes of a 1-day nonmyeloablative salvage regimen for patients with primary graft failure after allogeneic hematopoietic cell transplantation. Bone Marrow Transplant 2012; **47**: 700-5.
40) Sumi M et al. Graft failure in cord blood transplantation successfully treated with short-term reduced-intensity conditioning regimen and second allogeneic transplantation. Int J Hematol 2010; **92**: 744-50.
41) Yamazaki R et al. Recurrence of monoclonal gammopathy associated with donor-derived myelodysplastic syndrome after cord blood stem cell transplantation. Exp Hematol 2011; **39**: 1119-23.
42) Yoshida N et al. Donor-type aplasia after bone marrow transplantation in children with aplastic anemia: A nationwide retrospective study. Blood 2012; **120**: abstr 959.
43) Martin PJ. Documentation of engraftment and characterization of chimerism following hematopoietic cell Transplantation, 4th ed. Hoboken, NJ, Blackwell Science, 2009.
44) Tisdale JF et al. High-dose cyclophosphamide in severe aplastic anaemia: a randomised trial. Lancet 2000; **356**: 1554-9.
45) Thiede C et al. Rapid quantification of mixed chimerism using multiplex amplification of short tandem repeat markers and fluorescence detection. Bone Marrow Transplant 1999; **23**: 1055-60.
46) Schumm M et al. Flow cytometry with anti HLA-antibodies: a simple but highly sensitive method for monitoring chimerism and minimal residual disease after HLA-mismatched stem cell transplantation. Bone Marrow Transplant 2007; **39**: 767-73.
47) Antin JH et al. Establishment of complete and mixed donor chimerism after allogeneic lymphohemato-poietic transplantation: recommendations from a workshop at the 2001 Tandem Meetings of the International Bone Marrow Transplant Registry and the American Society of Blood and Marrow Transplantation. Biol Blood Marrow Transplant 2001; **7**: 473-85.
48) Childs R et al. Engraftment kinetics after nonmyeloablative allogeneic peripheral blood stem cell transplantation: full donor T-cell chimerism precedes alloimmune responses. Blood 1999; **94**: 3234-41.
49) Niiya H et al. Early full donor myeloid chimerism after reduced-intensity stem cell transplantation using a combination of fludarabine and busulfan. Haematologica 2001; **86**: 1071-4.
50) Spitzer TR. Engraftment syndrome following hematopoietic stem cell transplantation. Bone Marrow Transplant 2001; **27**: 893-8.
51) Chang L et al. Engraftment syndrome after allogeneic hematopoietic cell transplantation predicts poor outcomes. Biol Blood Marrow Transplant 2014; **20**: 1407-17.
52) Kishi Y et al. Early immune reaction after reduced-intensity cord-blood transplantation for adult patients. Transplantation 2005; **80**: 34-40.
53) Uchida N et al. Mycophenolate and tacrolimus for graft-versus-host disease prophylaxis for elderly after cord blood transplantation: a matched pair comparison with tacrolimus alone. Transplantation 2011; **92**: 366-71.
54) Solomon SR et al. Haploidentical transplantation using T cell replete peripheral blood stem cells and myeloablative conditioning in patients with high-risk hematologic malignancies who lack conventional donors is well tolerated and produces excellent relapse-free survival: results of a prospective phase II trial. Biol Blood Marrow Transplant 2012; **18**: 1859-66.
55) Sullivan KM et al. Hyperacute graft-v-host disease in patients not given immunosuppression after allogeneic marrow transplantation. Blood 1986; **67**: 1172-5.
56) Saliba RM et al. Hyperacute GVHD: risk factors, outcomes, and clinical implications. Blood 2007; **109**: 2751-8.
57) Moreb JS et al. Increased frequency of autoaggression syndrome associated with autologous stem cell transplantation in breast cancer patients. Bone Marrow Transplant 1997; **19**: 101-6.
58) Takagi S et al. High incidence of haemophagocytic syndrome following umbilical cord blood transplantation for adults. Br J Haematol 2009; **147**: 543-53.
59) Ferrara JL et al. The pathophysiology of acute graft-versus-host disease. Int J Hematol 2003; **78**: 181-7.
60) Filipovich AH et al. National Institutes of Health consensus development project on criteria for clinical trials in chronic graft-versus-host disease: I. Diagnosis and staging working group report. Biol Blood Marrow Transplant 2005; **11**: 945-56.
61) Kanda Y et al. Changes in the clinical impact of high-risk human leukocyte antigen allele mismatch combinations on the outcome of unrelated bone marrow transplantation. Biol Blood Marrow Transplant 2014;

20: 526-35.
62) Kanda Y et al. Impact of a single human leucocyte antigen (HLA) allele mismatch on the outcome of unrelated bone marrow transplantation over two time periods. A retrospective analysis of 3003 patients from the HLA Working Group of the Japan Society for Blood and Marrow Transplantation. Br J Haematol 2013; **161**: 566-77.
63) Mineishi S et al. Impact of graft-versus-host disease in reduced-intensity stem cell transplantation (RIST) for patients with haematological malignancies. Br J Haematol 2003; **121**: 296-303.
64) Teshima T et al. Impact of human leucocyte antigen mismatch on graft-versus-host disease and graft failure after reduced intensity conditioning allogeneic haematopoietic stem cell transplantation from related donors. Br J Haematol 2005; **130**: 575-87.
65) Weisdorf D et al. Treatment of moderate/severe acute graft-versus-host disease after allogeneic bone marrow transplantation: an analysis of clinical risk features and outcome. Blood 1990; **75**: 1024-30.
66) Przepiorka D et al. 1994 Consensus Conference on Acute GVHD Grading. Bone Marrow Transplant 1995; **15**: 825-8.
67) Doney KC et al. Treatment of graft-versus-host disease in human allogeneic marrow graft recipients: a randomized trial comparing antithymocyte globulin and corticosteroids. Am J Hematol 1981; **11**: 1-8.
68) Martin PJ et al. A retrospective analysis of therapy for acute graft-versus-host disease: initial treatment. Blood 1990; **76**: 1464-72.
69) Van Lint MT et al. Early treatment of acute graft-versus-host disease with high- or low-dose 6-methylprednisolone: a multicenter randomized trial from the Italian Group for Bone Marrow Transplantation. Blood 1998; **92**: 2288-93.
70) Ruutu T et al. A survey of the prophylaxis and treatment of acute GVHD in Europe: a report of the European Group for Blood and Marrow, Transplantation (EBMT). Chronic Leukaemia Working Party of the EBMT. Bone Marrow Transplant 1997; **19**: 759-64.
71) Mielcarek M et al. Initial therapy of acute graft-versus-host disease with low-dose prednisone does not compromise patient outcomes. Blood 2009; **113**: 2888-94.
72) Martin PJ et al. First- and second-line systemic treatment of acute graft-versus-host disease: recommendations of the American Society of Blood and Marrow Transplantation. Biol Blood Marrow Transplant 2012; **18**: 1150-63.
73) Hings IM et al. Prednisone therapy for acute graft-versus-host disease: short- versus long-term treatment. A prospective randomized trial. Transplantation 1993; **56**: 577-80.
74) Chizuka A et al. Value of surveillance blood culture for early diagnosis of occult bacteremia in patients on corticosteroid therapy following allogeneic hematopoietic stem cell transplantation. Bone Marrow Transplant 2005; **35**: 577-82.
75) Martin PJ et al. A retrospective analysis of therapy for acute graft-versus-host disease: secondary treatment. Blood 1991; **77**: 1821-8.
76) Pidala J et al. Glucocorticoid-refractory acute graft-versus-host disease. Biol Blood Marrow Transplant 2010; **16**: 1504-18.
77) Graziani F et al. Treatment of acute graft versus host disease with low dose-alternate day anti-thymocyte globulin. Haematologica 2002; **87**: 973-8.
78) Remberger M et al. Treatment of severe acute graft-versus-host disease with anti-thymocyte globulin. Clin Transplant 2001; **15**: 147-53.
79) MacMillan ML et al. Early antithymocyte globulin therapy improves survival in patients with steroid-resistant acute graft-versus-host disease. Biol Blood Marrow Transplant 2002; **8**: 40-6.
80) Arai S et al. Poor outcome in steroid-refractory graft-versus-host disease with antithymocyte globulin treatment. Biol Blood Marrow Transplant 2002; **8**: 155-60.
81) Van Lint MT et al. Treatment of acute graft-versus-host disease with prednisolone: significant survival advantage for day +5 responders and no advantage for nonresponders receiving anti-thymocyte globulin. Blood 2006; **107**: 4177-81.
82) Hattori K et al. Differential effects of anti-Fas ligand and anti-tumor necrosis factor alpha antibodies on acute graft-versus-host disease pathologies. Blood 1998; **91**: 4051-5.
83) Levine JE. Implications of TNF-alpha in the pathogenesis and management of GVHD. Int J Hematol 2011;

93: 571-7.
84) Huang XJ et al. Low-dose methotrexate for the treatment of graft-versus-host disease after allogeneic hematopoietic stem cell transplantation. Bone Marrow Transplant 2005; **36**: 343-8.
85) de Lavallade H et al. Low-dose methotrexate as salvage therapy for refractory graft-versus-host disease after reduced-intensity conditioning allogeneic stem cell transplantation. Haematologica 2006; **91**: 1438-40.
86) Dignan FL et al. Diagnosis and management of acute graft-versus-host disease. Br J Haematol 2012; **158**: 30-45.
87) Bartholomew A et al. Mesenchymal stem cells suppress lymphocyte proliferation *in vitro* and prolong skin graft survival *in vivo*. Exp Hematol 2002; **30**: 42-8.
88) Togel F et al. Administered mesenchymal stem cells protect against ischemic acute renal failure through differentiation-independent mechanisms. Am J Physiol Renal Physiol 2005; **289**: F31-42.
89) Le Blanc K et al. Mesenchymal stem cells for treatment of steroid-resistant, severe, acute graft-versus-host disease: a phase II study. Lancet 2008; **371**: 1579-86.
90) Kebriaei P et al. Mesenchymal stem cell therapy in the treatment of acute and chronic graft versus host disease. Front Oncol 2011; **1**: 16.
91) Ibrahim RB et al. Nonabsorbable corticosteroids use in the treatment of gastrointestinal graft-versus-host disease. Biol Blood Marrow Transplant 2009; **15**: 395-405.
92) Miura Y et al. Oral beclomethasone dipropionate as an initial treatment of gastrointestinal acute graft-versus-host disease after reduced-intensity cord blood transplantation. Bone Marrow Transplant 2006; **38**: 577-9.
93) Hockenbery DM et al. A randomized, placebo-controlled trial of oral beclomethasone dipropionate as a prednisone-sparing therapy for gastrointestinal graft-versus-host disease. Blood 2007; **109**: 4557-63.
94) Iyer RV et al. Long-term use of oral beclomethasone dipropionate for the treatment of gastrointestinal graft-versus-host disease. Biol Blood Marrow Transplant 2005; **11**: 587-92.
95) Daly AS et al. Transplantation-associated thrombotic microangiopathy: twenty-two years later. Bone Marrow Transplant 2002; **30**: 709-15.
96) Laskin BL et al. Small vessels, big trouble in the kidneys and beyond: hematopoietic stem cell transplantation-associated thrombotic microangiopathy. Blood 2011; **118**: 1452-62.
97) van der Plas RM et al. von Willebrand factor proteolysis is deficient in classic, but not in bone marrow transplantation-associated, thrombotic thrombocytopenic purpura. Blood 1999; **93**: 3798-802.
98) Ho VT et al. Blood and marrow transplant clinical trials network toxicity committee consensus summary: thrombotic microangiopathy after hematopoietic stem cell transplantation. Biol Blood Marrow Transplant 2005; **11**: 571-5.
99) Ruutu T et al. Diagnostic criteria for hematopoietic stem cell transplant-associated microangiopathy: results of a consensus process by an International Working Group. Haematologica.2007; **92**: 95-100.
100) Zeigler ZR et al. Bone marrow transplant-associated thrombotic microangiopathy: a case series. Bone Marrow Transplant 1995; **15**: 247-53.
101) Llamas P et al. Management of thrombotic microangiopathy following allogeneic transplantation: what is the role of plasma exchange? Bone Marrow Transplant 1997; **20**: 305-6.
102) Almyroudis NG et al. Pre- and post-engraftment bloodstream infection rates and associated mortality in allogeneic hematopoietic stem cell transplant recipients. Transpl Infect Dis 2005; **7**: 11-7.
103) Couriel D et al. Ancillary Therapy and Supportive Care of Chronic Graft-versus-Host Disease: National Institutes of Health Consensus Development Project on Criteria for Clinical Trials in Chronic Graft-versus-Host Disease: V. Ancillary Therapy and Supportive Care Working Group Report. Biol Blood Marrow Transplant 2006; **12**: 375-96.
104) Kulkarni S et al. Chronic graft versus host disease is associated with long-term risk for pneumococcal infections in recipients of bone marrow transplants. Blood 2000; **95**: 3683-6.
105) Kontoyiannis DP et al. Prospective surveillance for invasive fungal infections in hematopoietic stem cell transplant recipients, 2001-2006: overview of the Transplant-Associated Infection Surveillance Network (TRANSNET) Database. Clin Infect Dis 2010; **50**: 1091-100.
106) Upton A et al. Invasive aspergillosis following hematopoietic cell transplantation: outcomes and prognostic factors associated with mortality. Clin Infect Dis 2007; **44**: 531-40.

107) De Pauw B et al. Revised definitions of invasive fungal disease from the European Organization for Research and Treatment of Cancer/Invasive Fungal Infections Cooperative Group and the National Institute of Allergy and Infectious Diseases Mycoses Study Group (EORTC/MSG) Consensus Group. Clin Infect Dis 2008; **46**: 1813-21.
108) Greene RE et al. Imaging findings in acute invasive pulmonary aspergillosis: clinical significance of the halo sign. Clin Infect Dis 2007; **44**: 373-9.
109) Herbrecht R et al. Voriconazole versus amphotericin B for primary therapy of invasive aspergillosis. N Engl J Med 2002; **347**: 408-15.
110) Walsh TJ et al. Treatment of aspergillosis: clinical practice guidelines of the Infectious Diseases Society of America. Clin Infect Dis 2008; **46**: 327-60.
111) Cornely OA et al. Liposomal amphotericin B as initial therapy for invasive mold infection: a randomized trial comparing a high-loading dose regimen with standard dosing (AmBiLoad trial). Clin Infect Dis 2007; **44**: 1289-97.
112) Patterson TF et al. Strategy of following voriconazole versus amphotericin B therapy with other licensed antifungal therapy for primary treatment of invasive aspergillosis: impact of other therapies on outcome. Clin Infect Dis 2005; **41**: 1448-52.
113) Marr KA et al. Combination antifungal therapy for invasive aspergillosis. Clin Infect Dis 2004; 39: 797-802.
114) 深在性真菌症のガイドライン作成委員会（編）．深在性真菌症の診断・治療ガイドライン 2014．協和企画，東京，2014．
115) Mora-Duarte J et al. Comparison of caspofungin and amphotericin B for invasive candidiasis. N Engl J Med 2002; **347**: 2020-9.
116) Kuse ER et al. Micafungin versus liposomal amphotericin B for candidaemia and invasive candidosis: a phase III randomised double-blind trial. Lancet 2007; **369**: 1519-27.
117) Fernandez-Ruiz M et al. Initial Use of Echinocandins Does Not Negatively Influence Outcome in Candida parapsilosis Bloodstream Infection: A Propensity Score Analysis. Clin Infect Dis 2014; **58**: 1413-21.
118) Matsue K et al. Breakthrough trichosporonosis in patients with hematologic malignancies receiving micafungin. Clin Infect Dis 2006; **42**: 753-7.
119) Lyman CA et al. Detection and quantitation of the glucuronoxylomannan-like polysaccharide antigen from clinical and nonclinical isolates of Trichosporon beigelii and implications for pathogenicity. J Clin Microbiol 1995; **33**: 126-30.
120) Girmenia C et al. Invasive infections caused by Trichosporon species and Geotrichum capitatum in patients with hematological malignancies: a retrospective multicenter study from Italy and review of the literature. J Clin Microbiol 2005; **43**: 1818-28.
121) Mori T et al. Drug interaction between voriconazole and tacrolimus and its association with the bioavailability of oral voriconazole in recipients of allogeneic hematopoietic stem cell transplantation. Int J Hematol 2012; **95**: 564-9.
122) Mori T et al. Drug interaction between oral solution itraconazole and calcineurin inhibitors in allogeneic hematopoietic stem cell transplantation recipients: an association with bioavailability of oral solution itraconazole. Int J Hematol 2009; **90**: 103-7.
123) Kimura S et al. Pharmacokinetics of CsA during the switch from continuous intravenous infusion to oral administration after allogeneic hematopoietic stem cell transplantation. Bone Marrow Transplant 2010; **45**: 1088-94.
124) Vamvakas EC. Is white blood cell reduction equivalent to antibody screening in preventing transmission of cytomegalovirus by transfusion? A review of the literature and meta-analysis. Transfus Med Rev 2005; **19**: 181-99.
125) Mori T et al. Clinical significance of cytomegalovirus (CMV) antigenemia in the prediction and diagnosis of CMV gastrointestinal disease after allogeneic hematopoietic stem cell transplantation. Bone Marrow Transplant 2004; **33**: 431-4.
126) Schmidt GM et al. Ganciclovir/immunoglobulin combination therapy for the treatment of human cytomegalovirus-associated interstitial pneumonia in bone marrow allograft recipients. Transplantation 1988; **46**: 905-7.
127) Cordonnier C et al. Should immunoglobulin therapy be used in allogeneic stem-cell transplantation? A

randomized, double-blind, dose effect, placebo-controlled, multicenter trial. Ann Intern Med 2003; **139**: 8-18.
128) Raanani P et al. Immunoglobulin prophylaxis in hematopoietic stem cell transplantation: systematic review and meta-analysis. J Clin Oncol 2009; **27**: 770-81.
129) Goodrich JM et al. Ganciclovir prophylaxis to prevent cytomegalovirus disease after allogeneic marrow transplant. Ann Intern Med 1993; **118**: 173-8.
130) Winston DJ et al. Ganciclovir prophylaxis of cytomegalovirus infection and disease in allogeneic bone marrow transplant recipients. Results of a placebo-controlled, double-blind trial. Ann Intern Med 1993; **118**: 179-84.
131) Boeckh M et al. Cytomegalovirus pp65 antigenemia-guided early treatment with ganciclovir versus ganciclovir at engraftment after allogeneic marrow transplantation: a randomized double-blind study. Blood 1996; **88**: 4063-71.
132) Takenaka K et al. Increased incidence of cytomegalovirus (CMV) infection and CMV-associated disease after allogeneic bone marrow transplantation from unrelated donors. The Fukuoka Bone Marrow Transplantation Group. Bone Marrow Transplant 1997; **19**: 241-8.
133) Kanda Y et al. Pre-emptive therapy against cytomegalovirus (CMV) disease guided by CMV antigenemia assay after allogeneic hematopoietic stem cell transplantation: a single-center experience in Japan. Bone Marrow Transplant 2001; **27**: 437-44.
134) Kanda Y et al. Response-oriented preemptive therapy against cytomegalovirus disease with low-dose ganciclovir: a prospective evaluation. Transplantation 2002; **73**: 568-72.
135) Kanda Y et al. A randomized controlled trial of plasma real-time PCR and antigenemia assay for monitoring CMV infection after unrelated BMT. Bone Marrow Transplant 2010; **45**: 1325-32.
136) Tanaka Y et al. Monitoring cytomegalovirus infection by antigenemia assay and two distinct plasma real-time PCR methods after hematopoietic stem cell transplantation. Bone Marrow Transplant 2002; **30**: 315-9.
137) Sakamoto K et al. Evaluation of the validity of preemptive therapy against cytomegalovirus disease based on antigenemia assay with a cutoff of 20 positive cells per two slides. PLoS One 2013; **8**: e73754.
138) Asano-Mori Y et al. Clinical features of late cytomegalovirus infection after hematopoietic stem cell transplantation. Int J Hematol 2008; **87**: 310-8.
139) Asano-Mori Y et al. Pharmacokinetics of ganciclovir in haematopoietic stem cell transplantation recipients with or without renal impairment. J Antimicrob Chemother 2006; **57**: 1004-7.
140) Einsele H et al. Oral valganciclovir leads to higher exposure to ganciclovir than intravenous ganciclovir in patients following allogeneic stem cell transplantation. Blood 2006; **107**: 3002-8.
141) Reusser P et al. Randomized multicenter trial of foscarnet versus ganciclovir for preemptive therapy of cytomegalovirus infection after allogeneic stem cell transplantation. Blood 2002; **99**: 1159-64.
142) Nichols WG et al. Rising pp65 antigenemia during preemptive anticytomegalovirus therapy after allogeneic hematopoietic stem cell transplantation: risk factors, correlation with DNA load, and outcomes. Blood 2001; **97**: 867-74.
143) Asano-Mori Y et al. High-grade cytomegalovirus antigenemia after hematopoietic stem cell transplantation. Bone Marrow Transplant 2005; **36**: 813-9.
144) Oshima K et al. Case report: persistent cytomegalovirus (CMV) infection after haploidentical hematopoietic stem cell transplantation using in vivo alemtuzumab: emergence of resistant CMV due to mutations in the UL97 and UL54 genes. Journal of medical virology 2008; **80**: 1769-75.
145) David DS et al. Visceral varicella-zoster after bone marrow transplantation: report of a case series and review of the literature. Am J Gastroenterol 1998; **93**: 810-3.
146) de Jong MD et al. Molecular diagnosis of visceral herpes zoster. Lancet 2001; **357**: 2101-2.
147) Asano-Mori Y et al. Long-term ultra-low-dose acyclovir against varicella-zoster virus reactivation after allogeneic hematopoietic stem cell transplantation. Am J Hematol 2008; **83**: 472-6.
148) Kawamura K et al. Prophylactic role of long-term ultra-low-dose acyclovir for varicella zoster virus disease after allogeneic hematopoietic stem cell transplantation. Int J Infect Dis 2014; **19**: 26-32.
149) Snedecor SJ et al. Systematic review and meta-analysis of pharmacological therapies for pain associated with postherpetic neuralgia and less common neuropathic conditions. Int J Clin Pract 2014; **68**: 900-18.

150) Heslop HE. How I treat EBV lymphoproliferation. Blood 2009; **114**: 4002-8.
151) Loren AW et al. Post-transplant lymphoproliferative disorder: a review. Bone Marrow Transplant 2003; **31**: 145-55.
152) Swerdlow SH et al. Post transplant lymphoproliferative disorders. In: Classification of Tumours of Haematopoietic and Lymphoid Tissues, Swerdlow SH et al (eds). Lyon, France, p 342-9, 2008.
153) Rasche L et al. EBV-induced post transplant lymphoproliferative disorders: a persisting challenge in allogeneic hematopoetic SCT. Bone Marrow Transplant 2014; **49**: 163-7.
154) van Esser JW et al. Prevention of Epstein-Barr virus-lymphoproliferative disease by molecular monitoring and preemptive rituximab in high-risk patients after allogeneic stem cell transplantation. Blood 2002; **99**: 4364-9.
155) Styczynski J et al. Management of HSV, VZV and EBV infections in patients with hematological malignancies and after SCT: guidelines from the Second European Conference on Infections in Leukemia. Bone Marrow Transplant 2009; **43**: 757-70.
156) Ogata M et al. Human herpesvirus 6（HHV-6）reactivation and HHV-6 encephalitis after allogeneic hematopoietic cell transplantation: a multicenter, prospective study. Clin Infect Dis 2013; **57**: 671-81.
157) Ogata M et al. Human herpesvirus 6 DNA in plasma after allogeneic stem cell transplantation: incidence and clinical significance. J Infect Dis 2006; **193**: 68-79.
158) Wang FZ et al. Human herpesvirus 6 DNA in cerebrospinal fluid specimens from allogeneic bone marrow transplant patients: does it have clinical significance? Clin Infect Dis 1999; **28**: 562-8.
159) 緒方正男．中枢神経合併症（HHV-6 脳症を含む）．みんなに役立つ造血幹細胞移植の基礎と臨床　第 2 版，医薬ジャーナル社，大阪，2012.
160) Ogata M et al. Plasma HHV-6 viral load-guided preemptive therapy against HHV-6 encephalopathy after allogeneic stem cell transplantation: a prospective evaluation. Bone Marrow Transplant 2008; **41**: 279-85.
161) Ishiyama K et al. Preemptive therapy of human herpesvirus-6 encephalitis with foscarnet sodium for high-risk patients after hematopoietic SCT. Bone Marrow Transplant 2011; **46**: 863-9.
162) Pellett PE et al. Chromosomally integrated human herpesvirus 6: questions and answers. Rev Med Virol 2012; **22**: 144-55.
163) Endo A et al. Molecular and virological evidence of viral activation from chromosomally integrated human herpesvirus 6A in a patient with X-linked severe combined immunodeficiency. Clin Infect Dis 2014; **59**: 545-8.
164) Matthes-Martin S et al. European guidelines for diagnosis and treatment of adenovirus infection in leukemia and stem cell transplantation: summary of ECIL-4（2011）. Transpl Infect Dis 2012; **14**: 555-63.
165) Wy Ip W et al. Management of adenovirus in children after allogeneic hematopoietic stem cell transplantation. Adv Hematol 2013; **2013**: 176418.
166) Lindemans CA et al. How I treat adenovirus in hematopoietic stem cell transplant recipients. Blood 2010; **116**: 5476-85.
167) Miyamura K et al. Successful ribavirin therapy for severe adenovirus hemorrhagic cystitis after allogeneic marrow transplant from close HLA donors rather than distant donors. Bone Marrow Transplant 2000; **25**: 545-8.
168) Kitabayashi A et al. Successful vidarabine therapy for adenovirus type 11-associated acute hemorrhagic cystitis after allogeneic bone marrow transplantation. Bone Marrow Transplant 1994; **14**: 853-4.
169) Chen FE et al. Treatment of adenovirus-associated haemorrhagic cystitis with ganciclovir. Bone Marrow Transplant 1997; **20**: 997-9.
170) Ljungman P et al. Cidofovir for adenovirus infections after allogeneic hematopoietic stem cell transplantation: a survey by the Infectious Diseases Working Party of the European Group for Blood and Marrow Transplantation. Bone Marrow Transplant 2003; **31**: 481-6.
171) Nagafuji K et al. Cidofovir for treating adenoviral hemorrhagic cystitis in hematopoietic stem cell transplant recipients. Bone Marrow Transplant 2004; **34**: 909-14.
172) Kako S et al. Late onset of autoimmune hemolytic anemia and pure red cell aplasia after allogeneic hematopoietic stem cell transplantation using *in vivo* alemtuzumab. Am J Hematol 2008; **83**: 247-9.
173) Akiyama H et al. Adenovirus is a key pathogen in hemorrhagic cystitis associated with bone marrow transplantation. Clin Infect Dis 2001; **32**: 1325-30.

174) Peck AJ et al. Respiratory virus infection among hematopoietic cell transplant recipients: evidence for asymptomatic parainfluenza virus infection. Blood 2007; **110**: 1681-8.
175) Peffault de Latour R et al. Long-term outcome of hepatitis C infection after bone marrow transplantation. Blood 2004; **103**: 1618-24.
176) Nakasone H et al. Impact of hepatitis C virus infection on clinical outcome in recipients after allogeneic hematopoietic cell transplantation. Am J Hematol 2013; **88**: 477-84.
177) Ljungman P et al. Long-term follow-up of HCV-infected hematopoietic SCT patients and effects of antiviral therapy. Bone Marrow Transplant 2012; **47**: 1217-21.
178) Rubin LG et al.2013 IDSA clinical practice guideline for vaccination of the immunocompromised host. Clin Infect Dis 2014 ;**58**: 309-18.
179) Socie G et al. Current challenges in chronic graft-versus-host disease. Biol Blood Marrow Transplant 2010; **16**（Suppl 1）:S146-51.
180) Shulman HM et al. Chronic graft-versus-host syndrome in man. A long-term clinicopathologic study of 20 Seattle patients. Am J Med 1980; **69**: 204-17.
181) Higman MA et al. Chronic graft versus host disease. Br J Haematol 2004; **125**: 435-54.
182) Akpek G et al. Development of a prognostic model for grading chronic graft-versus-host disease. Blood 2001; **97**: 1219-26.
183) Lee SJ et al. Severity of chronic graft-versus-host disease: association with treatment-related mortality and relapse. Blood 2002; **100**: 406-14.
184) Arai S et al. Global and organ-specific chronic graft-versus-host disease severity according to the 2005 NIH Consensus Criteria. Blood 2011; **118**: 4242-9.
185) Dumler F et al. Long-term alternate day steroid therapy in renal transplantation. A controlled study. Transplantation 1982; **34**: 78-82.
186) Sullivan KM et al. Alternating-day cyclosporine and prednisone for treatment of high-risk chronic graft-v-host disease. Blood 1988; **72**: 555-61.
187) Koc S et al. Therapy for chronic graft-versus-host disease: a randomized trial comparing cyclosporine plus prednisone versus prednisone alone. Blood 2002; **100**: 48-51.
188) Martin PJ et al. National Institutes of Health Consensus Development Project on Criteria for Clinical Trials in Chronic Graft-versus-Host Disease: VI. Design of Clinical Trials Working Group report. Biol Blood Marrow Transplant 2006; **12**: 1 491-505.
189) Martin PJ et al. Treatment of chronic graft-versus-host disease: Past, present and future. Korean J Hematol 2011; **46**: 153-63.
190) Flowers ME et al. A multicenter prospective phase 2 randomized study of extracorporeal photopheresis for treatment of chronic graft-versus-host disease. Blood 2008; **112**: 2667-74.
191) Dignan FL et al. Diagnosis and management of chronic graft-versus-host disease. Br J Haematol 2012; **158**: 46-61.
192) Inamoto Y et al. Failure-free survival after second-line systemic treatment of chronic graft-versus-host disease. Blood 2013; **121**: 2340-6.
193) Martin PJ et al. Evaluation of mycophenolate mofetil for initial treatment of chronic graft-versus-host disease. Blood 2009; **113**: 5074-82.
194) Wolff D et al. Consensus Conference on Clinical Practice in Chronic GVHD: Second-Line Treatment of Chronic Graft-versus-Host Disease. Biol Blood Marrow Transplant 2011; **17**: 1-17.
195) Dignan FL et al. Organ-specific management and supportive care in chronic graft-versus-host disease. Br J Haematol 2012; **158**: 62-78.
196) Tomblyn M et al. Guidelines for preventing infectious complications among hematopoietic cell transplantation recipients: a global perspective. Biol Blood Marrow Transplant 2009; **15**: 1143-238.
197) Afessa B et al. Bronchiolitis obliterans and other late onset non-infectious pulmonary complications in hematopoietic stem cell transplantation. Bone Marrow Transplant 2001; **28**: 425-34.
198) Afessa B et al. Risk factors and outcome of pulmonary complications after autologous hematopoietic stem cell transplant. Chest 2012; **141**: 442-50.
199) Fukuda T et al. Risks and outcomes of idiopathic pneumonia syndrome after nonmyeloablative and conventional conditioning regimens for allogeneic hematopoietic stem cell transplantation. Blood 2003;

102: 2777-85.
200) Yanik GA et al. Randomized, double-blind, placebo-controlled trial of soluble tumor necrosis factor receptor: enbrel (etanercept) for the treatment of idiopathic pneumonia syndrome after allogeneic stem cell transplantation: blood and marrow transplant clinical trials network protocol. Biol Blood Marrow Transplant 2014; **20**: 858-64.
201) Majhail NS et al. Recommended screening and preventive practices for long-term survivors after hematopoietic cell transplantation. Biol Blood Marrow Transplant 2012; **18**: 348-71.
202) Yanik GA et al. The impact of soluble tumor necrosis factor receptor etanercept on the treatment of idiopathic pneumonia syndrome after allogeneic hematopoietic stem cell transplantation. Blood 2008; **112**: 3073-81.
203) Gupta S et al. Outcome of alveolar hemorrhage in hematopoietic stem cell transplant recipients. Bone Marrow Transplant 2007; **40**: 71-8.
204) Metcalf JP et al. Corticosteroids as adjunctive therapy for diffuse alveolar hemorrhage associated with bone marrow transplantation. University of Nebraska Medical Center Bone Marrow Transplant Group. Am J Med 1994; **9**: 327-34.
205) Raptis A et al. High-dose corticosteroid therapy for diffuse alveolar hemorrhage in allogeneic bone marrow stem cell transplant recipients. Bone Marrow Transplant 1999; **24**: 879-83.
206) Mo XD et al. High-dose cyclophosphamide therapy associated with diffuse alveolar hemorrhage after allogeneic hematopoietic stem cell transplantation. Respiration 2013; **86**: 453-61.
207) Kanda Y et al. Bronchiolitis obliterans organizing pneumonia after syngeneic bone marrow transplantation for acute lymphoblastic leukemia. Bone Marrow Transplant 1997; **19**: 1251-3.
208) Nakasone H et al. Pre-transplant risk factors for cryptogenic organizing pneumonia/bronchiolitis obliterans organizing pneumonia after hematopoietic cell transplantation. Bone Marrow Transplant 2013; **48**: 1317-23.
209) Uhlving HH et al. Bronchiolitis obliterans after allo-SCT: clinical criteria and treatment options. Bone Marrow Transplant 2012; **47**: 1020-9.
210) Chien JW et al. Bronchiolitis obliterans syndrome after allogeneic hematopoietic stem cell transplantation- an increasingly recognized manifestation of chronic graft-versus-host disease. Biol Blood Marrow Transplant 2010; **16**(Suppl 1): S106-14.
211) Nakaseko C et al. Incidence, risk factors and outcomes of bronchiolitis obliterans after allogeneic stem cell transplantation. Int J Hematol 2011; **93**: 375-82.
212) Bashoura L et al. Inhaled corticosteroids stabilize constrictive bronchiolitis after hematopoietic stem cell transplantation. Bone Marrow Transplant 2008; **41**: 63-67.
213) Bergeron A et al. Combined inhaled steroids and bronchodilatators in obstructive airway disease after allogeneic stem cell transplantation. Bone Marrow Transplant 2007; **39**: 547-53.
214) Lam DC et al. Effects of azithromycin in bronchiolitis obliterans syndrome after hematopoietic SCT — a randomized double-blinded placebo-controlled study. Bone Marrow Transplant 2011; **46**: 1551-6.
215) Yamane M et al. Living-donor lobar lung transplantation for pulmonary complications after hematopoietic stem cell transplantation. Transplantation 2008; **86**: 1767-70.
216) Pidala J et al. Quality of life after allogeneic hematopoietic cell transplantation. Blood 2009; **114**: 7-19.
217) Majhail NS et al. Recommended screening and preventive practices for long-term survivors after hematopoietic cell transplantation. Bone Marrow Transplant 2012; **47**: 337-41.
218) Socie G et al. Nonmalignant late effects after allogeneic stem cell transplantation. Blood 2003; **101**: 3373-85.
219) Oda K et al. Fasciitis and myositis: an analysis of muscle-related complications caused by chronic GVHD after allo-SCT. Bone Marrow Transplant 2009; **43**: 159-67.
220) Flowers MED et al. Delayed nonmalignant complications after hematopoietic cell transplantation. In: Thomas's Hematopoietic Cell Transplantation, Appelbaum FR et al (eds). Blackwell Publishing, p 1620-37, 2009.
222) Rizzo JD et al. Solid cancers after allogeneic hematopoietic cell transplantation. Blood 2009; **113**: 1175-83.
222) Sullivan KM et al. Graft-versus-host disease as adoptive immunotherapy in patients with advanced hematologic neoplasms. N Engl J Med 1989; **320**: 828-34.

223) Kanda Y et al. Effect of graft-versus-host disease on the outcome of bone marrow transplantation from an HLA-identical sibling donor using GVHD prophylaxis with cyclosporin A and methotrexate. Leukemia 2004; **18**: 1013-9.
224) Campana D et al. Clinical significance of minimal residual disease in patients with acute leukaemia undergoing haematopoietic stem cell transplantation. Br J Haematol 2013; **162**: 147-61.
225) Ueda Y et al. Clinical evaluation of WT1 mRNA expression levels in peripheral blood and bone marrow in patients with myelodysplastic syndromes. Leuk Lymphoma 2013; **54**: 1450-8.
226) Ogawa H et al. The usefulness of monitoring WT1 gene transcripts for the prediction and management of relapse following allogeneic stem cell transplantation in acute type leukemia. Blood 2003; **101**: 1698-704.
227) Kusec R et al. AML1/ETO fusion mRNA can be detected in remission blood samples of all patients with t(8;21) acute myeloid leukemia after chemotherapy or autologous bone marrow transplantation. Leukemia 1994; **8**: 735-9.
228) Jurlander J et al. Persistence of the AML1/ETO fusion transcript in patients treated with allogeneic bone marrow transplantation for t(8;21) leukemia. Blood 1996; **88**: 2183-91.
229) Tobal K et al. Detection of CBFB/MYH11 transcripts in patients with inversion and other abnormalities of chromosome 16 at presentation and remission. Br J Haematol 1995; **91**: 104-8.
230) Bader P et al. Increasing mixed chimerism is an important prognostic factor for unfavorable outcome in children with acute lymphoblastic leukemia after allogeneic stem-cell transplantation: possible role for pre-emptive immunotherapy? J Clin Oncol 2004; **22**: 1696-705.
231) Yan CH et al. Risk stratification-directed donor lymphocyte infusion could reduce relapse of standard-risk acute leukemia patients after allogeneic hematopoietic stem cell transplantation. Blood 2012; **119**: 3256-62.
232) Sanchez J et al. Clinical value of immunological monitoring of minimal residual disease in acute lymphoblastic leukaemia after allogeneic transplantation. Br J Haematol 2002; **116**: 686-94.
233) Pfeifer H et al. Randomized comparison of prophylactic and minimal residual disease-triggered imatinib after allogeneic stem cell transplantation for BCR-ABL1-positive acute lymphoblastic leukemia. Leukemia 2013; **27**: 1254-62.
234) Platzbecker U et al. Azacitidine for treatment of imminent relapse in MDS or AML patients after allogeneic HSCT: results of the RELAZA trial. Leukemia 2012; **26**: 381-9.
235) Wolschke C et al. Postallograft lenalidomide induces strong NK cell-mediated antimyeloma activity and risk for T cell-mediated GvHD: Results from a phase I/II dose-finding study. Exp Hematol 2013; **41**: 134-42.
236) Giralt SA et al. Recurrence of the underlying malignat disease, 3rd Ed. Cambridge, Cambridge University Press, 2004.
237) Collins RH. Management of relapse after allogeneic transplantation. In: Thomas' Hematopoietic Cell Transplantation, Blume KG (eds). Malden, MA, Blackwell Science, p 1150-1163, 2004.
238) Lee KH et al. High frequency of extramedullary relapse of acute leukemia after allogeneic bone marrow transplantation. Bone Marrow Transplant 2000; **26**: 147-52.
239) Oshima K et al. Central nervous system relapse of leukemia after allogeneic hematopoietic stem cell transplantation. Biol Blood Marrow Transplant 2008; **14**: 1100-7.
240) Bosi A et al. Second allogeneic bone marrow transplantation in acute leukemia: results of a survey by the European Cooperative Group for Blood and Marrow Transplantation. J Clin Oncol 2001; **19**: 3675-84.
241) Christopeit M et al. Second allograft for hematologic relapse of acute leukemia after first allogeneic stem-cell transplantation from related and unrelated donors: the role of donor change. J Clin Oncol 2013; **31**: 3259-71.
242) Kolb HJ et al. Graft-versus-leukemia effect of donor lymphocyte transfusions in marrow grafted patients. Blood 1995; **86**: 2041-50.
243) Collins RH, Jr. et al. Donor leukocyte infusions in 140 patients with relapsed malignancy after allogeneic bone marrow transplantation. J Clin Oncol 1997; **15**: 433-44.
244) Shiobara S et al. Donor leukocyte infusion for Japanese patients with relapsed leukemia after allogeneic bone marrow transplantation: lower incidence of acute graft-versus-host disease and improved outcome. Bone Marrow Transplant 2000; **26**: 769-74.
245) Schmid C et al. Donor lymphocyte infusion in the treatment of first hematological relapse after allogeneic stem-cell transplantation in adults with acute myeloid leukemia: a retrospective risk factors analysis and

comparison with other strategies by the EBMT Acute Leukemia Working Party. J Clin Oncol 2007; **25**: 4938-45.
246) Schmid C et al. Treatment, risk factors, and outcome of adults with relapsed AML after reduced intensity conditioning for allogeneic stem cell transplantation. Blood 2012; **119**: 1599-606.
247) Takami A et al. Donor lymphocyte infusion for the treatment of relapsed acute myeloid leukemia after allogeneic hematopoietic stem cell transplantation: a retrospective analysis by the adult acute myeloid leukemia working group of the Japan Society for Hematopoietic Cell Transplantation. Biol Blood Marrow Transplant 2014; **20**: 1785-90.
248) Collins RH, Jr. et al. Donor leukocyte infusions in acute lymphocytic leukemia. Bone Marrow Transplant 2000; **26**: 511-6.
249) Levine JE et al. Prospective trial of chemotherapy and donor leukocyte infusions for relapse of advanced myeloid malignancies after allogeneic stem-cell transplantation. J Clin Oncol 2002; **20**: 405-12.
250) Dazzi F et al. Comparison of single-dose and escalating-dose regimens of donor lymphocyte infusion for relapse after allografting for chronic myeloid leukemia. Blood 2000; **95**: 67-71.

第IV章

各血液疾患に対する造血幹細胞移植

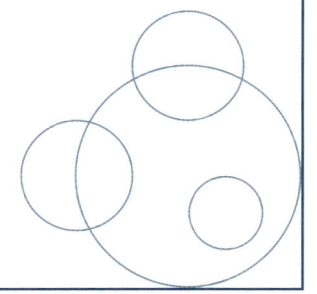

CHAPTER Ⅳ

1 急性骨髄性白血病（AML）
[急性前骨髄球性白血病（AML M3）を除く]

A. 予後予測因子

　急性骨髄性白血病（AML）の治療として行われた臨床試験の解析結果から，さまざまな予後予測因子が報告されている．染色体核型，年齢，初発時白血球数，FAB分類，3系統の形態異常，二次性白血病などがあげられるが，これらの中でもっとも強力な予後因子であると考えられているのが染色体核型である．SWOG，MRC，NCCNなどが染色体核型による予後分類を提唱しており[1,2]，ここではNCCNのガイドラインの分類（http://www.nccn.org/professionals/physician_gls/PDF/aml.pdf）を表1に示す．これらの予後分類の間には若干の差異はあるものの，t(8;21)，inv(16)/t(16;16)などのcore binding factor（CBF）関連染色体異常が予後良好群，del(5q)/-5，-7/del(7q)，3q異常，t(6;9)，t(9;22)，複雑型染色体異常が予後不良群である点などは共通している．近年はmonosomal karyotype（2つ以上の常染色体モノソミーがあるか，あるいは1つの常染色体モノソミーに加えて少なくとも1つの構造異常を伴う）が予後不良因子として注目されている．

　染色体核型に基づく分類では，正常染色体核型の患者を中心に数多くの患者が中間群に分類されるが，中間群に含まれる正常染色体AMLをさらに詳細に予後分類するための試みが行われている．例えば，正常染色体AMLにおけるFLT3遺伝子の傍膜貫通領域の一部が重複している変異（FLT3-ITD）が予後不良因子であることが知られている．一方，C/EBPA遺伝子の両アリルの変異は予後良好因子であるとされており，また，NPM1遺伝子変異はFLT3遺伝子異常を伴わなければ予後良好と考えられている．t(8;21)，inv(16)/t(16;16)を有する予後良好群についてもc-kitの変異やFLT3のチロシンキナーゼ領域の変異があると予後が悪化する．ただ

表1　予後分類

	染色体核型	遺伝子異常
予後良好群	inv(16)，t(16;16)，t(8;21)，t(15;17)(付加的染色体異常の有無を問わない)	正常核型におけるFLT3-ITDを伴わないNPM1の変異 正常核形におけるCEBPA（両アリル）だけの変異
中間群	正常核型，+8，t(9;11)，その他の予後良好にも不良にも属さない染色体異常	t(8;21)，inv(16)，t(16;16)におけるc-kit変異
予後不良群	複雑核型(3以上の異常)，Monosomal karyotype，-5，-7，5q-，7q-，11q23異常［t(9;11)を除く］，inv(3)，t(3;3)，t(6;9)，t(9;22)	正常核型におけるFLT3-ITDの変異

（NCCNガイドライン version 2.2014より）

し，これらの遺伝子変異の検査は国内の保険適用がなく，日常診療としての実施は難しい．

また，ELN の予後分類では，正常染色体 AML のうち，FLT3-ITD を伴わない *MPN1* 遺伝子変異は予後良好群としているが，その他の正常染色体 AML は FLT3-ITD の有無にかかわらず Intermediate-Ⅰ群とし，予後良好群と予後不良群のいずれにも属さない染色体異常を有する群と t(9;11) を有する群を Intermediate-Ⅱ群としている[3]．しかし，60 歳を超える群では Intermediate-Ⅰと Intermediate-Ⅱの間に生存率の差はないものの，60 歳以下の若年者では Intermediate-Ⅰ群が有意に不良であるため[4,5]，NCCN のガイドラインでは引き続き FLT3-ITD を伴う正常染色体 AML は高リスク群として扱うとしている（NCCN ガイドライン version 2.2014）．ELN の分類でも FLT3-ITD を伴う場合は特に第一寛解期での同種移植を検討すべきとしている[3]．最近になり，日本からも DNMT3A，MLL-PTD，TP53 変異を含む包括的な遺伝子変異解析に基づく予後予測モデルが提案された[6]．FLT-3 のチロシンキナーゼ領域の変異（FLT3-TKD）の予後への影響については研究によって結果が分かれている[7]．

また，染色体や遺伝子異常以外の予後因子を含めた予後予測モデルが求められていたが，近年になり，ドイツの多施設共同臨床試験の AMLCG99 の結果に基づいて，遺伝子変異に臨床所見を加えた正常染色体 AML の予後予測モデルが提唱された（PINA スコア，http://www.aml-score.org/ で計算可能）[8]．計算式はやや複雑であるが，年齢，Performance status，初発時白血球数の臨床所見と，*NPM1*，*CEBPA*，*FLT3*-ITD の遺伝子変異の情報から，高リスク群，中間リスク群，低リスク群に分類できることが示され，この予後予測モデルは CALGB の臨床試験でも再現された．なお，この計算式にも反映されているように，ELN ガイドラインと同様に *FLT3*-ITD 遺伝子変異は強力な予後不良因子とはされていない．

染色体転座に由来する融合 mRNA の PCR での定量，フローサイトメトリーによる腫瘍特異的な表面マーカーの組み合わせの検出，あるいは WT1 mRNA の定量などによって微小残存病変（MRD）を評価することが予後予測に役立つということも報告されている（➡Ⅲ章 M.2「微小残存病変（MRD）のモニタリングと再発予測」を参照）．

B. 標準化学療法

AML の治療の中心を担う薬剤はシタラビン（Ara-C）とアントラサイクリン系薬剤であり，これらを用いた寛解導入療法，寛解後療法で，55〜80％程度の寛解率と，30％弱の治癒率が得られてきた[9]．しかし，治療失敗の最大の原因は再発であり，再発率を低下させるためにさまざまな取り組みがなされている．寛解導入療法においてイダルビシンとダウノルビシンを比較した 5 つの RCT のメタアナリシスではイダルビシン群で有意に生存期間が延長するという結果が得られた[10]．しかし，これらの試験のダウノルビシンは 45〜50 mg/m^2 の 3 日間投与であったが，JALSG AML201 試験でイダルビシン 12 mg/m^2 の 3 日間投与とダウノルビシン 50 mg/m^2

の5日間投与を比較するRCTを行ったところ、両者の治療成績は同等であった[11]。

寛解後療法についてはCALGBが行った3段階のAra-C量（100 mg/m^2×5日間、400 mg/m^2×5日間、3 g/m^2×2×3日間のいずれかを4コース）の比較試験で、60歳以下の症例については、4年DFSは大量群で有意に優れているということが示された（大量群44%、400 mg群29%、100 mg群24%）[12]。特にCBFに関連した予後良好の染色体異常を有する場合には大量Ara-Cの有用性が高かった。一方、60歳以上の患者では中枢神経毒性などの有害事象が多発し、生存率の改善は得られていない。大量Ara-Cの適切な投与量や投与コース数は明らかではないが、t(8;21)を伴うAMLに対する4つのCALGBの臨床試験結果の後方視的研究では、単回投与よりも複数回投与のほうが無病生存率が優れていた[13]。ただし、これらの試験ではAra-Cが単独投与されているが、日本国内の比較試験では標準量のAra-Cにアントラサイクリン系薬剤を併用した地固め療法と大量Ara-C単独による地固め療法の治療成績は（CBF関連白血病以外では）同等であった[14]。

地固め療法後に維持療法や強化療法を行う必要があるかについては、大量Ara-Cの導入後は維持療法を行わない治療法が主流である。国内のJALSG AML97の結果でも、地固め療法3コース+維持療法6コースを行った群と強化した地固め療法を4コース行った群の成績は同等であり、ある程度の強度の地固め療法を行えば、その後に維持療法を行う意義は乏しいということが示唆された[15]。

C. 第一寛解期AMLにおける造血幹細胞移植の適応

第一寛解期のAMLに対する化学療法と同種あるいは自家移植を比較する臨床試験では、第一寛解が得られた症例をHLA適合同胞ドナーがいる場合には同種移植群に、ドナーがいない場合には自家移植群と化学療法群に無作為に割り付けるという方法（genetic randomization）が一般的である（→Ⅰ章D「移植適応の考え方」を参照）。EORTCとGIMEMAの比較試験では再発はドナーあり群で24%、自家移植群で40%、化学療法群で57%、逆に寛解中の死亡率はドナーあり群で17%、自家移植群で9%、化学療法群で7%であった[16]。最終的な5年DFSは同種移植群で55%、自家移植群で48%、化学療法群で30%と移植群と化学療法群の間に有意差が認められたが、OSは順に59%、56%、46%と有意差は認められなかった。これは化学療法群で再発した症例の一部が再寛解導入療法とその後の造血幹細胞骨髄によって救われているためと考えられる。

米国のSWOG、CALGB、ECOGの共同研究では、DFSにも各群間の差はなく、OSではむしろドナーなし群がやや優れていた[17]。他の大規模な試験の結果を含めて総合的に考えると、AML全体でみた場合には第一寛解期での同種移植や自家移植を積極的に進める根拠は乏しい。そこで、染色体核型などによる予後予測群別の解析が行われている。EORTC/GIMEMA AML10では、予後不良群においてのみ、ドナーあり群のOSがドナーなし群よりも有意に優れていた[18]。SWOG/ECOGから前述の共同研究に登録された症例の解析でも同様の結果が示されている[1]。一方、MRC AML10では、ドナーあり群のOSがドナーなし群を有意に上回ったのは中間

1 急性骨髄性白血病（AML） D. 第一寛解期AMLにおける薬物療法と造血幹細胞移植を比較した臨床決断分析

ⓐ 無増悪生存期間（細胞遺伝学的リスク群別）

予後良好群	188	359	10	1.06 (0.80−1.42)
予後中間群	864	1,635	14	0.76 (0.68−0.85)
予後不良群	226	366	14	0.69 (0.57−0.84)

heterogencetyの検定：$\chi^2_2=6.09$, $p=0.49$, $I^2=67.2\%$.

再発／死亡, HR(95% CI)

ⓑ 全生存期間（細胞遺伝学的リスク群別）

予後良好群	188	359	10	1.07 (0.83−1.38)
予後中間群	864	1,635	14	0.83 (0.74−0.93)
予後不良群	226	366	14	0.73 (0.59−0.90)

heterogencetyの検定：$\chi^2_2=5.29$, $p=0.07$, $I^2=62.2\%$.

死亡, HR(95% CI)

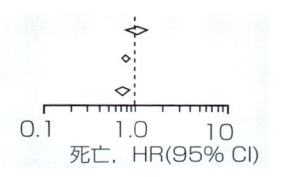

図1 第一寛解期AMLにおいてドナーあり群とドナーなし群を比較した臨床試験のメタアナリシス

ⓐは無再発生存率，ⓑは全生存率．表中の数字は，左からドナーあり群の症例数，ドナーなし群の症例数，臨床試験の数，ハザード化（95％信頼区間）．

（Koreth J et al. JAMA 2009; 301: 2349-61）

予後群の35歳未満の患者においてのみと，互いに矛盾する結果が示された[19]．そこで，柳田らは同様の比較試験を統合したメタナリシスを行い，予後不良群と中間群では同種移植によってOSの改善が期待できることを示した[20]．2009年に発表された，24件（6,007症例）の臨床試験を含む大規模なメタアナリシスでも，予後良好群以外では，予後中間群，予後不良群いずれにおいてもドナーあり群がドナーなし群よりもDFS，OSが優れていることが報告された（**図1**）[21]．

日本国内のJALSG AML97の結果でも，予後不良群と中間群ではHLA適合ドナーあり群がDFSのみならずOSも（ほぼ有意に）優れており[22]，HLA適合同胞がいる場合には第一寛解期の中間群あるいは予後不良群のAMLに対して積極的に同種移植を勧めてよいと考えられるが，絶対的な適応とはいえないため，患者の希望，年齢，全身状態などを含めて検討したうえで同種移植実施の是非を決定する．一方，非血縁者間移植についてはHLA適合同胞からの移植よりも若干成績が劣る可能性があるため，適応に関してはより慎重に検討する必要があるが，近年の解析ではHLA-A, -B, -C, DRB1が遺伝子レベルで適合している非血縁者間移植の成績はHLA適合同胞間移植の成績とほぼ同等である[23, 24]．また，今後は*FLT3*-ITDや*NPM1*などの遺伝子変異に基づいてさらに層別化することが望まれる[25]．

D. 第一寛解期AMLにおける薬物療法と造血幹細胞移植を比較した臨床決断分析

移植後患者は化学療法のみを受けた患者と比較すると慢性GVHDのためにQOLが概して低下している．そこで，黒澤らは日本全国の70施設から2,000例を超えるAML症例の情報を収集してデータベースを作成し，第一寛解期AML患者

に対する同種造血幹細胞移植の有用性について，マルコフ・モデルを用いて QOL で補正した生存期間（QALE）の比較を行った[26]．完全に健康な状態を 1 とした場合のさまざまな状態の期待効用を，移植患者については GVHD なしの無再発生存を 0.9，GVHD を伴う無再発生存を 0.6，再発生存を 0.3 とし，非移植患者については無再発生存を 0.9，再発生存を 0.5，第二寛解を 0.8，再発後の同種移植後生存を 0.66 とした．すると，QALE は予後良好群では 56.0 ヵ月と 64.3 ヵ月と，化学療法群がすぐれていたが，中間リスク群と予後不良群ではそれぞれ 59.4 ヵ月と 55.6 ヵ月，47.6 ヵ月と 44.4 ヵ月と，移植群が優れていた．

E. 第一寛解期 AML に対する自家造血幹細胞移植

第一寛解期での自家造血幹細胞移植の実施は，メタアナリシスの結果では通常の化学療法と比較して無病生存率は改善するものの，生存率の改善は得られていない[27]．これは化学療法後の再発と比較して，自家移植後の再発患者に対する救援療法が困難であることに起因すると思われる．

F. 再発後の治療

ドイツ，ベルギー，スイスのグループの 3 つの臨床試験に登録された AML 患者の初回再発後の臨床経過の後方視的解析では，第一寛解維持期間，染色体異常，年齢，移植の既往の 4 因子で予後を予測できることが示された[28]．自家移植によって 10％以上の 5 年 OS が得られていたのは予後良好群のみであり，中間予後群，予後不良群では同種移植の成績が優れていた（表 2）．

英国の MRC の 3 つの臨床試験に登録され，第一寛解期に移植を行わずに再発し

表 2 予後予測群別，治療法別の第二寛解期 AML の生存率

グループ	治療	患者数	生存率（％）			
			1 年	SE	5 年	SE
予後良好群	化学療法	14	64	13	33	13
	自家移植	14	100	−	55	18
	同種移植	17	88	8	88	8
中間予後群	化学療法	28	71	9	31	9
	自家移植	22	73	9	0	0
	同種移植	41	75	7	48	9
予後不良群	化学療法	34	49	9	6	4
	自家移植	28	54	9	9	6
	同種移植	51	55	7	26	7

（Breems DA et al. J Clin Oncol 2005; **23**: 1968-78）

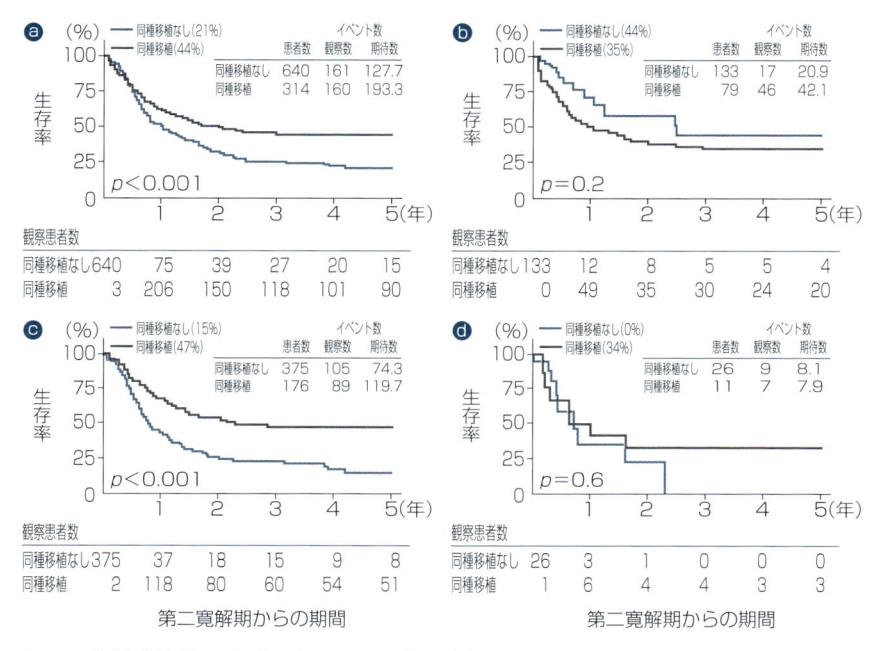

1 急性骨髄性白血病（AML） F. 再発後の治療

図2 化学療法後に再発した AML の第二寛解期到達後の同種移植実施の有無による生存曲線の比較（移植の実施を時間依存性変数として扱った Mantel-Byar 解析）
ⓐ 全症例，ⓑ 予後良好群，ⓒ 予後中間群，ⓓ 予後不良群．
〔Burnett AK et al. J Clin Oncol 2013; **31**: 1293-301〕

た1,271例の解析では，第二寛解期到達率と5年生存率は染色体予後良好群でそれぞれ82％と32％，予後中間群で54％と17％，予後不良群で27％と7％であった[29]．寛解到達例のうちの67％が第二寛解期に同種移植を受け，これらの患者の5年生存率は同種移植を行わなかった患者よりも有意に優れていた（図2）．日本国内の解析でも再発後の第二寛解到達率は50％で，さらに第二寛解期に同種移植を行うことの重要性が示された[30]．

非寛解期 AML においては同種移植が唯一の長期無病生存が期待できる治療法である．初回寛解導入不能症例でも15～40％の長期無病生存が報告されている[31]．非寛解期 AML に対する同種移植についての CIBMTR の大規模な解析では3年生存率は19％であり，第一寛解期間6ヵ月未満（1点），末梢血での芽球検出（1点），2座以上不適合非血縁ドナー（1点）あるいは2座以上不適合血縁ドナー（2点），Karnofsky PS 90％未満（1点），予後不良の染色体（1点）が独立した予後不良因子として同定された[32]．これらの予後不良因子を用いた予後スコアによって3年生存率は42％（0点），28％（1点），15％（2点），6％（3点以上）に分類された．

また，非寛解期 AML に対する非血縁者間移植に限定した解析では，長期生存が得られたのは移植時の末梢血芽球数が5,000/μL 未満の症例だけであり，骨髄芽球割合が20％以上，あるいは20％未満でも先行治療3コース以上も予後不良因子と

して同定され，腫瘍量が予後に影響を及ぼすことが示唆された[33]．EBMT の初回寛解導入不能例に対する非血縁者間移植の解析では全体の 5 年生存率は 22% で，寛解導入療法が 3 コース以上，骨髄芽球割合が 38.5% 以上，患者 CMV 抗体陰性が予後不良因子として同定された[34]．これらの因子の数が 0 個の場合の 5 年無病生存率が 40% であるのに対して，1 個の場合は 24%，2 個の場合は 10%，3 個の場合は 0% であった．非寛解期 AML に対する同種移植によって長期無病生存が期待できる患者は限られており，移植に伴う精神的・肉体的苦痛やドナーの負担も考慮して適応を考える必要がある．

表 3　若年者 AML に対する移植適応

	予後分類	同種移植			自家移植
		HLA 適合同胞	HLA 適合非血縁	臍帯血	
第一寛解期	低リスク	GNR	GNR	GNR	Dev
	標準リスク	S	CO	GNR	Dev
	高リスク	S	S	CO	Dev
第二以降の寛解期		S	S	S	GNR
再発進行期 / 寛解導入不応期		CO*	CO*	CO*	GNR

* 移植を行っても治療成績は不良であるため，慎重な検討を要するという意味で CO としたが，若年患者などでは積極的に行われることが多い．
S：standard of care　移植が標準治療である（合併症，QOL などの不利益についても検討したうえで総合的に決定すべきである）
CO：clinical option　移植を考慮してもよい場合
Dev：developmental　開発中であり，臨床試験として実施すべき
GNR：genereally not recommended　一般的には勧められない

（日本造血細胞移植学会編．造血細胞移植ガイドライン 急性骨髄性白血病より）

G. ミニ移植

　これまでに示した移植成績は，通常の移植方法が適用される若年者を対象とした臨床試験の結果であるが，ミニ移植の開発によって 55 歳以上の患者に対しても同種造血幹細胞移植を行うことが可能となり，高齢層の化学療法の成績が不良であることからも[12]，第一寛解期のミニ移植の有用性が期待されている．第一寛解期 AML に対してミニ移植を行い，CIBMTR に登録された 60〜70 歳の患者 94 例と，同様の背景（ただし若干年齢が高い）で CALGB プロトコールの化学療法だけで治療された 96 例を比較したところ，ミニ移植群は無再発死亡が有意に多いものの，再発率が著しく減少し，無病生存率が有意に優れていた[35]．EBMT の第一寛解期ミニ移植 378 例（ただし年齢の中央値が 55 歳なので若年者を含む）の解析では，ミニ移植後の治療成績の予測にも染色体核型が重要であり，2 年再発率および 2 年無病生存率は染色体予後良好群で 10% と 64%，中間群で 28% と 57%，不良群で 55% と 38% であった[36]．
　フランスのグループは第一寛解が得られた連続的な 95 人の予後中間群あるいは

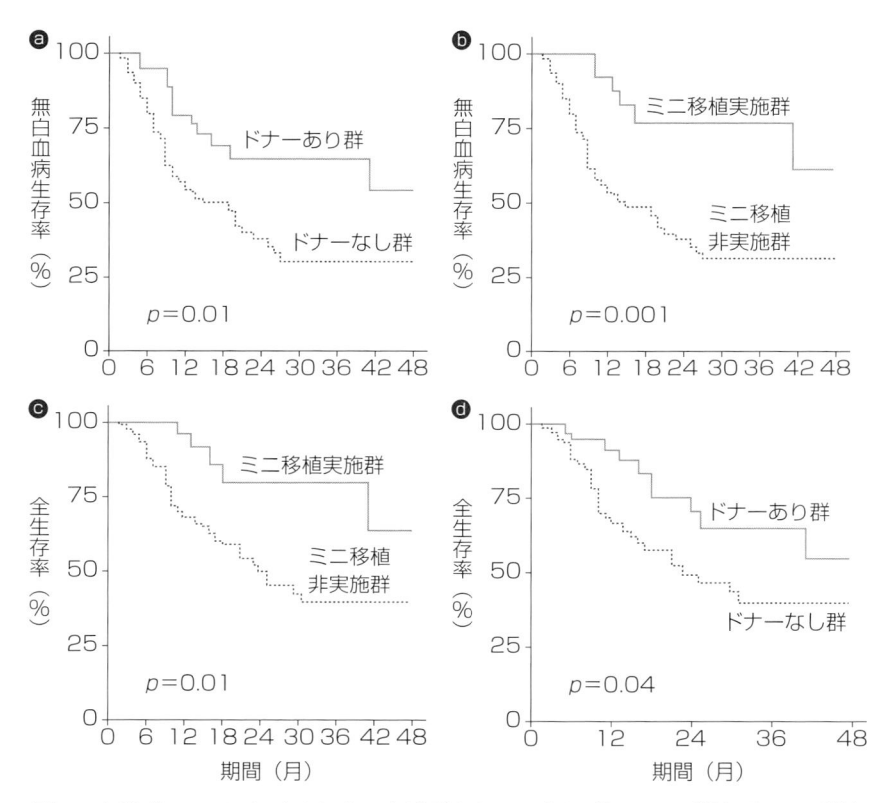

図3 高齢者 AML におけるドナーあり群とドナーなし群の LFS（ⓐ）と OS（ⓓ）の比較，ミニ移植実施群とミニ移植非実施群の LFS（ⓑ）と OS（ⓒ）の比較
(Mohty M et al. Leukemia 2005; **19**: 916-20)

予後不良群の AML 患者について後方視的に解析した[37]．対象は予後不良因子（予後不良の染色体異常，初発時 WBC 高値など）を伴う AML で，かつ通常の移植を行うことができない患者（50 歳以上あるいは臓器障害）で，寛解後療法として大量シタラビンによる地固め療法の後に，HLA 適合同胞ドナーがいる場合は FLU-BU-ATG の前処置でミニ移植を行った．HLA 適合同胞がいない群の 60 名中 37 名は BU-MEL を主とした前処置で自家移植を行った．HLA 適合同胞がいた群の 35 名中，10 名は患者あるいはドナーの拒否，早期再発などでミニ移植が行なわれず，実際にミニ移植を受けたのは 25 名であった．移植関連死亡率は 12% と低値であり，ドナーあり群とドナーなし群の比較においても，実際にミニ移植を受けた群と受けなかった群の比較においても，無白血病生存率，OS のいずれもドナーあり群，あるいはミニ移植実施群が有意に優れていた（図3）．

EBMT に登録された 50 歳以上の AML 患者を対象とした RIC と MAC の後方視的比較では，RIC 群で再発が増加したものの急性 GVHD の発症や移植関連死亡が減少し，無白血病生存率に有意差はなかった[38]．

H. 急性前骨髄球性白血病（APL）

1. 初発例に対する標準治療

　急性前骨髄球性白血病（APL，AML-M3）は，以前はほかのAMLと同様の化学療法が行われていたが，1988年のレチノイン酸（all-trans retinoic acid：ATRA）による分化誘導療法の発表以後[39]，多くの追試でも有用性が証明され[40,41]，ATRAと化学療法の併用がAPLの標準的寛解導入療法となった．さらに，長期的にATRAを含む維持療法を行う試みも行われており，高リスク群に推奨される[41,42]．海外ではATRAと亜ヒ酸を併用した治療を寛解導入療法，地固め療法として繰り返すことによって，より軽い血液毒性で高い2年イベント生存率が得られることが示されている[43]．

　APLでは，RT-PCRによる微小残存病変（minimal residual disease：MRD）が再発の予測に重要であることが示されている．血液学的寛解を維持していてもMRDが陽性化したら，ほとんどの症例がその後に血液学的再発に至るため[44]，MRD検出の段階で再寛解導入療法を開始する．再寛解導入療法としては亜ヒ酸が第一選択とされており，80％以上の患者がMRD陰性となる[45,46]．亜ヒ酸が無効あるいは不耐容の場合はゲムツズマブ・オゾガマイシンなどによる治療が行われる．

2. APLに対する造血幹細胞移植の適応

　ATRAと化学療法を併用した寛解導入療法によって約80％の患者に根治が得られるため，第一寛解期には造血幹細胞移植は行われない[47]．しかし，再発し，亜ヒ酸で第二寛解となった患者は造血幹細胞移植の適応となる．自家移植と同種移植の選択が問題となるが，イタリアの15人の第二寛解期APLに対する自家骨髄移植の報告では，RT-PCR陽性の骨髄を移植した7人は移植後中央値5ヵ月で全員が再発したが，RT-PCR陰性の骨髄を移植した8人は，1人の再発，1人の二次性白血病以外の6人は観察期間の中央値28ヵ月の時点で分子生物学的寛解を維持していた[48]．また，European Acute Promyelocytic Leukemia Groupは2つの臨床試験に登録された初回再発のAPL症例のうち，第二寛解が得られた122例について解析した[49]．同種移植が23例に，自家移植が50例に行われており，7年EFSは52.2％対60.6％，7年OSが51.8％対59.8％と，いずれも自家移植群が優れていた（図4）．自家移植群のうち移植前にRT-PCRによるMRDの評価が行われていた30例のうち28例が陰性であった．このうち再発はわずか3例，EFSは76.5％であったが，MRDの評価が行われていなかった20例では再発が6例，EFSは49.2％であった．一方，同種移植群については，MRDの評価が行われていた9例中6例で陽性であり，より予後の悪い症例において同種移植が選択されたというバイアスが考えられる．MRD陽性の6例中，再発は1例のみであり，同種移植の再発抑制効果は自家移植よりも強い．また，再発時の再寛解導入療法として強力な化学療法を行った症例で同種移植時のTRMが多発していたため，亜ヒ酸による再寛解導入であれば同種移植の成績が向上する可能性があるが，現時点では，RT-PCRでMRD陰性の第

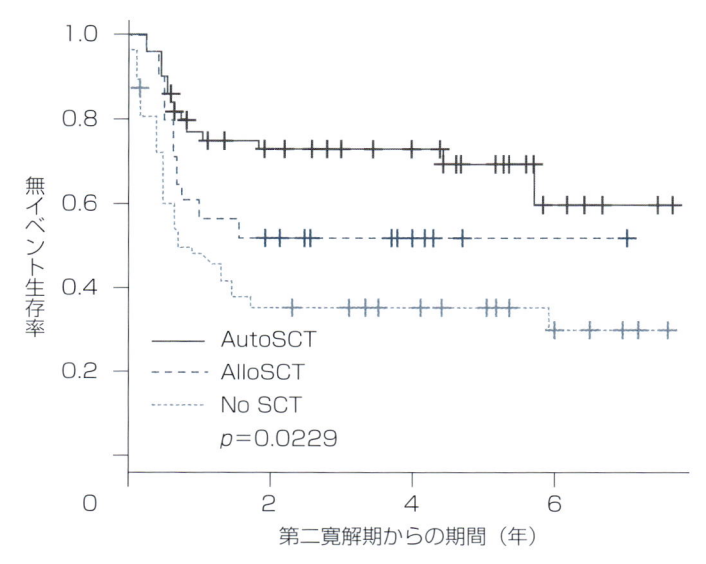

図4 第二寛解期 APL に対する化学療法，自家移植，同種移植後の無イベント生存曲線

(de Botton S et al. J Clin Oncol 2005; 23: 120-6)

二寛解が得られたら，自家移植を選択するのが妥当である．すなわち，初回再発のAPL の治療の流れは，亜ヒ酸を数コース行って分子生物学的寛解を得て，大量Ara-C で自家末梢血幹細胞を採取し，自家 PBSCT を行うということになる．実際にこの治療法の有用性を再発 APL35 症例を対象として検証した国内の臨床試験でも，5 年無イベント生存率 65％，全生存率 77％と良好な成績が得られている[50]．MRD が陰性化しない場合は同種移植を考慮する[51]．

表4 若年者 APL に対する移植適応

	予後分類	同種移植			自家移植
		HLA 適合同胞	HLA 適合非血縁	臍帯血	
第一寛解期	MRD(−)	GNR	GNR	GNR	GNR
第二寛解期	MRD(−)	GNR	GNR	GNR	S
再発進行期/寛解導入不応期		CO	CO	CO	GNR

・定量 RT-PCR で 2 ポイント連続して 10^2 copies/μL 以上の場合に MRD 陽性と判断する．
・MRD 陽性の場合は亜ヒ酸やゲムツズマブ・オゾガマイシンなどで MRD の陰性化をめざし，陰性化が確認されたら，第一寛解期では経過観察，第二寛解期では自家移植を検討する．陰性化が得られない場合は同種移植を検討する．

(日本造血細胞移植学会編．造血細胞移植ガイドライン 急性骨髄性白血病より)

文　献

1) Slovak ML et al. Karyotypic analysis predicts outcome of preremission and postremission therapy in adult acute myeloid leukemia: a Southwest Oncology Group/Eastern Cooperative Oncology Group Study. Blood 2000; **96**: 4075-83.
2) Grimwade D et al. The importance of diagnostic cytogenetics on outcome in AML: analysis of 1,612 patients entered into the MRC AML 10 trial. The Medical Research Council Adult and Children's Leukaemia Working Parties. Blood 1998; **92**: 2322-33.
3) Dohner H et al. Diagnosis and management of acute myeloid leukemia in adults: recommendations from an international expert panel, on behalf of the European LeukemiaNet. Blood 2010; **115**: 453-74.
4) Rollig C et al. Long-term prognosis of acute myeloid leukemia according to the new genetic risk classification of the European LeukemiaNet recommendations: evaluation of the proposed reporting system. J Clin Oncol 2011; **29**: 2758-65.
5) Mrozek K et al. Prognostic significance of the European LeukemiaNet standardized system for reporting cytogenetic and molecular alterations in adults with acute myeloid leukemia. J Clin Oncol 2012; **30**: 4515-23.
6) Kihara R et al. Comprehensive analysis of genetic alterations and their prognostic impacts in adult acute myeloid leukemia patients. Leukemia 2014; **28**: 1586-95.
7) Marcucci G et al. Molecular genetics of adult acute myeloid leukemia: prognostic and therapeutic implications. J Clin Oncol 2011; **29**: 475-86.
8) Pastore F et al. Combined molecular and clinical prognostic index for relapse and survival in cytogenetically normal acute myeloid leukemia. J Clin Oncol 2014; 32: 1586-94.
9) Champlin R et al. Acute myelogenous leukemia: recent advances in therapy. Blood 1987; **69**: 1551-62.
10) A systematic collaborative overview of randomized trials comparing idarubicin with daunorubicin (or other anthracyclines) as induction therapy for acute myeloid leukaemia. AML Collaborative Group. Br J Haematol 1998; **103**: 100-9.
11) Ohtake S et al. Randomized study of induction therapy comparing standard-dose idarubicin with high-dose daunorubicin in adult patients with previously untreated acute myeloid leukemia: the JALSG AML201 Study. Blood 2011; **117**: 2358-65.
12) Mayer RJ et al. Intensive postremission chemotherapy in adults with acute myeloid leukemia. Cancer and Leukemia Group B. N Engl J Med 1994; **331**: 896-903.
13) Byrd JC et al. Patients with t(8;21)(q22;q22) and acute myeloid leukemia have superior failure-free and overall survival when repetitive cycles of high-dose cytarabine are administered. J Clin Oncol 1999; **17**: 3767-75.
14) Miyawaki S et al. A randomized comparison of 4 courses of standard-dose multiagent chemotherapy versus 3 courses of high-dose cytarabine alone in postremission therapy for acute myeloid leukemia in adults: the JALSG AML201 Study. Blood 2011; **117**: 2366-72.
15) Miyawaki S et al. Post remission therapy in adult acute myeloid leukemia (AML) ; a randomized comparison of intensified consolidation therapy without maintenance therapy against conventional consolidation with maintenance therapy-JALSG AML-97 Trial-. Blood 2004; **104**: Abstract 868.
16) Zittoun RA et al. Autologous or allogeneic bone marrow transplantation compared with intensive chemotherapy in acute myelogenous leukemia. European Organization for Research and Treatment of Cancer (EORTC) and the Gruppo Italiano Malattie Ematologiche Maligne dell'Adulto (GIMEMA) Leukemia Cooperative Groups. N Engl J Med 1995; **332**: 217-23.
17) Cassileth PA et al. Chemotherapy compared with autologous or allogeneic bone marrow transplantation in the management of acute myeloid leukemia in first remission. N Engl J Med 1998; **339**: 1649-56.
18) Suciu S et al. Allogeneic compared with autologous stem cell transplantation in the treatment of patients younger than 46 years with acute myeloid leukemia (AML) in first complete remission (CR1): an intention-to-treat analysis of the EORTC/GIMEMAAML-10 trial. Blood 2003; **102**: 1232-40.
19) Burnett AK et al. The value of allogeneic bone marrow transplant in patients with acute myeloid leukaemia at differing risk of relapse: results of the UK MRC AML 10 trial. Br J Haematol 2002; **118**: 385-400.
20) Yanada M et al. Efficacy of allogeneic hematopoietic stem cell transplantation depends on cytogenetic risk for acute myeloid leukemia in first disease remission: a metaanalysis. Cancer 2005; **103**: 1652-58.

21) Koreth J et al. Allogeneic stem cell transplantation for acute myeloid leukemia in first complete remission: systematic review and meta-analysis of prospective clinical trials. JAMA 2009; **301**: 2349-61.
22) Sakamaki H et al. Postremission treatment with chemotherapy or allogeneic stem cell transplantation (Allo-SCT) in adults with acute myeloid leukemia (AML) -JALSG AML-97 Trial-. Blood 2004; **104**: Abstract 2298.
23) Kanda Y et al. Allogeneic hematopoietic stem cell transplantation from family members other than HLA-identical siblings over the last decade (1991-2000). Blood 2003; **102**: 1541-7.
24) Kanda J et al. Related transplantation with HLA 1-antigen mismatch in the graft-versus-host direction and HLA 8/8-allele-matched unrelated transplantation: A nationwide retrospective study. Blood 2012; **119**: 2409-16.
25) Schlenk RF et al. Mutations and treatment outcome in cytogenetically normal acute myeloid leukemia. N Engl J Med 2008; **358**: 1909-18.
26) Kurosawa S et al. A Markov decision analysis of allogeneic hematopoietic cell transplantation versus chemotherapy in patients with acute myeloid leukemia in first remission. Blood 2011; **117**: 2113-20.
27) Breems DA et al. Autologous stem cell transplantation in the treatment of adults with acute myeloid leukaemia. Br J Haematol 2005; **130**: 825-33.
28) Breems DA et al. Prognostic index for adult patients with acute myeloid leukemia in first relapse. J Clin Oncol 2005; **23**: 1969-78.
29) Burnett AK et al. Curability of patients with acute myeloid leukemia who did not undergo transplantation in first remission. J Clin Oncol 2013; **31**: 1293-301.
30) Kurosawa S et al. Prognostic factors and outcomes of adult patients with acute myeloid leukemia after first relapse. Haematologica 2010; **95**: 1857-64.
31) Cornelissen JJ et al. Role of allogeneic stem cell transplantation in current treatment of acute myeloid leukemia. Hematology (Am Soc Hematol Educ Program).2005: 151-155.
32) Duval M et al. Hematopoietic stem-cell transplantation for acute leukemia in relapse or primary induction failure. J Clin Oncol 2010; **28**: 3730-8.
33) Blum W et al. High disease burden is associated with poor outcomes for patients with acute myeloid leukemia not in remission who undergo unrelated donor cell transplantation. Biol Blood Marrow Transplant 2006; **12**: 61-7.
34) Craddock C et al. Factors predicting outcome after unrelated donor stem cell transplantation in primary refractory acute myeloid leukaemia. Leukemia 2011; **25**: 808-13.
35) Farag SS et al. Comparison of reduced-intensity hematopoietic cell transplantation with chemotherapy in patients age 60-70 years with acute myelogenous leukemia in first remission. Biol Blood Marrow Transplant 2011; **17**: 1796-803.
36) Chevallier P et al. Impact of cytogenetics risk on outcome after reduced intensity conditioning allo-SCT from an HLA-identical sibling for patients with AML in first CR: a report from the acute leukemia working party of EBMT. Bone Marrow Transplant 2012; **47**: 1442-7.
37) Mohty M et al. The role of reduced intensity conditioning allogeneic stem cell transplantation in patients with acute myeloid leukemia: a donor vs no donor comparison. Leukemia 2005; **19**: 916-20.
38) Aoudjhane M et al. Comparative outcome of reduced intensity and myeloablative conditioning regimen in HLA identical sibling allogeneic haematopoietic stem cell transplantation for patients older than 50 years of age with acute myeloblastic leukaemia: a retrospective survey from the Acute Leukemia Working Party (ALWP) of the European group for Blood and Marrow Transplantation (EBMT). Leukemia 2005; **19**: 2304-12.
39) Huang ME et al. Use of all-trans retinoic acid in the treatment of acute promyelocytic leukemia. Blood 1988; **72**: 567-72.
40) Warrell RP, Jr. et al. Differentiation therapy of acute promyelocytic leukemia with tretinoin (all-trans-retinoic acid). N Engl J Med 1991; **324**: 1385-93.
41) Tallman MS et al. All-trans-retinoic acid in acute promyelocytic leukemia. N Engl J Med 1997; 337: 1021-8.
42) Fenaux P et al. A randomized comparison of all transretinoic acid (ATRA) followed by chemotherapy and ATRA plus chemotherapy and the role of maintenance therapy in newly diagnosed acute promyelocytic leukemia. The European APL Group. Blood 1999; **94**: 1192-200.

43) Lo-Coco F et al. Retinoic acid and arsenic trioxide for acute promyelocytic leukemia. N Engl J Med 2013; **369**: 111-21.
44) Diverio D et al. Early detection of relapse by prospective reverse transcriptase-polymerase chain reaction analysis of the PML/RARalpha fusion gene in patients with acute promyelocytic leukemia enrolled in the GIMEMA-AIEOP multicenter "AIDA" trial. GIMEMA-AIEOP Multicenter "AIDA" Trial. Blood 1998; **92**: 784-9.
45) Niu C et al. Studies on treatment of acute promyelocytic leukemia with arsenic trioxide: remission induction, follow-up, and molecular monitoring in 11 newly diagnosed and 47 relapsed acute promyelocytic leukemia patients. Blood 1999; **94**: 3315-24.
46) Soignet SL et al. United States multicenter study of arsenic trioxide in relapsed acute promyelocytic leukemia. J Clin Oncol 2001; **19**: 3852-60.
47) Sanz MA et al. Modern approaches to treating acute promyelocytic leukemia. J Clin Oncol 2011; **29**: 495-503.
48) Meloni G et al. Autologous bone marrow transplantation for acute promyelocytic leukemia in second remission: prognostic relevance of pretransplant minimal residual disease assessment by reverse-transcription polymerase chain reaction of the PML/RAR alpha fusion gene. Blood 1997; **90**: 1321-5.
49) de Botton S et al. Autologous and allogeneic stem-cell transplantation as salvage treatment of acute promyelocytic leukemia initially treated with all-trans-retinoic acid: a retrospective analysis of the European acute promyelocytic leukemia group. J Clin Oncol 2005; **23**: 120-6.
50) Yanada M et al. Phase 2 study of arsenic trioxide followed by autologous hematopoietic cell transplantation for relapsed acute promyelocytic leukemia. Blood 2013; **121**: 3095-102.
51) Ramadan SM et al. Allogeneic stem cell transplantation for advanced acute promyelocytic leukemia in the ATRA and ATO era. Haematologica 2012; **97**: 1731-5.

2 急性リンパ性白血病（ALL）

A. 予後予測因子

　ALLの予後因子として，年齢，初診時白血球数（B細胞性で＞30,000/μL，T細胞性で＞100,000/μL），予後不良の染色体異常，寛解到達までの期間（＞4週間）などが報告されている．染色体異常としては，フィラデルフィア（Ph）染色体以外にも，t(4;11)，複雑核型などが予後不良であることが知られている[1-3]．小児では治療開始時のプレドニゾロン（PSL）に対する反応性が強力な予後因子であり，最近は成人の治療戦略に組み込まれていることが多い[4,5]．ポリメラーゼ連鎖反応（PCR）やフローサイトメトリーによる微小残存病変（MRD）の評価に基づく予後予測の有用性も示されており[6,7]，今後は国内でも日常診療への応用が期待される．

B. 標準化学療法

　Ph染色体陽性ALLについては後述することとする．成人Ph染色体陰性ALLの化学療法の中心となる薬剤はビンクリスチン（VCR），PSL，アントラサイクリン系抗がん剤，L-アスパラギナーゼなどであり，これらを組み合わせた化学療法での寛解率は75〜90％に到達するが，その後の再発のために長期の無病生存率は低下する[8]．化学療法の成績を改善する試みとして寛解導入・地固め療法の強化，再寛解導入療法，中枢神経再発予防の強化などが行われてきたが，劇的な治療成績の改善は得られていない[8-10]．AMLに対する地固め療法では治療の中心となる薬剤［シタラビン（Ara-C）とアントラサイクリン系抗がん剤］を繰り返し投与することが有用であるが，ALLの地固め療法では同じ薬剤を繰り返して投与するだけでは十分な効果は得られないため，さまざまな薬剤が用いられており，近年のプロトコールは大量Ara-C，大量メトトレキサート（MTX）を採用しているものが多い．地固め療法終了後にはさらに2年程度の維持療法が行われる．

　15〜25歳前後の思春期・若年成人（AYA）のALLについては，成人プロトコールで治療される場合と小児プロトコールと治療される場合があったが，複数の後方視的比較研究によって小児プロトコールのほうが治療成績が優れているという結果が示され[11,12]，成人ALLの治療においても小児プロトコールを応用する臨床試験が進んでいる[5,13]．35〜45歳までの患者層でも良好な成績が示されているが，第一寛解期（CR1）に同種移植を行った症例が含まれているので，現段階では小児プロトコールを行えば同種移植が不要になるとはいえない．小児プロトコールを実施した成人ALL症例における同種移植の適応は今後の課題として残されている．

C. 第一寛解期 ALL に対する造血幹細胞移植の適応

CR1 の ALL についても，AML と同様に genetic randomization の臨床試験が行われてきた．1994 年に報告されたフランスの LALA-87 試験のドナーあり群とドナーなし群の比較では，全症例の解析では両群に無病生存率（DFS），全生存率（OS）ともに有意差は認められなかったが，何らかの予後不良因子を有する患者に限定して比較すると，5 年 DFS，OS ともにドナーあり群が有意に優れていた[14]．その後の高リスク群を対象とした LALA-94 試験や GOELAL02 試験でもドナーあり群が DFS あるいは OS で有意に優れていたが[15]，PETHEMA ALL-93 では有意差は観察されなかった[16]．その後に発表された英国の MRC の臨床試験では高リスク群ではドナーあり群とドナーなし群の間に生存率の有意差は観察されず，むしろ標準リスク群でドナーあり群が有意に優れていた[17]．この試験では初発時白血球数高値と年齢 35 歳以上が高リスクと定義されており，35 歳以上の群で移植関連死亡が増加したためにこのような結果に至ったと考えられる．初発時白血球数高値や予後不良の染色体異常などの危険因子は同種移植の実施によって改善される可能性があるが，高年齢という予後不良因子は同種移植で改善するということは考えにくく，すなわち年齢を移植適応の判断時のリスク分類に用いるべきではないということを示唆する．一方，染色体，細胞表面マーカー，初発時白血球数でリスク分類した HOVON の研究では，低リスク群，高リスク群ともにドナーあり群の OS，DFS が優れていたが，有意差が確認されたのは低リスク群のみであった[18]．日本の JALSG ALL-93 では，40 歳未満の症例の全体の解析ではドナーあり群とドナーなし群の間に生存率に差は認められなかったが，ドナーあり群での同種移植実施率が 71％に過ぎないこと，寛解から同種移植実施までの期間の中央値が半年を超えていることなどから，同種移植の有用性を正当に評価するのは難しい[19]．

これらの臨床試験を統合したメタアナリシスもいくつか報告されていたが[20,21]，2013 年には患者の個別のデータ（Ph 染色体陰性 ALL 2,962 例）を入手することによって患者，疾患背景について詳細な解析を加えたメタアナリシスの結果が発表された[22]．35 歳未満の患者ではドナーあり群の生存はドナーなし群よりも有意に優れていたが，35 歳以上の患者では無再発死亡の増加のために生存の改善は観察されなかった（図 1）．疾患リスク分類はドナーあり群とドナーなし群の比較に大きな影響を与えなかった．自家移植は化学療法と比較して生存率が低下する傾向がみられた．

以上の結果から，成人の CR1 ALL に対しては，ヒト白血球抗原（HLA）適合同胞がいる場合には積極的に同種移植を検討してもよいと考えられる．また，非血縁者間移植についても HLA-A, -B, -C, DRB1 が遺伝子レベルで適合していれば HLA 適合同胞間移植とほぼ同等の成績が期待できる[23-25]．ただし，将来的には MRD のモニタリングによる詳細な移植適応の検討や，小児科プロトコールの応用による化学療法の治療成績の改善によって，移植適応は変化することが予想される．

②急性リンパ性白血病（ALL） D 第一寛解期ALLにおける薬物療法と造血幹細胞移植を比較した臨床決断分析

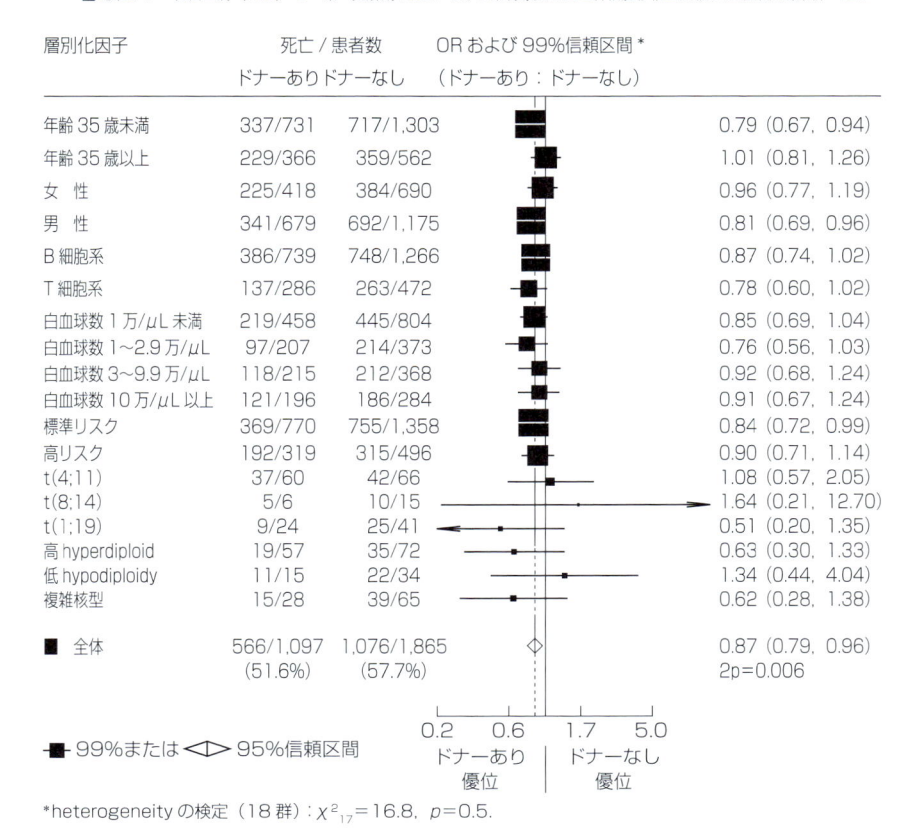

層別化因子	死亡／患者数		OR および 99%信頼区間*
	ドナーあり	ドナーなし	（ドナーあり：ドナーなし）
年齢35歳未満	337/731	717/1,303	0.79 (0.67, 0.94)
年齢35歳以上	229/366	359/562	1.01 (0.81, 1.26)
女　性	225/418	384/690	0.96 (0.77, 1.19)
男　性	341/679	692/1,175	0.81 (0.69, 0.96)
B細胞系	386/739	748/1,266	0.87 (0.74, 1.02)
T細胞系	137/286	263/472	0.78 (0.60, 1.02)
白血球数1万/μL未満	219/458	445/804	0.85 (0.69, 1.04)
白血球数1〜2.9万/μL	97/207	214/373	0.76 (0.56, 1.03)
白血球数3〜9.9万/μL	118/215	212/368	0.92 (0.68, 1.24)
白血球数10万/μL以上	121/196	186/284	0.91 (0.67, 1.24)
標準リスク	369/770	755/1,358	0.84 (0.72, 0.99)
高リスク	192/319	315/496	0.90 (0.71, 1.14)
t(4;11)	37/60	42/66	1.08 (0.57, 2.05)
t(8;14)	5/6	10/15	1.64 (0.21, 12.70)
t(1;19)	9/24	25/41	0.51 (0.20, 1.35)
高 hyperdiploid	19/57	35/72	0.63 (0.30, 1.33)
低 hypodiploidy	11/15	22/34	1.34 (0.44, 4.04)
複雑核型	15/28	39/65	0.62 (0.28, 1.38)
■ 全体	566/1,097 (51.6%)	1,076/1,865 (57.7%)	0.87 (0.79, 0.96) 2p=0.006

―■― 99%または ◇ 95%信頼区間

*heterogeneity の検定（18 群）：$\chi^2_{17}=16.8$, $p=0.5$.

図1 CR1 ALL においてドナーあり群とドナーなし群を比較した臨床試験のメタアナリシス

（Gupta V et al. Blood 2013; **121**: 339-50 を改変）

D. 第一寛解期 ALL における薬物療法と造血幹細胞移植を比較した臨床決断分析

　ドナーあり群とドナーなし群を比較するというデザインの臨床試験の問題点（QOL の補正が行われていないこと，ドナーなし群では ALL が再発した場合に HLA 適合同胞間移植ができないこと）を補うために，第一寛解期 ALL に対する同種移植の妥当性を評価する臨床決断分析が行われた[26]．期待効用は死亡を 0，化学療法後の生存を 100 として，移植後患者については慢性移植片対宿主病（GVHD）がない生存は 98，慢性 GVHD を伴う生存は 70 とした．すると，QOL 補正を行う，行わないにかかわらず CR1 で同種移植を行う決断をすることの優位性が示された（**表 1**）．この結果はリスク，年齢によって群別化したすべてのサブグループの結果

表1 10年生存率を期待効用とした臨床決断分析の解析結果

	QOL補正なし期待効用		QOL補正あり期待効用	
	移植群（％）	化学療法群（％）	移植群（％）	化学療法群（％）
患者全体	48.3	32.6	44.9	31.7
標準リスク	53.8	39.8	50.0	38.9
高リスク	38.0	25.2	35.4	24.3
年齢≦35歳	53.1	32.9	49.3	31.9
年齢＞35歳	40.7	33.4	37.8	32.8

化学療法群の生存を100％，移植群は慢性GVHDなしでの生存を98％，慢性GVHDありでの生存を70％とするQOL補正を行った場合の結果を示す．

（Kako S et al. Leukemia 2011; **25**: 259-65）

についても同様であった．また，慢性GVHDありでの生存に対する期待効用を0〜98％の間で変化させても結論は変化しなかった．

HLA適合同胞がいない第一寛解期ALLを想定したHLA-A，-B，-DRB1アリル適合非血縁者間移植の臨床決断分析でも，QOL補正の有無にかかわらず非血縁者間移植を行うという決断によって生存期待値は向上した[27]．しかし，化学療法の成績の向上によって結果が逆転する可能性が感度分析によって示唆された．

E. 第一寛解期ALLに対する自家造血幹細胞移植

英国のMRCの臨床試験では，ドナーなし群では自家移植実施群の生存率は化学療法継続群よりも有意に低かった[17]．前述のメタアナリシスやメタ回帰分析でもドナーなし群で自家移植が行われた確率が高い試験ほどドナーなし群が不利な結果となっており[21,22]，ALLに対する自家移植はむしろ予後を悪化させる危険性がある．

F. 再発後の治療

再発したALLに対しては再寛解導入療法が行われることが多い．日本国内の後方視的研究では化学療法後に再発したALL 270例のうち，緩和的治療が選択された18例，すぐに同種移植を行った18例を除く234例に再寛解導入療法が行われ，123例（52.5％）に第二寛解が得られた[28]．第二寛解到達後の生存に関する多変量解析では第二寛解期（CR2）の同種移植の実施（時間依存性変数），再発時の年齢（35歳以下），再発時の白血球数（10,000/μL未満）が予後良好因子であることが示され，第二寛解の同種移植実施の重要性が示された（図2）．また，再寛解導入療法の選択としては，初回寛解期間が1年以上の場合にはドキソルビシン（DXR），VCR，PSLなどを主体とした化学療法を行った群の予後が優れていたが，1年未満の場合には逆にこのような化学療法を行った群の成績は不良であった．

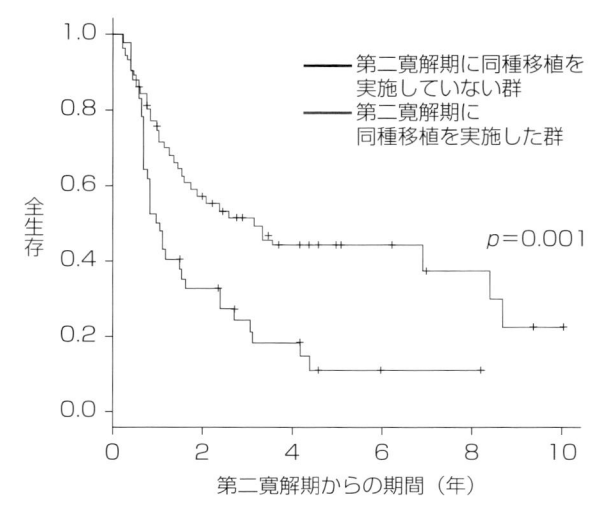

図2 化学療法後に再発したALLに対して再寛解導入療法でCR2が得られた患者におけるCR2の同種移植の有無による生存曲線の比較(CR2到達後68日をランドマークとした解析)

(Kako S et al. Br J Haematol 2013; **161**: 95-103)

　この論文のなかに,他の大規模臨床試験の初回再発症例の治療成績がまとめられているが,第二寛解到達率は42〜53%,5年生存率は7〜28%で,予後因子としては初回寛解期間,年齢,再発後の同種移植の実施などが同定されている.これらの研究の結果から,CR2のALLに対する同種移植の適応に問題はない.非血縁者間移植,臍帯血移植,HLA不適合血縁者間移植などを含めて同種移植を検討すべきである.

　非寛解期ALLに対する同種移植の成績は不良であるが,一部の患者に長期生存が得られる.非寛解期ALLに対する同種移植についてのCIBMTRの大規模な解析では3年生存率は16%であり,初回治療抵抗性再発(1点)あるいは2回目以降の再発(2点),骨髄芽球25%以上(1点),ドナーCMV抗体陽性(1点),年齢10歳以上(1点)あるいは40歳以上(2点)が独立した予後不良因子として同定された[29].これらの予後不良因子を用いた予後スコアによって3年生存率は46%(0〜1点),22%(2点),10%(3点以上)に分類された.

表2 若年者 ALL に対する移植適応

Ph 染色体陰性 ALL				
病期	HLA 適合同胞	HLA 適合非血縁	臍帯血	自家移植
第一寛解期				
標準リスク	S/CO	S/CO	CO	GNR
高リスク	S/CO	S/CO	CO	GNR
第二以降の寛解期	S	S	S	Dev
再発進行期／寛解導入不応	CO	CO	Dev	GNR

（日本造血細胞移植学会ガイドラインを改変）

G. ミニ移植

　高齢者 ALL に対する化学療法の成績は不良である．そこで，強度を減弱した移植前処置（RIC）を用いたミニ移植が試みられている．特に UKALL XII/ECOG 2992 試験において 35 歳以上の患者で移植関連死亡が増加したことから，ALL に対するミニ移植が注目されるようになった[17]．しかし，現時点ではミニ移植と化学療法，あるいはミニ移植と通常の移植の前方視的比較試験の結果は得られていない．

　通常の強度の前処置（MAC）と RIC の比較については EBMT と CIBMTR からそれぞれ大規模な後方視的研究が報告されている．前者では 45 歳以上の CR1・CR2 ALL に対する RIC 症例と MAC 症例を比較したところ，RIC 群で再発が有意に増加するものの無再発死亡は有意に減少し，無白血病生存率には差がみられなかった[30]．後者も CR1・CR2 患者を対象とした RIC と MAC の比較であるが，こちらは 16 歳以上の患者を含んでいる．多変量解析の結果，前処置の強度の違いは再発率，非再発死亡率，生存率に有意差を与えなかった．日本の 45 歳以上の寛解期 ALL に対する MAC と RIC の比較研究でも 3 年生存率，DFS，無再発死亡率に有意差はみられなかったが，年齢あるいは HLA 不適合と前処置の間に有意な交互作用があり，55 歳以上の HLA 不適合移植患者では RIC 群の生存，DFS が有意に優れていた[31]．

　ミニ移植の個別の前処置に関してはフルダラビン（FLU）とメルファラン（MEL）の組み合わせによる前処置で良好な成績（2〜3 年生存率 60% 程度）が得られている[32,33]．また，AML に対して行われた研究ではあるが，TBI の線量を 8 Gy に減量し，シクロスポリン（CY）を FLU に置き換えた前処置も有望かもしれない[34]．

H. 第一寛解期 Ph 染色体陽性 ALL に対する造血幹細胞移植

　Ph 染色体陽性 ALL は化学療法の成績が著しく不良であるため，非血縁者間移植を含めて，CR1 導入後早期の同種移植が推奨されていた．実際，LALA-94 試験や MRC UKALLXII/ECOG 2993 試験でもドナーあり群の予後が有意に優れているこ

とが示されている[17, 35]．しかし，年齢や早期再発などのために実際に CR1 移植ができる患者は 30% 未満であった[36]．

その後，チロシンキナーゼ阻害薬（TKI）の導入によって化学療法の成績は著しく向上し，寛解導入率は 92～100%，3 年以上の生存率も 30～49% を超えるようになってきている[36]．ただし，この長期生存率には CR1 に移植を行った患者が含まれているため，化学療法だけでどの程度の長期生存が得られるかは明らかではない．イマチニブを治療に導入した JALSG の PhALL202 試験では短期観察の時点では非移植群の成績も優れていたが[37]，55 歳以下の患者の 3 年生存率は全体で 56.8% で，移植群は 75% であるのに対し，非移植群は 36.4% まで低下していた[38]．ダサチニブを Hyper-CVAD 療法に併用した治療では CR1 に同種移植を実施した症例は 35 例中 4 名のみであるにもかかわらず，57% の 2 年無イベント生存率が得られているが，長期予後は不明である[39]．

確実なことは，TKI の導入によって同種移植に到達できる患者が 50% 以上に増加したことであり[36]，また，同種移植前のイマチニブの使用は同種移植後の再発率を減少させて移植成績が向上することも示されている[40]．近年の解析では移植前のイマチニブの使用によって移植後の無再発死亡率も低下していた[41]．Ph 染色体陽性 ALL の移植適応については，将来的には TKI 導入後の長期成績の解明や MRD のモニタリングなどによって適応が変化する可能性があるが，現時点では TKI 併用化学療法を行った後に CR1 に同種移植を行うことが推奨される．

表3　若年者 Ph 染色体陽性 ALL に対する移植適応

Ph 染色体陽性 ALL				
病　期	HLA 適合同胞	HLA 適合非血縁	臍帯血	自家移植
第一寛解期	S	S	CO	Dev
第二以降の寛解期	S	S	S	GNR
再発進行期/寛解導入不応	CO	CO	Dev	GNR

（日本造血細胞移植学会ガイドラインを改変）

1. Ph 染色体陽性 ALL に対するミニ移植

CR1 の Ph 染色体陽性 ALL の後方視的解析では，1 年の移植関連死亡は RIC 群で低かったが（13% と 36%），3 年再発率は RIC 群で高く（49% と 28%），生存率は同等であった（39% と 35%）[42]．両群の再発率の差は移植前に MRD が検出された症例において顕著であった．

文　献

1) Moorman AV et al. Karyotype is an independent prognostic factor in adult acute lymphoblastic leukemia (ALL): analysis of cytogenetic data from patients treated on the Medical Research Council (MRC) UKALLXII/Eastern Cooperative Oncology Group (ECOG) 2993 trial. Blood 2007; **109**: 3189-97.
2) Pullarkat V et al. Impact of cytogenetics on the outcome of adult acute lymphoblastic leukemia: results of Southwest Oncology Group 9400 study. Blood 2008; **111**: 2563-72.

3) Wetzler M et al. Prospective karyotype analysis in adult acute lymphoblastic leukemia: the cancer and leukemia Group B experience. Blood 1999; **93**: 3983-93.
4) Annino L et al. Treatment of adult acute lymphoblastic leukemia (ALL): long-term follow-up of the GIMEMA ALL 0288 randomized study. Blood 2002; **99**: 863-71.
5) Huguet F et al. Pediatric-inspired therapy in adults with Philadelphia chromosome-negative acute lymphoblastic leukemia: the GRAALL-2003 study. J Clin Oncol 2009; **27**: 911-8.
6) Bassan R et al. Improved risk classification for risk-specific therapy based on the molecular study of minimal residual disease (MRD) in adult acute lymphoblastic leukemia (ALL). Blood 2009; **113**: 4153-62.
7) Bruggemann M et al. Clinical significance of minimal residual disease quantification in adult patients with standard-risk acute lymphoblastic leukemia. Blood 2006; **107**: 1116-23.
8) Pui CH et al. Acute lymphoblastic leukemia. N Engl J Med 1998; **339**: 605-15.
9) Copelan EA et al. The biology and treatment of acute lymphoblastic leukemia in adults. Blood 1995; **85**: 1151-68.
10) Hoelzer D et al. Acute lymphoblastic leukemia. Hematology 2002 - American Society of Hematology Educational Book. p162-92, 2002
11) Boissel N et al. Should adolescents with acute lymphoblastic leukemia be treated as old children or young adults? Comparison of the French FRALLE-93 and LALA-94 trials. J Clin Oncol 2003; **21**: 774-80.
12) de Bont JM et al. [Adolescents with acute lymphatic leukaemia achieve significantly better results when treated following Dutch paediatric oncology protocols than with adult protocols]. Ned Tijdschr Geneeskd 2005; **149**: 400-6.
13) Storring JM et al. Treatment of adults with BCR-ABL negative acute lymphoblastic leukaemia with a modified paediatric regimen. Br J Haematol 2009; **146**: 76-85.
14) Sebban C et al. Allogeneic bone marrow transplantation in adult acute lymphoblastic leukemia in first complete remission: a comparative study. French Group of Therapy of Adult Acute Lymphoblastic Leukemia. J Clin Oncol 1994; **12**: 2580-7.
15) Hunault M et al. Better outcome of adult acute lymphoblastic leukemia after early genoidentical allogeneic bone marrow transplantation (BMT) than after late high-dose therapy and autologous BMT: a GOELAMS trial. Blood 2004; **104**: 3028-37.
16) Ribera JM et al. Comparison of intensive chemotherapy, allogeneic or autologous stem cell transplantation as post-remission treatment for adult patients with high-risk acute lymphoblastic leukemia. Results of the PETHEMA ALL-93 trial. Haematologica 2005; **90**: 1346-56.
17) Fielding AK et al. Prospective outcome data on 267 unselected adult patients with Philadelphia chromosome-positive acute lymphoblastic leukemia confirms superiority of allogeneic transplantation over chemotherapy in the pre-imatinib era: results from the International ALL Trial MRC UKALLXII/ECOG2993. Blood 2009; **113**: 4489-96.
18) Cornelissen JJ et al. Myeloablative allogeneic versus autologous stem cell transplantation in adult patients with acute lymphoblastic leukemia in first remission: a prospective sibling donor versus no-donor comparison. Blood 2009; **113**: 1375-82.
19) Takeuchi J et al. Induction therapy by frequent administration of doxorubicin with four other drugs, followed by intensive consolidation and maintenance therapy for adult acute lymphoblastic leukemia: the JALSG-ALL93 study. Leukemia 2002; **16**: 1259-66.
20) Ram R et al. Management of adult patients with acute lymphoblastic leukemia in first complete remission: systematic review and meta-analysis. Cancer 2010; **116**: 3447-57.
21) Yanada M et al. Allogeneic hematopoietic stem cell transplantation as part of postremission therapy improves survival for adult patients with high-risk acute lymphoblastic leukemia: a metaanalysis. Cancer 2006; **106**: 2657-63.
22) Gupta V et al. Allogeneic, but not autologous, hematopoietic cell transplantation improves survival only among younger adults with acute lymphoblastic leukemia in first remission: an individual patient data meta-analysis. Blood 2013; **121**: 339-50.
23) Kanda Y et al. Allogeneic hematopoietic stem cell transplantation from family members other than HLA-identical siblings over the last decade (1991-2000). Blood 2003; **102**: 1541-7.
24) Kanda J et al. Related transplantation with HLA 1-antigen mismatch in the graft-versus-host direction and

HLA 8/8-allele-matched unrelated transplantation: A nationwide retrospective study. Blood 2012; **119**: 2409-16.
25) Nishiwaki S et al. Allogeneic stem cell transplantation for adult Philadelphia chromosome-negative acute lymphocytic leukemia: comparable survival rates but different risk factors between related and unrelated transplantation in first complete remission. Blood 2010; **116**: 4368-75.
26) Kako S et al. A decision analysis of allogeneic hematopoietic stem cell transplantation in adult patients with Philadelphia chromosome-negative acute lymphoblastic leukemia in first remission who have an HLA-matched sibling donor. Leukemia 2011; **25**: 259-65.
27) Kako S et al. The role of HLA-matched unrelated transplantation in adult patients with Ph chromosome-negative ALL in first remission. A decision analysis. Bone Marrow Transplant 2013; **48**: 1077-83.
28) Kako S et al. Outcome after first relapse in adult patients with Philadelphia chromosome-negative acute lymphoblastic leukaemia. Br J Haematol 2013; **161**: 95-103.
29) Duval M et al. Hematopoietic stem-cell transplantation for acute leukemia in relapse or primary induction failure. J Clin Oncol 2010; **28**:3730-8.
30) Mohty M et al. Reduced-intensity versus conventional myeloablative conditioning allogeneic stem cell transplantation for patients with acute lymphoblastic leukemia: a retrospective study from the European Group for Blood and Marrow Transplantation. Blood 2010; **116**: 4439-43.
31) Tanaka J et al. Reduced-intensity vs myeloablative conditioning allogeneic hematopoietic SCT for patients aged over 45 years with ALL in remission: a study from the Adult ALL Working Group of the Japan Society for Hematopoietic Cell Transplantation (JSHCT). Bone Marrow Transplant 2013; **48**: 1389-94.
32) Stein AS et al. Reduced-intensity conditioning followed by peripheral blood stem cell transplantation for adult patients with high-risk acute lymphoblastic leukemia. Biol Blood Marrow Transplant 2009; **15**: 1407-14.
33) Cho BS et al. Reduced-intensity conditioning allogeneic stem cell transplantation is a potential therapeutic approach for adults with high-risk acute lymphoblastic leukemia in remission: results of a prospective phase 2 study. Leukemia 2009; **23**: 1763-70.
34) Bornhauser M et al. Reduced-intensity conditioning versus standard conditioning before allogeneic haemopoietic cell transplantation in patients with acute myeloid leukaemia in first complete remission: a prospective, open-label randomised phase 3 trial. Lancet Oncol 2012; **13**: 1035-44.
35) Dombret H et al. Outcome of treatment in adults with Philadelphia chromosome-positive acute lymphoblastic leukemia?results of the prospective multicenter LALA-94 trial. Blood 2002; **100**: 2357-66.
36) Fielding AK. Philadelphia-positive acute lymphoblastic leukemia--is bone marrow transplant still necessary? Biol Blood Marrow Transplant 2011; **17** (1 Suppl) :S84-88.
37) Yanada M et al. High complete remission rate and promising outcome by combination of imatinib and chemotherapy for newly diagnosed BCR-ABL-positive acute lymphoblastic leukemia: a phase II study by the Japan Adult Leukemia Study Group. J Clin Oncol 2006; **24**: 460-6.
38) Hatta Y et al. Promising outcome of imatinib-combined chemotherapy followed by allogenic hematopoietic stem cell transplantation for Philadelphia chromosome-positive acute lymphoblastic leukemia: Results of the Japan Adult Leukemia Study Group (JALSG) Ph+ALL202 regimen. Blood 2009; **114**: 1201-1202 (abstr 3090).
39) Ravandi F et al. First report of phase 2 study of dasatinib with hyper-CVAD for the frontline treatment of patients with Philadelphia chromosome-positive (Ph+) acute lymphoblastic leukemia. Blood 2010; **116**: 2070-7.
40) Mizuta S et al. Pre-transplant imatinib-based therapy improves the outcome of allogeneic hematopoietic stem cell transplantation for BCR-ABL-positive acute lymphoblastic leukemia. Leukemia 2011; **25**: 41-7.
41) Mizuta S et al. Pretransplant administration of imatinib for allo-HSCT in patients with BCR-ABL-positive acute lymphoblastic leukemia. Blood 2014; **123**: 2325-32.
42) Bachanova V et al. Ph+ ALL patients in first complete remission have similar survival after reduced intensity and myeloablative allogeneic transplantation: impact of tyrosine kinase inhibitor and minimal residual disease. Leukemia 2014; **28**: 658-65.

3 骨髄異形成症候群(MDS)

A. 予後予測因子

　進行速度や予後が患者間で大きく異なる MDS においては，診断時の予後予測に基づいて治療戦略を考える必要がある．分類は FAB 分類が長期間用いられ，90年代後半に WHO 分類が提唱された．一方，予後予測分類としてもっとも広く用いられているのは International Prognostic Scoring System（IPSS）[1] である（**表1，図1**）．IPSS で Int-2 の MDS の生存期間の中央値は60歳以下で2年強，60歳を越えると1年程度であり，High の MDS ではいずれも1年未満となる．High では白血化してから死亡する患者が半数であるのに対し，Int-2 では2/3が白血化する前に死亡する．しかし，IPSS は基本的に支持療法だけを行った患者の予後を評価したものであることに注意が必要である．IPSS 分類から移植適応を考える際には，IPSS で示された生存期間だけから判断するのではなく，何らかの治療を行った際の生存期間も考慮しなければならない．

　その後，WHO 分類と輸血依存性を予後因子に加えた新たな予後予測モデル（WPSS）が提唱された[2]．この分類は初診時だけでなく病期進展時にも用いることができるが，まだ臨床データが十分には蓄積されていない．さらに，より多数例のデータを再解析することによって作成された Revised IPSS（IPSS-R）も公表されている（**表2**）[3]．ただし，これらの新しい予後予測モデルについては移植適応を検討するうえでのデータがまだ不十分であり，IPSS は現在でも広く用いられている．これらの分類には慢性骨髄単球性白血病（CMML）は含まれていないが，CMML 特異的な予後予測システム（CPSS）が提唱されている[4]．

表1 IPSS の予後分類（白血球数 12,000/μL 以上の CMML はこの分類に含まれない）

	Score value				
	0	0.5	1.0	1.5	2.0
骨髄中の芽球（%）	<5	5〜10	-	11〜20	21〜30
染色体*	Good	Intermediate	Poor		
血球減少**	0/1	2/3			

Score value の合計値によって下記のように分類する．
Low：0，Intermediate-1：0.5〜1.0，Intermediate-2：1.5〜2.0，High≧2.5
*Good：正常，-Y，del(5q)，del(20q)
Poor：複雑核型（3個以上の異常），7番染色体異常
Intermediate：その他の染色体異常
**Hb<10g/dL，好中球<1,800/μL，血小板<100,000/μL

(Greenberg P et al. Blood 1997; **89**: 2079-88)

ⓐ 60歳以下のMDS患者群　　**ⓑ** 60歳を越えるMDS患者群

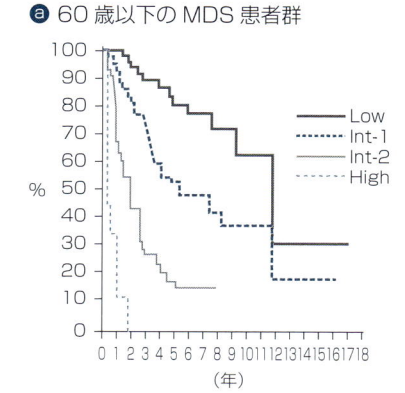

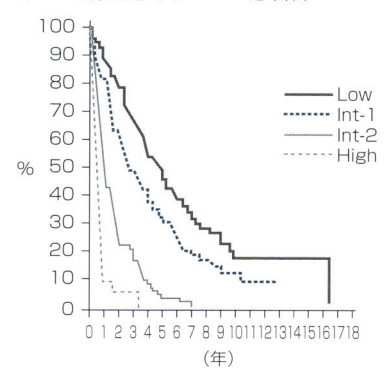

図1 60歳以下(ⓐ)および60歳を越える(ⓑ)MDS患者の予後予測群別の生存曲線

(Greenberg P et al. Blood 1997; **89**: 2079-88)

表2　IPSS-Rの予後分類

	Score value						
	0	0.5	1.0	1.5	2.0	3.0	4.0
骨髄中の芽球（%）	≦2	-	>2〜<5	-	5〜10	>10	-
染色体*	VG	-	G	-	I	P	VP
Hb (g/dL)	≧10	-	8〜<10	<8	-	-	-
Plt (×10³/μL)	≧100	50〜<100	<50	-	-	-	-
好中球 (×10³/μL)	≧0.8	<0.8	-	-	-	-	-

Score valueの合計値によって下記のように分類する.
Very low≦1.5, Low：>1.5〜3, Intermediate：>3〜4.5, High：>4.5〜6, Very high：>6

*Very good (VG)：-Y, del(11q)
Good (G)：正常, del(5q), del(12p), del(20q), double including del(5q)
Intermediate (I)：del(7q), +8, +19, i(17q), any other single or double independent clones
Poor (P)：-7, inv(3)/t(3q)/del(3q), double including -7/del(7q), 複雑核型（3個の異常）
Very poor (VP)：複雑核型（3個より多い異常）

(Greenberg PL et al. Blood 2012; **120**: 2454-65)

B. 移植以外の治療

　低リスク（IPSSならLow, Int-1）のMDSに対しては輸血，除鉄療法，赤血球造血刺激因子，感染症対策などの支持療法（あるいは5番染色体長腕欠損例にはレナリドミド）が中心となるが，抗ヒト胸腺細胞免疫グロブリン（ATG）やシクロスポリン（CSA）による免疫抑制療法，タンパク同化ホルモンなどの治療も試みられることがある．高リスク（IPSSならInt-2, High）に対してはAMLに準じた強

力な化学療法が行われることがあるが，毒性が強く出現するにもかかわらず，その奏効率は低いことから，積極的に試みられることは少ない．Wattelらは芽球増加型不応性貧血（RAEB），移行期の芽球増加を伴う不応性貧血（RAEB-t），CMMLなどの高リスクのMDS，あるいはAMLに進行したde novoのMDS患者99例に強力な寛解導入療法，地固め療法を行った[5]．41症例に完全寛解（CR），16症例に部分寛解（PR）が得られた．CR, PRの持続期間は中央値でそれぞれ15ヵ月と17ヵ月であり，生存期間の中央値はそれぞれ化学療法開始から20ヵ月と18ヵ月であった．RAEB-tの診断と，染色体検査で予後不良の染色体異常（-7, +8, 複雑核型）がないことが予後良好因子として同定された．また，MD Andersonがんセンターで強力な化学療法を行った372例のAML患者，106例のRAEB-t患者，52例のRAEB患者の治療後の経過を解析したところ，完全寛解率は順に66％，66％，62％と同等であったが，寛解が得られた後の無イベント生存率（EFS）および化学療法開始時からのEFSはRAEB群だけがほかの2群よりも劣っていた[6]．しかし，RAEB群およびRAEB-t群では5番，7番の染色体異常を含む複雑な染色体異常を有するなどの予後不良因子が多く認められたため，これらの因子を含めた多変量解析においてはRAEB群とほかの2群との差は認められなかった．以上の結果から，強力な化学療法によって効果が期待できるのは予後不良因子（染色体異常，PS，長期罹病）のない若年症例であると考えられる．しかし，寛解が得られてもその持続期間は短いので，通常は同種造血幹細胞移植前に芽球数をコントロールするための治療として行われることが多い．

その後，DNAメチル化阻害薬がMDSの治療に幅広く用いられるようになり，高リスクMDSに対する既存治療（支持療法，低用量化学療法，あるいは強力化学療法）とメチル化阻害薬アザシチジンの無作為割付比較試験（RCT）では，アザシチジン投与群において生存期間，無白血病生存期間が有意に延長することが示された[7]．現在は高リスクMDSの移植までのつなぎの治療として幅広く用いられているが，効果が出現するまでに数コースの治療を要するということに注意が必要である．

C. 同種造血幹細胞移植の適応

MDSに対する造血幹細胞移植としては，正常な自家造血幹細胞移植片を得ることが困難であるため，通常は同種移植が行われている．すでに多数例の同種移植の治療成績が報告されている．International Bone Marrow Transplant Registry Database（IBMTR）の452例のMDS患者（RA/RARS 140例，RAEB 136例，RAEB-t 136例，CMML 40例）に対するHLA適合同胞間移植の解析では，グレードII以上の急性移植片対宿主病（GVHD）が36％，3年移植関連死亡率，再発率，DFS, OSがそれぞれ37％，23％，40％，42％であった[8]．多変量解析によって，DFSに対して独立して有意に関連する因子として移植前の芽球割合，血小板数，移植時年齢が同定された．日本造血細胞移植学会（JSHCT）に登録されたMDSに対するHLA適合同胞間移植のデータでは，49％の5年OSが得られていた[9]．移

ⓐ FAB 分類

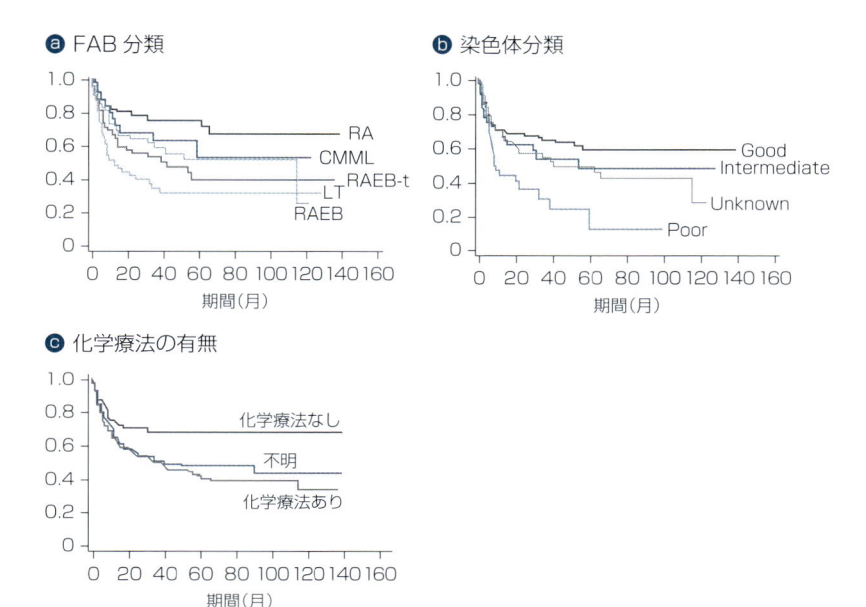

ⓑ 染色体分類

ⓒ 化学療法の有無

図2 JSHCT に報告された MDS に対する HLA 適合同胞間移植の予後因子別 OS（LT は白血化症例）

(Nakai K et al. Leukemia 2005; **19**: 396-401)

植前の芽球数は調査項目に含まれなかったため解析されていないが，FAB 分類，染色体異常，移植前の化学療法の有無が，生存期間に対する独立した予後因子であった（図2）．非血縁者間移植については，以前の解析では移植関連死亡率が高く，生存率も血縁者間移植と比較して不良であったが[10,11]，近年は遺伝子レベルでのHLA 適合度を高めることによって血縁者間移植に匹敵する成績となっている[12]．

このように，同種造血幹細胞移植は MDS に対する唯一の根治的治療法として確立されたが，高い移植関連死亡率を伴う治療法であり，どのような患者に同種移植を実施すべきかの見極めが必要である．International MDS Risk Analysis Workshop（IMRAW）の非移植群 MDS 症例（60歳以下のみ，CMML を除く）と IBMTR に登録された移植症例と FHCRC で行われた移植症例を用いて，①診断直後に移植を行う，② AML に進行したら移植を行う，③診断後ある一定の時点（2,4,6,8年後）で移植を行う，の3つの治療戦略の妥当性について，マルコフ・モデルを用いた臨床決断分析が行われた[13]．すると，IPSS Low あるいは Int-1 では，診断時にすぐに移植を行うよりも待機的に移植を行うほうがより長い生存期間が期待できるのに対して，Int-2 あるいは High においては診断直後に移植を行うことによって，もっとも長い生存期間が期待できることが示された（図3）．QOL で補正した生存期間の解析でもこれらの結果に大きな違いは認められなかった．60～70歳の患者を対象とした臨床決断分析でも同様に Int-2 あるいは High に対してはミニ移植を行うことで生存期間，QOL で補正した生存期間ともに延長することが示

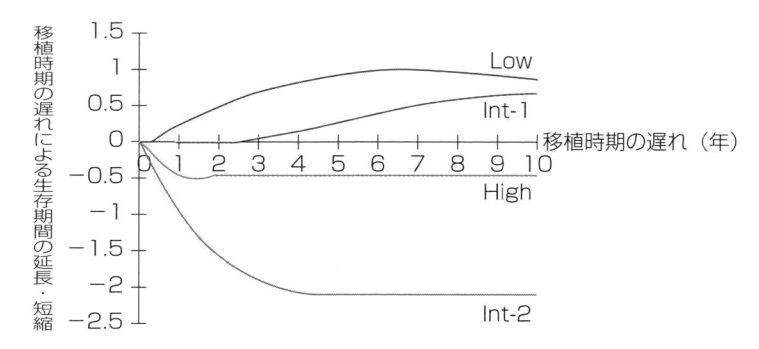

図3 MDSに対する至適な移植時期を検討したdecision analysisの結果
X軸は移植時期の遅れを表し，Y軸は移植時期を遅らせることによる生存期間の延長あるいは短縮を示す．

(Cutler CS et al. Blood 2004; **104**: 579-85)

された[14]．ただし，LowあるいはInt-1の症例でも，高度な血球減少（高度な好中球減少や再生不良性貧血の重症以上に相当する血球減少など）を伴う若年者に対しては同種移植を検討する価値がある．

D. 造血幹細胞移植前の芽球減少治療の妥当性

　Int-2やHighの症例で芽球の増加を認めるような場合に，移植前に芽球を減少させるための化学療法を行うべきかどうかは議論の残る部分である[15, 16]．移植前の芽球割合が移植成績の重要な予後因子であることは明らかではあるが，それは単に腫瘍の性質として化学療法に対する反応のよい群が移植前の芽球割合低値群に含まれているというバイアスを示すに過ぎないという可能性もあり，移植前に化学療法を行うことを支持する根拠とはならない．また，化学療法による骨髄抑制中の感染症の合併などがその後の移植に悪影響を及ぼす可能性も考えなくてはならない．European Group for Blood and Marrow Transplantation（EBMT）に登録された46例のRA/RARS，67例のRAEB/RAEB-t，18例のMDS由来の二次性AML症例に対する，移植前化学療法を行わないHLA適合同胞間移植の治療成績の解析では，5年DFSがRA/RARS 52％，RAEB 34％，RAEB-t 19％，二次性AML 26％であった[17]．前述のJSHCTのHLA適合同胞間移植のデータで，RAEB-tあるいは二次性AMLの症例を抽出して解析したところ，化学療法を行って第一寛解（CR1）の状態で移植した場合と，無治療で移植した場合の生存率はほぼ同等であった[9]．進行がより緩徐であった患者が無治療で移植を受けることが可能であったというバイアスを否定することはできないが，両群間に診断から移植までの期間の差はなく，両群の比較に大きな影響を与えているとは考えにくい．移植前の化学療法の妥当性についても，真の結論を得るにはRCTが必要であるが，現時点で得られている結果から判断すると，芽球割合が10〜20％未満で安定しているようなMDS症例におい

ては移植前に化学療法を行わないことが妥当であるように思われる．一方，芽球の増加速度が速い場合や，移植までに時間を要する場合には芽球数のコントロールのために化学療法あるいは DNA メチル化阻害薬が試みられることがある．しかし，後方視的比較ではミニ移植前のアザシチジンの有用性は示されなかった[18]．

E. 自家移植

MDS 患者に強力な寛解導入療法を行い，2 コース以内に CR が得られた症例に地固め療法を 1 コース行い，その後，50 歳未満で HLA 適合同胞がいる場合には同種移植を，それ以外の場合には自家移植を行うという臨床試験が行われた[19]．HLA 適合ドナーの有無による比較では 4 年 DFS はそれぞれ 31％，27％と大きな差は認められなかった．しかし，実際に移植を受けた患者の割合が低く，かつ両群で異なるため，同種移植と自家移植の正確な比較は不可能である．MDS に対する日常診療としての自家移植は推奨されない．

F. ミニ移植

MDS は高齢者に多い疾患であるため，ミニ移植が選択されることが多い．EBMT が行った RIC と MAC の後方視的比較では，再発率は RIC 群で有意に増加したが，無再発死亡が減少したため，3 年の無増悪生存率，OS は同等であった（図4）[20]．しかし，再発率は明らかに増加することから，通常の移植を安全に実施できるような若年患者に対しては MAC（BU-CY，FLU-BU4 など）の選択が無難である．

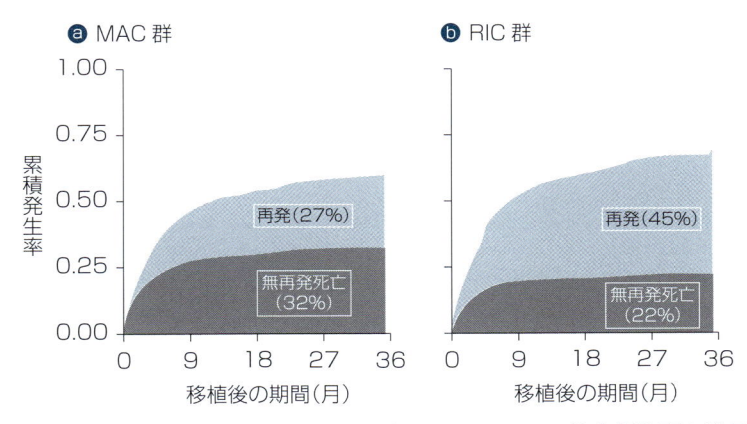

図4　MDS に対する RIC と MAC を比較した EBMT の後方視的研究結果
（Martino R et al. Blood 2006; **108**: 836-46）

表3 MDSに対する移植適応

病型リスク	HLA適合同胞	HLA適合非血縁	臍帯血移植
de novo MDS			
Lower risk*（低リスク群）	CO	CO	CO/Dev
Higher risk**（高リスク群）	S	S	CO
therapy-related MDS	S	S	CO
AML transformed from MDS	S	S	CO
CMML			
Lower risk（CPSS：low, intermediate-1）	CO	CO	CO/Dev
Higher risk (intermediate-2, high)	S	S	CO

CPSS：*lower risk群；IPSS：low/intermediate-1, IPSS-R：very low, low, intermediate, WPSS：very low, low, intermediate.
**higher risk群；IPSS：intermediate-2, high, IPSS-R：intermediate, high, very high, WPSS：high, very high.

（日本造血細胞移植学会ガイドラインより）

文献

1) Greenberg P et al. International scoring system for evaluating prognosis in myelodysplastic syndromes. Blood 1997; **89**: 2079-88.
2) Malcovati L et al. Time-dependent prognostic scoring system for predicting survival and leukemic evolution in myelodysplastic syndromes. J Clin Oncol 2007; **25**: 3503-10.
3) Greenberg PL et al. Revised international prognostic scoring system for myelodysplastic syndromes. Blood 2012; **120**: 2454-65.
4) Such E et al. Development and validation of a prognostic scoring system for patients with chronic myelomonocytic leukemia. Blood 2013; **121**: 3005-15.
5) Wattel E et al. Long-term follow-up of de novo myelodysplastic syndromes treated with intensive chemotherapy: incidence of long-term survivors and outcome of partial responders. Br J Haematol 1997; **98**: 983-91.
6) Estey E et al. Effect of diagnosis (refractory anemia with excess blasts, refractory anemia with excess blasts in transformation, or acute myeloid leukemia [AML]) on outcome of AML-type chemotherapy. Blood 1997; **90**: 2969-77.
7) Fenaux P et al. Efficacy of azacitidine compared with that of conventional care regimens in the treatment of higher-risk myelodysplastic syndromes: a randomised, open-label, phase III study. Lancet Oncol 2009; **10**: 223-32.
8) Sierra J et al. Bone marrow transplantation from HLA-identical siblings as treatment for myelodysplasia. Blood 2002; **100**: 1997-2004.
9) Nakai K et al. Value of chemotherapy before allogeneic hematopoietic stem cell transplantation from an HLA-identical sibling donor for myelodysplastic syndrome. Leukemia 2005; **19**: 396-401.
10) Castro-Malaspina H et al. Unrelated donor marrow transplantation for myelodysplastic syndromes: outcome analysis in 510 transplants facilitated by the National Marrow Donor Program. Blood 2002; **99**: 1943-51.
11) de Witte T et al. Haematopoietic stem cell transplantation for patients with myelo-dysplastic syndromes and secondary acute myeloid leukaemias: a report on behalf of the Chronic Leukaemia Working Party of the European Group for Blood and Marrow Transplantation (EBMT). Br J Haematol 2000; **110**: 620-30.
12) de Witte T et al. Allogeneic stem cell transplantation for patients with refractory anaemia with matched related and unrelated donors: delay of the transplant is associated with inferior survival. Br J Haematol

2009; **146**: 627-36.
13) Cutler CS et al. A decision analysis of allogeneic bone marrow transplantation for the myelodysplastic syndromes: delayed transplantation for low risk myelodysplasia is associated with improved outcome. Blood 2004; **104**:579-85.
14) Koreth J et al. Role of reduced-intensity conditioning allogeneic hematopoietic stem-cell transplantation in older patients with *de novo* myelodysplastic syndromes: an international collaborative decision analysis. J Clin Oncol 2013; **31**: 2662-70.
15) Platzbecker U. Allogeneic hematopoietic cell transplantation in patients with myelodysplastic syndromes. Semin Hematol 2012; **49**: 342-9.
16) Parmar S et al. Hematopoietic stem cell transplantation for myelodysplastic syndrome. Biol Blood Marrow Transplant 2010; **16**(Suppl 1): S37-44.
17) Runde V et al. Bone marrow transplantation from HLA-identical siblings as first-line treatment in patients with myelodysplastic syndromes: early transplantation is associated with improved outcome. Chronic Leukemia Working Party of the European Group for Blood and Marrow Transplantation. Bone Marrow Transplant 1998; **21**: 255-61.
18) Damaj G et al. Upfront allogeneic stem cell transplantation after reduced-intensity/nonmyeloablative conditioning for patients with myelodysplastic syndrome: a study by the societe francaise de greffe de moelle et de therapie cellulaire. Biol Blood Marrow Transplant 2014; **20**: 1349-55.
19) de Witte T et al. Intensive chemotherapy followed by allogeneic or autologous stem cell transplantation for patients with myelodysplastic syndromes (MDSs) and acute myeloid leukemia following MDS. Blood 2001; **98**: 2326-31.
20) Martino R et al. Retrospective comparison of reduced-intensity conditioning and conventional high-dose conditioning for allogeneic hematopoietic stem cell transplantation using HLA-identical sibling donors in myelodysplastic syndromes. Blood 2006; **108**: 836-46.

4 慢性骨髄性白血病（CML）

A. 予後予測因子

CMLの自然経過は，数年間の慢性期を経て急性転化を生じ，死に至るというものである．予後予測モデルとしては年齢，脾腫，末梢血芽球比率，血小板数の4つの因子に基づくSokalスコアが古くから用いられてきた[1]．Sokalスコアはイマチニブの投与後の細胞遺伝学的完全寛解到達率と相関することが示されているが[2]，現在ではチロシンキナーゼ阻害薬（TKI）に対する反応性が最大の予後因子と考えられている．

B. 薬物療法

CMLに対する薬物療法の歴史としては，ヒドロキシカルバミドがブスルファン（BU）よりも生存期間，副作用の面で優れていたが，Ph染色体の減少（細胞遺伝学的効果）を得るには至らず，CMLの自然予後を改善するような治療ではなかった[3,4]．インターフェロン（IFN）と化学療法の比較のメタアナリシスではIFN投与群のOSが有意に優れていることが示された[5]．さらに効果を高めるためにIFNにAra-Cを併用すると細胞遺伝学的効果の出現率や生存期間が有意に改善した[6]．しかし，イタリアで行われた追試では生存の改善は再現されていない[7]．

その後，イマチニブが導入されてCMLの薬物療法が劇的に変化した．未治療の第一慢性期CML患者を対象として，イマチニブ単独療法とIFN・Ara-C併用療法とのRCT（IRIS study）が行われた[8]．治療開始18ヵ月の時点で細胞遺伝学的完全寛解（CCR）が得られた症例はイマチニブ群で76.2％，IFN・Ara-C併用群で14.5％と大きな差を認め，移行期や急性期に進行しない生存率についても96.7％と91.5％（$p<0.001$）と有意差を認め，耐容性もイマチニブ群が優れていることから，未治療CML患者に対する薬物療法としてイマチニブが標準治療として用いられるようになった．また，CCR到達の有無で予後が予測できるだけでなく，CCRが得られた患者のなかでも，さらにRT-PCRで評価した*bcr-abl*融合mRNAが*abl*遺伝子（あるいはほかのコントロール遺伝子）に対して0.1％以下となる分子生物学的大部分寛解（MMR）を達成した患者はその後の無増悪生存（PFS）がより優れているということが示された[9]．

さらに第二世代TKIのニロチニブとダサチニブは，いずれもイマチニブとのRCTで早期の奏効率がより優れていること，移行期，急性転化期への進行が少ないことが示されており，抗腫瘍効果としては第二世代TKIのほうが高いと考えられる[10-13]．しかし，現時点では全生存率の差は観察されていない．第二世代TKIの

長期投与の安全性も不明であることから，初期治療薬としてのイマチニブを含めた3剤の優劣は明確にはなっていない．

薬物療法開始後の治療目標は，まず血算が正常化する血液学的寛解（CHR），次に染色体検査で Ph 染色体が消失する CCR，さらに MMR，そして最後に RT-PCR でも bcr-abl 融合 mRNA が検出できない分子生物学的検出不能寛解（CMR）となる．**表1, 2**に，European LeukemiaNet（ELN）2013 の効果判定基準を示す[14]．Warning と判断した場合はより頻回のモニタリングを行う．治療失敗（Failure）に該当する場合はイマチニブでの初期治療中であれば第二世代 TKI に変更する．第二世代 TKI を投与している場合は他の第二世代 TKI に変更する．変更の時点で可能であれば abl 遺伝子の変異についても検討する．T315I の変異は第二世代の薬剤でも効果が期待できない．そのほかにもニロチニブ，ダサチニブそれぞれが奏効しにくい変異も知られている．二次治療後の効果判定も ELN 2013 に示されている．

TKI の投与によって一部の患者が分子生物学的にも白血病を検出できない状態になるが，TKI を中止すると多くの場合は速やかに腫瘍細胞が増加する．ただし，2年以上分子生物学的寛解状態を維持した症例の約 40％においては TKI 中止後にも再燃がみられないということが報告された[15]．現在，分子生物学的寛解患者を対象とした TKI 中止の臨床試験が行われている．

表1 CML の治療効果判定基準（European LeukemiaNet2009 および 2013 より改変）

	定　義	モニタリング方法と頻度
血液学的評価 （Hematologic response）	完全寛解（CHR）：以下のすべてを満たす． 白血球＜10,000/μL 血小板＜450,000/μL 幼若顆粒球の消失 好塩基球 5％未満 脾腫を含む臨床症状の消失	血算と白血球分画血 CHR 達成までは 2 週間ごと，その後は 1〜3 ヵ月ごと
細胞遺伝学的評価 （Cytogenetic response）	Ph 染色体の割合で判定 完全寛解（Complete；CCyR）：0％ 部分寛解（Partial；PCyR）：1〜35％ 小部分寛解（Minor；mPCyR）：36〜65％ 微小部分寛解（Minimal；minPCyR）：66〜95％ 無効（None；no CyR）：＞95％	骨髄液の G 分染法（20 個以上の分裂期細胞を評価） CCR 達成までは治療開始後 3, 6, 12 ヵ月で実施．その後は定期的な分子生物学的評価ができない場合は少なくとも 12 ヵ月ごと
分子生物学的評価 （Molecular response）	完全寛解（CMR）：2 回連続して bcr-abl 融合 mRNA が検出されない（10^4 以上の感度の検査で） 大部分寛解（MMR）：bcr-abl 融合 mRNA が abl 遺伝子（あるいはほかのコントロール遺伝子）に対して 0.1％以下 TMA 法の 50 コピー/0.5μgRNA 相当	末梢血の定量 PCR 法あるいは TMA 法（AmpCML）3 ヵ月ごと

TMA 法は日本独自の方法であるが国内ではこの方法しか保険適用になっていない．

（Baccarani M et al. Blood 2013; **122**: 872-84）

表2　TKIによる初期治療後の効果の評価（European LeukemiaNet 2013）

	至適効果（Optimal）	要注意（Warnings）	治療の失敗（Failure）
診断時		予後予測でリスク，Ph陽性細胞のクローナルな染色体異常	
3ヵ月後	BCR-ABL1≦10% and/or Ph⁺≦35%	BCR-ABL1＞10% and/or Ph⁺ 36〜95%	CHR未到達 and/or Ph⁺＞95%
6ヵ月後	BCR-ABL1＜1% and/or Ph⁺ 0	BCR-ABL1 1〜10% and/or Ph⁺ 1〜35%	BCR-ABL1＞10% and/or Ph⁺＞35%
12ヵ月後	BCR-ABL1≦0.1%	BCR-ABL1＞0.1〜1%	BCR-ABL1＞1% and or Ph⁺＞0
以後，時期を問わず	BCR-ABL1≦0.1%	Ph陽性細胞以外のクローナルな染色体異常（-7 or 7q-）	CHRの喪失，CCyRの喪失，MMRの再検で確認された喪失，遺伝子変異，Ph陽性細胞のクローナルな染色体異常

（Baccarani M et al. Blood 2013; **122**: 872-84）

C. 造血幹細胞移植の適応

　同種造血幹細胞移植は，以前はCMLに対する唯一の根治的治療として積極的に行われていたが，TKIの優れた成績から，初発の慢性期CML患者に対して行われることはなくなった．HLA適合同胞が存在する場合にも，まずTKIを投与して反応を観察する．しかし，第二世代TKIを含めて十分な薬物療法を行っても望ましい細胞遺伝学的効果が得られない患者（特にT315I変異を有する症例）に対しては非血縁者間移植も含めて同種移植を検討する[14]．ただし，T315I変異のある慢性期CMLに対しては，今後はポナチニブで長期生存が得られる可能性がある[16]．移行期や急性転化期以後の予後は不良であり移植適応となるが，以下に示すように無治療移行期患者の一部はTKIによって良好な予後が期待できる．

　T315I変異を有するCMLの慢性期33例，移行期9例，急性転化期17例に対する同種移植の解析では，2年生存率はそれぞれ59%，67%，30%であり，移植時急性転化期と非血縁ドナーからの移植が有意な予後不良因子として同定された[17]．また，未治療移行期CMLに対する同種移植とイマチニブの比較では，治療前の患者背景でCML診断後の期間が12ヵ月以上，Hb 10 g/dL未満，末梢血芽球5%以上を予後不良因子として，これらの因子が一つもない患者をlow-risk，一つの患者をintermediate-risk，2つ以上の患者をhigh-riskと定義したところ，low-risk患者ではいずれの治療でも同等の生存率，無増悪生存率が得られたのに対して，intermediate-riskでは生存率には差がないものの無増悪生存率は移植群が有意に上回っており，high-risk群では生存率，無増悪生存率ともに移植群が優れていた（図1）[18]．急性転化期の移植成績はTKI時代においても不良であり，長期無病生存が得られるのは10%前後に過ぎない[19]．

　移植前のIFNの投与は，特に非血縁者間移植における長期の投与や移植直前3ヵ

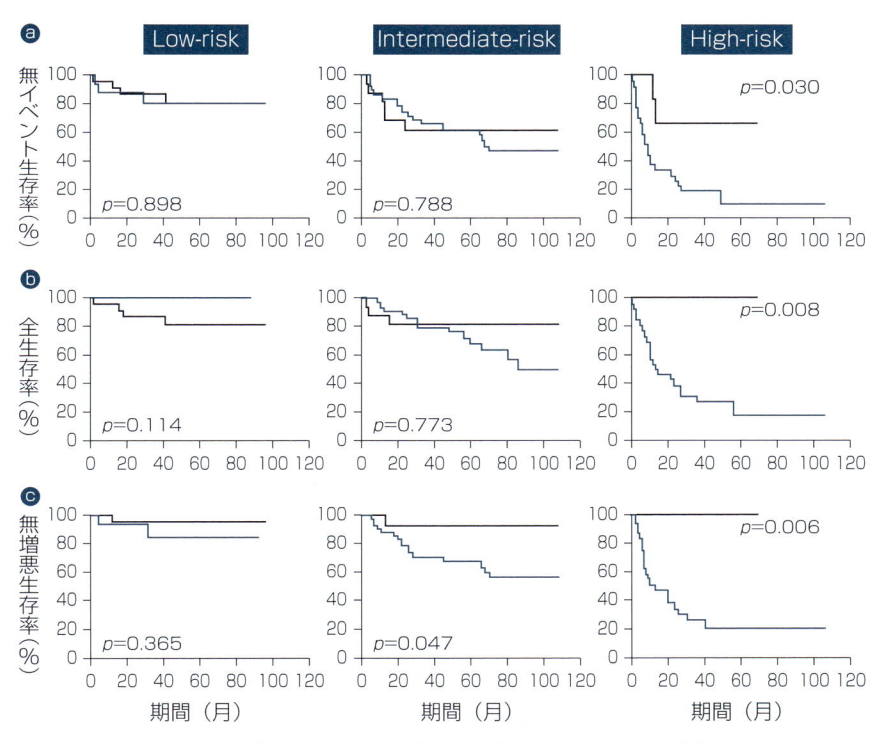

図1 移植前のリスク群別のイマチニブと同種移植の治療成績の比較
ⓐ：無イベント生存率，ⓑ：全生存率，ⓒ：無増悪生存率．—：同種移植群，—：イマチニブ群．
(Jiang Q et al. Blood 2011; 117: 3032-40)

月以内の投与が，移植成績に悪影響を与えることが示されているが[20]，イマチニブに関しては現時点では悪影響は示されていない[21]．第二世代の TKI もこれまでのデータでは同種移植の成績に悪影響を与えることはなさそうである[22, 23]．

なお，第一慢性期 CML に対する同種移植後に 5 年以上寛解状態を維持した患者の調査でも，その後に 7% に CML の再発による死亡が観察されているので，後期の再発にも注意が必要である[24]．

表3 CML に対する移植適応（私見）

		同種移植			自家移植
		HLA 適合同胞	HLA 適合非血縁	臍帯血	
慢性期	初発時	GNR	GNR	GNR	GNR
	TKI 不応性[#1]	S	S	CO	GNR
第二慢性期		S	S	S	GNR
移行期[#2]		S	S	S	GNR
急性転化期		CO*	CO*	CO*	GNR

[#1] TKI によって理想的な効果が得られていなくても長期生存が期待できる場合もあるので、慎重に移植適応を評価する。
[#2] 初発未治療の移行期症例の一部は TKI でも長期生存が得られるので危険因子の有無で移植適応を評価する。
*移植を行っても治療成績は不良であるため、慎重な検討を要するという意味で CO としたが、若年患者などでは積極的に行われることが多い。

D. ミニ移植

　CML は、ドナーリンパ球輸注（DLI）に対する反応性から示されたように、移植片対白血病（GVL）効果が得られやすい疾患であることから、ミニ移植の適応疾患として注目された。実際、FLU-BU-ATG の前処置で 24 人の第一慢性期 CML 症例にミニ移植を行った報告では、3 名が急性 GVHD によって死亡したが、5 年無病生存率は 86％で、全例が PCR レベルでの寛解状態を維持していた[25]。EBMT による CML に対するミニ移植 186 例の解析では、移植関連死亡率は移植後 100 日

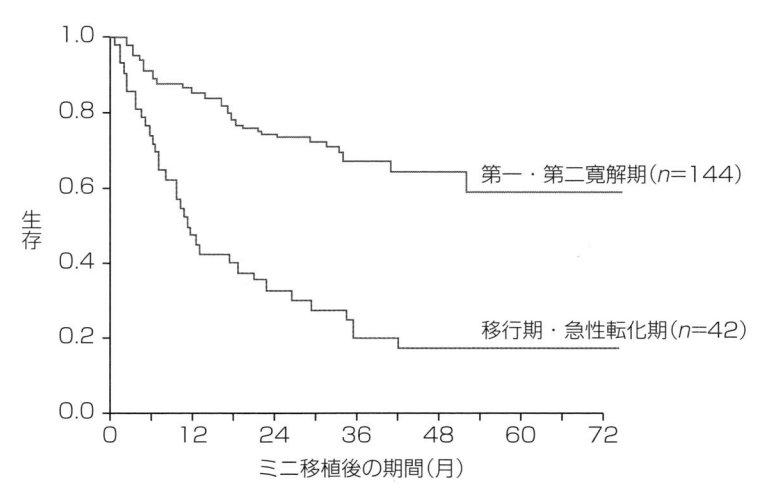

図2 EBMT に登録された CML に対するミニ移植の移植時病期別 OS
（Crawley C et al. Blood 2005; **106**: 2969-76）

以内では 6.1% であったが，移植後 2 年まで経過すると 23.3% に上昇し，CP1，CP2 での移植後の 3 年 OS はそれぞれ 69%，57% であった（図 2）[26]．

　CML 患者は移植前に強力な化学療法を受けていないため，少線量 TBI 単独や FLU-CY のような骨髄抑制の弱い前処置では移植片拒絶の頻度が高まる可能性があり[27, 28]，FLU-BU を中心とした前処置が推奨される．MD Anderson がんセンターからは，CML においても進行期の場合には FLU-MEL などの比較的骨髄破壊的前処置に近い前処置を行うことが予後の改善につながることを示唆するデータが発表されている[29, 30]．

文　献

1) Sokal JE et al. Prognostic discrimination in "good-risk" chronic granulocytic leukemia. Blood 1984; **63**: 789-99.
2) Deininger MWN. Management of early stage disease. Hematology (Am Soc Hematol Educ Program). 2005: 174-82.
3) Gribben JG et al. The detection of minimal residual disease: implications for bone marrow transplantation. Cancer Treat Res 1997; **77**: 99-120.
4) Hehlmann R et al. Randomized comparison of busulfan and hydroxyurea in chronic myelogenous leukemia: prolongation of survival by hydroxyurea. The German CML Study Group. Blood 1993; **82**: 398-407.
5) Interferon alfa versus chemotherapy for chronic myeloid leukemia: a meta-analysis of seven randomized trials: Chronic Myeloid Leukemia Trialists' Collaborative Group. J Natl Cancer Inst 1997; **89**: 1616-20.
6) Guilhot F et al. Interferon alfa-2b combined with cytarabine versus interferon alone in chronic myelogenous leukemia. French Chronic Myeloid Leukemia Study Group. N Engl J Med 1997; **337**: 223-9.
7) Baccarani M et al. A randomized study of interferon-alpha versus interferon-alpha and low-dose arabinosyl cytosine in chronic myeloid leukemia. Blood 2002; **99**: 1527-35.
8) O'Brien SG et al. Imatinib compared with interferon and low-dose cytarabine for newly diagnosed chronic-phase chronic myeloid leukemia. N Engl J Med 2003; **348**: 994-1004.
9) Hughes TP et al. Frequency of major molecular responses to imatinib or interferon alfa plus cytarabine in newly diagnosed chronic myeloid leukemia. N Engl J Med 2003; **349**: 1423-32.
10) Larson RA et al. Nilotinib vs imatinib in patients with newly diagnosed Philadelphia chromosome-positive chronic myeloid leukemia in chronic phase: ENESTnd 3-year follow-up. Leukemia 2012; **26**: 2197-203.
11) Saglio G et al. Nilotinib versus imatinib for newly diagnosed chronic myeloid leukemia. N Engl J Med 2010; **362**: 2251-9.
12) Kantarjian H et al. Dasatinib versus imatinib in newly diagnosed chronic-phase chronic myeloid leukemia. N Engl J Med 2010; **362**: 2260-70.
13) Kantarjian HM et al. Dasatinib or imatinib in newly diagnosed chronic-phase chronic myeloid leukemia: 2-year follow-up from a randomized phase 3 trial (DASISION). Blood 2012; **119**: 1123-9.
14) Baccarani M et al. European LeukemiaNet recommendations for the management of chronic myeloid leukemia: 2013. Blood 2013; **122**: 872-84.
15) Mahon FX et al. Discontinuation of imatinib in patients with chronic myeloid leukaemia who have maintained complete molecular remission for at least 2 years: the prospective, multicentre Stop Imatinib (STIM) trial. Lancet Oncol 2010; **11**: 1029-35.
16) Cortes JE et al. A phase 2 trial of ponatinib in Philadelphia chromosome-positive leukemias. N Engl J Med 2013; **369**: 1783-96.
17) Nicolini FE et al. Allogeneic stem cell transplantation for patients harboring T315I BCR-ABL mutated leukemias. Blood 2011; **118**: 5697-700.
18) Jiang Q et al. Imatinib mesylate versus allogeneic hematopoietic stem cell transplantation for patients with chronic myelogenous leukemia in the accelerated phase. Blood 2011; **117**: 3032-40.
19) Khoury HJ et al. Prognostic factors for outcomes in allogeneic transplantation for CML in the imatinib

era: a CIBMTR analysis. Bone Marrow Transplant 2012; **47**: 810-6.
20) Hehlmann R et al. Interferon-alpha before allogeneic bone marrow transplantation in chronic myelogenous leukemia does not affect outcome adversely, provided it is discontinued at least 90 days before the procedure. Blood 1999; **94**: 3668-77.
21) Deininger M et al. The effect of prior exposure to imatinib on transplant-related mortality. Haematologica 2006; **91**: 452-9.
22) Breccia M et al. Second-generation tyrosine kinase inhibitors before allogeneic stem cell transplantation in patients with chronic myeloid leukemia resistant to imatinib. Leukemia research 2010; **34**: 143-7.
23) Shimoni A et al. Prior treatment with the tyrosine kinase inhibitors dasatinib and nilotinib allows stem cell transplantation (SCT) in a less advanced disease phase and does not increase SCT Toxicity in patients with chronic myelogenous leukemia and philadelphia positive acute lymphoblastic leukemia. Leukemia 2009; **23**: 190-4.
24) Goldman JM et al. Relapse and late mortality in 5-year survivors of myeloablative allogeneic hematopoietic cell transplantation for chronic myeloid leukemia in first chronic phase. J Clin Oncol 2010; **28**: 1888-95.
25) Or R et al. Nonmyeloablative allogeneic stem cell transplantation for the treatment of chronic myeloid leukemia in first chronic phase. Blood 2003; **101**: 441-5.
26) Crawley C et al. Outcomes of reduced-intensity transplantation for chronic myeloid leukemia: an analysis of prognostic factors from the Chronic Leukemia Working Party of the EBMT. Blood 2005; **106**: 2969-76.
27) Sloand E et al. The graft-versus-leukemia effect of nonmyeloablative stem cell allografts may not be sufficient to cure chronic myelogenous leukemia. Bone Marrow Transplant 2003; **32**: 897-901.
28) Kerbauy FR et al. Hematopoietic cell transplantation from HLA-identical sibling donors after low-dose radiation-based conditioning for treatment of CML. Leukemia 2005; **19**: 990-7.
29) Champlin RE et al. Dose matters: improved disease control with increased cytoreduction in nonablative BMT for late chronic or accelerated phase CML. Blood 2000; **98**: abstr 1996.
30) Wong R et al. Reduced-intensity conditioning for unrelated donor hematopoietic stem cell transplantation as treatment for myeloid malignancies in patients older than 55 years. Blood 2003; **102**: 3052-9.

5 悪性リンパ腫（ML）

5-1. びまん性大細胞型 B 細胞性リンパ腫（DLBCL）

A. 予後予測因子

　DLBCL を中心としたアグレッシブ非ホジキンリンパ腫（NHL）は，腫瘍の進行が速いが抗腫瘍薬に対する反応は良好で，多剤併用化学療法によって治癒する可能性がある．アグレッシブ NHL の予後予測モデルとしてもっとも広く用いられているのは 1993 年に提案された International Prognostic Index（IPI）である[1]．年齢（60歳以上），LDH（正常上限を超過），PS（2 以上），ステージⅢ以上，節外病変 2 箇所以上の 5 つの因子で予後を分類するが，移植適応が検討されるような症例については，60 歳以下の症例に限定した age-adjusted IPI（AA-IPI）が汎用されている．AA-IPI では，LDH（正常上限を超過），PS（2 以上），ステージⅢ以上の 3 つの予後不良因子のうち，該当する因子の数によって，0 個が low（L），1 個が low-intermeidiate（LI），2 個が high-intermediate（HI），3 個が high（H）というように分類すると，5 年 OS は順に 83％，69％，46％，32％であった（図1）．その後，リツキシマブ導入後のデータを用いた予後予測モデルがいくつか提唱されているが[2,3]，リツキシマブ時代にも従来の IPI が有用であるという報告もあり[4]，新しいモデルが IPI に取って代わるには至っていない．

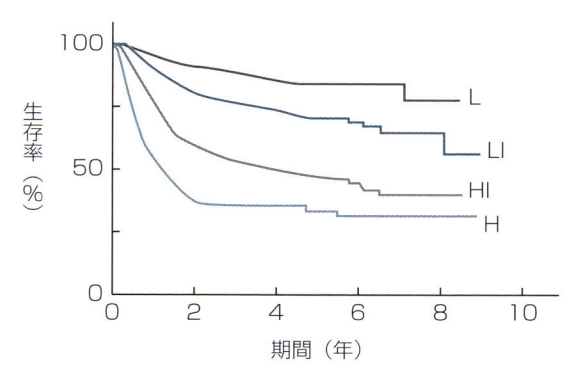

図1　60 歳以下の患者の AA-IPI 予後グループ群別の生存曲線
（N Engl J Med 1993; **329**: 987-94）

B. 薬物療法

　I, II期の限局期症例に対しては，3コースに短縮したCHOP療法の後に病巣部照射（IF）を行う併用治療群とCHOP 8コースを行う群を無作為割付によって比較したところ，併用治療群がOS, RFSの両者において10%程度優れていることを示した[5]．この併用療法にリツキシマブを加えることで88%の4年無増悪生存率（PFS）が得られている[6]．しかし，MiNT試験において，巨大腫瘍のないI期の若年者については，リツキシマブを併用したCHOP療法によってきわめて良好な成績が示されており[7]，現時点では放射線照射併用短縮化学療法と化学療法単独治療の両者が並列で推奨されている．

　III, IV期あるいは巨大腫瘍を伴うII期などの進行期例に対しては，リツキシマブとCHOP療法の併用（R-CHOP）療法がCHOP療法の成績を有意に上回ることが示され，標準治療となっている[7-9]．

C. 自家移植の適応

　I, II期の限局期症例は薬物療法（±放射線照射）で良好な成績が得られるため，初期治療としての自家移植の適応はない．DLBCLを含むアグレッシブNHLの移植適応については1998年のInternational Consensus Conferenceの報告論文にリツキシマブ以前のデータがまとめられている[10]．当初，GELAのLNH87-2試験の自家移植群と化学療法群のRCTにおいて，解析段階で，IPIでHI/Hの群のサブグループ解析を行ったところ，8年後のDFS, OSが自家移植群で有意に優れていることが示された[11]．一方，移植前の寛解導入療法を短縮したEORTCの臨床試験では自家移植による生存の延長を示すことはできなかった[12]．これらの試験のメタアナリシスの結果からも，アグレッシブNHLに対する第一寛解期の自家移植の臨床試験は，IPIのHI/H群だけを対象として，十分な（6〜8コースのCHOPなど）寛解導入療法の後に自家移植を行うデザインで行われるべきであると結論された[13]．その後，実際に65歳以下のAA-IPIでHI/HのアグレッシブNHLを対象として，CHOP（2003年からはCD20陽性症例に対してはR-CHOP）を5コース行い，奏効が得られた症例をさらに3コースの化学療法を追加する群と1コース追加後に自家移植による地固め療法を行う群に割り付ける臨床試験が行われた[14]．その結果，PFSは自家移植群で有意に優れていたが，OSには有意差はみられなかった（図2．ただし，AA-IPIがHの群に限定するとOSも自家移植群が有意に優れていた）．これは，自家移植後を行わずに再発した症例が，その後の自家移植によって救命されたことを反映している．R-CHOPを実施した群に限定した解析においても同様の傾向であった．以上の結果から，初発DLBCLに対する地固め療法としての自家移植は標準的な治療法とはいえない．

　寛解が得られた後に再発した症例は通常の化学療法だけで治癒が得られる確率は10%程度であるが[15]，一方，再発時の救援化学療法に対してまったく反応しない症

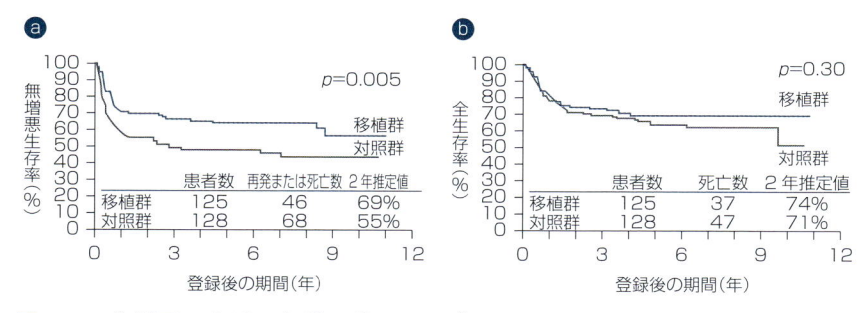

図2 65歳以下の高リスク群アグレッシブNHLに対する化学療法と自家移植のRCTの結果
ⓐ：PFS, ⓑ：OS.

(Stiff PJ et al. N Engl J Med 2013; 369: 1681-90)

例は自家移植を行っても良好な予後は得られないことが報告されているため[16]，再発後の救援化学療法に対して腫瘍縮小が得られた化学療法感受性群（sensitive relapse）が，自家移植のもっともよい適応であると考えられている．再発アグレッシブNHLに対して救援化学療法としてDHAP療法を2コース行い，治療効果が得られた群を自家骨髄移植施行群と，DHAP 4コース追加群に無作為に割り付ける臨床試験（Parma試験）が行われた．5年 EFS（46％と12％，$p=0.001$），5年 OS（53％と32％，$p=0.038$）ともに自家移植群が有意に優れていることが示された（図3）[17]．この結果からアグレッシブNHLの化学療法感受性再発に対しては，自家造血幹細胞移植が標準治療として行われるようになった．リツキシマブ導入後に実施されたCoral試験では，初回再発DLBCL症例をR-ICEあるいはR-DHAPのいずれかに無作為に割り付けた救援療法を行い，奏効が得られた症例に対しては自家移植を行った[18]．救援療法群の間に有意差はなく，奏効率および3年EFSに影響を与えた予後不良因子は過去のリツキシマブ投与，診断後12ヵ月以内の再発，再発時のAA-IPIが2以上であった．自家移植前の救援療法としては（R-）GDPと（R-）DHAP療法の有効性も同等であり，（R-）GDP療法のほうが骨髄抑制などの有害事象が少なく，外来での治療が可能となることが示されている[19]．

𝒟. 自家移植におけるBMTとPBSCTの比較

DLBCLを含むアグレッシブNHLに対する自家移植におけるBMTとPBSCTのRCTでは，移植後の好中球，赤血球，血小板の回復はいずれもPBSCT群で有意に早く，OSもPBSCT群が有意に優れていた[20]．PBSC採取の簡便性からも，自家移植においてはPBSCTが主流となっている．

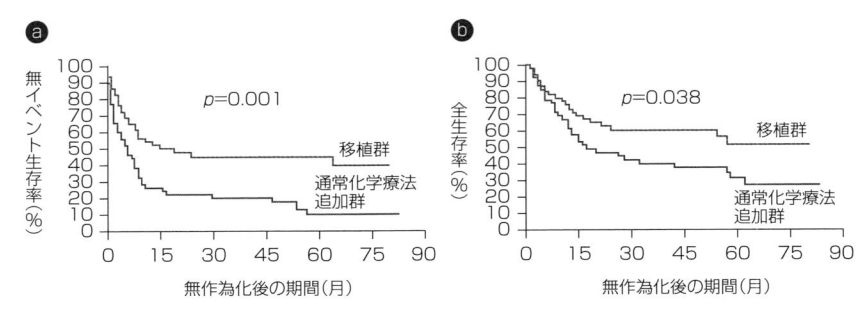

a
縦軸: 無イベント生存率(%)
p=0.001
移植群
通常化学療法追加群
横軸: 無作為化後の期間(月)

b
縦軸: 全生存率(%)
p=0.038
移植群
通常化学療法追加群
横軸: 無作為化後の期間(月)

図3 化学療法感受性再発アグレッシブ NHL に対する自家骨髄移植と通常化学療法の RCT

(Philip T et al. N Engl J Med 1995; **333**: 1540-5)

ε. 同種移植の適応

　フランスのデータベースに登録された比較的均一なアグレッシブ NHL 症例に対する同種移植73例の解析で，46例が化学療法感受性症例であったが，それぞれ41％，40％の5年 OS, DFS が得られた[21]．しかし，移植関連死亡が32例に認められた．IBMTR からの DLBCL に対する HLA 適合同胞間同種移植の報告でも，1年移植関連死亡率が41％と高く，同種移植後の3年，5年 PFS はそれぞれ26％，22％と自家移植群を有意に下回っていた[22]．しかし，同種移植群は自家移植群と比較して難治症例が多く，両者を単純に比較することはできない．EBMT や日本からは，いずれも DLBCL 以外のアグレッシブリンパ腫を含むものの，それぞれ4年 OS 38％，2年 OS 42％（非血縁者間移植を含む）の治療成績が報告されている[23, 24]．

　EBMT が行った matched-pair 解析による同種移植と自家移植の比較は，対象患者のほとんどがアグレッシブ NHL の症例であるが，観察期間の中央値48ヵ月で PFS は49％と46％と，差を認めていない[25]．EBMT の近年の病理組織型別の詳細な解析においても，アグレッシブ NHL に対する同種移植による再発率の減少は示されたが，OS に関する有用性は示されなかった（図4)[23]．以上の結果から，DLBCL に対する同種移植の適応は，自家移植後の再発症例や，自家移植では根治が期待できない化学療法抵抗性症例に限定される．

F. ミニ移植

　フランスからの DLBCL に対するミニ移植の解析では，68症例のうちの79％の患者が過去に1回以上の造血幹細胞移植（1例を除いて自家移植）を受けていたこと，ミニ移植時に完全寛解であった症例は47％に過ぎなかったことにもかかわら

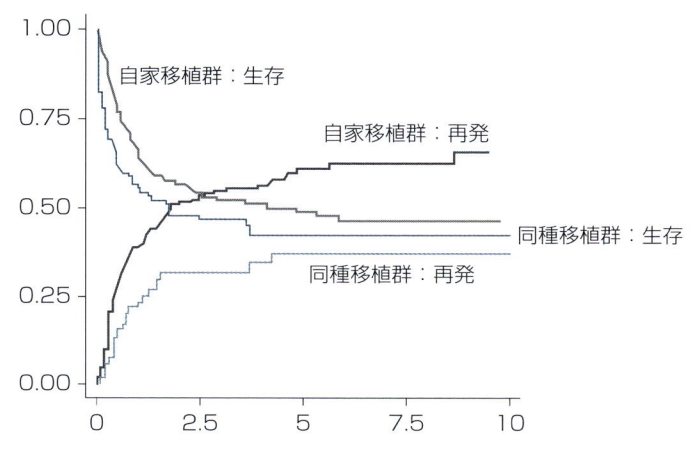

図4 EBMTに登録されたデータを用いた中間リスク群NHLに対する同種移植と自家移植のmatched-pair解析
(Peniket AJ et al. Bone Marrow Transplant 2003; 31: 667-78)

ず，1年非再発死亡率は23％に抑えられ，それぞれ49％，44％の2年OS，PFSが得られていた[26]．日本国内の解析でのアグレッシブリンパ腫に対する成績も3年OS 48％とほぼ同等であった[27]．自家移植後の再発症例に対しては移植関連死亡率を軽減するためにミニ移植が選択されることが多い．

5-2. 濾胞性リンパ腫（FL）

A. 予後予測因子

FLに特化した予後予測モデルであるFollicular lymphoma international prognostic index（FLIPI）では，年齢（60歳以上），ステージIII以上，LDH（正常上限を超過），Hb（12 g/dL以下），節外病変5箇所以上の5つの予後不良因子を用いて0～1個をlow（L），2個をintermediate（I），3個以上をhigh（H）と分類していた[28]．その後，リツキシマブ導入後の新たなモデルとしてFLIPI2が提唱されている[29]．すなわち，年齢61歳以上，血清β_2ミクログロブリン（β_2M）異常高値，Hb 12 g/dL未満，最大長径6 cmを超えるリンパ節腫脹，骨髄浸潤を予後不良因子として，0個をlow（L），1～2個をintermediate（I），3個以上をhigh（H）と分類すると3年PFSはそれぞれ91％，69％，51％，3年生存率は99％，96％，84％となる．

B. 化学療法

　FL はⅢ～Ⅳ期で診断されることが多いが，Ⅰ期およびbulky病変のないⅡ期は放射線照射単独でも長期生存が期待できる．Ⅲ～Ⅳ期でも腫瘍量が少ない場合は無治療経過観察（watch and wait）が可能であるが，腫瘍量が多い場合はR-CHOP，R-CVP療法などが行われる．再発例に対してはベンダムスチン，クラドリビン，フルダラビン（FLU）を用いた救援療法，局所放射線照射などが行われるが，再発時にも無治療経過観察は一つの選択肢となる．

C. 自家移植の適応

　GLSG や GOELAMS が行った第一寛解期 FL に対する自家移植の RCT では，自家移植群において PFS，EFS が有意に上回ることが示されたが，自家移植群で AML/MDS を中心とした二次性発がんが増加したため OS の改善には至っていない[30,31]．また，リツキシマブの導入後の GLSG による CHOP と R-CHOP の比較試験では，PR あるいは CR が得られた症例を，さらに自家移植群とインターフェロンによる維持療法群に無作為に割り付けて比較していたが，初期治療として R-CHOP が行われた群では，自家移植による治療効果維持期間の改善は認められなかった[32]．これらの結果から，第一寛解期 FL に対する自家移植は推奨されない．

　再発 FL に対する自家移植の有用性を評価した RCT（CUP 試験）では，パージングを行うことの効果は示されなかったが，化学療法群と自家移植群の比較では，PFS，OS のいずれも自家移植群が有意に優れていた[33]．ただし，その後のリツキシマブの導入や救援療法の選択肢の増加によって，非移植群の生存が改善しており，初回再発期に自家移植を行うべきかどうかは疑問である．

D. 同種移植の適応

　IBMTR に登録された 113 例のインドレント NHL に対する同種移植の解析では，TRM が 40％と高かったが，3 年後の再発率，OS，DFS はそれぞれ 16％，49％，49％であり，移植前に 38％の症例が治療抵抗性の状態であったこと，29％が Karnofsky PS が 80％未満であったことを考慮すると，良好な成績といえる[34]．しかし，最近の IBMTR と ABMTR の解析では，FL に対する同種移植とパージングを行った自家移植とパージングを行わない自家移植を比較したところ，5 年再発率は 21％，43％，58％と同種移植でもっとも低かったが，5 年治療関連死亡率が 30％，14％，8％と同種移植後にもっとも高く，そのため 5 年 OS が 51％，62％，55％と同種移植による生存率の改善は示されていない（図5）[35]．しかし，自家移植後の生存曲線が移植後 5 年の時点でも低下し続けているのに対して，同種移植後の生存曲線はプラトーに近づきつつあり，長期的な生存率は同種移植群が上回る可

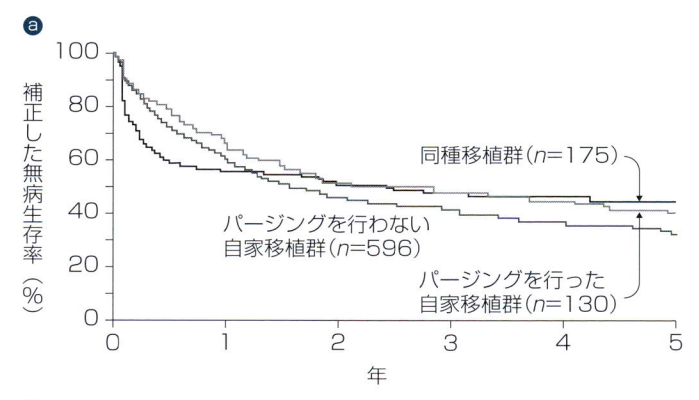

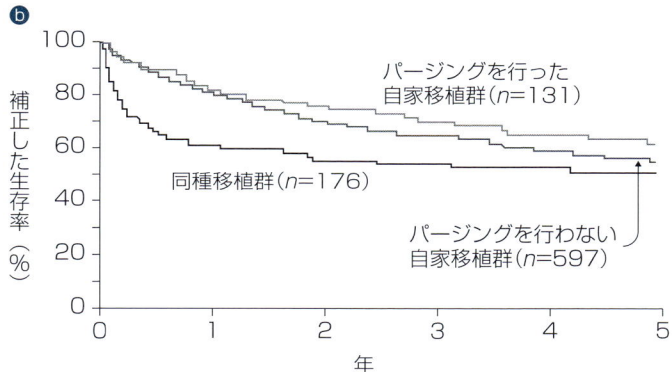

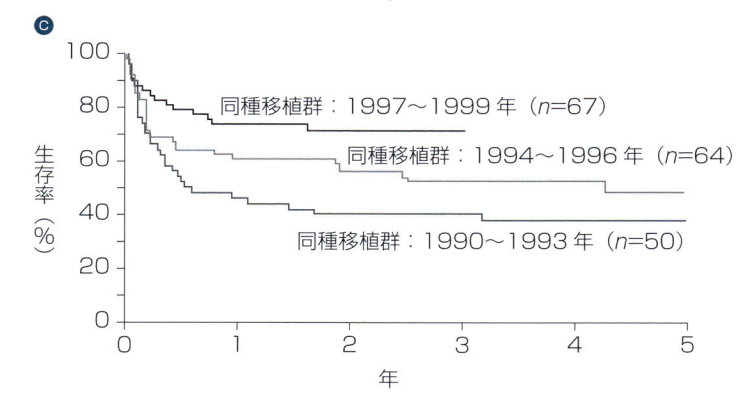

図5 IBMTRおよびABMTRに登録されたFLに対する同種移植と自家移植の治療成績

ⓐ：DFS，ⓑ：OS，ⓒ：移植が行われた年代別の同種移植後OS．

（van Besien K et al. Blood 2003; **102**: 3521-9）

能性が高い．現時点では FL に対する自家移植と同種移植の優劣は明らかではないが，化学療法感受性の低い症例には同種移植が優先される．

E. ミニ移植

CIBMTR が行った FL に対する通常の強度の前処置での移植（フル移植）とミニ移植の後方視的比較では，OS には有意差は認められていないが，リンパ腫の増悪はさまざまな背景因子で補正してもミニ移植で有意に多かった[36]．FL に対するミニ移植は優れた成績が報告されているものの，通常の前処置を行うことができる若年症例に対してフル移植を選択すべきかミニ移植でもよいかは明らかになっていない．EBMT の FL に対するミニ移植と自家移植の比較では，ミニ移植群が1年無再発死亡率が高かったが，再燃率が減少し，5年 PFS はミニ移植群が57％，自家移植群が48％で有意差はみられなかった[37]．

5-3. ホジキンリンパ腫（HL）

A. 予後予測因子

限局期（ステージ IA，IB，IIA）の HL の予後不良因子としては，年齢，組織型，赤沈，巨大縦隔腫瘍，リンパ節領域数などが知られており，これらの因子を一つでも有する場合は予後不良群に分類される．進行期 HL では，血清 Alb が4 g/dL 未満，Hb が10.5 g/dL 未満，男性，年齢45歳以上，ステージIV，白血球数15,000/μL 以上，リンパ球減少（600/μL 未満，あるいは白血球中の8％未満）の7因子によって，病状進行までの期間や OS を予測できることが示されている[38]．

B. 自家移植の適応

限局期症例には短縮 ABVD 療法と領域放射線照射で，進行期症例には6～8コースの ABVD で高率に根治が得られるため，第一寛解期の造血幹細胞移植は行われない．実際，RCT でも初期治療で完全寛解，部分寛解が得られている患者に対する自家移植の有用性は否定された[39]．そこで，初回治療抵抗例や再発例を対象とした自家移植が試みられている．以前は早期再発のみが自家移植の適応とされていたが[40]，その後の研究では寛解後1年以上経過してからの再発症例においても，自家移植を行うことで治療の失敗のない生存率が向上することが示され（図6，ただしOS が改善するかは不明）[41]，化学療法感受性再発例に対して幅広く自家移植が行われている．

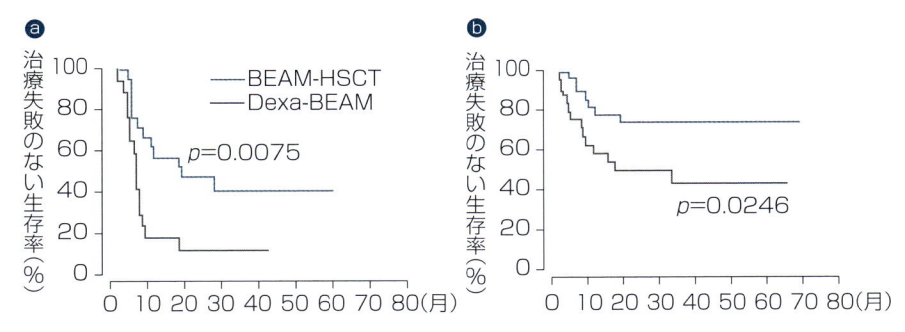

図6 再発HLに対する自家移植と化学療法のRCT
初回寛解期間ごとに分類して解析. ⓐ:初回寛解期間1年未満, ⓑ:初回寛解期間1年以上.
(Schmitz N et al. Lancet 2002; **359**: 2065-71)

C. 同種移植の適応

HLに対する同種移植に関するデータは限られているが, Milpiedらは再発HL症例に対する同種移植と自家移植の成績を比較し, 自家移植のほうが優れていたことを示した[42]. 一方, Johns Hopkinsのデータでは, 同種移植のほうが再発や二次性AML/MDSが少ないことに着目し, 今後の同種移植の臨床研究の必要性を支持している[43]. いずれにせよ, 同種移植が試みられるHLは, 自家移植での根治が期待できないような, 自家移植後の再発症例や化学療法抵抗性の進行期症例に限定される.

D. ミニ移植

EBMTのデータを用いたHLに対するフル移植とミニ移植の比較では, 無再発死亡率はミニ移植で有意に低下し, 多変量解析で補正してもミニ移植群の生存がフル移植を有意に上回るという結果であり, HLもミニ移植の適応疾患として期待される[44].

イタリアのグループ(GITMO)は自家移植後に再発したHLに対するミニ移植の有用性を評価するために, 再発後にHLA検査が行われた症例だけを対象として後方視的比較を行った[45]. 全185例中122例にHLA適合同胞, 適合非血縁ドナー, あるいはハプロタイプの適合した血縁ドナーがみつかり, 残りの63例にはドナー候補者がいなかった. すると, 2年PFS, OSはいずれもドナーがみつかった群(実際にはミニ移植をできなかった例を含む)で有意に優れていた(39% vs. 14%, 66% vs. 42%, いずれも $p<0.001$). この結果は自家移植後の再発例に対しては, 適切なドナーがいればミニ移植を検討すべきであることを示唆する.

5-4. 末梢性T細胞性リンパ腫（PTCL）

　PTCLの予後はALK陽性のALCLを除いて，概してDLBCLよりも劣る．PTCL-NOSについては，年齢，PS，LDH，骨髄浸潤の4因子を用いた予後予測モデル（PIT）が提唱されている．初期治療としてCHOPが一般的に行われているが，治療成績を改善するために第一寛解期での自家造血幹細胞移植も試みられている．6コースのbiweekly CHOP（60歳以下にはETPを追加）でCRあるいはPRが得られた症例を対象として自家移植を行った臨床試験では，160症例中90症例に実際に自家移植が行われた[46]．全症例の5年PFS，OSはそれぞれ44％，51％であった（図7）．CIBMTRに登録されたPTCLに対する自家移植，同種移植の解析では，自家移植群のほうが第一寛解期症例，化学療法感受性症例が有意に多いため，第一寛解期症例を除いて解析するとPFS，OSは両群間に有意差はみられなかった[47]．

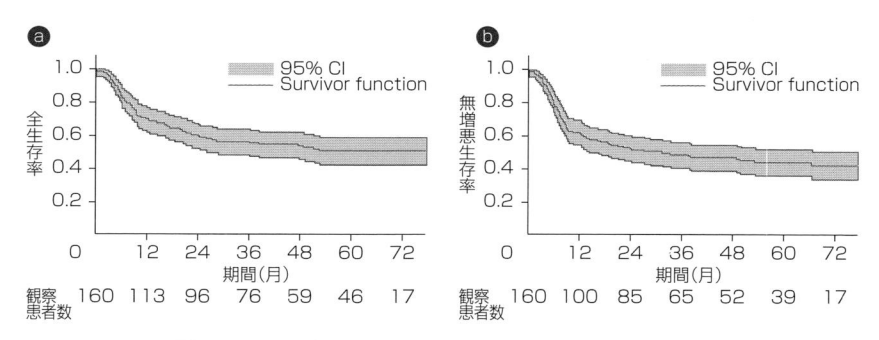

図7　PTCLに対する早期自家移植の臨床試験の結果
ⓐ：OS，ⓑ：PFS．

（d'Amore F et al. J Clin Oncol 2012; **30**: 3093-9）

5-5. マントル細胞リンパ腫（MCL）

　MCLは一部のインドレントな経過をたどる症例を除いて，予後不良である．GLSGが行ったR-CHOPやR-hyperCVAD/MAでも生存曲線にプラトーは認められず[48, 49]，自家移植単独でも根治は期待できないことから[50]，現在はリツキシマブや大量Ara-Cを含む強力な化学療法を行った後に自家移植を行う方法が試みられている．Nordic Mantle Cell Lymphoma Projectでは強化CHOPを3コース，大量Ara-Cを2コースとリツキシマブを2回投与してからPBSCを採取し，BEAMあるいはBEACの前処置の後に自家PBSCTを行ったところ，6年PFS，OSがそれぞれ66％，70％と優れた成績が得られた[51]．しかし，MCLに対して自家移植を行った症例の後方視的研究では，MCLの予後予測システムであるMIPIは移植後の成績に強く関連していたが，自家移植前にR-HyperCVAD/MAのような強力な化学療法を行うことの有用性は示されなかった[52]．
　CIBMTRの化学療法感受性MCLに対する自家移植とミニ移植の比較では，両者

のOS，PFSは同等であり，いずれの群においても早期（2ライン以内の化学療法で初回寛解・部分寛解）での移植が後期の移植よりも優れていることが示された（図8）[53]．

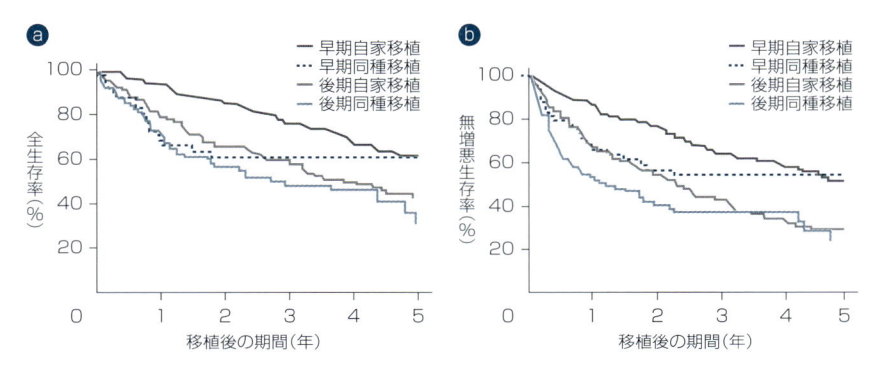

図8 CIBMTRに登録されたMCLに対する同種移植と自家移植の移植時期で層別化した比較
ⓐ：OS，ⓑ：PFS．

（Fenske TS et al. J Clin Oncol 2014; **32**: 273-81）

5-6. 成人T細胞性白血病／リンパ腫（ATLL）

　くすぶり型や予後不良因子（BUN上昇，LDH上昇，Alb低下など）のない慢性型のATLLは症状の増悪がなければ経過観察が可能である．一方，急性型，リンパ腫型，予後不良因子を有する慢性型ATLLに対しては，JCOGのRCTでmodified LSG15療法が2週間隔のCHOP療法よりも優れていることが示され，標準的に行われているが，1年PFSが28％，3年生存率が24％と満足できる結果は得られていない[54]．そこで，早期の同種移植が積極的に行われている．国内の後方視的研究では386例のATLLに対する同種移植の3年OSは33％で，50歳以上，男性，CR以外，臍帯血移植（CBT）が予後不良因子として同定された（図9）[55]．また，ミニ移植でもほぼ同等の成績が得られている[56]．ATLLの腫瘍細胞はヒトT細胞白血病ウイルスⅠ型（HTLV-I）に感染しているため，免疫学的な抗腫瘍効果の標的になりやすいことが期待されるが，実際，急性GVHDの発症によって生存率が改善することが示されているまれな疾患である[57-59]．

　ドナーはHTLV-I陰性であることが望ましいが，血縁者はHTLV-I陽性であることが多い．HTLV-I陽性細胞のオリゴクローナルな増殖が認められたドナーからの移植後早期にドナー細胞由来のATLLの発症が報告されているため，HTLV-I陽性ドナーから移植を行う場合にはドナーの末梢血表面マーカー解析，可溶型IL-2受容体，そして末梢血のサザン解析を行ってドナーにHTLV-I陽性細胞のオリゴクローナルあるいはモノクローナルな増殖が検出されないことを確認する必要がある．また，HTLV-I陰性ドナーからの移植でもHTLV-I陽性細胞との接触によって

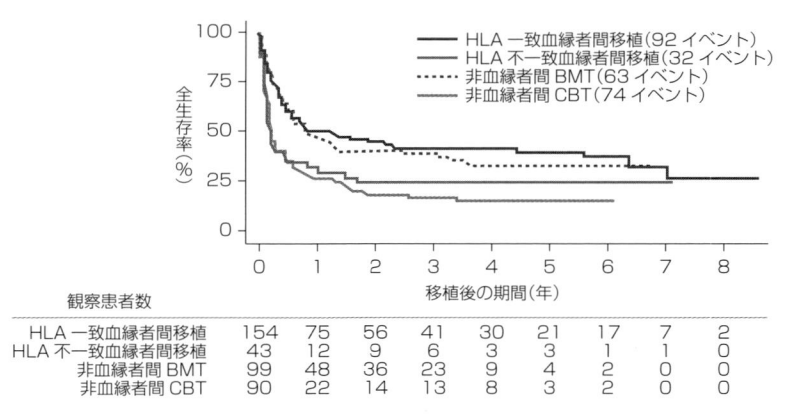

図9 ATLLに対する同種移植後のOS

（Hishizawa M et al. Blood 2010; **116**: 1369-76）

ドナー細胞がHTLV-Iに感染し，同種移植後にHTLV-Iキャリア様の状態になることがある[59]．

5-7．そのほかのリンパ腫

Tリンパ芽球性リンパ腫に対してはALLに準じた治療が行われることが多いが，化学療法の成績が良好なので[60,61]，第一寛解期での同種移植の適応についてはより慎重であるべきかもしれない．

Burkittリンパ腫/白血病は，以前は予後不良と考えられていたが，分割CYと大量MTXを用いた化学療法によって[62,63]，成人でも良好な結果が報告されるようになり，特に，寛解が得られた症例では寛解後1年以上を経てからの再発は少なく，第一寛解期の造血幹細胞移植の適応はない．

節外性NK/T細胞リンパ腫，鼻型（ENKL）は，限局期の場合は高線量（50Gy程度）の放射線照射に並行して2/3量のDeVIC療法を，進行期の場合はSMILE療法を行う[64,65]．初発時進行期のENKLや再発・治療抵抗性ENKLは化学療法で寛解に到達したら引き続いて自家または同種造血幹細胞移植を行うことが一般的だが（完全寛解なら自家移植でよい）[66,67]，移植の有用性を明確に示したデータはまだない．

慢性活動性EBウイルス感染症に対する治療法は確立されていないが，もっとも経験が多く，かつ良好な成績を報告している大阪府立母子保健総合医療センターの治療方針に準じた治療が行われることが多い[68,69]．まずは症状を鎮静化させるためにステロイド，エトポシド，CSAによる治療（Step 1：クーリング）を開始する．しかし，この治療によって症状が改善したとしてもウイルス量が著減することは少なく，診断が確定したら可及的速やかにStep 2（サイトリダクション）の多剤併用化学療法（ESCAP療法など）に移行する．Step 2の化学療法だけで末梢血のEB

ウイルス感染細胞が検出できなくなれば（全血の定性 PCR 法で陰性），Step 3（リコンストラクション）の同種造血幹細胞移植は不要かもしれないが，多くの場合は EB ウイルス感染細胞が残存するため，同種造血幹細胞移植が必要となる．同種造血幹細胞移植の目的としては免疫療法としての要素が強いので，腫瘍量が落ち着いていれば前処置を軽減したミニ移植が推奨される[68]．CBT でも優れた成績が示されている[70]．

文 献

1) A predictive model for aggressive non-Hodgkin's lymphoma. The International Non-Hodgkin's Lymphoma Prognostic Factors Project. N Engl J Med 1993; **329**: 987-94.
2) Sehn LH et al. The revised International Prognostic Index (R-IPI) is a better predictor of outcome than the standard IPI for patients with diffuse large B-cell lymphoma treated with R-CHOP. Blood 2007; **109**: 1857-61.
3) Zhou Z et al. An enhanced International Prognostic Index (NCCN-IPI) for patients with diffuse large B-cell lymphoma treated in the rituximab era. Blood 2014; **123**: 837-42.
4) Ziepert M et al. Standard International prognostic index remains a valid predictor of outcome for patients with aggressive CD20+ B-cell lymphoma in the rituximab era. J Clin Oncol 2010; **28**: 2373-80.
5) Miller TP et al. Chemotherapy alone compared with chemotherapy plus radiotherapy for localized intermediate- and high-grade non-Hodgkin's lymphoma. N Engl J Med 1998; **339**: 21-6.
6) Persky DO et al. Phase II study of rituximab plus three cycles of CHOP and involved-field radiotherapy for patients with limited-stage aggressive B-cell lymphoma: Southwest Oncology Group study 0014. J Clin Oncol 2008; **26**: 2258-63.
7) Pfreundschuh M et al. CHOP-like chemotherapy plus rituximab versus CHOP-like chemotherapy alone in young patients with good-prognosis diffuse-B-cell lymphoma: a randomised controlled trial by the MabThera International Trial (MInT) Group. Lancet Oncol 2006; **7**: 379-91.
8) Coiffier B et al. CHOP chemotherapy plus rituximab compared with CHOP alone in elderly patients with diffuse large-B-cell lymphoma. N Engl J Med 2002; **346**: 235-42.
9) Feugier P et al. Long-term results of the R-CHOP study in the treatment of elderly patients with diffuse large B-cell lymphoma: a study by the Groupe d'Etude des Lymphomes de l'Adulte. J Clin Oncol 2005; **23**: 4117-26.
10) Shipp MA et al. International Consensus Conference on High-Dose Therapy with Hematopoietic Stem Cell Transplantation in Aggressive Non-Hodgkin's Lymphomas: report of the jury. J Clin Oncol 1999; **17**: 423-9.
11) Haioun C et al. Survival benefit of high-dose therapy in poor-risk aggressive non-Hodgkin's lymphoma: final analysis of the prospective LNH87-2 protocol—a groupe d'Etude des lymphomes de l'Adulte study. J Clin Oncol 2000; **18**: 3025-30.
12) Kluin-Nelemans HC et al. Standard chemotherapy with or without high-dose chemotherapy for aggressive non-Hodgkin's lymphoma: randomized phase III EORTC study. J Natl Cancer Inst 2001; **93**: 22-30.
13) Strehl J et al. High-dose chemotherapy followed by autologous stem cell transplantation as first-line therapy in aggressive non-Hodgkin's lymphoma: a meta-analysis. Haematologica 2003; **88**: 1304-15.
14) Stiff PJ et al. Autologous transplantation as consolidation for aggressive non-Hodgkin's lymphoma. N Engl J Med 2013; **369**: 1681-90.
15) Rodriguez-Monge EJ et al. Long-term follow-up of platinum-based lymphoma salvage regimens. The M.D. Anderson Cancer Center experience. Hematol Oncol Clin North Am 1997; **11**: 937-47.
16) Philip T et al. High-dose therapy and autologous bone marrow transplantation after failure of conventional chemotherapy in adults with intermediate-grade or high-grade non-Hodgkin's lymphoma. N Engl J Med 1987; **316**: 1493-8.
17) Philip T et al. Autologous bone marrow transplantation as compared with salvage chemotherapy in relapses of chemotherapy-sensitive non-Hodgkin's lymphoma. N Engl J Med 1995; **333**: 1540-5.
18) Gisselbrecht C et al. Salvage regimens with autologous transplantation for relapsed large B-cell lymphoma

in the rituximab era. J Clin Oncol 2010; **28**: 4184-90.
19) Crump M et al. Randomized Comparison of Gemcitabine, Dexamethasone, and Cisplatin Versus Dexamethasone, Cytarabine, and Cisplatin Chemotherapy Before Autologous Stem-Cell Transplantation for Relapsed and Refractory Aggressive Lymphomas: NCIC-CTG LY.12. J Clin Oncol 2014; **32**: 3490-6.
20) Vose JM et al. Autologous transplantation for aggressive non-Hodgkin's lymphoma: results of a randomized trial evaluating graft source and minimal residual disease. J Clin Oncol 2002; **20**: 2344-52.
21) Dhedin N et al. Allogeneic bone marrow transplantation in aggressive non-Hodgkin's lymphoma (excluding Burkitt and lymphoblastic lymphoma): a series of 73 patients from the SFGM database. Societ Francaise de Greffe de Moelle. Br J Haematol 1999; **107**: 154-61.
22) Lazarus HM et al. A comparison of HLA-identical sibling allogeneic versus autologous transplantation for diffuse large B cell lymphoma: a report from the CIBMTR. Biol Blood Marrow Transplant 2010; **16**: 35-45.
23) Peniket AJ et al. An EBMT registry matched study of allogeneic stem cell transplants for lymphoma: allogeneic transplantation is associated with a lower relapse rate but a higher procedure-related mortality rate than autologous transplantation. Bone Marrow Transplant 2003; **31**: 667-78.
24) Kim SW et al. Myeloablative allogeneic hematopoietic stem cell transplantation for non-Hodgkin lymphoma: a nationwide survey in Japan. Blood 2006; **108**: 382-9.
25) Chopra R et al. Autologous versus allogeneic bone marrow transplantation for non-Hodgkin's lymphoma: a case-controlled analysis of the European Bone Marrow Transplant Group Registry data. J Clin Oncol 1992; **10**: 1690-5.
26) Sirvent A et al. Low nonrelapse mortality and prolonged long-term survival after reduced-intensity allogeneic stem cell transplantation for relapsed or refractory diffuse large B cell lymphoma: report of the Societe Francaise de Greffe de Moelle et de Therapie Cellulaire. Biol Blood Marrow Transplant 2010; **16**: 78-85.
27) Kusumi E et al. Reduced-intensity hematopoietic stem-cell transplantation for malignant lymphoma: a retrospective survey of 112 adult patients in Japan. Bone Marrow Transplant 2005; **36**: 205-13.
28) Solal-Celigny P et al. Follicular lymphoma international prognostic index. Blood 2004; **104**: 1258-65.
29) Federico M et al. Follicular lymphoma international prognostic index 2: a new prognostic index for follicular lymphoma developed by the international follicular lymphoma prognostic factor project. J Clin Oncol 2009; **27**: 4555-62.
30) Lenz G et al. Myeloablative radiochemotherapy followed by autologous stem cell transplantation in first remission prolongs progression-free survival in follicular lymphoma: results of a prospective, randomized trial of the German Low-Grade Lymphoma Study Group. Blood 2004; **104**: 2667-74.
31) Deconinck E et al. High-dose therapy followed by autologous purged stem-cell transplantation and doxorubicin-based chemotherapy in patients with advanced follicular lymphoma: a randomized multi-center study by GOELAMS. Blood 2005; **105**: 3817-23.
32) Hiddemann W et al. Frontline therapy with rituximab added to the combination of cyclophosphamide, doxorubicin, vincristine, and prednisone (CHOP) significantly improves the outcome for patients with advanced-stage follicular lymphoma compared with therapy with CHOP alone: results of a prospective randomized study of the German Low-Grade Lymphoma Study Group. Blood 2005; **106**: 3725-32.
33) Schouten HC et al. High-dose therapy improves progression-free survival and survival in relapsed follicular non-Hodgkin's lymphoma: results from the randomized European CUP trial. J Clin Oncol 2003; **21**: 3918-27.
34) van Besien K et al. Allogeneic bone marrow transplantation for low-grade lymphoma. Blood 1998; **92**: 1832-6.
35) van Besien K et al. Comparison of autologous and allogeneic hematopoietic stem cell transplantation for follicular lymphoma. Blood 2003; **102**: 3521-9.
36) Hari P et al. Allogeneic transplants in follicular lymphoma: higher risk of disease progression after reduced-intensity compared to myeloablative conditioning. Biol Blood Marrow Transplant 2008; **14**: 236-45.
37) Robinson SP et al. The outcome of reduced intensity allogeneic stem cell transplantation and autologous stem cell transplantation when performed as a first transplant strategy in relapsed follicular lymphoma: an analysis from the Lymphoma Working Party of the EBMT. Bone Marrow Transplant 2013; **48**: 1409-14.

38）Hasenclever D et al. A prognostic score for advanced Hodgkin's disease. International Prognostic Factors Project on Advanced Hodgkin's Disease. N Engl J Med 1998; **339**: 1506-14.
39）Federico M et al. High-dose therapy and autologous stem-cell transplantation versus conventional therapy for patients with advanced Hodgkin's lymphoma responding to front-line therapy. J Clin Oncol 2003; **21**: 2320-5.
40）Linch DC et al. Dose intensification with autologous bone-marrow transplantation in relapsed and resistant Hodgkin's disease: results of a BNLI randomised trial. Lancet 1993; **341**: 1051-4.
41）Schmitz N et al. Aggressive conventional chemotherapy compared with high-dose chemotherapy with autologous haemopoietic stem-cell transplantation for relapsed chemosensitive Hodgkin's disease: a randomised trial. Lancet 2002; **359**: 2065-71.
42）Milpied N et al. Allogeneic bone marrow transplant is not better than autologous transplant for patients with relapsed Hodgkin's disease. European Group for Blood and Bone Marrow Transplantation. J Clin Oncol 1996; **14**: 1291-6.
43）Akpek G et al. Long-term results of blood and marrow transplantation for Hodgkin's lymphoma. J Clin Oncol 2001; **19**: 4314-21.
44）Sureda A et al. Reduced-intensity conditioning compared with conventional allogeneic stem-cell transplantation in relapsed or refractory Hodgkin's lymphoma: an analysis from the Lymphoma Working Party of the European Group for Blood and Marrow Transplantation. J Clin Oncol 2008; **26**: 455-62.
45）Sarina B et al. Allogeneic transplantation improves the overall and progression-free survival of Hodgkin lymphoma patients relapsing after autologous transplantation: a retrospective study based on the time of HLA typing and donor availability. Blood 2010; **115**: 3671-7.
46）d'Amore F et al. Up-front autologous stem-cell transplantation in peripheral T-cell lymphoma: NLG-T-01. J Clin Oncol 2012; **30**: 3093-9.
47）Smith SM et al. Hematopoietic cell transplantation for systemic mature T-cell non-Hodgkin lymphoma. J Clin Oncol 2013; **31**: 3100-9.
48）Lenz G et al. Immunochemotherapy with rituximab and cyclophosphamide, doxorubicin, vincristine, and prednisone significantly improves response and time to treatment failure, but not long-term outcome in patients with previously untreated mantle cell lymphoma: results of a prospective randomized trial of the German Low Grade Lymphoma Study Group (GLSG). J Clin Oncol 2005; **23**: 1984-92.
49）Romaguera JE et al. High rate of durable remissions after treatment of newly diagnosed aggressive mantle-cell lymphoma with rituximab plus hyper-CVAD alternating with rituximab plus high-dose methotrexate and cytarabine. J Clin Oncol 2005; **23**: 7013-23.
50）Dreyling M et al. Early consolidation by myeloablative radiochemotherapy followed by autologous stem cell transplantation in first remission significantly prolongs progression-free survival in mantle-cell lymphoma: results of a prospective randomized trial of the European MCL Network. Blood 2005; **105**: 2677-84.
51）Geisler CH et al. Long-term progression-free survival of mantle cell lymphoma after intensive front-line immunochemotherapy with in vivo-purged stem cell rescue: a nonrandomized phase 2 multicenter study by the Nordic Lymphoma Group. Blood 2008; **112**: 2687-93.
52）Budde LE et al. Mantle cell lymphoma international prognostic index but not pretransplantation induction regimen predicts survival for patients with mantle-cell lymphoma receiving high-dose therapy and autologous stem-cell transplantation. J Clin Oncol 2011; **29**: 3023-9.
53）Fenske TS et al. Autologous or reduced-intensity conditioning allogeneic hematopoietic cell transplantation for chemotherapy-sensitive mantle-cell lymphoma: analysis of transplantation timing and modality. J Clin Oncol 2014; **32**: 273-81.
54）Tsukasaki K et al. VCAP-AMP-VECP compared with biweekly CHOP for adult T-cell leukemia-lymphoma: Japan Clinical Oncology Group Study JCOG9801. J Clin Oncol 2007; **25**: 5458-64.
55）Hishizawa M et al. Transplantation of allogeneic hematopoietic stem cells for adult T-cell leukemia: a nationwide retrospective study. Blood 2010; **116**: 1369-76.
56）Ishida T et al. Allogeneic hematopoietic stem cell transplantation for adult T-cell leukemia-lymphoma with special emphasis on preconditioning regimen: a nationwide retrospective study. Blood 2012; **120**: 1734-41.
57）Kanda J et al. Impact of graft-versus-host disease on outcomes after allogeneic hematopoietic cell trans-

plantation for adult T-cell leukemia: a retrospective cohort study. Blood 2012; **119**: 2141-8.
58) Okamura J et al. Allogeneic stem-cell transplantation with reduced conditioning intensity as a novel immunotherapy and antiviral therapy for adult T-cell leukemia/lymphoma. Blood 2005; **105**: 4143-5.
59) Okamura J et al. Allogeneic stem cell transplantation for adult T-cell leukemia/lymphoma. Int J Hematol 2007; **86**: 118-25.
60) Hoelzer D et al. Outcome of adult patients with T-lymphoblastic lymphoma treated according to protocols for acute lymphoblastic leukemia. Blood 2002; **99**: 4379-85.
61) Thomas DA et al. Outcome with the hyper-CVAD regimens in lymphoblastic lymphoma. Blood 2004; **104**: 1624-30.
62) Hoelzer D et al. Improved outcome in adult B-cell acute lymphoblastic leukemia. Blood 1996; **87**: 495-508.
63) Thomas DA et al. Hyper-CVAD program in Burkitt's-type adult acute lymphoblastic leukemia. J Clin Oncol 1999; **17**: 2461-70.
64) Yamaguchi M et al. Phase I/II study of concurrent chemoradiotherapy for localized nasal natural killer/T-cell lymphoma: Japan Clinical Oncology Group Study JCOG0211. J Clin Oncol 2009; **27**: 5594-600.
65) Yamaguchi M et al. Phase II study of SMILE chemotherapy for newly diagnosed stage IV, relapsed, or refractory extranodal natural killer (NK)/T-cell lymphoma, nasal type: the NK-Cell Tumor Study Group study. J Clin Oncol 2011; **29**: 4410-6.
66) Lee J et al. Autologous hematopoietic stem cell transplantation in extranodal natural killer/T cell lymphoma: a multinational, multicenter, matched controlled study. Biol Blood Marrow Transplant 2008; **14**: 1356-64.
67) Tse E et al. Allogeneic haematopoietic SCT for natural killer/T-cell lymphoma: a multicentre analysis from the Asia Lymphoma Study Group. Bone Marrow Transplant 2014; **49**: 902-6.
68) Kawa K et al. Excellent outcome of allogeneic hematopoietic SCT with reduced-intensity conditioning for the treatment of chronic active EBV infection. Bone Marrow Transplant 2011; **46**: 77-83.
69) 澤田明久ほか．慢性活動性 EB ウイルス感染症の病態と治療．日造血細胞移植会誌 2014; **3**: 1-11.
70) Sawada A et al. Umbilical cord blood as an alternative source of reduced-intensity hematopoietic stem cell transplantation for chronic Epstein-Barr virus-associated T or natural killer cell lymphoproliferative diseases. Biol Blood Marrow Transplant 2014; **20**: 214-21.

6 多発性骨髄腫（MM）

A. 予後予測因子

MM の予後予測として 1975 年に発表された Durie and Salmon 分類が長く用いられてきたが[1]、2005 年に 17 施設の 10,750 例の初発患者のデータに基づいて、客観的指標である β_2M と Alb の組み合わせによる予後予測モデル（ISS）が提案された（表1）[2]。しかし、この ISS 分類も染色体異常を予後因子に含んでいない。予後不良の染色体異常としては G 分染法での 13q 欠失、t(4;14)、17p 欠失、FISH 法による t(4;14)、t(14;16)、17p 欠失が知られている。ただし、これらの分類はいずれも主として新規治療薬導入前のデータに基づいている。例えば、ボルテゾミブ（BOR）は t(4;14) や 13q 欠失症例にも有効である。

B. 薬物療法

MGUS（Monoclonal gammopathy of undetermined significance）や無症候性骨髄腫は治療は不要であり、症候性 MM への移行を評価するための定期的な観察を行う。一方、高カルシウム血症、腎障害、貧血、骨病変などを伴う症候性 MM に対しては治療が必要である。症候性骨髄腫の標準的な治療方針は、自家末梢血幹細胞移植が適応されるかどうか（目安として 65 歳以下、重篤な臓器障害なし）によって大きく二分される[3]。いずれの場合も BOR、サリドマイド（THAL）、レナリドミド（LEN）などの新規治療薬を含めた初期治療が推奨されている。

自家移植が適応される場合は新規治療薬とデキサメタゾン（DEX）の組み合わせの 2 剤（BD 療法、Ld 療法など）、あるいはさらに 1 剤を追加した 3 剤併用療法（BCD 療法、BLD 療法、VTD 療法など）が選択される[3]。末梢血幹細胞採取に影響を与えないように MP 療法は回避する。一方、自家移植の適応がないと判断された場合には VISTA 試験において MP 療法と比較して全生存期間を改善することが示された MPB 療法（9 コース）が標準療法である[4,5]。ただし、末梢神経障害などの有害事象を軽減させるために治療開始時から BOR を週 1 回投与にすることが

表1　MM の International Staging System (ISS)

ステージ	基　準	生存期間の中央値（月）
I	$\beta_2M<3.5\,mg/L$ かつ $Alb\geq 3.5\,g/dL$	62
II	ステージ I にも III にも該当しない	44
III	$\beta_2M\geq 5.5\,mg/L$	29

(Greipp PR et al. J Clin Oncol 2005; **23**: 3412-20)

多い.

C. 自家移植

1. 新規治療薬導入前

　前述したように，65歳以下で重篤な臓器障害のない患者は初期治療として自家移植の適応と考えられている．しかし，この年齢制限は絶対的なものではなく，65〜75歳の患者でも自家移植によって65歳未満の患者と同等の成績が得られることが示されており[6,7)]，臓器障害や全身状態などから総合的に判断する．

　自家移植と通常の薬物療法を比較した臨床試験のほとんどは新規治療薬導入前のものである．フランスのIFMグループは，65歳以下の未治療の骨髄腫症例200例を自家骨髄移植群と化学療法群に無作為に割り付けた比較試験（IFM90）を行った[8)]．化学療法群はMP療法を基礎にした多剤併用化学療法とIFNを，自家骨髄移植群は同様の化学療法を4〜6回行った後にMELとTBIの前処置で自家骨髄移植を行ったところ，OS，EFSのいずれも自家移植群が上回っていた．しかし，10件の同様のRCTを統合したメタアナリシスでは，PFSは改善するものの，OSについては有意な改善は認められなかった（図1）[9)]．すなわち，自家移植の主要な目的はPFSの延長によるQOLの改善ということになる．

　このように，自家移植によってQOLの改善は得られるが，骨髄腫はいずれ必ず増悪し，治癒には至らない．そこで，治療成績を改善するためにさまざまな試みが行われてきた．まず，輸注する自家幹細胞液中の骨髄腫細胞をCD34陽性細胞選択によって除去する移植方法の有用性を検証するRCTが行われた[10)]．CD34陽性細胞を純化することで腫瘍細胞の混入は著しく減少し（中央値で3 logの減少），54％の症例で幹細胞中に腫瘍細胞は検出されなくなったが，移植後のOSとPFSに差は認められず，CD34陽性細胞選択の効果は示されなかった．自家移植後のIFNによる維持療法の効果については，EBMTからの大規模後方視的研究ではPFSやOSが改善することが示されたが[11)]，RCTの結果からはIFNの維持療法の有用性は限定的である[12,13)]．

　2回の連続した自家移植（タンデム移植）を行うことで治療効果を高めようという治療法の有効性も検証されている．1回だけの自家移植を行う群とタンデム自家移植を行う群のRCTの結果ではタンデム移植の有用性は必ずしも明らかではないが，初回移植後3ヵ月以内に非常によい部分寛解（VGPR）以上の反応が得られなかった群では2回目の移植を行う有用性が高かった[14)]．しかし，1回の移植と2回の移植を比較したメタアナリシスの結果では，2回の移植によるOSおよびEFSの改善は示されず，治療関連死亡は有意に増加していた[15)]．

　自家移植の前処置としては，MELとTBIの組み合わせと，大量MEL単独の比較試験で大量MEL単独療法が優れていることが示されている[16)]．移植前処置にBORを追加することによって治療効果を高める試みも行われているが，生存期間の延長につながるかどうかは不明である[17,18)]．

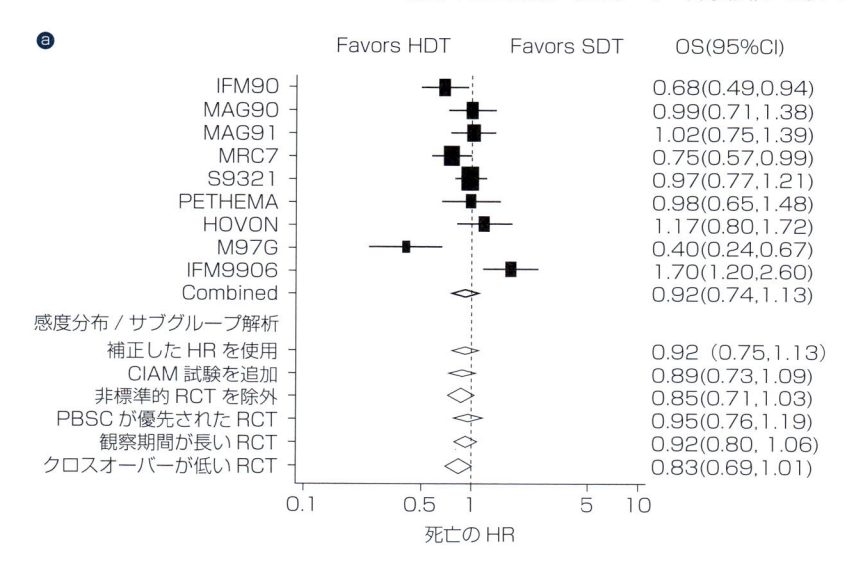

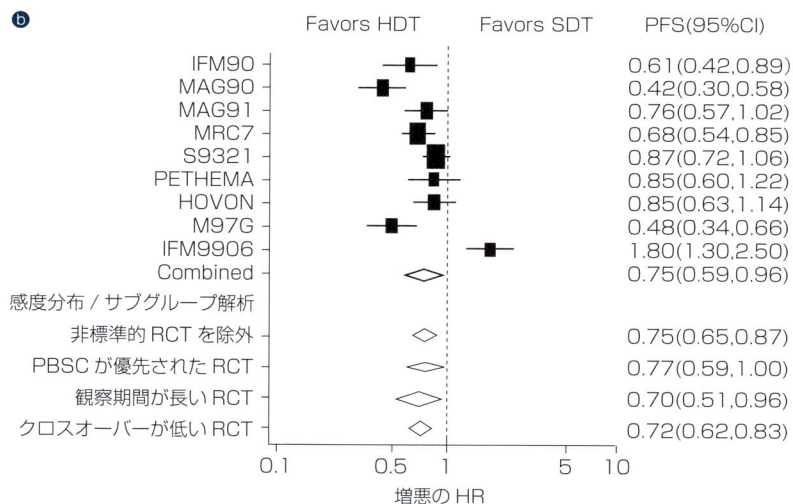

図1 未治療MMに対する初期治療として自家移植（HDT）と通常量化学療法（SDT）を比較したRCTのメタアナリシス

ⓐ：OS．

	OS(95%CI)
IFM90	0.68(0.49,0.94)
MAG90	0.99(0.71,1.38)
MAG91	1.02(0.75,1.39)
MRC7	0.75(0.57,0.99)
S9321	0.97(0.77,1.21)
PETHEMA	0.98(0.65,1.48)
HOVON	1.17(0.80,1.72)
M97G	0.40(0.24,0.67)
IFM9906	1.70(1.20,2.60)
Combined	0.92(0.74,1.13)
感度分布/サブグループ解析	
補正したHRを使用	0.92 (0.75,1.13)
CIAM試験を追加	0.89(0.73,1.09)
非標準的RCTを除外	0.85(0.71,1.03)
PBSCが優先されたRCT	0.95(0.76,1.19)
観察期間が長いRCT	0.92(0.80, 1.06)
クロスオーバーが低いRCT	0.83(0.69,1.01)

ⓑ：PFS．

	PFS(95%CI)
IFM90	0.61(0.42,0.89)
MAG90	0.42(0.30,0.58)
MAG91	0.76(0.57,1.02)
MRC7	0.68(0.54,0.85)
S9321	0.87(0.72,1.06)
PETHEMA	0.85(0.60,1.22)
HOVON	0.85(0.63,1.14)
M97G	0.48(0.34,0.66)
IFM9906	1.80(1.30,2.50)
Combined	0.75(0.59,0.96)
感度分布/サブグループ解析	
非標準的RCTを除外	0.75(0.65,0.87)
PBSCが優先されたRCT	0.77(0.59,1.00)
観察期間が長いRCT	0.70(0.51,0.96)
クロスオーバーが低いRCT	0.72(0.62,0.83)

（Koreth J et al. Biol Blood Marrow Transplant 2007; **13**: 183-96）

2. 新規治療薬導入後

　自家移植の前後にTHAL，LEN，BORなどの新規治療薬を併用することによって治療成績が向上することが期待されている．

　まず，自家移植前の導入療法で新規治療薬を使用することによって移植前の腫瘍

量を減量すると同時に，腫瘍の混入量の少ない幹細胞を得ることができる．THALとDEXの組み合わせ（TD）と従来のVAD療法とのRCTでは，TD療法によって導入療法の奏効率の改善は認められたが，自家移植後の奏効率や生存率に対する有用性は明らかではなく[19,20]，深部静脈血栓症が有意に増加することから，導入療法として魅力的な方法とはいえない．IFMが行ったBORとDEXの併用（BD）療法とVADのRCTでは導入療法後のみならず，自家移植後にもVGPR以上の奏効率や完全寛解率の上昇が示されており，G-CSF単独で97％の患者に十分量のCD34陽性細胞が採取されている[21,22]．HOVONの研究やメタアナリシスでもBORを導入療法に用いることによってPFSが延長することが示されている[23,24]．ただし，BORの使用によって末梢神経障害が増加する．SWOGのLENとDEXの併用（LD）とDEX単独のRCTではLD群のPFSが有意に優れていた．LENと併用するDEXの投与量は週に1回40mg/dayに減量する方法（Ld療法）のほうが治療関連死亡が減少して生存が改善することが示されているが，LENは治療回数が増加すると幹細胞採取に悪影響を及ぼすことが知られている[25]．

自家移植後に地固め療法あるいは維持療法として新規治療薬を投与する方法も試みられている．THALの維持療法の有用性を評価したメタアナリシスでは，PFSについてはすべての臨床試験で改善していたものの，OSについては臨床試験の間に有意な多様性がみられたが，若年者に対する自家移植後の維持療法においてはOSも改善する可能性が高い[26]．LENの維持療法もすべての臨床試験でPFSの改善が示されているが[26]，OSについては臨床試験によって結果が分かれている．BORの維持療法も試みられているが，まだ有用性は明らかになっていない．なお，LENの維持療法を行うことによって（特にMEL使用症例において）二次発がんが増加することが示されている[27,28]．維持療法によって骨髄腫の再燃を抑制する利益は二次発がん発症のリスクをはるかに上回るものと考えられるが，今後は本当に維持療法によって生存期間の改善が得られる患者群の同定や，維持療法の適切な期間の設定が必要である．

このように，自家移植前後に新規治療薬を組み込むことによって初発症候性骨髄腫患者の予後は著しく改善している．導入療法としてBORとLENとDEXを併用（RVD療法）し，CYとG-CSFで末梢血幹細胞を採取した後に大量MELの前処置で自家移植を行い，さらに移植後にRVDによる地固め療法とLENの1年間の維持療法を行ったIFMの臨床試験では，地固め療法後に87％の患者にVGPR以上，50％にCR以上の奏効が得られ，MRDの評価が可能であった26例中15例がMRD陰性となった（図2）[29]．3年PFS，OSはそれぞれ77％，100％であり，MRD陰性となった患者は1例も再燃していない．

新規治療薬を用いることで，早期の自家造血幹細胞移植は不要になるのではないかという仮説を検証する臨床試験も現在進行中である．65歳以上の患者については，IFM99-06試験において，MPにTHALを加えたMPT群が，MEL 100mg/m^{2}の前処置でタンデム自家移植を行う群よりも，OS，PFSが有意に優れていることが示されたが[30]，自家移植群では新規治療薬がまったく使用されていないため，新規治療薬を併用した自家移植の有用性は否定されていない．若年者については，新規治療薬導入前は早期の自家移植と再燃後の自家移植を比較したRCTによって，

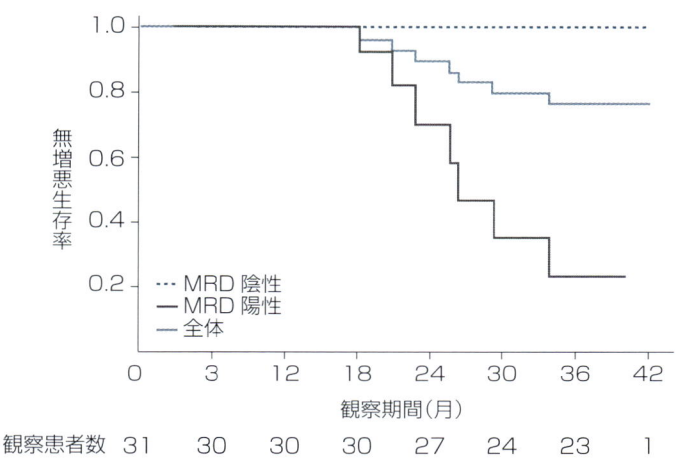

図2 未治療MMに対して自家移植前後に新規治療薬を導入した治療によるPFS
全症例のPFSとMRDの結果で群別化したPFSが示されている。なお，死亡例はいないためOSは100％である．

(Roussel M et al. J Clin Oncol: in press)

早期に自家移植を行うほうが治療，治療の毒性，骨髄腫の症状から開放された時間（TWiSTT）が延長するということが示されている[31]．しかし，新規治療薬の導入によって待機的に自家移植を行う群のQOLの改善が期待される．現在，新規治療薬を含めた早期自家移植群と待機的自家移植群を比較する複数のRCTが行われている．イタリアからの報告ではLd療法後にすぐに自家移植を行う群のほうがLd療法後にMP＋LEN療法を継続する群よりもPFSおよびOSが有意に優れていた[32]．しかし，この研究では治療経過にBORが全く含まれていないことに注意が必要である．

D. MM患者からの自家末梢血幹細胞採取

MMに対する自家移植において骨髄移植と末梢血幹細胞移植を比較したデータはないが，通常は簡便な末梢血幹細胞移植が行われている．アルキル化剤を含む化学療法を長期間受けた症例では十分な末梢血幹細胞を得ることは困難となるため，自家移植を考慮する症例では，幹細胞採取前にMP療法などの化学療法を繰り返し投与することは避ける[33]．

自家末梢血幹細胞を末梢血に動員するには，健常ドナーと同様にG-CSF単独で行う方法と，化学療法後にG-CSFを投与する方法がある．後者の場合は抗腫瘍効果を考えてCY（$3\sim6$ g/m^2）とG-CSFで行う場合が多いが，治療抵抗性症例にはDCEP療法とG-CSFも有用である[34]．

十分な末梢血幹細胞採取が期待できる若年患者に対しては安全で簡便なG-CSF単独での採取が推奨されているが，65歳以上の患者，4コース以上のLd療法を行っ

た患者，G-CSF 単独採取で十分な幹細胞が得られなかった患者では CY（ただし高齢者や腎障害症例では減量[35]）と G-CSF の併用を優先する[36]．日本国内での G-CSF 単独採取と CY+G-CSF での採取と ETP+G-CSF での採取を後方視的に比較した研究では，幹細胞採取量は多いほうから ETP+G-CSF 群，CY+G-CSF 群，G-CSF 単独群の順であったが，G-CSF 単独でも 95％の患者で体重（kg）あたり 2×10^6 個以上の CD34 陽性細胞が採取されていた[37]．PFS は 3 群間に差はみられなかった．海外の研究でも CY を用いるによる生存の改善は示されていない[38]．また，単施設の検討でもほとんどの患者において G-CSF 単独で十分量の末梢血幹細胞が採取されている[39]．なお，一般的な目標 CD34 陽性細胞数は患者体重（kg）あたり 2.0×10^6 個であるが，1×10^6 個/kg の CD34 陽性細胞数を輸注すれば安定した生着が得られるため[40]，2 回の自家移植のためには 2×10^6 個/kg を最低ラインとして採取すればよい．

E. 同種移植と graft-versus-myeloma（GVM）効果

MM に対する同種移植は高い移植関連死亡率が問題となっている．EBMT に登録された 189 症例の同種移植症例と，性別・移植前の治療をマッチさせた 189 症例の自家移植症例との比較では，自家移植のほうが生存期間が優れており，その差は移植関連死亡率の差（41％ vs. 13％）によると考えられた[40]．その後の EBMT の解析では，1994 年以降の同種移植に関しては移植関連死亡率が 21％に減少している[41]．同種移植によって治癒が得られるか否かは明らかではないが，免疫グロブリン重鎖の再構成部分を PCR で増幅して MRD をモニターした研究では，同種移植後には PCR でも腫瘍が検出されない症例が多く，同種移植によって腫瘍の残存がより少ない状態が導かれると考えられる[42]．米国の Intergroup Trial では，55 歳未満で HLA 適合同胞を有する患者には MEL 140 mg/m² と TBI 8 Gy を併用した前処置で同種移植が行われた．この群は 36 例に治療が行われた時点で 1 年間の移植関連死亡率が 53％と高かったために中止となったが，長期の観察では生存曲線は 4 年の時点でプラトーになり，7 年生存率，PFS はそれぞれ 39％，22％であった[13]．

同種移植後の骨髄腫の再燃に対する DLI で 50％に有効，17％に CR が得られることが示されており[43]，DLI に対する反応は比較的良好な腫瘍であるといえる．また，同種移植後に慢性 GVHD を合併すると PFS，OS が改善することが示されており[44]，GVM 効果の存在が示唆される．同種移植後に IFN を追加するとドナーリンパ球による抗腫瘍効果が増強される可能性があるが，GVHD も増強する危険も伴うため，その有用性は明らかではない[45, 46]．近年は同種移植後の維持療法として LEN を投与する試みも行われている[47, 48]．GVHD を誘導する危険性があるため，少量から開始しなければならない．長期的な有用性は不明であり，研究段階の治療法である．

F. ミニ移植

　骨髄腫に対するミニ移植は，腫瘍量を減量する目的とミニ移植後のドナー細胞の生着をより確実にする目的で，まず自家移植を行った後にミニ移植を行うという方法が試みられている．その有用性を検証するために，未治療MM患者を対象として，1回目の自家移植を行った後に，HLA適合同胞がいる場合にはミニ移植を，いない場合には2回目の自家移植を行うという比較試験が行われてきた．

　IFMの研究では65歳未満の未治療骨髄腫患者のうちβ_2Mが高値で13番染色体の欠損を有する者を対象として，HLA適合同胞がいない患者には2回の自家移植（99-04試験）が，HLA適合同胞がいる患者には1回の自家移植の後にFLU，BU，抗ヒト胸腺細胞抗体（ATG）の前処置で同種ミニ移植（99-03試験）が行われた[49,50]．その結果，ドナーあり群とドナーなし群のPFS，OSの比較でミニ移植の有用性は示されなかった．この結果の考察として，前処置にATGを用いたことがGVM効果を減弱してしまったという可能性が考えられた．

　一方，2 GyのTBIのみという軽微な前処置を用いたイタリアの試験では，ドナーあり群がOS，EFSともに有意に優れていた[51]．実際に自家移植後にミニ移植を行った58例の無イベント生存期間の中央値は39ヵ月で，CRに到達した患者の53％は長期観察でも寛解を維持しており，ミニ移植による長期無病生存の可能性を示唆している[52]．EBMTの同様のデザインの多施設共同試験でも，長期の観察によってドナーあり群のPFS，OSが有意に優れていることが示された[53,54]．ただし，これらの試験に関しては，自家移植群の生存率がほかの試験よりも低いということなどのいくつかの問題点が指摘されており，イタリアの試験では2回目の自家移植のMELの投与量が不十分であったこと，EBMTの試験では自家移植が1回だけの群が含まれていることが問題かもしれない．米国の多施設共同研究グループ（BMT-CTN）がイタリアと同様のデザインの臨床試験を行ったところ，観察期間は十分ではないものの，予後良好群においても予後不良群においてもドナーあり群の優位性は示されなかった（図3）[55]．HOVONの行った臨床試験では1回目の自家移植後にHLA適合同胞がいる場合にはTBI 2Gyでミニ移植，いない場合にはTHALの投与を行ったところ，PFSの中央値はそれぞれ32ヵ月と28ヵ月（$p=0.44$），OSの中央値はそれぞれ61ヵ月と54ヵ月（$p=0.14$）と差がみられなかった[56]．1回目の自家移植後にCR，near CRに到達しなかった患者を，HLA適合同胞がいる場合にはFLUとMELでミニ移植，いない場合には2回目の自家移植を行ったPETHEMA/GEMの試験では，PFSはドナーあり群で延長する傾向がみられたが（未到達と31ヵ月，$p=0.08$），OSに有意差はなかった[57]．

　これらの臨床試験を統合したメタアナリシスも発表されており，ドナーあり群はドナーなし群と比較して移植関連死亡率，寛解到達率が有意に高いが，OS，PFSに有意差はみられなかった[58]．ただし，患者適格条件，移植前処置，移植後維持療法などが異なるさまざまな臨床試験と統合した結果であり，解釈は難しい．

　以上のすべての結果を総合的に考えると，現時点ではMMに対する初期治療における同種移植の位置づけはいまだに明らかではないと考えざるを得ない．また，

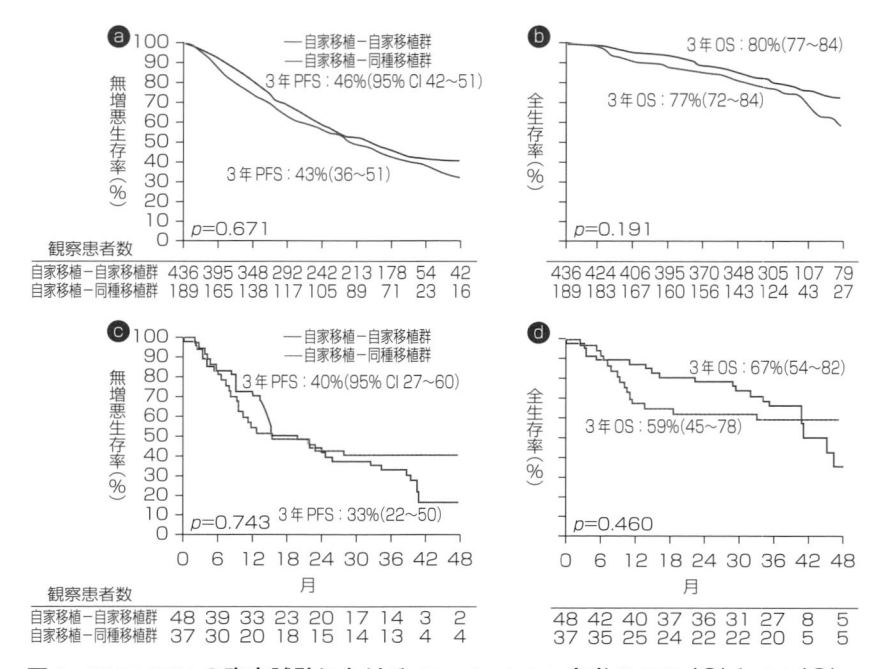

図3 BMT-CTN の臨床試験における Standard-risk 患者の PFS（ⓐ）と OS（ⓑ），High-risk 患者の PFS（ⓒ）と OS（ⓓ）
予後良好群においても予後不良群においてもドナーあり群の優位性は示されなかった．
（Krishnan A et al. Lancet Oncol 2011; **12**: 1195-203）

進行期における同種移植は移植関連死亡率が高いだけでなく，根治が得られる可能性はほとんどない．しかし，新規治療薬を同種移植前に使用することによって移植前の腫瘍細胞数を可能な限り減少させ，さらに同種移植後に維持療法として新規治療薬を用いることによって同種移植による骨髄腫根治の可能性を高めるという希望はあきらめられていない．根治の可能性に強く期待する若年患者に対する同種移植については，今後も研究を重ねていくべきであろう．

表2 MM に対する移植適応

		同種移植		自家移植
		HLA 適合同胞	HLA 適合非血縁	
40 歳以上 65 歳未満	初 発	GNR	GNR	S
	再 発	Dev	Dev	CO
	治療抵抗性	GNR	GNR	GNR
40 歳未満	初発・再発	CO	CO	S
65 歳以上		GNR	GNR	Dev

（日本造血細胞移植学会編．造血細胞移植ガイドライン 多発性骨髄腫より）

文　献

1) Durie BG et al. A clinical staging system for multiple myeloma. Correlation of measured myeloma cell mass with presenting clinical features, response to treatment, and survival. Cancer 1975; **36**: 842-54.
2) Greipp PR et al. International staging system for multiple myeloma. J Clin Oncol 2005; **23**: 3412-20.
3) Cavo M et al. International Myeloma Working Group consensus approach to the treatment of multiple myeloma patients who are candidates for autologous stem cell transplantation. Blood 2011; **117**: 6063-73.
4) Mateos MV et al. Bortezomib plus melphalan and prednisone compared with melphalan and prednisone in previously untreated multiple myeloma: updated follow-up and impact of subsequent therapy in the phase III VISTA trial. J Clin Oncol 2010; **28**: 2259-66.
5) Palumbo A et al. International Myeloma Working Group consensus statement for the management, treatment, and supportive care of patients with myeloma not eligible for standard autologous stem-cell transplantation. J Clin Oncol 2014; **32**: 587-600.
6) Kumar SK et al. Autologous stem cell transplantation in patients of 70 years and older with multiple myeloma: Results from a matched pair analysis. Am J Hematol 2008; **83**: 614-7.
7) Jantunen E et al. High-dose melphalan (200 mg/m2) supported by autologous stem cell transplantation is safe and effective in elderly (>or=65 years) myeloma patients: comparison with younger patients treated on the same protocol. Bone Marrow Transplant 2006; **37**: 917-22.
8) Attal M et al. A prospective, randomized trial of autologous bone marrow transplantation and chemotherapy in multiple myeloma. Intergroupe Francais du Myelome. N Engl J Med 1996; **335**: 91-7.
9) Koreth J et al. High-dose therapy with single autologous transplantation versus chemotherapy for newly diagnosed multiple myeloma: A systematic review and meta-analysis of randomized controlled trials. Biol Blood Marrow Transplant 2007; **13**: 183-96.
10) Stewart AK et al. Purging of autologous peripheral-blood stem cells using CD34 selection does not improve overall or progression-free survival after high-dose chemotherapy for multiple myeloma: results of a multicenter randomized controlled trial. J Clin Oncol 2001; **19**: 3771-9.
11) Bjorkstrand B et al. Alpha-interferon maintenance treatment is associated with improved survival after high-dose treatment and autologous stem cell transplantation in patients with multiple myeloma: a retrospective registry study from the European Group for Blood and Marrow Transplantation (EBMT). Bone Marrow Transplant 2001; **27**: 511-5.
12) Cunningham D et al. A randomized trial of maintenance interferon following high-dose chemotherapy in multiple myeloma: long-term follow-up results. Br J Haematol 1998; **102**: 495-502.
13) Barlogie B et al. Standard chemotherapy compared with high-dose chemoradiotherapy for multiple myeloma: final results of phase III US Intergroup Trial S9321. J Clin Oncol 2006; **24**: 929-36.
14) Attal M et al. Single versus double autologous stem-cell transplantation for multiple myeloma. N Engl J Med 2003; **349**: 2495-502.
15) Kumar A et al. Tandem versus single autologous hematopoietic cell transplantation for the treatment of multiple myeloma: a systematic review and meta-analysis. J Natl Cancer Inst 2009; **101**: 100-6.
16) Moreau P et al. Comparison of 200 mg/m(2) melphalan and 8 Gy total body irradiation plus 140 mg/m(2) melphalan as conditioning regimens for peripheral blood stem cell transplantation in patients with newly diagnosed multiple myeloma: final analysis of the Intergroupe Francophone du Myelome 9502 randomized trial. Blood 2002; **99**: 731-5.
17) Roussel M et al. Bortezomib and high-dose melphalan as conditioning regimen before autologous stem cell transplantation in patients with de novo multiple myeloma: a phase 2 study of the Intergroupe Francophone du Myelome (IFM). Blood 2010; **115**: 32-7.
18) Lonial S et al. A phase I/II trial combining high-dose melphalan and autologous transplant with bortezomib for multiple myeloma: a dose- and schedule-finding study. Clin Cancer Res 2010; **16**: 5079-86.
19) Macro M et al. Dexamethasone+thalidomide (Dex/Thal) compared to VAD as a pre-transplant treatment in newly diagnosed multiple myeloma (MM): A randomized trial. Blood 2006; **108**: abstr 57.
20) Lokhorst HM et al. Thalidomide in induction treatment increases the very good partial response rate before and after high-dose therapy in previously untreated multiple myeloma. Haematologica 2008; **93**: 124-7.
21) Harousseau JL et al. VELCADE/Dexamethasone (Vel/D) versus VAD as induction treatment prior to

autologous stem cell transplantion (ASCT) in newly diagnosed multiple myeloma (MM): Updated results of the IFM 2005/01 trial. Blood 2007; **110**: abstr 450.
22） Harousseau JL et al. Bortezomib plus dexamethasone is superior to vincristine plus doxorubicin plus dexamethasone as induction treatment prior to autologous stem-cell transplantation in newly diagnosed multiple myeloma: results of the IFM 2005-01 phase III trial. J Clin Oncol 2010; **28**: 4621-9.
23） Sonneveld P et al. Bortezomib induction and maintenance treatment in patients with newly diagnosed multiple myeloma: results of the randomized phase III HOVON-65/ GMMG-HD4 trial. J Clin Oncol 2012; **30**: 2946-55.
24） Sonneveld P et al. Bortezomib-based versus nonbortezomib-based induction treatment before autologous stem-cell transplantation in patients with previously untreated multiple myeloma: a meta-analysis of phase III randomized, controlled trials. J Clin Oncol 2013; **31**: 3279-87.
25） Rajkumar SV et al. Lenalidomide plus high-dose dexamethasone versus lenalidomide plus low-dose dexamethasone as initial therapy for newly diagnosed multiple myeloma: an open-label randomised controlled trial. Lancet Oncol 2010; **11**: 29-37.
26） Ludwig H et al. IMWG consensus on maintenance therapy in multiple myeloma. Blood 2012; **119**: 3003-15.
27） Landgren O et al. Update on second primary malignancies in multiple myeloma: a focused review. Leukemia 2014; **28**: 1423-6.
28） Palumbo A et al. Second primary malignancies with lenalidomide therapy for newly diagnosed myeloma: a meta-analysis of individual patient data. Lancet Oncol 2014; **15**: 333-42.
29） Roussel M et al. Front-line transplantation program with lenalidomide, bortezomib, and dexamethasone combination as induction and consolidation followed by lenalidomide maintenance in patients with multiple myeloma: A phase II study by the Intergroupe Francophone du Myélome. J Clin Oncol:(in press).
30） Facon T et al. Melphalan and prednisone plus thalidomide versus melphalan and prednisone alone or reduced-intensity autologous stem cell transplantation in elderly patients with multiple myeloma (IFM 99-06): a randomised trial. Lancet 2007; **370**: 1209-18.
31） Fermand JP et al. High-dose therapy and autologous peripheral blood stem cell transplantation in multiple myeloma: up-front or rescue treatment? Results of a multicenter sequential randomized clinical trial. Blood 1998; **92**: 3131-6.
32） Palumbo A et al. Autologous transplantation and maintenance therapy in multiple myeloma. N Engl J Med 2014; **371**: 895-905.
33） Russell NH et al. Stem cell mobilisation in lymphoproliferative diseases. Bone Marrow Transplant 1998; **22**: 935-40.
34） Lazzarino M et al. DCEP (dexamethasone, cyclophosphamide, etoposide, and cisplatin) is an effective regimen for peripheral blood stem cell collection in multiple myeloma. Bone Marrow Transplant 2001; **28**: 835-9.
35） Yamamoto R et al. Myopericarditis caused by cyclophosphamide used to mobilize peripheral blood stem cells in a myeloma patient with renal failure. Bone Marrow Transplant 2000; **26**: 685-8.
36） Kumar S et al. Mobilization in myeloma revisited: IMWG consensus perspectives on stem cell collection following initial therapy with thalidomide-, lenalidomide-, or bortezomib-containing regimens. Blood 2009; **114**: 1729-35.
37） Nakasone H et al. Retrospective comparison of mobilization methods for autologous stem cell transplantation in multiple myeloma. Am J Hematol 2009; **84**: 809-14.
38） Dingli D et al. Cyclophosphamide mobilization does not improve outcome in patients receiving stem cell transplantation for multiple myeloma. Clin Lymphoma Myeloma 2006; **6**: 384-8.
39） Kawamura K et al. Comparison of the efficacy of peripheral blood stem cell mobilization using G-CSF alone from healthy donors and patients with hematologic malignancies. Transfus Apher Sci 2013; **49**: 334-40.
40） Bjorkstrand BB et al. Allogeneic bone marrow transplantation versus autologous stem cell transplantation in multiple myeloma: a retrospective case-matched study from the European Group for Blood and Marrow Transplantation. Blood 1996; **88**: 4711-8.

41）Gahrton G et al. Progress in allogenic bone marrow and peripheral blood stem cell transplantation for multiple myeloma: a comparison between transplants performed 1983−93 and 1994−8 at European Group for Blood and Marrow Transplantation centres. Br J Haematol 2001; **113**: 209-16.
42）Martinelli G et al. Molecular remission after allogeneic or autologous transplantation of hematopoietic stem cells for multiple myeloma. J Clin Oncol 2000; **18**: 2273-81.
43）Lokhorst HM et al. The occurrence of graft-versus-host disease is the major predictive factor for response to donor lymphocyte infusions in multiple myeloma. Blood 2004; **103**: 4362-4.
44）Donato ML et al. The graft-versus-myeloma effect: chronic graft-versus-host disease but not acute graft-versus-host disease prolongs survival in patients with multiple myeloma receiving allogeneic transplantation. Biology of Blood and Marrow Transplantation 2014; **20**: 1211-6.
45）Samson D et al. Feasibility and toxicity of interferon maintenance therapy after allogeneic BMT for multiple myeloma: a pilot study of the EBMT. Bone Marrow Transplant 1996; **17**: 759-62.
46）Byrne JL et al. Adjuvant alpha-interferon improves complete remission rates following allogeneic transplantation for multiple myeloma. Bone Marrow Transplant 1998; **22**: 639-43.
47）Kneppers E et al. Lenalidomide maintenance after nonmyeloablative allogeneic stem cell transplantation in multiple myeloma is not feasible: results of the HOVON 76 Trial. Blood 2011; **118**: 2413-9.
48）Wolschke C et al. Postallograft lenalidomide induces strong NK cell-mediated antimyeloma activity and risk for T cell-mediated GvHD: Results from a phase I/II dose-finding study. Exp Hematol 2013; **41**: 134-42.
49）Garban F et al. Prospective comparison of autologous stem cell transplantation followed by a dose-reduced allograft (IFM99-03 trial) with tandem autologous stem cell transplantation (IFM99-04 trial) in high-risk de novo multiple myeloma. Blood 2006; **107**: 3474-80.
50）Moreau P et al. Long-term follow-up results of IFM99-03 and IFM99-04 trials comparing nonmyeloablative allotransplantation with autologous transplantation in high-risk *de novo* multiple myeloma. Blood 2008; **112**: 3914-5.
51）Bruno B et al. A comparison of allografting with autografting for newly diagnosed myeloma. N Engl J Med 2007; **356**: 1110-20.
52）Giaccone L et al. Long-term follow-up of a comparison of nonmyeloablative allografting with autografting for newly diagnosed myeloma. Blood 2011; **117**: 6721-7.
53）Bjorkstrand B et al. Tandem autologous/reduced-intensity conditioning allogeneic stem-cell transplantation versus autologous transplantation in myeloma: long-term follow-up. J Clin Oncol 2011; **29**: 3016-22.
54）Gahrton G et al. Autologous/reduced-intensity allogeneic stem cell transplantation vs autologous transplantation in multiple myeloma: long-term results of the EBMT-NMAM2000 study. Blood 2013; **121**: 5055-63.
55）Krishnan A et al. Autologous haemopoietic stem-cell transplantation followed by allogeneic or autologous haemopoietic stem-cell transplantation in patients with multiple myeloma (BMT CTN 0102): a phase 3 biological assignment trial. Lancet Oncol 2011; **12**: 1195-203.
56）Lokhorst H et al. Donor versus no donor analysis of newly diagnosed myeloma patients included in the HOVON 50/54 study. Blood 2008; **112**: abstr 461.
57）Rosinol L et al. A prospective PETHEMA study of tandem autologous transplantation versus autograft followed by reduced-intensity conditioning allogeneic transplantation in newly diagnosed multiple myeloma. Blood 2008; **112**: 3591-3.
58）Armeson KE et al. Tandem autologous vs autologous plus reduced intensity allogeneic transplantation in the upfront management of multiple myeloma: meta-analysis of trials with biological assignment. Bone Marrow Transplant 2013; **48**: 562-7.

7 再生不良性貧血（AA）

A. 重症度分類

　AAとは低形成骨髄に由来する汎血球減少状態として定義される．先天性のAAとしてはFanconi貧血が代表的であり，DNA2本鎖架橋に対する修復機構の障害によって骨髄低形成，汎血球減少，色素沈着，低身長などの症状を呈する．後天性AAは特発性と二次性に分類される．二次性には薬剤性，肝炎後，発作性夜間血色素尿症（PNH）合併の発症がある．ここでは後天性のAAを対象とする．AAの治療法は重症度によって異なる．重症度分類としては厚生労働省造血障害研究班の分類が広く用いられており，Stage 1〜5の5段階に分類されている（**表1**）．

B. 薬物療法

　Stage 1, 2のAAは無治療で観察可能である．汎血球減少が進行したり，血小板が5万/μL以下になったりした場合に治療の開始を検討する．治療の選択肢は入院して抗ヒト胸腺細胞抗体（ATG）を投与することも考えられるが，外来で治療を開始する場合はCSAかタンパク同化ホルモンを選択する（ATGのほうが優れているというデータはない．タンパク同化ホルモンは男性化の副作用があるため，女

表1　厚生労働省特発性造血障害研究班による重症度分類（平成16年修正）

Stage 1	軽症：下記以外のもの
Stage 2	中等症：少なくとも下記の2項目を満たすもの 　　好中球　　　　＜1,000/μL 　　血小板　　　　＜50,000/μL 　　網状赤血球　　＜60,000/μL
Stage 3	やや重症：少なくとも下記の2項目を満たし，かつ毎月2単位以上の赤血球輸血が必要なもの 　　好中球　　　　＜1,000/μL 　　血小板　　　　＜50,000/μL 　　網状赤血球　　＜60,000/μL
Stage 4	重症：少なくとも下記の2項目を満たすもの 　　好中球　　　　＜500/μL 　　血小板　　　　＜20,000/μL 　　網状赤血球　　＜20,000/μL
Stage 5	最重症：好中球＜200/μLに加えて，少なくとも下記の1項目を満たすもの 　　血小板　　　　＜20,000/μL 　　網状赤血球　　＜20,000/μL

（厚生労働省 特発性造血障害研究班『再生不良性貧血診療の参照ガイド』2014年改訂）

性では CSA を選択する)．必要に応じて輸血，G-CSF などの支持療法を行う．赤血球輸血を繰り返す場合はフェリチン値に応じて除鉄療法を併用する．

やや重症，重症ならびに最重症の AA に対しては，免疫抑制療法か同種造血幹細胞移植かのいずれかの治療が行われる．免疫抑制療法は CSA と ATG の併用で行われる．ATG 単独療法は CSA 単独療法よりも優れているが[1]，ATG と CSA の併用療法はいずれの単独療法よりもさらに効果が高い[2]．ウマ ATG の製造中止のため，現在，国内で使用できる ATG 製剤はサイモグロブリンとゼットブリン(いずれもウサギ由来)がある．いずれの薬剤も AA に対する免疫抑制療法としてはウマ ATG よりも治療成績は劣っていた[3,4]．サイモグロブリンとゼットブリンの優劣は不明である．国内の臨床試験では G-CSF の併用によって奏効率の上昇が示されたが，G-CSF の長期投与は二次性の白血病や MDS を誘発する可能性があるので漫然とした長期投与は推奨されない．CSA や ATG (特にサイモグロブリン) は細胞性免疫を強く抑制するので，サイトメガロウイルスや EB ウイルスの再活性化にも注意が必要である．

GITMO-EBMT は，100 例の重症 AA 患者を対象として ATG-CSA-G-CSF の併用投与を行った[5]．48 人に完全な，29 人に部分的な 3 系統の造血回復が治療開始後中央値 96 日に認められた (50 人は 1 回のみの ATG 投与後，27 人は ATG 追加投与後)．染色体異常が 11％に，クローナルな血液疾患が 8％に，汎血球減少の再発が 9％に認められ，5 年 OS は 87％であった．NIH は同じく ATG-CSA 併用療法を行った 122 例の重症 AA 患者の長期観察結果を報告している[6]．治療開始 3，6，12 ヵ月の時点でそれぞれ 60％，61％，58％に反応が認められた．7 年 OS は 55％で，3 ヵ月の時点で重症の基準から脱しているかどうかなどの反応性によって生存は大きく異なった (図 1)．再発は高頻度に認められたが，重篤な汎血球減少はまれであり，再発は OS に影響を与えなかった．13 例が 7 番染色体の異常を含む新たな造血器疾患を発症した．7 番染色体の異常を認めた 10 例のうち，4 例が治療抵抗性の汎血球減少で，3 例が AML に進行して死亡したが，8 番染色体のトリソミーは予後良好であった．

ほかの試験の結果においても，重症 AA に対する CSA と ATG の併用療法は 70～80％の有効率と 90％近い 2～3 年生存率が報告されている．免疫抑制療法への反応性を予測する因子としては，HLA-DR*15 を有することや PNH のクローンを有することなどが報告されている[7]．再発や二次性 AML/MDS の発症が，それぞれ全体の 3～30％，5～10％に起こることが問題である[8]．また，有効例においても，好中球の回復までには 2，3 ヵ月程度の期間を要するため，コントロール困難な感染症を有する高度好中球減少患者に対しては，免疫抑制療法よりも同種造血幹細胞移植のほうがより安全に実施できる可能性がある．

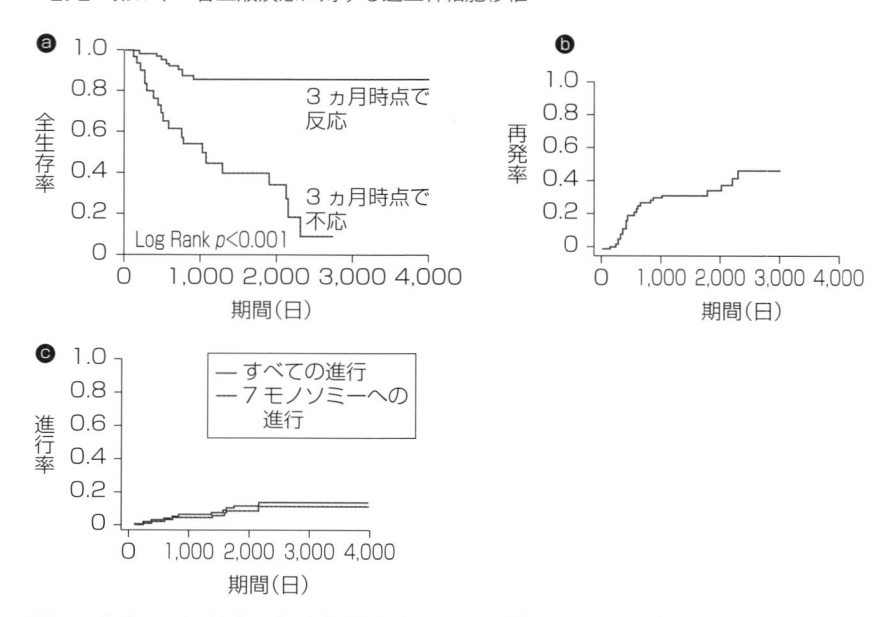

図1 重症 AA に対する免疫抑制療法後の OS（ⓐ），再発率（ⓑ），AML/MDS への移行率（ⓒ）

（Rosenfeld S et al. JAMA 2003; **289**: 1130-5）

C. 同種造血幹細胞移植

　AA に対する HLA 適合同胞からの同種造血幹細胞移植の成績は優れている．移植が不成功となる最大の要因は移植片拒絶と GVHD であるが，1980 年代には 30% 以上であった移植片拒絶の頻度が移植方法の改善によって 5～10% 程度に低下し，長期生存率も 75～90% に達している．拒絶率の低下には移植前処置法の工夫が大きく寄与している．AA は非腫瘍性疾患であるため，移植前処置の目的は患者の免疫力を抑制して移植片の拒絶を予防することであり，免疫抑制効果の強い CY が用いられてきた．その投与量は白血病などに対する同種移植における CY の投与量（120 mg/kg）を上回る量である（200 mg/kg）．しかし，輸血歴の多い患者においては移植片拒絶が頻発したため，さらに免疫抑制を強化する目的で，CY に全胸腹部照射（TAI），全リンパ節照射（TLI）や ATG を併用するようになった．ところが，TAI を併用した場合には，拒絶の頻度は低下したものの，急性 GVHD や二次性発がんが増加した[9]．また，フランスのグループが行った CY-ATG と CY-TAI の後方視的比較では，CY-TAI 群で GVHD の発症が多く，OS も有意に劣っていた[10]．Fred Hutchinson Cancer Research Center（FHCRC）からの CY-ATG を用いた重症 AA に対する移植の報告では，拒絶は 4% 以下に抑制され，観察期間の中央値が 9 年の時点で，OS は 88% を維持していた[11, 12]．ただし，その後の RCT では ATG の

7 再生不良性貧血（AA） C 同種造血幹細胞移植

有用性は明らかにはならなかった[13]．

非血縁者からの移植や HLA の不適合を伴う血縁者からの移植では，CY-ATG の前処置を用いても拒絶の頻度が高いため，少線量の TBI（2 Gy 程度）を加えることによって拒絶を予防する必要がある[14]．また，CY の投与量が 180 mg/kg を越えると心毒性の頻度が高くなることが示されており[15]，特に頻回の輸血による鉄沈着や長期の貧血によって心機能が低下している AA 患者については，大量の CY を投与することはしばしば困難である．そこで，CY を減量し，免疫抑制効果の強い FLU を加えることによって拒絶を予防しようという試みが行われている．EBMT は，FLU 30 mg/m^2/day を 4 日間加えることによって，CY を 300 mg/m^2/day の 4 日間まで減量しているが，15 歳以上の患者で生着不全が多かった[16]．日本国内の検討では FLU 30 mg/m^2/day を 4 日間と CY 25 mg/kg/day を 4 日間と ATG（ウサギ ATG，サイモグロブリン）1.25 mg/kg/day を 2 日間，あるいはアレムツズマブ 0.16 mg/kg/day を 6 日間投与する前処置によって，安定した生着が得られており，高度な心機能障害を有する状況以外では適切な投与量かもしれない[17,18]．すなわち，AA に対する前処置としては，HLA 適合同胞間移植の場合は CY-ATG あるいは FLU-CY-ATG，非血縁者間移植および HLA 1 抗原不適合血縁者間移植では CY-ATG-少線量 TBI あるいは FLU-CY-小線量 TBI が推奨される（➡「第Ⅱ章 E-3．再生不良性貧血に対する移植前処置」を参照）．

移植片としての BM と PB の比較については，AA に対する HLA 適合同胞間移植について EBMT と IBMTR が共同で行った後方視的解析が発表されている[19]．134 人の PBSCT 患者と 558 人の BMT 患者を比較したところ，生着不全や急性 GVHD の頻度に差はなかったが，慢性 GVHD の発症頻度が PBSCT 群で有意に高く，20 歳未満の患者では 5 年 OS も PBSCT 群で 73％，BMT 群で 85％と，PBSCT 群が有意に劣っていた（図 2）．20 歳以上の患者では慢性 GVHD，OS ともに有意差はみられていない．この研究は後方視的研究であるため，移植前に感染症を合併した患者において PBSCT が優先的に使用されていたなどのバイアスが存在する可能性があり，結果の解釈には注意が必要である．ATG を使用した日本国内の AA に対する PBSCT では慢性 GVHD の発症は低く（6 症例中 0 例）抑制されている[17]．AA は移植片にかかわらず免疫抑制剤の減量は白血病に対する移植と比較して遅らせることが多い（移植後 6～9 ヵ月間は減量しない）[20]．

AA に対する同種移植後に血球減少が持続したり再燃したりすることがあり，これらの状態は混合キメラを伴うこともあるが，完全ドナー型キメリズムであるにもかかわらず血球減少が持続する場合もある．このような状態に対する適切な対応は不明であり，免疫抑制を増強すべきか軽減すべきかも明らかになっていない．一つの方法はいったん免疫抑制剤を増量して観察し，改善がなければ，次は緩徐に減量してみるということであろう．少量の DLI が奏効する場合もある．また，無治療で観察しているだけでも数ヵ月から数年かけて自然と血球減少が改善することもあるので，性急な対応は好ましくない．しかし，患者細胞が大半を占めるような状態で，かつ血球減少が高度であれば再移植を検討する必要がある．なお，混合キメラが持続していても血球数にはまったく問題がみられないことも多く，そのまま経過観察していてもかまわない[18,21,22]．

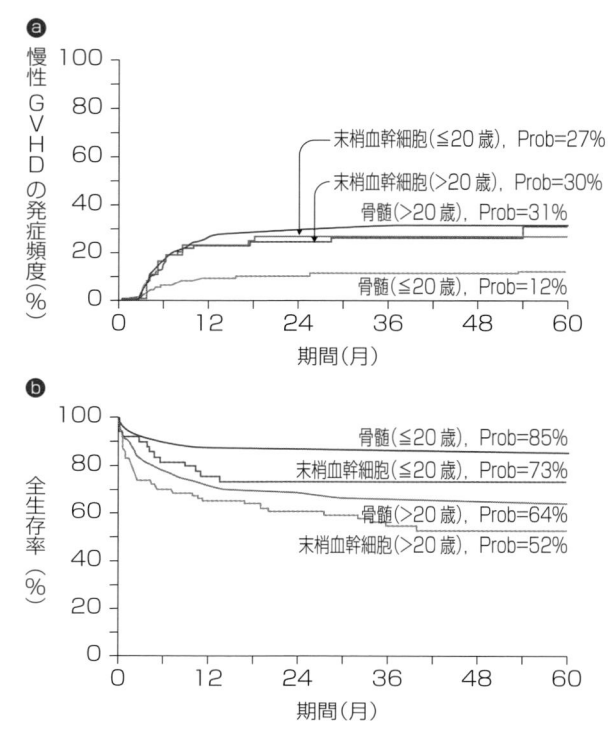

図2 AAに対するHLA適合同胞間移植におけるBMTとPBSCTの年齢別比較

ⓐ：慢性GVHDの発症頻度, ⓑ：全生存率.

(Schrezenmeier H et al. Blood 2007; **110**: 1397-400)

D. 免疫抑制療法と同種造血幹細胞移植の比較

　Stage 3〜5のAAに対しては，初発時から造血幹細胞移植と免疫抑制療法の選択肢が考えられるが，これらの優劣は年齢と好中球数によって大きく左右される．年齢が高いほど同種移植の合併症が重篤化しやすいため，同種移植は不利となる．一方，好中球数が少ないほど，造血回復までに長期間を要する免疫抑制療法が不利となる．EBMTは重症AAに対する初期治療として同種移植を行った583例と免疫抑制療法を行った1,182例の患者を比較した（実際には164例が免疫抑制療法の効果が不十分のために移植を受けた）[23]．主要評価項目は治療失敗のない生存（failure-free survival：FFS）で，治療失敗の定義は移植群では死亡，免疫抑制群では死亡ないし移植の実施である．いずれの群もOSは年代とともに改善し，典型的な患者のモデルとしては，1981〜1991年の間に，免疫抑制療法の5年OSは58%から75%に，同種移植のOSは54%から77%に向上している（図3）．そして，年

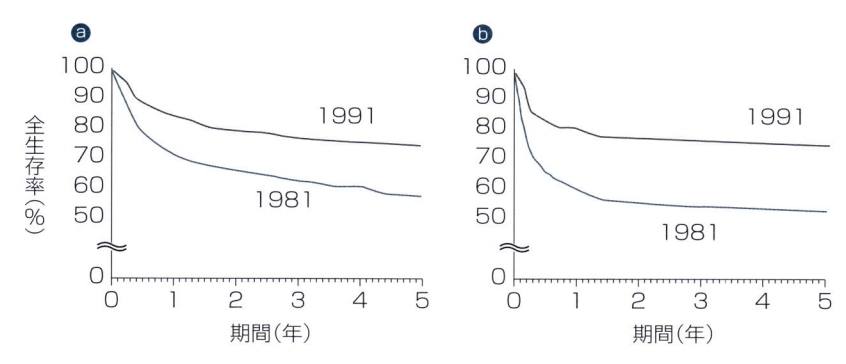

図3 初期治療として1981年あるいは1991年に免疫抑制療法(ⓐ)あるいは同種BMT(ⓑ)を行った場合のOS

(Bacigalupo A et al. Semin Hematol 2000; 37: 69-80 を改変)

表2 好中球数と年齢で分類したHLA適合骨髄移植と免疫抑制療法の5年FFSの差

好中球数 (×10⁹/L)	年齢（歳）				
	10	20	30	40	50
0	24	20	14	6	−2
0.1	19	14	8	1	−7
0.2	14	9	3	−4	−11
0.3	10	5	−1	−7	−14
0.4	6	1	−4	−10	−16
0.5	3	−2	−7	−12	−17

プラスの数字は移植群が，マイナスの数字は免疫抑制療法群が優れていることを示す．

(Bacigalupo A et al. Semin Hematol 2000; **37**:69-80)

齢と好中球数で層別化して免疫抑制療法群と同種移植群を比較したところ，**表2**に示すようにこれらの2つの因子で両群の5年FFSの差を予測することができた．

この表からは，「好中球数（/μL）＜（60−年齢）×10」を満たす場合には早期に移植を行うほうがFFSが延長すると考えてよいかもしれない（私案）．前述したように，好中球が維持されているほど，また，年齢が高いほど，免疫抑制療法が優先される．また，早期移植が望ましい場合でもHLA適合同胞がいない場合は非血縁者間骨髄移植までのコーディネート期間に免疫抑制療法を実施する．なお，初発時好中球数がほぼ0/μLの劇症型若年症例はHLA不適合移植やCBTを含めて早期の同種移植を試みる．

表3 若年者 AA に対する移植適応

重症度	年齢	HLA 適合同胞	HLA 適合非血縁	臍帯血	HLA 半合致血縁者
初回治療					
G-CSF 投与に反応しない好中球 0 の劇症型	40 歳未満	S	CO	CO	CO
	40〜60 歳	S	CO	Dev	Dev
	60 歳以上	CO	Dev	Dev	Dev
stage 3〜5	20 歳未満	S	GNR	GNR	GNR
	20〜40 歳	CO	GNR	GNR	GNR
	40〜60 歳	GNR	GNR	GNR	GNR
	60 歳以上	GNR	GNR	GNR	GNR
免疫抑制療法不応例					
stage 3〜5	40 歳未満	S	S	CO	Dev
	40〜60 歳	S	CO	CO	Dev
	60 歳以上	CO	CO	CO	Dev

[日本造血細胞移植学会編．造血細胞移植ガイドライン 再生不良性貧血（成人）より]

文献

1) Gluckman E et al. Multicenter randomized study comparing cyclosporine-A alone and antithymocyte globulin with prednisone for treatment of severe aplastic anemia. Blood 1992; **79**: 2540-6.
2) Marsh J et al. Prospective randomized multicenter study comparing cyclosporin alone versus the combination of antithymocyte globulin and cyclosporin for treatment of patients with nonsevere aplastic anemia: a report from the European Blood and Marrow Transplant (EBMT) Severe Aplastic Anaemia Working Party. Blood 1999; **93**: 2191-5.
3) Scheinberg P et al. Horse versus rabbit antithymocyte globulin in acquired aplastic anemia. N Engl J Med 2011; **365**: 430-8.
4) Maschan MA et al. Horse ATG(ATGAM) versus rabbit ATG (Fresenius) for treatment of aplastic anaemia in children: results of prospective double-blind randomised single-centre trial. Bone Marrow Transplant 2004; **33**: S27-7.
5) Bacigalupo A et al. Antilymphocyte globulin, cyclosporine, prednisolone, and granulocyte colony-stimulating factor for severe aplastic anemia: an update of the GITMO/EBMT study on 100 patients. European Group for Blood and Marrow Transplantation (EBMT) Working Party on Severe Aplastic Anemia and the Gruppo Italiano Trapianti di Midolio Osseo (GITMO). Blood 2000; **95**: 1931-4.
6) Rosenfeld S et al. Antithymocyte globulin and cyclosporine for severe aplastic anemia: association between hematologic response and long-term outcome. JAMA 2003; **289**: 1130-5.
7) Maciejewski JP et al. Increased frequency of HLA-DR2 in patients with paroxysmal nocturnal hemoglobinuria and the PNH/aplastic anemia syndrome. Blood 2001; **98**: 3513-9.
8) Socie G et al. Malignant tumors occurring after treatment of aplastic anemia. European Bone Marrow Transplantation-Severe Aplastic Anaemia Working Party. N Engl J Med 1993; **329**: 1152-7.
9) Deeg HJ et al. Malignancies after marrow transplantation for aplastic anemia and fanconi anemia: a joint Seattle and Paris analysis of results in 700 patients. Blood 1996; **87**: 386-92.
10) Ades L et al. Long-term outcome after bone marrow transplantation for severe aplastic anemia. Blood 2004; **103**: 2490-7.
11) Storb R et al. Cyclophosphamide and antithymocyte globulin to condition patients with aplastic anemia for allogeneic marrow transplantations: the experience in four centers. Biol Blood Marrow Transplant 2001; **7**: 39-44.
12) Kahl C et al. Cyclophosphamide and antithymocyte globulin as a conditioning regimen for allogeneic marrow transplantation in patients with aplastic anaemia: a long-term follow-up. Br J Haematol 2005; **130**:

747-51.
13) Champlin RE et al. Bone marrow transplantation for severe aplastic anemia: a randomized controlled study of conditioning regimens. Blood 2007; **109**: 4582-5.
14) Deeg HJ et al. Marrow transplants from unrelated donors for patients with aplastic anemia: minimum effective dose of total body irradiation. Biol Blood Marrow Transplant 2001; **7**: 208-15.
15) Gottdiener JS et al. Cardiotoxicity associated with high-dose cyclophosphamide therapy. Arch Intern Med 1981; **141**: 758-63.
16) Bacigalupo A et al. Fludarabine, cyclophosphamide and anti-thymocyte globulin for alternative donor transplants in acquired severe aplastic anemia: a report from the EBMT-SAA Working Party. Bone Marrow Transplant 2005; **36**: 947-50.
17) Ashizawa M et al. A combination of fludarabine, half-dose cyclophosphamide, and anti-thymocyte globulin is an effective conditioning regimen before allogeneic stem cell transplantation for aplastic anemia. Int J Hematol 2014; **99**: 311-7.
18) Kanda Y et al. *In vivo* T-cell depletion with alemtuzumab in allogeneic hematopoietic stem cell transplantation: Combined results of two studies on aplastic anemia and HLA-mismatched haploidentical transplantation. Am J Hematol 2013; **88**: 294-300.
19) Schrezenmeier H et al. Worse outcome and more chronic GVHD with peripheral blood progenitor cells than bone marrow in HLA-matched sibling donor transplants for young patients with severe acquired aplastic anemia. Blood 2007; **110**: 1397-400.
20) Marsh JC et al. Guidelines for the diagnosis and management of aplastic anaemia. Br J Haematol 2009; **147**: 43-70.
21) Marsh JC et al. Alemtuzumab with fludarabine and cyclophosphamide reduces chronic graft-versus-host disease after allogeneic stem cell transplantation for acquired aplastic anemia. Blood 2011; **118**: 2351-7.
22) Lawler M et al. Serial chimerism analyses indicate that mixed haemopoietic chimerism influences the probability of graft rejection and disease recurrence following allogeneic stem cell transplantation (SCT) for severe aplastic anaemia (SAA): indication for routine assessment of chimerism post SCT for SAA. Br J Haematol 2009; **144**: 933-45.
23) Bacigalupo A et al. Treatment of acquired severe aplastic anemia: bone marrow transplantation compared with immunosuppressive therapy—The European Group for Blood and Marrow Transplantation experience. Semin Hematol 2000; **37**: 69-80.

第V章

造血幹細胞移植関連の
論文の読み方と統計

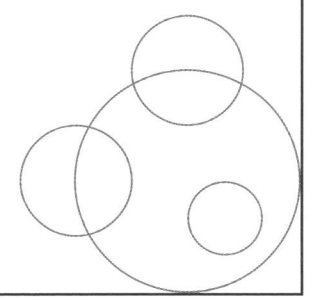

A. 造血幹細胞移植領域の統計解析の特殊性

造血幹細胞移植領域の統計解析は，ほかのがん領域の統計解析と同様に生存解析が中心になるが，競合リスクの解析，時間依存性変数の解析など，さまざまな特殊性を伴う．これらについては優れた総説が発表されており[1-6]，いずれも一読の価値があるが，本書では実践的な部分だけを紹介する．また，以下の記述は統計の基本的な考え方については割愛しているので，必要に応じて入門書を参照していただきたい．

移植領域の統計解析の特殊性を生み出す背景としては，ほかの治療法と比較して，造血幹細胞移植は治療そのものに伴う死亡率が無視できないため，移植の失敗が原疾患の再発と治療関連死亡に大きく分類されるという点や，急性移植片対宿主病（GVHD）の発症のように移植後に生じるイベントが最終的な移植成績に及ぼす影響が解析対象となることなどがあげられる．

B. 生存解析の定義

生存期間の解析（time-to-event analysis）は，必ずしも生存期間だけを対象とするわけではなく，ある時点からあるできごと（イベント）が発生するまでの期間を対象とした解析である．死亡がイベントとして定義された場合はまさに生存期間の解析が行われることになるが，イベントを治療効果の出現や副作用の出現というように定義することもある．単純にイベント発生までの期間を連続変数として扱う解析方法だと，解析する段階でまだイベントが発生していない症例の取り扱いに困ることになるが，生存期間解析の特徴はこのようなサンプルを「観察打ち切り」として適切に処理できるという点である．

生存解析の解析結果を読む，あるいは自身で解析する場合に重要な点は，対象となっている症例がどのような症例か，観察開始時期がいつか，イベントはどのように定義されているかを把握しておくということである（**表1**）．例えば，全生存期間の解析では全症例が対象となっていることが多いが，無病生存期間の解析では観察開始時点で寛解状態の症例だけを対象とすることが多い．移植時に非寛解の患者が多い骨髄腫やリンパ腫の移植では，無増悪生存期間がしばしば用いられる．また，無イベント生存率のような表現の場合は，イベントという定義の中にどのような事象（無再発死亡，再発，寛解導入失敗など）が含まれているかを確認しておく必要

表1　生存解析の定義の例

評価項目	対象症例	観察開始時点	イベント
全生存	全症例	移植日など	あらゆる原因による死亡
無病生存	寛解症例	移植日など	再発および死亡
無増悪生存	全症例	移植日など	疾患増悪および死亡
無イベント生存	全症例あるいは寛解症例のみ	移植日など	研究者が定義したイベント

がある．

C. 競合イベント

　いくつかの移植後のイベントを解析対象とする際に，その中のある一つのイベントが発生すると他のイベントの発生は不可能となるような場合，これらのイベントは互いに競合するイベントであるという．表2に競合イベント（競合リスク）の例を示す．造血幹細胞移植後の白血病の再発と治療関連死亡（正確には無再発死亡）は典型的な競合イベントである．このような状況で白血病の再発の累積発生頻度を計算する場合，単純な方法としては無再発死亡を打ちきりとして扱ってKaplan-Meier曲線を描き，その曲線を上下反転させた累積発症曲線（1-KM法）を描くことが考えられるが，この方法では，無再発死亡の患者も，もし死亡していなければその他の患者と同様の頻度で白血病が再発することを仮定した仮想的な再発率を示しているため，真の白血病再発率よりも高い確率が示されることになる．すると，本来は（無病生存率）＝100％－（再発率）－（無再発死亡率）という関係が成立するはずであるが，1-KM法では再発率，無再発死亡率ともに真の頻度よりも高い発症率が示されるため，（無病生存率）＞100％－（再発）－（無再発死亡率）となってしまう．

　そこで，現実の世界で生じている白血病再発率，無再発死亡率を正しく反映させて，（無病生存率）＝100％－（再発率）－（無再発死亡率）という関係を維持した累積発症率を計算する方法が提案されている．この方法での競合イベントの累積発生率（cumulative incidence：CI）と1-KMを比較した場合，競合イベントの発症率が低い場合には大きな差はみられないが，競合イベントの発症率が高い場合にズレが大きくなる．

　通常の生存期間の群間比較に用いられるLogrank検定に対応する累積発生率の群間比較がGray法，通常の生存期間の多変量解析のCox比例ハザードモデル解析に対応する累積発生率の多変量解析がFine-Gray比例ハザードモデル解析である．

表2　造血幹細胞移植領域での競合リスクの例

評価項目	競合イベント
再　発	寛解期死亡（無再発死亡）
寛解期死亡（無再発死亡）	再　発
増　悪	無増悪死亡
無増悪死亡	増　悪
急性GVHD	無急性GVHD死亡，再発，再移植*
慢性GVHD	無慢性GVHD死亡，再発，再移植*
生　着	生着前死亡
原疾患による死亡	ほかの原因による死亡

*GVHDの競合イベントには再発や再移植は含めないこともある．
（Klein JP et al. Bone Marrow Transplant 2001; 28: 909-15）

しかし，累積発生率の群間比較や多変量解析に通常のLogrank検定やCox比例ハザードモデル解析を用いるという選択肢もある．その場合は競合イベントの発生は打ち切りとして扱う．これらの方法の違いは専門的な文献7)を参照していただきたいが，一つの確実な方法は，両方の方法で解析して結果に大きな差がないということを確認することである．

D. 時間依存性変数

　移植後生存期間を群間で比較する場合，年齢，性別，疾患などのように移植前から決まっている因子についての解析は問題がないが，例えば急性GVHDを発症したか否か，あるいはドナー細胞の生着が得られたか否かのように，移植後のイベントで群別化する場合には注意が必要である．単純に群別化して解析すると，例えば移植後に早期に死亡した症例はすべてイベント非発生群のほうに含まれてしまうため，イベント発生群が有利になる方向にバイアスが生じてしまう．

　一つの方法はランドマーク解析と呼ばれる方法で，観察開始後のある一定の固定した時点（ランドマーク）において，その時点でのイベントの有無で群別化して比較する方法である．ランドマーク時点以後にイベントが発生したとしても群の変更は行わない．例えば，急性GVHDの有無での比較なら，急性GVHDはほとんどが移植後60日に発症するので，移植後60日の時点をランドマークに定め，その時点で再発なく生存している患者を対象として，その時点までに急性GVHDの発症がみられた患者と急性GVHDの発症がみられなかった患者に分けて比較を行うことになる8)．この方法は，ランドマーク時点以降に関しては生存曲線を描いて視覚的に比較することができるという利点があるが，欠点としてはランドマークの時点の設定によって結果が左右されることや，ランドマーク以前に死亡した症例やランドマーク以後に得られた反応が解析に考慮されないという点があげられる．

　一方，比例ハザードモデルでは，時間とともに変化する独立変数（時間依存性変数，time-dependent covariate）をモデルに組み込むことができる．急性GVHDの解析では，急性GVHD発症を示す変数はすべての患者において0で始まるが，急性GVHDを発症した時点でその変数が1に書き換えられることになる．

E. 臨床決断分析

　急性白血病に対する同種移植の適応は，HLA適合同胞ドナーがいる患者を同種移植群に割り付け，ドナーがいない患者を自家移植群や化学療法群に無作為に割り付けるというデザイン（genetic randomization）の臨床試験によって検討されてきた．しかし，この手法の問題点として，同胞の数が世代によって異なるため，ドナーあり群とドナーなし群の間に年齢分布に差が出る可能性がある．また，ドナーなし群では原疾患が再発した場合には化学療法のみで経過を観察するか，あるいは移植を行うとしてもHLA適合同胞がいないため，非血縁ドナーからの移植，HLA不

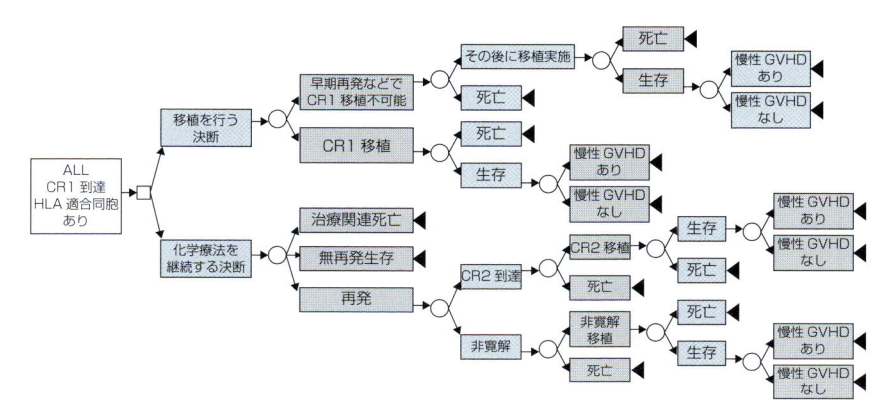

図1 HLA適合同胞を有する第一寛解期ALLに対する第一寛解期同種移植実施の是非を評価する臨床決断分析の決断樹

□は決断節，○は偶発節，▲は最終転帰を示す．最終的な転帰（▲）に点数（期待効用）をつけて，それぞれの枝分かれの確率を掛け合わせて合計することによって，決断節においてどの決断がもっとも高い期待効用が期待できるかを比較するのである．

（Kako S et al. Leukemia 2011: **25**: 259-6）

適合ドナーからの移植，あるいは臍帯血移植（CBT）を行うしかないという点があげられる．したがって，これらの臨床試験の結果は，「HLA適合同胞がいる場合に同種移植をするべきか，それとも待機的に移植を行うべきか」という診療現場の問いに正確に答えることはできない．一方，HLA適合同胞を有する症例を移植実施群と非実施群に無作為に割り付ける比較試験の実施は現実的ではない．

このような欠点を補う目的で臨床決断分析による第一寛解期の同種移植の妥当性を評価する試みが行われている．臨床決断分析では，まず比較したい選択肢から次々と枝分かれしていく「決断樹」を描く（**図1**）．最初の決断節（図の□）から治療の選択によって枝分かれし，偶発節（図の○）からその後の結果がさらに枝分かれしていく．決断節では医療者あるいは患者が分岐を選択することができるが，偶発節においては医療者・患者の意志にかかわらず，一定の確率（これを移行確率という）で分岐していく．そして，最終的な転帰（▲）に点数（期待効用）をつけて，それぞれの移行確率を掛け合わせて合計することによって，決断節においてどの決断がもっとも高い期待効用が期待できるかを比較する．

期待効用は，もっとも単純にするなら生存を100点，死亡を0点とすればよいが，臨床決断分析の利点は「QOLの低下した根治」に0と100の中間の値をつけることによってQOL，医療費などを考慮した臨床決断が可能になることである．枝分かれの確率は過去の臨床試験の結果から計算するが，それぞれの確率に幅を持たせて変動させながら再計算する（感度分析）ことによって，結果の信頼性を検証する．QOLに基づく期待効用も個人によって大きく異なるため，感度分析によって個々の人生観に対応した決断に役立つことが期待される．

より複雑な状況として，時間経過のなかで状態が移行していく場合の決断分析ではマルコフ・モデルが用いられる．マルコフ・モデルとは，複数の状態の間をある

確率（移行確率）に従って移行していくというモデルであり，長期間の患者の状態をシミュレーションする場合などに用いられる[10, 11]．通常は生存期間やQOL補正生存期間を評価するが，これらは生存曲線下面積に相当するものであり，造血幹細胞移植のように比例ハザード性が保証されない状況においては，観察期間の設定によって結果が大きく左右されることがある．

F. リスク分類

背景疾患などの状態によってリスク分類する場合，その分類の定義に注意が必要である．例えば，AMLの予後解析において第一寛解期だけを低リスク，そのほかを高リスクとする解析と，第一，第二寛解期を低リスク，その他を高リスクとする解析を比較した場合，低リスク群においては，後者は前者と比べて第二寛解期症例が入ってくるので治療成績が低下し，高リスク群においても後者は前者と比較して第二寛解期症例が抜けることで治療成績が低下する．すなわち，高リスク群の基準のラインを下げることによって前者は両方の群の成績がみかけ上改善しているのである．このようにリスク分類の定義によって治療成績は変化する．

例えば，急性白血病および骨髄異形成症候群（MDS）の解析では，急性白血病の第一，第二寛解期，慢性骨髄性白血病の第一，第二慢性期および移行期，MDSのRAおよびRAEB（FAB分類）を低リスク，その他の病状を高リスクとして扱うような分類が行われている[12]．CIBMTRからは13,131例の解析によって，疾患，病期ごとに詳細にリスク分類を行ったDisease Risk indexが提唱されている[13]．

G. 交　絡

後方視的研究ではさまざまな原因によるバイアスの影響を受ける可能性がある．そのなかでも，ある結果に対して，ある因子がどのような影響を及ぼすかを知りたい場合に，第3の因子（交絡因子，confounding factor）が，両者の関係に影響を与えてしまう現象のことを交絡（confounding）という．例えば，マッチの所有と肺がんの発症の関連を調べると，マッチの所有者は肺がんの発症が有意に多いという結果になることが予想される．しかし，マッチの所有そのものが肺がん発症の原因になるとは考えにくい．喫煙という交絡因子がマッチの所有と肺がん発症の両者と相関しているためにこのような現象が生じるのである．逆に，治療Aと治療Bの比較において，より重篤な患者に治療Aが行われていたというようなバイアスが存在した場合，本当の治療効果は治療Aのほうが高いとしても，重症度という交絡因子によって治療Aと治療Bの有効率の差が検出できなくなってしまうような場合もある（この場合，重症度は抑制因子として働いている）．

バイアスを小さくするための理想の方法は無作為割付比較試験（RCT）を行うことであるが，後方視的研究で無作為化ができない場合には，各群から背景がそろった患者さんを抜き出してきて比較する（マッチング）方法や，解析の段階での層別

化解析と多変量解析を行う方法が考えられる.例えば,マッチの所有と肺がん発症の研究であれば,喫煙者と非喫煙者に分けて(層別化して)解析する.しかし,複数の交絡因子が存在する場合にはそれぞれの交絡因子で層別化していくと,各群のサンプル数が小さくなって実質的な解析が不可能となる.このような場合には多変量解析でさまざまな交絡因子の影響を調整する.

H. 多変量解析

　回帰とは,ある結果を表す変数(従属変数,目的変数)をそのほかの変数(独立変数,説明変数)によってどの程度説明(予測)できるかを示すものであり,日常的な医学統計では,単変量解析という用語は一つの従属変数に対して独立変数が一つだけのモデルの解析に対して用いられるのに対して,多変量解析という用語は複数の独立変数から一つの結果を予測するモデルの解析の意味で用いられる.

　多変量解析は,①ある特定の独立変数が従属変数に与える影響について,他の変数の影響を補正して評価したい場合,②いくつかの独立変数から従属変数を予測するモデルを作成したい場合,あるいは③従属変数に対して独立して影響を与える変数を同定したいような場合などに行われ,従属変数が連続変数の場合は重回帰,二値変数の場合はロジスティック回帰,生存期間の場合は比例ハザード回帰を用いる.

　多変量解析のモデルに組み込む独立変数の選択は難しい問題である.相関係数0.9以上のように,非常に高い相関関係にある変数は同時にモデルに含めるべきではない(多重共線性の問題).造血幹細胞移植領域でしばしば行われている変数の選択方法は,まずは研究の興味の対象となる変数,理論的に重要であると考えられる変数,過去の研究結果によって重要であると考えられる変数,単変量解析で有意となった変数(抑制因子の影響を考えて$p<0.10〜0.20$のように広めに選択する)をすべてモデルに含めるという方法であるが,サンプル数が不十分であるために独立変数の数を限定しなければならない場合には,p値やモデルのあてはまり度を計算しながら機械的に変数を絞り込んでいくことがある.

I. 交互作用

　交互作用は,交絡と混同されやすいが,異なるものである.ある因子が結果に及ぼす影響の大きさが第3の因子によって変化することを交互作用(interaction)という.例えば,ある治療を行うと若年者では生存期間が延長するのに対して,高齢者では生存期間の延長効果がみられないような場合,年齢が治療の有用性に対して交互作用を及ぼしていることになる.多変量解析では,重要な因子同士の間の交互作用については確認しておくことが望ましい.

J. 実際の統計解析の流れ

1. EZR の準備

　実際に造血幹細胞移植のデータを解析する手法について紹介する．ここでは筆者が開発し，無料で公開している EZR（Easy R）を使用する．

　EZR は無料統計ソフトの R を基礎として，マウス操作だけで医療統計に必要な解析機能を実行できるように改良したものである．まず，Windows（XP～8.1）あるいは Mac（OS X 10.6～10.9）から自治医科大学附属さいたま医療センターのホームページのなかの，統計ソフト EZR のページ（http://www.jichi.ac.jp/saitama-sct/SaitamaHP.files/statmed.html）にアクセスする．ここにダウンロードの方法，インストールの方法，簡単な使用方法，FAQ が紹介されているので，この案内に沿ってインストールを実行する．Windows の場合は，インストール後にデスクトップの EZR のショートカットを右クリックしてプロパティを開き，ショートカットのタブをクリックする．作業フォルダーは"C:¥EZRDATA"となっているが，これを実際にデータを保存するフォルダーの名前（例：D:¥EZRDATA）に書き換えておく．

　より詳細な使用方法については初心者用～中上級者用のマニュアルが出版されているが[14, 15]，造血幹細胞移植領域での解析については順を追った解析方法が Bone Marrow Transplantation 誌に掲載されている[4]．オープンアクセスとなっているので全文閲覧が可能である．EZR は一般的な検定に加えて多変量解析，生存解析，メタ解析，臨床試験のサンプル数計算など，さまざまな機能を備えているが（表3），本項では生存解析を中心に紹介する．

　EZR のメインウインドウ（図2）のなかには「スクリプトウインドウ」，「出力

表3　EZR で行うことができる統計解析の主なもの

	扱うデータの種類		
	二値変数	連続変数	生存期間
要約	分割表	ヒストグラム 箱ひげ図 散布図	Kaplan-Meier 曲線
2群の比較	Fisher 正確検定 χ^2 検定	t 検定 Mann-Whitney U 検定*	logrank 検定 一般化 Wilcoxon 検定
対応のある2群の比較	McNemar 検定	対応のある t 検定 Wilcoxon 符号付順位和検定*	
3群以上の比較	Fisher 正確検定 χ^2 検定	分散分析（ANOVA） Kruskal-Wallis 検定*	logrank 検定 一般化 Kruskal-Wallis 検定
対応のある3群以上の比較	Cochran Q 検定	反復測定分散分析 Friedman 検定*	
（多変量）回帰分析	ロジスティック回帰	単回帰・重回帰	Cox 比例ハザード回帰

*は連続変数のノンパラメトリック検定

J 実際の統計解析の流れ **287**

解析対象にするデータセットを指定する

解析対象のデータセットを編集，表示，保存するボタン

解析で作成したモデルを選択し，さらに次の解析に用いることができるが EZR では通常は使用しない

スクリプトウィンドウ：
解析を実行するとスクリプトが自動的に作成されてこのウィンドウに表示される．自分でスクリプトを書き込むことも可能である．実行させたいスクリプトをマウスでドラッグして選択して右下の「実行」ボタンを押せば実行できる．
スクリプトは「ファイル」→「スクリプトを名前をつけて保存する」で保存できる

出力ウィンドウ：
標準状態ではスクリプトが濃赤色の文字で，結果が紺色の文字で表示される．
解析の結果が表示される．解析結果が長い場合はスクロールして上のほうも読む．
解析結果は「ファイル」→「出力を名前を付けて保存する」で保存することができる

メッセージウィンドウ：
実行した命令に対するメッセージが表示される．エラーが生じた場合もこのウィンドウにエラーメッセージが表示される

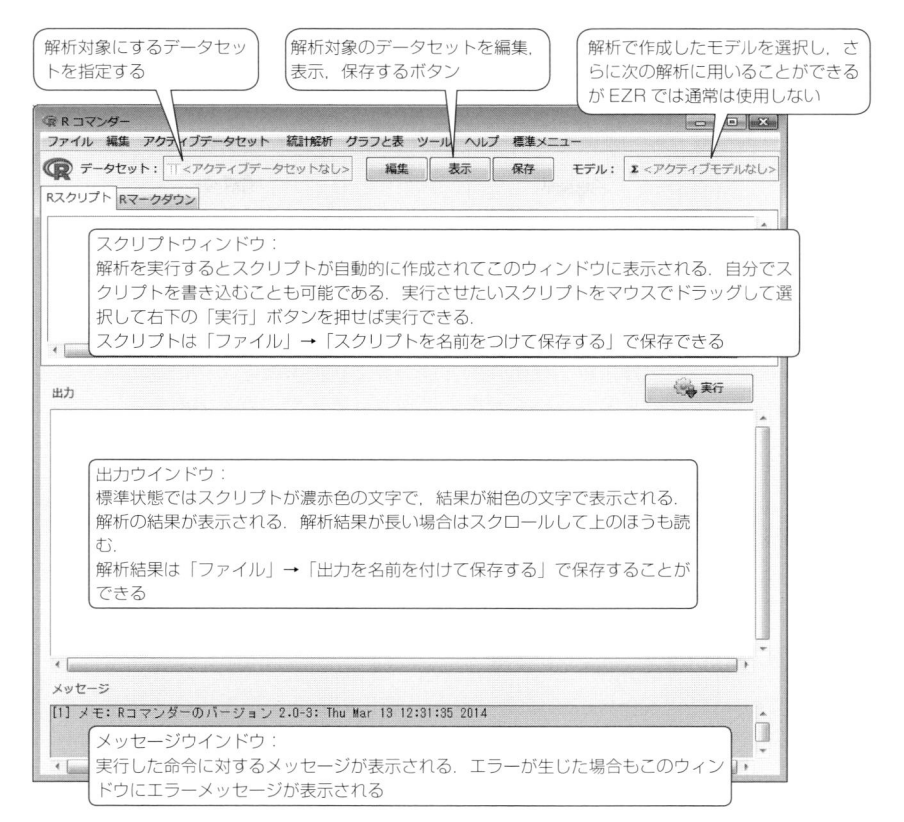

図2　EZR（R コマンダー）のウィンドウ（Windows 版）

ウインドウ」，「メッセージウインドウ」の3つのウインドウがある．一番上のウインドウが「**スクリプトウインドウ**」で，マウス操作によって解析を実行するとスクリプト（統計解析を命令するプログラム）が自動的に作成されてこのウィンドウに表示される．ここに自分でスクリプトを書き込んで，右下の「**実行**」ボタンをクリックして実行することも可能である．また，ウインドウのなかのスクリプトは「**ファイル**」→「**スクリプトを名前をつけて保存する**」でファイルに保存することができる．そのファイルを読み込めば，以前に実施した統計解析を再現することができる．また，解析が適切に行われているかどうかを上級者にチェックしてもらうことが可能になるので，スクリプトは必ず保存する習慣をつけることを勧める．

　2番目のウインドウが「**出力ウインドウ**」で，ここに解析の結果が表示される．解析結果も「**ファイル**」→「**出力を名前を付けて保存する**」でファイルに保存することができる．一番下の小さなウインドウが「**メッセージウインドウ**」で，実行した統計解析に対するメッセージが表示される．エラーメッセージもこのウインドウに表示されるので，予想した結果が得られなかった場合はこのウインドウを確認する．

2. 解析に用いるデータの作成

　解析に用いるデータはExcelなどの表計算ソフトで作成してもよい．個々の症例のデータは同じ行（1, 2, 3, ……）に横に並び，それぞれの列（A, B, C, ……）に個々の変数（年齢，性別，治療法など）のデータを入力する．

　EZRはデータファイル内に日本語（全角文字）を使用することが可能であるが，変数名を含めてすべて半角英数字にするのが望ましい．変数名のなかにカンマ（,）やスペースなどを使うことはできないので，変数名のなかに区切りをつけたい場合は，カンマやスペースではなくアンダースコア（_）かピリオド（.）を用いる．また，変数名の中に演算子の文字（+, -, *, /, =, !, $, %など）も使うこと，変数名の最初の1文字目に数字は使うことはできない．全角と半角の違いはもちろん，半角の大文字と小文字の違いも厳密に区別されるので注意を要する．

　しかし，国内の各移植施設のデータは日本造血細胞移植学会（JSHCT）のTRUMPシステムに登録されているはずなので，そのデータを使用するほうが簡単である．以下の方法は各施設のTRUMPデータの解析，あるいはJSHCTのワーキンググループでのTRUMPデータ解析に適用することが可能である．

　なお，本書で紹介しているデータは架空のデータセットであり，以下の解析結果として示されるデータは本来のTRUMPデータに基づくものではない．

3. EZR形式のデータの準備

　まず，TRUMPデータをEZRで扱いやすい形式に変換するためのスクリプトをダウンロードする．JSHCTのホームページのなかの，ワーキンググループのページのなかに「WGデータセット用Tipsダウンロード」というリンク（http://www.jshct.com/memdir/download/wg.shtml）があり，そのなかにEZR用，Stata用の便利な資料が用意されている．ここでは「RあるいはEZR用スクリプトファイル」をダウンロードして，データ保存フォルダ（自分で決めておく）に保管する．この際にJSHCT変数一覧もダウンロードしておく．Macでスクリプトファイルが文字化けする場合はテキストエディタ（miなどのフリーウェアでよい）で改行コードをCR（Mac）に，テキストエンコーディングをUTF-8に変更して保存しておく．

　解析に用いるTRUMPデータファイルは自施設のデータの場合は各施設のTRUMPシステムからCSVファイルにデータを出力する．この方法もJSHCTのTRUMPのページから「移植登録一元管理プログラム（TRUMP）台帳登録・本登録に関するご案内」に入ると「移植登録一元管理プログラム（TRUMP）使用マニュアル」を閲覧できる．このなかの「他のソフトでのデータの利用」の項に記載されているように，「ファイルへの書き出し」をクリックして，「汎用データ」を選択して，「詳細な出力」から必要なデータを選んでいけばよい．ワーキンググループデータの場合は，ワーキンググループの責任者からCSV形式のデータセットを入手する（Excel形式の場合はExcelから開いて**「ファイル」→「名前をつけて保存」**でCSV形式で保存する）．MacユーザーはこのCSVファイルについても改行コードとテキストエンコーディングをMac仕様に変更しておく．

　次にEZRを起動する．通常はEZR（Rコマンダー）のウインドウを使用するが，

TRUMPデータを初めて読み込む際にはR本体のウインドウ（Rconsole）を使用する．このウインドウから「ファイル」→「スクリプトを開く」（Macは「ファイル」→「文書を開く」）でダウンロードしたEZR用スクリプトファイル（拡張子が.Rとなっているファイル）を開く．開いた画面で「編集」→「全て実行」とする（Macは「編集」→「選択」→「すべてを選択」としてから「編集」→「実行」）．ファイルを選択するダイアログが表示されるので，先ほど保存したCSV形式のTRUMPデータファイルを指定する．しばらく時間がかかるが，終了したらEZRのウインドウに戻り，メニューバーの下の「データセット：」の右の＜アクティブデータセットなし＞をクリックしてJSHCT.DATAを選ぶ．

この操作によって，実際に解析に用いるため変数が作成される．作成した変数名はいずれも最初にドット（.）がつけられているため，EZR上の変数リストで最初のほうに表示されるようになっている．作成された変数がそれぞれどのような意味を持つかはダウンロードしたJSHCT変数一覧を通読する必要があるが，重要なものを表4に示す．

4. 欠損値の処理

TRUMPデータには多数の欠損値（EZRでは"NA"として表される）が含まれている．解析しようとする変数にどの程度の欠損値が含まれているかを一覧するには，「アクティブデータセットの操作」→「欠損値の操作」→「指定した変数の欠損値を数える」あるいは「全ての変数の欠損値を数える」で表示させることができる．欠損値の一般的な扱い方には以下のような方法が考えられる．

- ⓐ 欠損値を含む症例は除外する（complete case analysis），あるいは個々の解析において必要なデータに欠損値のない症例で解析する（available case analysis）（特に指定しないと後者の扱いとなる）．
- ⓑ 欠損値を一つのグループとして扱う．
- ⓒ 欠損値に他の症例の平均値や中央値などの単一の値を当てはめる，または他の独立変数から重回帰，ロジスティック回帰などによって推測される値を当てはめる（single imputation），あるいは推測値にさらにバラツキを配慮して乱数を発生させた複数の値を欠損値に埋め込んだデータセットをいくつか作成し，それぞれの解析結果を最後に統合する（multiple imputation）．

通常はⓐかⓑで解析することが多い．Kleinらの総説では，一つの方針として5～10％以上が欠損値の場合はⓑの方法で解析し，5～10％未満ならⓐの方法で解析するということを提案している[2]．ただし，ⓐの方法で解析する場合にも，欠損例と非欠損例の比較も行って，欠損例の除外が解析に影響していないことを確認するべきであろう．欠損値を一つのグループとして扱うためには，「アクティブデータセットの操作」→「欠損値の操作」→「欠損値を1つのグループに変換する」とする．新しい変数名には元の変数名とは異なる名前を入力する．すると，欠損値は"NA"という文字列に変換され，一つのグループとして扱うことができるようになる．

表4 TRUMPデータから新たに作成される変数の一覧

4-1. 移植種類

項目	変数名	値
幹細胞種類	.Source	BM
		PB
		BM+PB
		CB
		Others
ドナー種類	.Donor.Type	Auto
		Syn
		Rel
		UR
自家移植・同種移植	.AutoAllo	Auto
		Allo
移植種類	.SCT.Type	Auto
		Rel-BM
		Rel-PB
		UR-BM
		UR-PB
		UR-CB

4-2. 患者背景

項目	変数名	値	備考
移植時患者年齢	.Age		
移植時患者年齢グループ	.Age.Group1	0-15	
		16-39	
		40-	
成人（16歳以上）	.Adult	0	小児
		1	成人
疾患名	.Disease	多数のため省略	
疾患リスク分類1	.Disease.Risk1	Low risk	AML/ALL：CR1, CR2, CML：CP1, CP2, MDS
		High risk	AML/ALL：CR3-, NR, CML：CP3-, AP, BC
疾患リスク分類2	.Disease.Risk2	Low risk	AML/ALL CR1, CR2, CML：CP1, CP2, AP, MDS RA, RARS
		High risk	AML/ALL CR3-, NR, CML：CP3-, BC, MDS RAEB, RAEBt(as AML)
患者性別	.Sex.R	0	女性
		1	男性
ドナー性別	.Sex.D	0	女性
		1	男性
ECOG PS	.PS24	0	PS 0〜1
		1	PS 2〜4
患者ABO	.ABO.R	O	
		A	
		B	
		AB	
ドナーABO	.ABO.D	O	
		A	
		B	
		AB	
ABOミスマッチ	.ABO.Mismatch	0	適合
		1	副不適合
		2	主不適合
		3	双方向不適合

（次頁に続く）

(表4 つづき)

4-3. 移植方法

項目	変数名	値	備考
前処置	.MAC.RIC	RIC	ミニ移植
		MAC	フル移植（TBI>8, BU>=9, MEL>140 は MAC）
TBI	.TBI	0	無し
		1	有り（線量を問わず）
Full TBI	.FullTBI	1	TBI 有りで 8Gy を超え，15.75Gy 以下
移植前処置	.Conditioning	CY+TBI+−	
		OtherTBIregimen	
		BU+CY+−	
		OtherNonTBIregimen	
		FluContainingRegimen	
		FluBasedRIC	
移植前処置2	.Conditioning2	FLU+MEL+−	
		FLU+CY+−	
		FLU+BU+−	
GVHD 予防	.GVHD.Pro	None	
		CSA+MTX	
		CSAwithoutMTX	
		TAC+MTX	
		TACwithoutMTX	
		Others	
CSA あるいは TAC の使用	.CSA.TAC	CSA	
		TAC	
体内 T 細胞除去	.TCD.invivo	0	
		1	Campath, ATG, ALG のいずれかが有り

4-4. HLA

項目	変数名	値	備考
血清型 A,B,DR GVH 方向ミスマッチ 座数	.HLA.Sero.GVHmis		
血清型 A,B,DR HVG 方向ミスマッチ 座数	.HLA.Sero.HVGmis		
血清型 A,B,DR ミスマッチ 座数	.HLA.Sero.mis6		
遺伝子型 A,B,DRB1 GVH 方向ミスマッチ 座数	.HLA.Geno.GVHmis		
遺伝子型 A,B,DRB1 HVG 方向ミスマッチ 座数	.HLA.Geno.HVGmis		
遺伝子型 A,B,C,DRB1 GVH 方向ミスマッチ 座数	.HLA.Geno.GVHmis8		
遺伝子型 A,B,C,DRB1 HVG 方向ミスマッチ 座数	.HLA.Geno.HVGmis8		
遺伝子型 A,B,DRB1 ミスマッチ 座数	.HLA.Geno.mis6		
遺伝子型 A,B,C,DRB1 ミスマッチ 座数	.HLA.Geno.mis8		
HLA 適合度別ドナーグループ	.Donor.Group	M-RD	6 抗原適合血縁ドナー
		1MM-RD	GVH 方向 1 抗原不適合血縁ドナー
		23MM-RD	GVH 方向 2-3 抗原不適合血縁ドナー
		MUD88	A,B,C,DRB1 遺伝子型適合非血縁ドナー

（次頁に続く）

(表4つづき)

項目	変数名	値	備考
		MUD87	A,B,C,DRB1 遺伝子型1アリル適合非血縁ドナー
		MUD66	A,B,DRB1 遺伝子型適合非血縁ドナー (MUD88, MUD87 を除く)
		MUD	A,B,DRB1 血清型適合非血縁ドナー (MUD66, MUD88, MUD87 を除く)

4-5. 移植結果

項目	変数名	値	備考
生存状況	.OS	0	生存
		1	死亡
生存期間	.DaysOS		死亡あるいは最終観察までの日数
生存解析可能症例	.EligibleForAnalysis	0	生存状況データなし、最終確認日データなし、最終確認日データ<0
		1	解析可能
無病生存状況	.DFS	0	無病生存
		1	再発あるいは死亡
無病生存期間	.DaysDFS		日数("移植後も寛解ならず"の場合は day0 再発)
再発の競合イベント	.CompRisk.Relapse	0	無再発生存
		1	再発
		2	無再発死亡
好中球 500 以上到達イベント	.CompRisk.Engraftment	0	無回復生存
		1	回復
		2	回復前死亡
好中球 500 以上到達までの期間	.DaysEngraftment		日数
急性 GVHD Grade	.AGVHDgrade		
Grade 2 to Grade 4 acuteGVHD	.CompRisk.AGVHD24	0	無 2-4 急性 GVHD 無再発生存
		1	2-4 急性 GVHD
		2	無 2-4 急性 GVHD 無再発死亡
		3	無 2-4 急性 GVHD 再発
Grade2 to Grade 4 発症の有無	.AGVHD24	0	無し
		1	有り
Grade 2 to Grade 4 発症までの期間	.DaysAGVHD24		日数
Grade 3 to Grade 4 acuteGVHD	.CompRisk.AGVHD34	0	無 3-4 急性 GVHD 無再発生存
		1	3-4 急性 GVHD
		2	無 3-4 急性 GVHD 無再発死亡
		3	無 3-4 急性 GVHD 再発
Grade 3 to Grade 4 発症の有無	.AGVHD34	0	無し
		1	有り
Grade 3 to Grade 4 発症までの期間	.DaysAGVHD34		日数
慢性 GVHD	.CompRisk.CGVHD	0	無慢性 GVHD 無再発生存
		1	慢性 GVHD
		2	無慢性 GVHD 無再発死亡
		3	無慢性 GVHD 再発
chronicGVHD 発症までの期間	.DaysCGVHD		日数

5. 連続変数の分布の確認，外れ値の処理

連続変数の場合はほかの値から極端にかけ離れた値，いわゆる外れ値がないかどうかについても検討が必要であり，まずはデータの分布をグラフ化（「グラフ」→「ヒストグラム」，「ドットチャート」，「箱ひげ図」など）してながめてみるのがよい．分布が正規分布（ヒストグラムで釣鐘型の分布）かどうかを確認することによって，その後の解析でその変数をどのように扱うかを検討する（例えば，正規分布に従うなら要約する際には平均値と標準偏差で記し，正規分布に従わないなら中央値と範囲で記すなど）．対数変換することによって正規分布に近づく場合もある．

外れ値は単に入力ミスによって生じている場合もあるが，ほかに何らかの理由が隠れている可能性もあるので，単純に除外して解析するのではなく，発生原因を考察することが重要である．ノンパラメトリック検定は外れ値の存在に左右されにくい解析方法である．

6. 連続変数のカテゴリー化

年齢，体重などの連続変数を扱う場合に，数値のまま扱うか，いくつかの群（カテゴリー）に分けて扱うかが問題となる．年齢が生存期間に与える影響を解析するのであれば，年齢をある閾値の上下で2つのカテゴリーに分けて生存曲線を描くと，年齢の影響が視覚的にみやすくなる．しかし，カテゴリー化する閾値の設定によって結果が左右される可能性がある．閾値としては中央値や，何らかの意味のある数字（例えば正常下限値，正常上限値），過去の研究結果にあわせた閾値などが用いられる．また，カテゴリー化した場合は，例えば50歳を閾値とした場合，20歳も49歳も同じに扱われてしまうという問題は避けられない．

年齢を連続変数のまま扱えば閾値の問題は解消され，連続変数としてのすべての情報を活用することも可能になる．しかし，年齢が生存期間に与える影響を連続変数のままで回帰モデル（生存解析であればCox比例ハザード回帰）で解析するような場合は，1歳の差の影響が常に一定であるという前提（20歳と21歳の差の影響と50歳と51歳の差の影響が同じ）が必要となる．また，結果は「1歳増加するごとにリスクが○○だけ増加する」というような記載になるので，生存曲線での表示と比べると感覚的には解釈しにくい．

連続変数を2つの群にカテゴリー化する場合は，「アクティブデータセット」→「変数の操作」→「連続変数を指定した閾値で2群に分けた新しい変数を作成する」で閾値を指定するか，あるいは，「アクティブデータセット」→「変数の操作」→「連続変数を区間で区分（閾値は自動設定）」で各群が同データ数となるように2群に分けると，自動的に中央値でカテゴリー化された変数が作成される（図3）．

なお，一般的な「因子」という用語は連続変数，離散変数の両者を含む場合があるが，RやEZRでは「因子」はカテゴリー変数（名義変数や順序変数）を意味する．

7. 新たな変数の作成

計算式で新しい変数を作成したい場合は「アクティブデータセットの操作」→「変数の操作」→「計算式を入力して新しい変数を作成する」で変数を作成できる．例

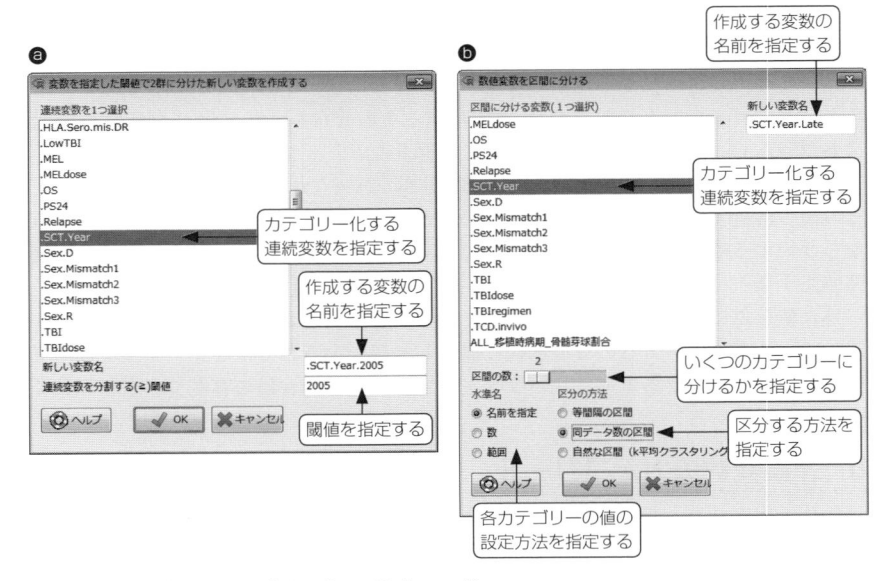

図3 連続変数のカテゴリー化のダイアログ
ⓐ：指定した閾値で分類，ⓑ：自動的な分類．

えば，年齢40歳以上（.Age >= 40）の男性（.Sex.R == 1）ということを表す変数を作成したい場合には，計算式のところに

　　ifelse(.Age >= 40 & .Sex.R == 1, 1, 0)

と入力する．ifelse() 関数ではifelse（条件式，条件を満たす場合の値，条件を満たさない場合の値）というように指定する．演算子は「等しい」は"=="，「異なる」は"!="，「未満」は"<"，「以下」は"<="である．複数の条件式を組み合わせた条件を設定するには，「AかつB」の場合は"A & B"，「AまたはB」の場合は"A | B"とする．

8. ダミー変数

　多変量解析などにおける3つ以上の群の比較はダミー変数の作成が必要となる．例えば，AML，ALL，CMLの3つの疾患が生存に与える影響の差異を知りたい場合，そのうちの1つ，例えばAMLを基準として，.Disease.Dummy.ALL，.Disease.Dummy.CMLの2つの変数を作成し，それぞれに該当する場合のみ1とする（**表5**）．多変量解析を行う場合には，この2つの変数を必ずひとまとめにしてモデルに組み込むという作業を行う．実際にはRの回帰モデルはカテゴリー変数に対して自動的にこれらの作業を行ってくれる．ただし，アルファベット順でもっとも若い文字列（ここでは"A"の次が"L"のALL）が自動的に基準とされてしまうので，もし基準を他の値（AMLあるいはCML）に変えたいのであれば，「アクティブデータセットの操作」→「変数の操作」→「因子水準を再順序化する」によって変更することができる．数値で入力されている場合はあらかじめ「アクティブデー

表5 3つの疾患群を多変量解析に投入する際の各疾患におけるダミー変数の値

疾患	.Disease.Dummy.ALL	.Disease.Dummy.CML
AML	0	0
ALL	1	0
CML	0	1

タセットの操作」→「変数の操作」→「連続変数を因子に変換する」として因子に変換しておく．

また，競合リスクの多変量解析の機能はダミー変数の自動的な作成に対応していないため，あらかじめ「アクティブデータセットの操作」→「ダミー変数の作成」でダミー変数を作成しておく必要がある．ただし，もし元の変数のデータに変数名として使えない文字が含まれていると（例えば"-","*"などの演算子）エラーが出るため，あらかじめデータの内容を書き換えておかなければならない．

9. サブグループ解析用のデータセットの作成

データファイルのなかの一部のサンプルだけを解析対象とするサブグループ解析を行う場合は，解析方法によっては解析段階で対象とするサンプルの条件を指定することもできるが，解析の都度，条件式を入力するのは手間になるので，あらかじめ対象とするサンプルだけを含むデータファイルを作成するほうが簡便である．「アクティブデータセット」→「行の操作」→「指定した条件を満たす行だけを抽出したデータセットを作成する」として新たなデータセットを作成することができる．

ここでは，一例として全データが含まれているデータセットから，AMLに対する同種移植症例で，生存に関するデータが整っている症例に限定したデータセットを作成する．限定する条件式は .Disease=="AML" & .AutoAllo=="Allo" & .EligibleForAnalysis==1 となる．

10. データセットの保存

データセットの保存は「ファイル」→「アクティブデータセットを保存する」，あるいは「アクティブデータセット」→「アクティブデータセットの更新・保存」→「アクティブデータセットを保存」で実行する．しかし，データセットだけでなく，データ編集を行った作業のスクリプトも保存しておくことを推奨する．スクリプトが残っていれば，データの編集作業を見直すことができる．

なお，上記の操作で保存されるのはその時点でアクティブデータセットに指定されているデータセットのみであるため，そのほかのデータセットを保存したい場合は一つずつアクティブデータセットに指定してから保存作業を繰り返す必要がある．

11. データの要約

連続変数については一つひとつヒストグラムやドットチャートで分布を確認しておく必要があるが，その後でさまざまな変数の全体像を把握するためには，EZR

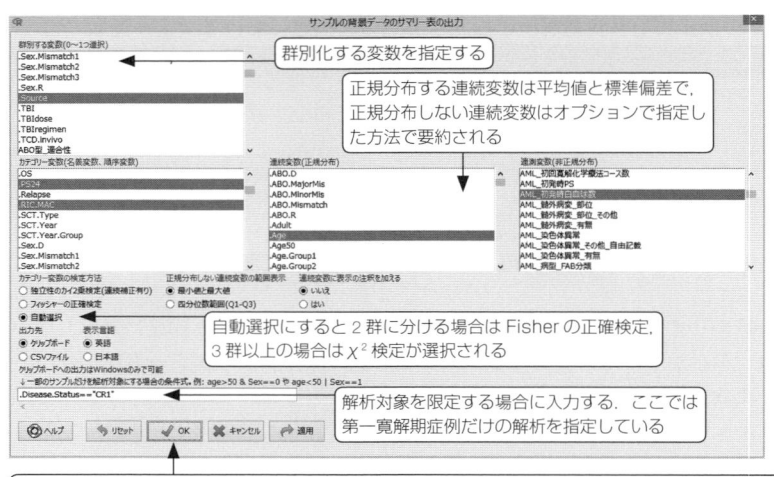

図4　背景のサマリー表の作成のダイアログ

```
> print(FinalTable[,2:length(FinalTable[1,])], quote=FALSE)
             Group BM                    CB                       PB                    p.value
                   686                   156                      188
.HLA.Sero.mis6 (%) 0    521 (86.4)       18 (11.5)               120 (77.9)             <0.001
                   1     73 (12.1)       35 (22.4)                14 ( 9.1)
                   2      7 ( 1.2)      100 (64.1)                 9 ( 5.8)
                   3      2 ( 0.3)        3 ( 1.9)                10 ( 6.5)
                   5      0 ( 0.0)        0 ( 0.0)                 1 ( 0.6)
.PS24 (%)          0    419 (96.3)      120 (87.0)               142 (93.4)             <0.001
.RIC.MAC (%)       MAC  454 (82.5)       89 (57.1)                87 (61.7)             <0.001
                   RIC   96 (17.5)       67 (42.9)                54 (38.3)
.Sex.R (%)         0    320 (46.6)       58 (37.2)                74 (44.0)              0.098
                   1    366 (53.4)       98 (62.8)                94 (56.0)
.Age                     33.34 (17.46)    41.88 (20.60)            39.80 (16.37)        <0.001
AML_初発時白血球数       11000.00 [200.00, 498300.00] 7600.00 [48.00, 412701.00] 13200.00 [500.00, 377100.00] 0.058
```

図5　自動作成されたサマリー表

のバージョン 1.23 から追加された背景表の作成機能が便利である．この方法で作成した表はクリップボードにもコピーされるため（Windows のみ），PowerPointやExcelに貼り付けることによって論文や学会発表の表として使用することができる（Word で使用したい場合は，いったん Excel に張り付けてから，使用したい部分を選択してコピーし，Word にメタファイル形式で張り付けるとよい）．

例として，第一寛解期 AML 患者に対する同種移植での幹細胞源の比較における背景表の作成を示す．「グラフと表」→「サンプルの背景データのサマリー表の作成」とすると図4のようなダイアログが表示されるので，それぞれ変数を指定する．すると，図5のようにサマリー表が自動的に作成される．臍帯血移植群（CB）でHLA不適合が多いこと，PS不良例が多いことや，骨髄移植群（BM）でミニ移植が少ないこと，年齢が低いことが判別できる．

個々の変数について詳細に要約することも重要である．カテゴリ変数なら「名義変数の解析」→「頻度分布」，あるいは「1標本の比率の検定」で頻度，比率，

比率の信頼区間を表示できる．連続変数なら「連続変数の解析」→「連続変数の要約」，あるいは「1標本の平均値のt検定」で平均値，標準偏差，中央値，各パーセンタイル値，平均値の信頼区間を表示する．また，「連続変数の解析」→「正規性の検定」や「グラフ」→「QQプロット」で正規性について評価することが可能である．

12. カテゴリー変数や連続変数の解析

本書では生存解析を主とするため，カテゴリー変数の解析や連続変数の解析の詳細な方法は割愛するが，メニューから解析方法を選択して，ダイアログに表示される通りに変数やオプションを選択すれば容易に解析は実施できる．

「名義変数の解析」のメニューのなかに「分割表の作成と群間の比率の比較（χ^2 検定，Fisher の正確検定）」，「対応のある比率の比較（McNemar 検定）」，「比率の傾向の検定（Cochran-Armitage 検定）」，「二値変数に対する多変量解析（ロジスティック回帰）」などの解析機能が備えられている．

「連続変数の解析」のメニューのなかには「2群の等分散性の検定（F 検定）」，「3群以上の等分散性の検定（Bartlett 検定）」，「2群間の平均値の比較（t 検定）」，「対応のある2群間の平均値の比較（paired t 検定）」，「3群以上の間の平均値の比較（一元配置分散分析 one-way ANOVA）」，「対応のある2群以上の間の平均値の比較（反復測定分散分析 repeated-measures ANOVA）」，「相関係数の検定（Pearson の積率相関係数）」，「線形回帰（単回帰，重回帰）」などの解析機能がある．

正規分布に従わない連続変数の解析については，「ノンパラメトリック検定」のメニューのなかに「2群間の比較（Mann-Whitney U 検定）」，「対応のある2群間の比較（Wilcoxon 符号付順位和検定）」，「3群以上の間の比較（Kruskal-Wallis 検定）」，「対応のある3群以上の間の比較（Friedman 検定）」，「連続変数の傾向の検定（Jonckheere-Terpstra 検定）」，「相関係数の検定（Spearman の順位相関係数）」が含まれている．

13. 生存曲線の描画と群間比較

生存期間をグラフ化する方法としては Kaplan-Meier 曲線が広く用いられている．Kaplan-Meier 法による生存率の計算は，イベントが発生するごとに，その直後にイベントが発生していない症例数をその直前にイベントが発生していなかった症例数で割った値を，イベント発生直前の生存率にかけることで計算される．そのイベントの発生前に打ち切りとなった症例は分母から除外されるため，打ち切り症例が多いと曲線の下降幅が大きくなる．このような方法で打ち切り症例も考慮した解析が可能となっている．

EZR での生存曲線の描画と群間比較は「統計解析」→「生存期間の解析」→「生存曲線の記述と群間の比較」で実施する．表示されるダイアログ（図6）はやや煩雑であるが，ここで解析に用いる変数に加えて，グラフ描画のためのさまざまなオプションや，表示したい要約値（3年生存率など）を指定することができる．第一寛解期 AML に対する同種移植後の生存率を幹細胞源別に比較してみる．生存期間を示す変数は .DaysOS，生死を示す変数は .OS，群別する変数は .Source となる．

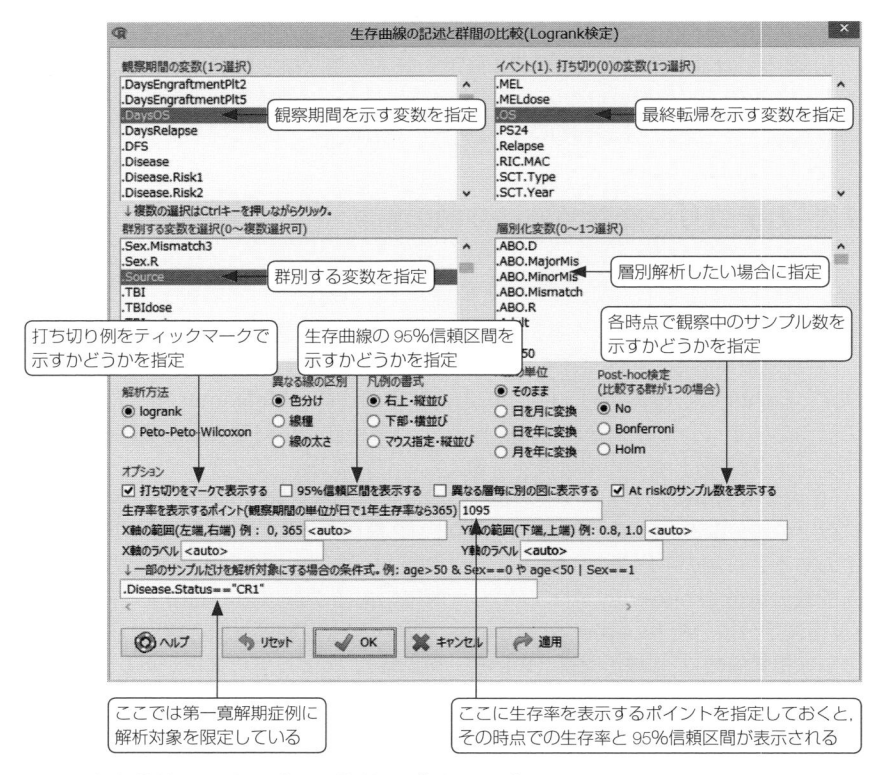

図6 生存曲線の記述と群間の比較のダイアログ

生存期間を要約する値として3年生存率をみたいのであれば，生存率を表示するポイントのところに1095を指定する（3年=1095日）．解析対象は.Disease. Status=="CR1"とする．

そのほかの選択肢の多くはグラフ描画に関するものである．

すると Kaplan-Meier 曲線が表示される．グラフを表示しているウインドウで**「ファイル」→「クリップボードにコピー」→「メタファイルとして」**と指定すると，グラフがクリップボードにコピーされるのでほかのソフトウェアに張り付けて使用できるようになる．例えば，PowerPoint 上に張り付けて，グラフ上で右クリックして表示されるメニューから**「図の編集」**を選び，**「Microsoft Office 描画オブジェクトに変換しますか？」**に対して**「はい」**を選択し，もう一度，グラフ上で右クリックして，メニューから**「グループ化」→「グループ解除」**とすると，グラフのなかの部品を一つずつ修正することができるようになる．また，あらかじめ EZR の**「グラフと表」→「グラフの詳細設定」**でグラフの全体的な印象を変えることも可能である．

出力ウインドウを上のほうにスクロールしてみていくと，各時点での群別の生存率とその95%信頼区間の表，Logrank 検定の結果に続いて，最後にサンプル数，

```
           0.587 0.04060       0.503      0.662
  666  74    1   0.587 0.04060      0.503      0.662
 1526  42    1   0.573 0.04198      0.487      0.651
 2380  23    1   0.548 0.04698      0.452      0.635
 2974  13    1   0.506 0.05936      0.385      0.615
 3197   9    1   0.450 0.07481      0.301      0.588

                .Source=PB
time n.risk n.event survival std.err lower 95% CI upper 95% CI
   2   168     1    0.994 0.00593      0.959      0.999
   7   167     1    0.988 0.00837      0.953      0.997
  12   166     1    0.982 0.01022      0.946      0.994
  14   165     1    0.976 0.01176      0.938      0.991
  26   164     1    0.970 0.01311      0.930      0.988
  39   163     1    0.964 0.01432      0.922      0.984
  58   162     1    0.958 0.01542      0.915      0.980
  69   161     2    0.946 0.01737      0.900      0.972
  72   159     2    0.935 0.01908      0.885      0.963
  76   157     1    0.929 0.01987      0.878      0.959
  77   156     1    0.923 0.02061      0.870      0.954
  81   155     1    0.917 0.02132      0.863      0.950
  82   154     1    0.911 0.02200      0.856      0.945
  85   153     1    0.905 0.02265      0.849      0.941
 122   152     1    0.899 0.02327      0.842      0.936
```

← 群別の各時点での生存率を示す表

```
> (res <- survdiff(Surv(.DaysOS,.OS==1)~.Source, data=AML.AlloSCT, subset=.D
Call:
survdiff(formula = Surv(.DaysOS, .OS == 1) ~ .Source, data = AML.AlloSCT,
    subset = .Disease.Status == "CR1", na.action = na.omit, rho = 0)

n=1010, 117 observations deleted due to missingness.

              N Observed Expected (O-E)^2/E (O-E)^2/V
.Source=BM  686      230    262.8     4.08     14.60
.Source=CB  156       66     45.5     9.28     10.65
.Source=PB  168       70     57.8     2.59      3.08

 Chisq= 16.1  on 2 degrees of freedom, p= 0.000321
```

← Logrank 検定の結果

解析結果のサマリー

```
> km.summary.table
            サンプル数  指定時点の生存率  95%信頼区間  生存期間中央値 95%信頼区間      P値
.Source=BM      686        0.692     (0.654-0.727)      NA        NA-NA   0.000321
.Source=CB      156        0.587     (0.503-0.662)     3197      1526-NA
.Source=PB      168        0.624     (0.541-0.696)     3158      1453-NA
```

図7 出力ウインドウに表示される結果

生存率を示す表は左から順に「time」は時点，「n.risk」はその時点での観察対象サンプル数，「n.event」はその時点でイベントを生じたサンプル数，「survival」は生存率，「std.err」は生存率の標準誤差，「lower 95% CI」は生存率の95%信頼区間下限，「upper 95% CI」は生存率の95%信頼区間上限を示す．最後に表示されるサマリー表は症例数，指定時点の生存率と95%信頼区間（ダイアログで指定した場合のみ），生存期間の中央値と95%信頼区間，検定のp値が表示される．

生存期間の中央値，その95%信頼区間のサマリー表が表示される（図7）．検定結果は$p = 0.00032$と，高度に有意であった．なお，この検定は3群の比較なので「すべての生存曲線がすべて等しい」という帰無仮説の検定であり，実際のどの群の間に差があるかは分からない．各群間ペアで検定を行いたい場合は，多重比較の問題を避けるためにEZRではダイアログでPost-hoc検定のところにBonferroniあるいはHolmを指定する．

14. 生存期間の多変量解析

単純に生存率を比較すると，BMTがPBSCTやCBTよりも優れているという結果であった．しかし，患者背景を思い出してみると，BMT群は年齢が若い，PS不良例が少ないなどの有利な要素が多かった．そこで，多変量解析でこれらの要素の

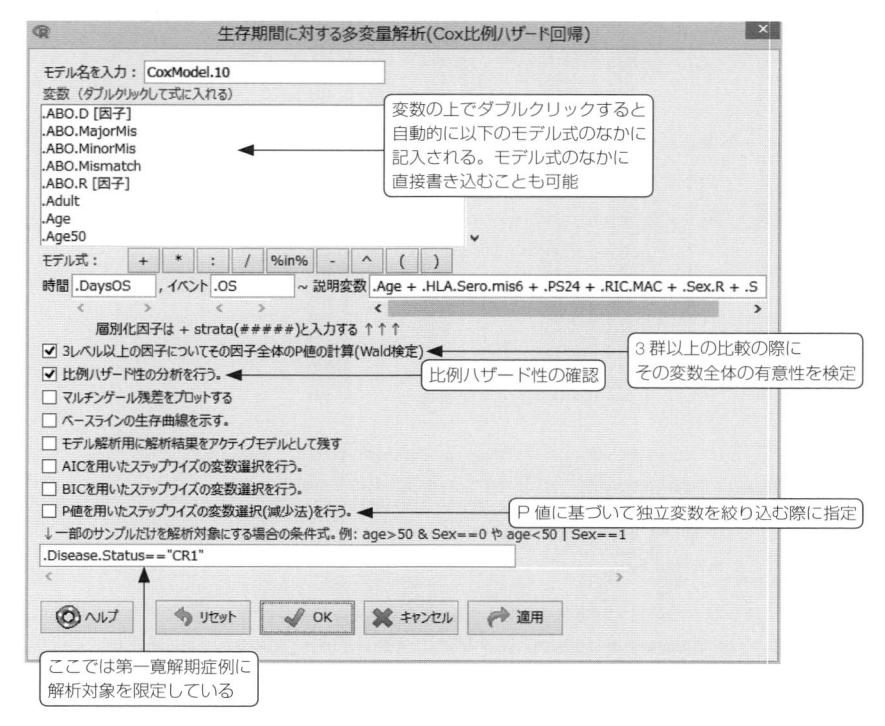

図8 生存期間の多変量解析のダイアログ

差の補正を試みることとする．

　生存期間に対する多変量解析は「統計解析」→「生存期間の解析」→「生存期間に対する多変量解析」で行う．説明変数(独立変数)のところに幹細胞源(.Source)に加えて，補正したい要素である年齢(.Age)，HLA適合度(.HLA.Sero.mis6)，PS(.PS24)，ミニ移植(.RIC.MAC)，性別(.Sex.R)を指定する．「+」で併記されている場合は単純に各変数の影響（主効果）をみることなる．もし，交互作用についても調べたければ，例えばミニ移植かどうかによって幹細胞源の影響が異なるかもしれないということを評価するには .RIC.MAC:.Source（2つの変数をコロンでつなぐ）という項目を加えるか，あるいは .RIC.MAC + .Source のところを，「+」ではなく RIC.MAC * .Source とアスタリスク「*」でつなぐとそれぞれの変数の主効果と交互作用の両方が解析される（交互作用の結果は2つの変数名が「:」でつながれた項目で表示される）．

　この結果をみると，ほかの重要な因子で補正したら幹細胞源の影響は有意ではない（$p=0.72$ と $p=0.45$）ことが分かる．ただし，この解析ではHLAの補正を単純に不適合数を連続変数として扱っているが，本来は不適合抗原が一つ増加すると同程度に生存率が低下するという前提は保証されていないし，幹細胞源によってHLA不適合の影響は異なるはずなので，正確な解析方法とはいえない．

J 実際の統計解析の流れ

```
> (res <- summary(CoxModel.10))
Call:
coxph(formula = Surv(.DaysOS, .OS == 1) ~ .Age + .HLA.Sero.mis6 +
    .PS24 + .RIC.MAC + .Sex.R + .Source, data = AML.AlloSCT,
    subset = .Disease
```

左から順に各変数のハザード比（対数），ハザード比，標準誤差，z 値，P 値

```
  n= 669, number of events= 247
     (458 observations deleted due to missingness)

                      coef exp(coef)  se(coef)      z Pr(>|z|)
.Age               0.024691  1.024998  0.004703  5.249 1.53e-07 ***
.HLA.Sero.mis6     0.199735  1.221079  0.103499  1.930   0.0536 .
.PS24              0.553605  1.739512  0.228334  2.425   0.0153 *
.RIC.MAC[T.RIC]   -0.008001  0.992031  0.156016 -0.051   0.9591
.Sex.R             0.243573  1.275800  0.132360  1.840   0.0657 .
.Source[T.CB]     -0.080352  0.922792  0.223549 -0.359   0.7193
.Source[T.PB]      0.125327
---
```

左から順に各変数のハザード比，ハザード比の逆数，95%信頼区間

```
Signif. codes:  0 '***' 0.001 '**' 0.01 '*' 0.05 '.' 0.1 ' ' 1

                exp(coef) exp(-coef) lower .95 upper .95
.Age               1.0250     0.9756    1.0156     1.034
.HLA.Sero.mis6     1.2211     0.8189    0.9969     1.496
.PS24              1.7395     0.5749    1.1119     2.721
.RIC.MAC[T.RIC]    0.9920     1.0080    0.7307     1.347
.Sex.R             1.2758     0.7838    0.9843     1.654
.Source[T.CB]      0.9228
.Source[T.PB]      1.1335
```

モデル全体の有用性の検定．Likelihood ratio test は尤度比検定，Wald 検定は z 検定と，Score 検定は Logrank 検定と同様の検定

```
Concordance= 0.642  (se = 0.019 )
Rsquare= 0.083   (max possible= 0.989 )
Likelihood ratio test= 57.66  on 7 df,   p=4.423e-10
Wald test            = 56.62  on 7 df,   p=7.11e-10
```

左からハザード比と，その 95%信頼区間の下限，上限，P 値．
.Age は年齢が 1 歳上がるごとにハザード比が 1.025 だけ上昇するということを示す．.Source のところは [T.CB]，[T.PB] となっているので，「BM」に対する「CB」，「PB」のハザード比を，.RIC.MAC のところは [T.RIC] となっているので，「MAC」に対する「RIC」のハザード比を示す

```
                 ハザード比 95%信頼区間下限 95%信頼区間上限        P値
.Age                1.0250           1.0160           1.034  1.525e-07
.HLA.Sero.mis6      1.2210           0.9969           1.496  5.363e-02
.PS24               1.7400           1.1120           2.721  1.533e-02
.RIC.MAC[T.RIC]     0.9920           0.7307           1.347  9.591e-01
.Sex.R              1.2760           0.9843           1.654  6.573e-02
.Source[T.CB]       0.9228           0.5954           1.430  7.193e-01
.Source[T.PB]       1.1340           0.8214           1.564  4.456e-01

> waldtest(CoxModel.10)
因子全体のP値 .Source :  0.6180407
```

幹細胞群全体の P 値．3 群全体に差はないという帰無仮説は否定されなかった

```
> print(cox.zph(CoxModel.10))
                      rho    chisq      p
.Age              0.01569  0.06199 0.8034
.HLA.Sero.mis6   -0.01004  0.03311 0.8556
.PS24            -0.15341  5.66683 0.0173
.RIC.MAC[T.RIC]  -0.00802  0.01455 0.9040
.Sex.R           -0.11052  3.01445 0.0825
.Source[T.CB]    -0.11181  3.81729 0.0507
.Source[T.PB]    -0.00286  0.00199 0.9644
GLOBAL                NA  21.93894 0.0026
```

各変数の比例ハザード性の検定結果

図 9 出力ウインドウに表示される結果

15. 競合リスクの解析

　ここでは，第一寛解期 AML に対する同種移植後の無再発死亡率について幹細胞群別に比較することとする．再発と無再発死亡が互いに競合するイベントである．競合イベントの累積発生率をグラフ化し，群間比較する際には「統計解析」→「生存期間の解析」→「累積発生率の記述と群間比較」で行う（図 10）．観察期間を示す変数はいずれかのイベントを発生した症例についてはそのイベントまでの日数，イベントを発生しなかった症例については最終観察までの日数となるので，無病生存期間と同じ .DaysDFS となる．最終転帰の変数は .CompRisk.Relapse で，この変数は無病生存中は 0，再発は 1，無再発死亡は 2 となっている．累積発生率のグラフとともに出力ウインドウに結果が表示される．Bonferroni 法で補正した多重比較の結果，BMT は CBT や PBSCT よりも有意に無再発死亡率が低かった．

　しかし，患者背景が各群で異なるので，生存期間の解析と同様に多変量解析を用いてほかの変数の影響を補正する必要がある．競合イベントの多変量解析は「統計解析」→「生存期間の解析」→「累積発生率に対する多変量解析」で行う（図 11，12）．ただし，この解析機能はダミー変数の自動作成に対応していないため，前述した方法で幹細胞群のダミー変数をあらかじめ作成しておいて，独立変数のところ

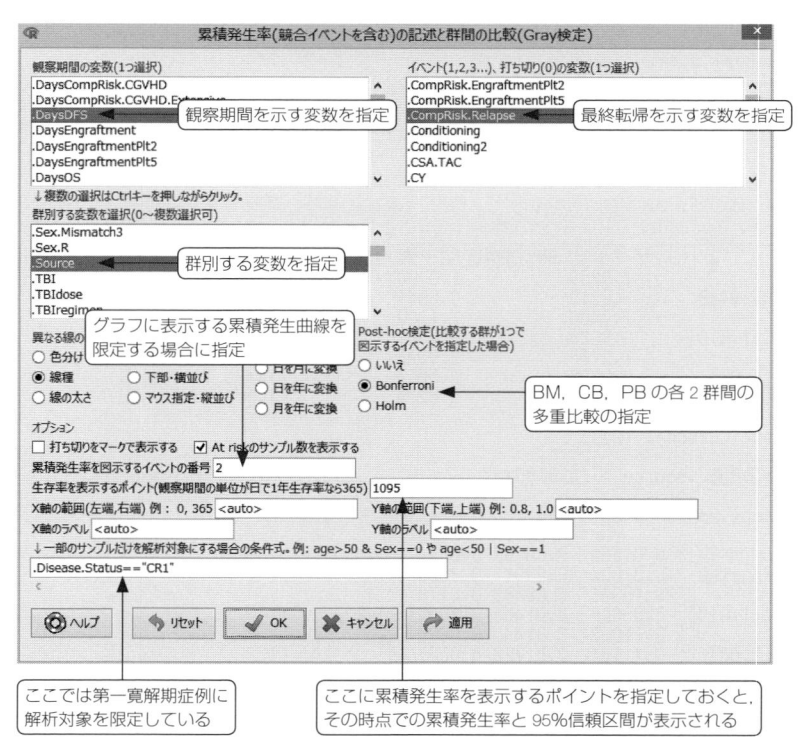

図 10　競合リスクの累積発生曲線の記述と群間の比較のダイアログ

J 実際の統計解析の流れ **303**

［競合リスクの多変量解析ダイアログのスクリーンショット］

観察期間を示す変数を指定 → .DaysDFS
最終転帰を示す変数を指定 → .CompRisk.Relapse
競合するイベントのなかでどのイベントを解析対象にするかを指定する（解析対象のイベントを示す数値：2）
独立変数を指定 → .Sex.R、.Source.Dummy.CB、.Source.Dummy.PB
3群以上の比較の際にその変数全体の有意性を検定（3レベル以上の因子についてその因子全体のP値の計算（Wald検定））
ここでは第一寛解期症例に解析対象を限定している（.Disease.Status=="CR1"）

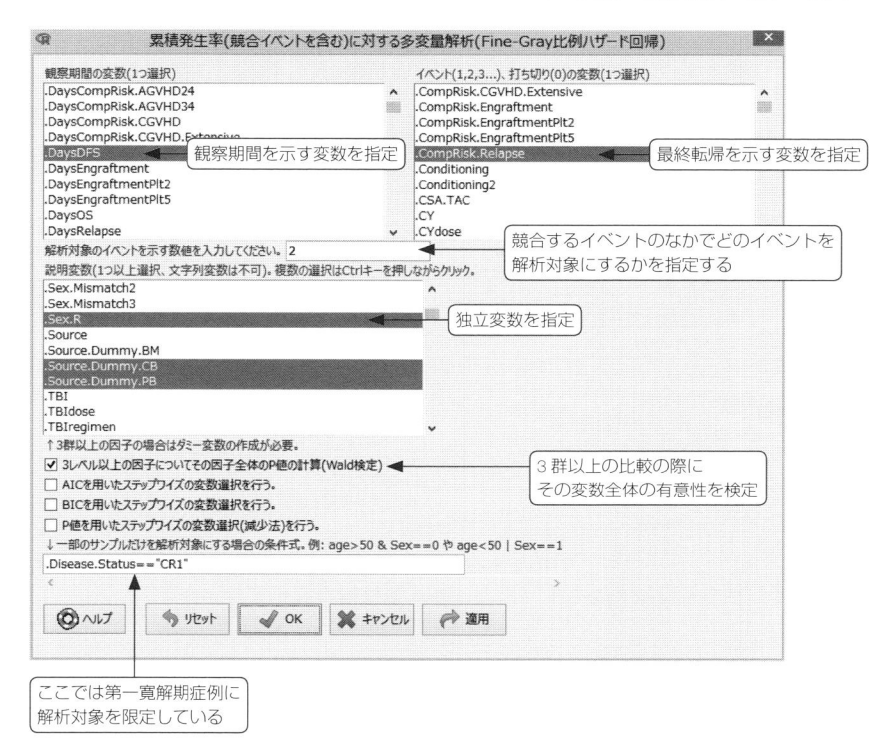

図11　競合リスクの多変量解析のダイアログ

左からハザード比と、その95%信頼区間の下限、上限、P値．
Ageは年齢が1歳あがるごとにハザード比が1.034だけ上昇するということを示す．Sourceのところは「BM」に対する「CB」、「PB」のハザード比を示す

```
> crr.table
                  ハザード比  95%信頼区間下限  95%信頼区間上限      P値
.Age                 1.0340          1.0210           1.047  3.7e-07
.HLA.Sero.mis6       1.4360          1.1420           1.807  2.0e-03
.PS24                2.7380          1.6160           4.639  1.8e-04
.RIC.MAC             0.8995          0.6107           1.325  5.9e-01
.Sex.R               1.4480          1.0320           2.031  3.2e-02
.Source.Dummy.CB     0.9298          0.5415           1.596  7.9e-01
.Source.Dummy.PB     1.2310          0.8090           1.875  3.3e-01

> waldtest.crr(crr, rownames(crr.table))

因子全体のP値 .Source :  0.4873098
```

幹細胞群全体のP値．3群全体に差はないという帰無仮説は否定されなかった

図12　出力ウインドウに表示される結果

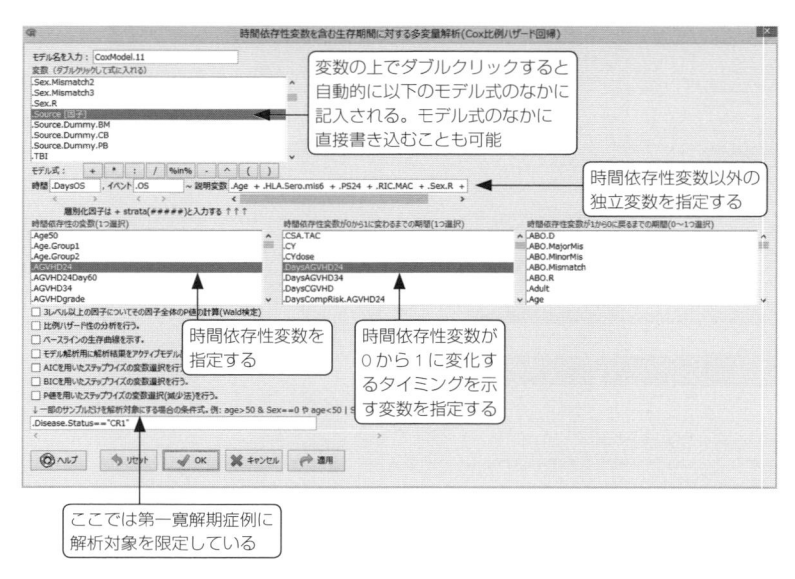

図 13　時間依存性変数を含む生存期間の多変量解析のダイアログ

で .Source.Dummy.CB と .Source.Dummy.PB とほかの補正変数を指定する．
　背景因子で補正したところ，幹細胞群の無再発死亡に対する影響は有意ではなかった．

16. 時間依存性変数の解析

　次に，第一寛解期 AML に対する同種移植後に生じたグレードⅡ以上の GVHD の発症が無病生存率に与える影響について解析する．単純に GVHD 発症例と非発症例で比較すると，早期死亡例がすべて非発症例に含められてしまうので適切な解析とはならない．もし，移植後 60 日をランドマークとした解析で比較するのであれば，まず，移植後 60 日以内の急性 GVHD の発症の有無を示す変数を作成する．新しい変数の作成で，ifelse(.AGVHD24==1 & .DaysAGVHD24<=60, 1, 0) という条件式を指定すればよい．そして，生存期間の比較のところで解析対象を指定する条件に .DaysDFS>=60 という式を加えて新しく作成した変数で群間比較することによってランドマーク解析が可能となる．
　一方，時間依存性変数としての解析は「統計解析」→「生存期間の解析」→「時間依存性変数を含む生存期間に対する多変量解析」で行う（図 13）．EZR で時間依存性変数として解析できる変数は一つだけで，0 から 1 の変化と，もう一度 0 に戻る変化に対応している．通常の比例ハザード解析と同様の操作方法だが，時間依存性変数は「時間依存性変数」のところで選択し，さらにその値が 0 から 1 に変わるタイミングを示す変数を「時間依存性変数が 0 から 1 に変わるまでの期間」で選択する．この解析はデータセットを変形する作業を伴うため，症例数が多い場合はかなりの時間を要する．

解析結果では時間依存性変数は `covariate_td` と表示される．P=0.011 (1.126e-2) で，グレードⅡ以上の急性 GVHD の発症は有意に生存に悪影響を及ぼすことが示された．

17. 論文への記載

論文には使用した統計ソフトについての記載が必要である．英文論文の場合は以下の文章を参考にして記載し，参考文献として

Kanda Y. Investigation of the freely available easy-to-use software 'EZR' for medical statistics. Bone Marrow Transplant. 2013;48(3):452-458

を引用する[4]．

> "All statistical analyses were performed with EZR (Saitama Medical Center, Jichi Medical University, Saitama, Japan), which is a graphical user interface for R (The R Foundation for Statistical Computing, Vienna, Austria). More precisely, it is a modified version of R commander designed to add statistical functions frequently used in biostatistics."

文献

1) Klein JP et al. Statistical methods for the analysis and presentation of the results of bone marrow transplants. Part I: unadjusted analysis. Bone Marrow Transplant 2001; **28**: 909-15.
2) Klein JP et al. Statistical methods for the analysis and presentation of the results of bone marrow transplants. Part 2: Regression modeling. Bone Marrow Transplant 2001; **28**: 1001-11.
3) Iacobelli S. Suggestions on the use of statistical methodologies in studies of the European Group for Blood and Marrow Transplantation. Bone Marrow Transplant. 2013; **48** (Suppl 1): S1-37.
4) Kanda Y. Investigation of the freely available easy-to-use software 'EZR' for medical statistics. Bone Marrow Transplant 2013; **48**: 452-8.
5) Scrucca L et al. Regression modeling of competing risk using R: an in depth guide for clinicians. Bone Marrow Transplant 2010; **45**: 1388-95.
6) Scrucca L et al. Competing risk analysis using R: an easy guide for clinicians. Bone Marrow Transplant 2007; **40**: 381-7.
7) Dignam JJ et al. Choice and interpretation of statistical tests used when competing risks are present. J Clin Oncol 2008; **26**: 4027-34.
8) Kanda Y et al. Effect of graft-versus-host disease on the outcome of bone marrow transplantation from an HLA-identical sibling donor using GVHD prophylaxis with cyclosporin A and methotrexate. Leukemia 2004; **18**: 1013-9.
9) Kurosawa S et al. A Markov decision analysis of allogeneic hematopoietic cell transplantation versus chemotherapy in patients with acute myeloid leukemia in first remission. Blood 2011; **117**: 2113-20.
10) Cutler CS et al. A decision analysis of allogeneic bone marrow transplantation for the myelodysplastic syndromes: delayed transplantation for low-risk myelodysplasia is associated with improved outcome. Blood 2004; **104**: 579-85.
11) Kako S et al. A decision analysis of allogeneic hematopoietic stem cell transplantation in adult patients with Philadelphia chromosome-negative acute lymphoblastic leukemia in first remission who have an HLA-matched sibling donor. Leukemia 2011; **25**: 259-65.
12) Kanda Y et al. Changes in the clinical impact of high-risk human leukocyte antigen allele mismatch combinations on the outcome of unrelated bone marrow transplantation. Biol Blood Marrow Transplant 2014; **20**: 526-35.
13) Armand P et al. Validation and refinement of the Disease Risk Index for allogeneic stem cell transplantation. Blood 2014; **123**: 3664-71.

14) 神田善伸．EZR でやさしく学ぶ統計学 〜EBM の実践から臨床研究まで〜，中外医学社，東京，2012.
15) 神田善伸．初心者でもすぐにできる EZR（Easy　R）で誰でも簡単統計解析，南江堂，東京，2014.

巻末付録

1. ドナーチェックリスト

2. 移植患者チェックリスト
   （一般的な検査項目を除く）

3. 症状，身体所見，検査所見など
   に基づく鑑別診断リスト
   （頻度の高いもの）

4. 日本人における体表面積表

5. 抗微生物薬の腎障害時の
   減量基準

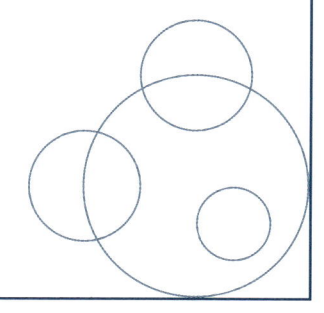

1. ドナーチェックリスト

- ☐ 問診による同意，理解度などの確認　　☐ 書面での同意の取得
- ☐ 輸血歴　　　　　☐ 妊娠歴　　　　　☐ HIV 検査施行の同意確認
- ☐ 既往歴　　　　　☐ 自己免疫疾患の有無　☐ 全身麻酔の既往
- ☐ 治療中の病気の有無　☐ 常用薬剤の有無　☐ アレルギー歴
- ☐ 生活歴（飲酒　　　　　　喫煙　無・有（　　　　）×（　　）年）
- ☐ 家族歴（　　　　　手術・全身麻酔歴　　悪性高熱症 有（　）・無
　　　アレルギー歴）
- ☐ 身長　　cm　体重　　kg　血圧　　/　　mmHg　脈拍　　/min
- ☐ 身体所見（　　　　　　　　　　　）　☐ 腰痛の有無
- ☐ 脾腫，上肢静脈確保についての診察（PBSCT ドナーの場合）

- ☐ 血液型検査　　　型　RhD　不規則抗体スクリーニング
- ☐ ドナー HLA　A（ , ）B（ , ）C（ , ）DR（ , ）（必要に応じて遺伝子型検査）
- ☐ 血算　　WBC　　　　　Hb　　　　　Plt
- ☐ 生化・免疫　TP　　Alb　　GOT　　GPT　　γ-GTP　　ALP
　　　LDH　　T.Bil　　T.Chol　　Ca　　　　UA
　　　BUN　　Cre　　Na　　K　　Cl　　　CK　　CRP
- ☐ 感染症　HBsAg　HBsAb　HBcAb　HCVAb　HTLV-I　HIV
　　　CMV-IgG　　STS（ガラス　　カーボン　　）TPHA
- ☐ 凝固　　PT　　%　aPTT　　sec　Fib
- ☐ 血糖　　Glu　　HbA1c
- ☐ キメリズム解析用検体（同性間のミニ移植，HLA 不適合移植，臍帯血移植などの場合）

- ☐ 尿定性　蛋白　　糖　　ケトン体　　潜血　　ウロビリノーゲン
- ☐ 胸部 X 線写真　　（CTR　%）　　☐ 心電図
- ☐ 呼吸機能　VC（%）　　　FEV$_{1.0}$（%）（BMT ドナーの場合）

- ☐ 非観血的動脈血酸素飽和度
- ☐ 妊娠検査（必要に応じて同意の上で実施）

- ☐ 血縁造血幹細胞ドナーフォローアップ事業登録，ドナー傷害保険への加入の検討
- ☐ 今後の日程（貯血の日程，麻酔科受診日時，入院予定日など）をドナーに説明

- ☐ 骨髄移植ドナーの場合は貯血時に血算

2. 移植患者チェックリスト（一般的な検査項目を除く）

- ☐ 問診による同意，理解度などの確認　　☐ 書面での同意の取得
- ☐ 現在の治療中の病気の有無
- ☐ 常用薬剤の有無　　　　　☐ アレルギー歴
- ☐ 身長　　　cm　体重　　　kg　血圧　　／　　mmHg　脈拍　　／min

- ☐ 歯科・口腔外科受診（口腔内）　☐ 外科受診（肛門周囲）
- ☐ 耳鼻科受診（副鼻腔）　☐ 婦人科受診（月経調整）　☐ 心療内科受診
- ☐ 輸血歴　　MAP　　単位　　PC　　単位　　　　　　☐ 妊娠歴
- ☐ 薬剤積算量　ADR　　mg　DNR　　mg　ACR　　mg　MIT　　mg　IDR　　mg
  　　髄注　MTX　　mg　Ara-C　　mg
- ☐ 放射線照射歴　部位　　　線量　　Gy
- ☐ 血液型　　型　RhD　不規則抗体スクリーニング
- ☐ 患者 HLA　A (,) B (,) C (,) DR (,)（必要に応じて遺伝子型検査）
- ☐ ドナー HLA　A (,) B (,) C (,) DR (,)（必要に応じて遺伝子型検査）
- ☐ HLA 不適合移植，臍帯血移植の場合は抗 HLA 抗体（必要に応じてリンパ球クロスマッチ）
- ☐ キメリズム解析用検体（同性間のミニ移植，HLA 不適合移植，臍帯血移植などの場合）

- ☐ 血算　　WBC　　　　Hb　　　　　Plt
- ☐ 生化・免疫　TP　　Alb　　GOT　　GPT　　γ-GTP　　ALP
  　　LDH　　T. Bil　　T. Chol　　Ca　　BUN
  　　Cre　　Na　　K　　Cl　　CK　　CRP　　Ferritin
- ☐ 凝固　　PT　　%　aPTT　　sec　Fib
- ☐ 血糖　　Glu　　HbA1c
- ☐ 尿定性　蛋白　　糖　　ケトン体　　潜血　　ウロビリノーゲン
- ☐ CCr　　mL/min（2～3 回平均）
- ☐ 感染症　HBsAg　HBsAb　HBcAb　HCVAb　HTLV-I　HIV
  　　TPHA　STS　CMV-IgG　HSV-IgG　VZV-IgG
  　　EBV（VCA-IgG　　EA-IgG　　EBNA　　）
- ☐ TSH　fT$_4$　LH　FSH　E$_2$（性ホルモンは女性のみ）

- ☐ 胸腹部 X 線写真（ / ）　　　（CTR　　%）☐ 心電図（ / ）
- ☐ 心エコー　EF　　% LVDd/DS　／　mm（ / ）
- ☐ 胸部 CT（ / ）
- ☐ 呼吸機能　VC（%）　FEV$_{1.0}$（%）　DLco（%，Hb 補正後）（ / ）
- ☐ 血液ガス　PaO$_2$　　PaCO$_2$　　pH　　（ / ）
  （特に異常所見がなければ非観血的検査で代用可能）
- ☐ 骨髄検査　　☐ 髄液検査　細胞数　　/3 視野　細胞診 Class（ / ）
- ☐ 精子保存などの不妊対策（希望に応じて）

3. 症状, 身体所見, 検査所見などに基づく鑑別診断リスト (頻度の高いもの)

移植前処置開始から幹細胞輸注までの期間

発熱	→感染症, 腫瘍崩壊症候群, 薬剤性 (Ara-C, CY, ETP など)
体重増加	→大量輸液, 体液貯留, うっ血性心不全
低酸素血症	→うっ血性心不全, 幹細胞輸注, 非心原性肺水腫 (TRALI を含む), 肺炎, 肺塞栓
血圧低下	→アレルギー反応 (輸血, ETP, CSA/TAC のヒマシ油など), 敗血症性ショック
頭痛	→ TBI による脳浮腫, 脳出血 (骨髄液中のヘパリン量に注意)
痙攣	→大量 Ara-C や BU による中枢神経障害, 出血
皮疹	→薬剤性 (Ara-C, ETP など), アレルギー反応 (輸血など), TBI
嘔気・嘔吐	→ RRT, 薬剤性
下痢	→ RRT, 細菌・真菌性腸炎 (*C. difficile* 感染症を含む), ウイルス性腸炎, 薬剤性
血尿	→ CY や IFM による出血性膀胱炎, MEL, ETP, 輸注幹細胞液の溶血
心電図異常	→ CY, MEL, Ara-C, 幹細胞輸注 (徐脈)
Amy の上昇	→ TBI による唾液腺炎, 膵炎
GOT/GPT の上昇	→ RRT, 薬剤性
BUN/Cre の上昇	→腫瘍崩壊症候群, 薬剤性 (MEL, ST 合剤など), 脱水
低 Na 血症	→ SIADH (CY によるものを含む), 大量輸液, 体液貯留

移植から生着までの期間

発熱	→感染症, 生着症候群, 薬剤性, GVHD
体重増加	→腎機能障害, 過剰輸液, 薬剤性 (CSA/TAC など), VOD/SOS, うっ血性心不全
体重減少	→脱水, 下痢, 低栄養
低酸素血症	→細菌性肺炎, 肺真菌症, ウイルス性肺炎, 肺胞出血, 生着症候群, うっ血性心不全 (CSA/TAC による水分貯留を含む), 非心原性肺水腫 (TRALI を含む)
高血圧	→ CSA/TAC の副作用, 精神的ストレス
意識障害・痙攣	→ウイルス性脳炎 (HHV-6 など), 細菌性髄膜炎, 薬剤性 (CSA/TAC, モルヒネなど), 敗血症, 出血, TMA
振戦	→ CSA/TAC の副作用, 低 Mg 血症, 低 Ca 血症
皮疹	→薬剤性, 生着症候群, 菌血症, ウイルス感染症, GVHD
口内炎	→ RRT, ヘルペスウイルス科ウイルス感染症
嘔気・嘔吐	→ RRT, 薬剤性 (CSA/TAC, MTX, モルヒネなど), 胃・十二指腸潰瘍, 便秘
下痢	→ RRT, 細菌・真菌性腸炎 (*C. difficile* 感染症を含む), ウイルス性腸炎, 生着症候群, GVHD
血尿	→ RRT, ウイルス性出血性膀胱炎, 細菌性出血性膀胱炎, 血小板減少, DIC, 血管内溶血
下肢痛	→ CSA/TAC の副作用 (CIPS)
赤血球輸血不応性	→出血, ABO 副不適合による溶血, TMA, その他の溶血
血小板輸血不応性	→ VOD/SOS, DIC, TMA, 抗血小板抗体, 抗 HLA 抗体
GOT/GPT の上昇	→薬剤性 (MTX など), RRT, VOD/SOS, GVHD
LDH の上昇	→肝障害, TMA, 再発, DIC, 血球貪食, 溶血
ALP/γ-GTP の上昇	→ VOD/SOS, 敗血症, 胆道系感染症, 薬剤性, GVHD
T. BIL の上昇	→ VOD/SOS, 薬剤性 (CSA/TAC など), 敗血症, 胆道系感染症, TMA, 溶血, GVHD
BUN/CRE の上昇	→ (血管内) 脱水, TMA, 薬剤性 (CSA/TAC, VCM など), 出血性膀胱炎, 敗血症
高 K 血症	→溶血, 薬剤性 (CSA/TAC など), アシドーシス

生着から移植後100日前後までの期間

発熱	→感染症（細菌性，真菌性，ウイルス性），GVHD，再発
体重減少	→脱水，摂食不良，吸収不全，GVHD，再発
低酸素血症	→細菌性肺炎，肺真菌症，ウイルス性肺炎，ニューモシスティス肺炎，うっ血性心不全，非心原性肺水腫，COP/BOOP，BO
意識障害・痙攣	→薬剤性（CSA/TACなど），ウイルス性脳炎（HHV-6など），脳髄膜炎，CNS再発，TMA
頭痛	→中枢神経再発，うつ症状
嘔気・嘔吐	→GVHD，ウイルス性胃・食道炎，消化管粘膜障害，味覚障害，うつ症状，薬剤性（ST合剤など）
下痢，下血	→モルヒネの中止，GVHD，ウイルス性腸炎（CMVを含む），TMA，RRTの遷延，細菌・真菌性腸炎（C. difficile感染症を含む），生着症候群
消化管出血	→GVHD，ウイルス性腸炎（CMVを含む），消化管潰瘍，TMA，マロリーワイス症候群
好中球減少	→薬剤性（GCV，ST合剤），二次性生着不全，MTX髄注，再発，GVHD
赤血球低下，低値遷延	→出血，ABO主不適合によるPRCA，TMA，溶血（自己免疫性やABO副不適合を含む）
血小板低下，低値遷延	→TMA，DIC，薬剤性（GCV，ST合剤），再発，GVHD
GOT/GPTの上昇	→薬剤性，GVHD，ウイルス性，腫瘍浸潤
LDHの上昇	→肝障害，TMA，再発，DIC，血球貪食，溶血，移植後リンパ増殖性疾患
ALP/γ-GTPの上昇	→GVHD，敗血症，胆道系感染症，薬剤性
T. Bil上昇	→GVHD，薬剤性（CSA/TACなど），敗血症，胆道系感染症，溶血，TMA，薬剤性
BUN/Creの上昇	→（血管内）脱水，TMA，薬剤性（CSA/TACなど），出血性膀胱炎，急性尿細管壊死，薬剤性

移植後100日以降

発熱	→感染症，非感染性肺合併症，GVHD，再発，移植後リンパ増殖性疾患
体重減少	→脱水，摂食不良，吸収不全，GVHD，再発，二次性悪性腫瘍
低酸素血症	→非感染性肺合併症，細菌性肺炎，肺真菌症，ウイルス性肺炎，うっ血性心不全
皮疹	→GVHD，薬疹，ウイルス感染症（帯状疱疹を含む）
浮腫	→うっ血性心不全，腎機能障害，薬剤性（CSA/TACなど），甲状腺機能異常
眼症状	→CMV網膜症，GVHD（乾燥性角結膜炎），眼内炎，白内障，緑内障
口内炎	→GVHD，ヘルペスウイルス科ウイルス感染症
腹痛	→細菌性胃腸炎，ウイルス性胃腸炎，内臓播種性VZV感染症
骨関節病変	→骨粗鬆症，大腿骨頭壊死，GVHD，活動性低下
血球減少	→再発，薬剤性，二次性生着不全，混合キメラ，二次性AML/MDS
GOT/GPTの上昇	→GVHD，ウイルス性肝炎，胆石，薬剤性，再発
LDHの上昇	→肝障害，TMA，再発，DIC，血球貪食，溶血，移植後リンパ増殖性疾患
ALP/γ-GTPの上昇	→GVHD，敗血症，胆道系感染症，薬剤性

4. 日本人における体表面積表

体重（Kg） 身長（cm）	35	36	37	38	39	40	41	42	43	44	45	46	47	48	49	50	51	52	53	54	55	56	57	58	59	60	61	62
135	1.113	1.127	1.141	1.155	1.168	1.181	1.194	1.207	1.220	1.232	1.245	1.257	1.269	1.281	1.292	1.304	1.316	1.327	1.338	1.349	1.360	1.371	1.382	1.393	1.404	1.414	1.424	1.435
136	1.119	1.133	1.147	1.160	1.174	1.187	1.200	1.213	1.226	1.238	1.251	1.263	1.275	1.287	1.299	1.311	1.322	1.334	1.345	1.356	1.367	1.378	1.389	1.400	1.410	1.421	1.431	1.442
137	1.124	1.138	1.152	1.166	1.179	1.193	1.206	1.219	1.232	1.244	1.257	1.269	1.281	1.293	1.305	1.317	1.329	1.340	1.351	1.363	1.374	1.385	1.396	1.407	1.417	1.428	1.438	1.449
138	1.129	1.144	1.158	1.171	1.185	1.198	1.212	1.225	1.238	1.250	1.263	1.275	1.287	1.299	1.311	1.323	1.335	1.346	1.358	1.369	1.380	1.392	1.403	1.413	1.424	1.435	1.445	1.456
139	1.135	1.149	1.163	1.177	1.191	1.204	1.217	1.231	1.243	1.256	1.269	1.281	1.294	1.306	1.318	1.330	1.341	1.353	1.364	1.376	1.387	1.398	1.409	1.420	1.431	1.442	1.452	1.463
140	1.140	1.155	1.169	1.183	1.196	1.210	1.223	1.236	1.249	1.262	1.275	1.287	1.300	1.312	1.324	1.336	1.348	1.359	1.371	1.382	1.394	1.405	1.416	1.427	1.438	1.449	1.459	1.470
141	1.146	1.160	1.174	1.188	1.202	1.216	1.229	1.242	1.255	1.268	1.281	1.293	1.306	1.318	1.330	1.342	1.354	1.366	1.377	1.389	1.400	1.412	1.423	1.434	1.445	1.455	1.466	1.477
142	1.151	1.166	1.180	1.194	1.208	1.221	1.235	1.248	1.261	1.274	1.287	1.300	1.312	1.324	1.337	1.349	1.360	1.372	1.384	1.395	1.407	1.418	1.429	1.440	1.451	1.462	1.473	1.484
143	1.156	1.171	1.185	1.199	1.213	1.227	1.241	1.254	1.267	1.280	1.293	1.306	1.318	1.331	1.343	1.355	1.367	1.379	1.390	1.402	1.413	1.425	1.436	1.447	1.458	1.469	1.480	1.491
144	1.162	1.176	1.191	1.205	1.219	1.233	1.246	1.260	1.273	1.286	1.299	1.312	1.324	1.337	1.349	1.361	1.373	1.385	1.397	1.408	1.420	1.431	1.443	1.454	1.465	1.476	1.487	1.498
145	1.167	1.182	1.196	1.211	1.225	1.238	1.252	1.266	1.279	1.292	1.305	1.318	1.330	1.343	1.355	1.367	1.379	1.391	1.403	1.415	1.426	1.438	1.449	1.461	1.472	1.483	1.494	1.504
146	1.172	1.187	1.202	1.216	1.230	1.244	1.258	1.271	1.285	1.298	1.311	1.324	1.336	1.349	1.361	1.374	1.386	1.398	1.410	1.421	1.433	1.445	1.456	1.467	1.478	1.489	1.500	1.511
147	1.178	1.193	1.207	1.222	1.236	1.250	1.263	1.277	1.290	1.304	1.317	1.330	1.342	1.355	1.368	1.380	1.392	1.404	1.416	1.428	1.440	1.451	1.463	1.474	1.485	1.496	1.507	1.518
148	1.183	1.198	1.213	1.227	1.241	1.255	1.269	1.283	1.296	1.310	1.323	1.336	1.349	1.361	1.374	1.386	1.398	1.410	1.422	1.434	1.446	1.458	1.469	1.480	1.492	1.503	1.514	1.525
149	1.188	1.203	1.218	1.233	1.247	1.261	1.275	1.289	1.302	1.315	1.329	1.342	1.355	1.367	1.380	1.392	1.405	1.417	1.429	1.441	1.452	1.464	1.476	1.487	1.498	1.510	1.521	1.532
150	1.194	1.209	1.223	1.238	1.252	1.267	1.281	1.294	1.308	1.321	1.335	1.348	1.361	1.373	1.386	1.398	1.411	1.423	1.435	1.447	1.459	1.471	1.482	1.494	1.505	1.516	1.528	1.539
151	1.199	1.214	1.229	1.243	1.258	1.272	1.286	1.300	1.314	1.327	1.340	1.354	1.367	1.379	1.392	1.405	1.417	1.429	1.441	1.453	1.465	1.477	1.489	1.500	1.512	1.523	1.534	1.545
152	1.204	1.219	1.234	1.249	1.263	1.278	1.292	1.306	1.319	1.333	1.346	1.360	1.373	1.385	1.398	1.411	1.423	1.436	1.448	1.460	1.472	1.484	1.495	1.507	1.518	1.530	1.541	1.552
153	1.209	1.225	1.240	1.254	1.269	1.283	1.297	1.311	1.325	1.339	1.352	1.365	1.379	1.391	1.404	1.417	1.429	1.442	1.454	1.466	1.478	1.490	1.502	1.513	1.525	1.536	1.548	1.559
154	1.215	1.230	1.245	1.260	1.274	1.289	1.303	1.317	1.331	1.345	1.358	1.371	1.385	1.398	1.410	1.423	1.436	1.448	1.460	1.473	1.485	1.497	1.508	1.520	1.532	1.543	1.554	1.566
155	1.220	1.235	1.250	1.265	1.280	1.294	1.309	1.323	1.337	1.350	1.364	1.377	1.390	1.404	1.416	1.429	1.442	1.454	1.467	1.479	1.491	1.503	1.515	1.527	1.538	1.550	1.561	1.572
156	1.225	1.241	1.256	1.271	1.285	1.300	1.314	1.328	1.342	1.356	1.370	1.383	1.396	1.410	1.422	1.435	1.448	1.461	1.473	1.485	1.497	1.509	1.521	1.533	1.545	1.556	1.568	1.579
157	1.230	1.246	1.261	1.276	1.291	1.305	1.320	1.334	1.348	1.362	1.376	1.389	1.402	1.416	1.429	1.441	1.454	1.467	1.479	1.492	1.504	1.516	1.528	1.540	1.551	1.563	1.574	1.586
158	1.235	1.251	1.266	1.281	1.296	1.311	1.325	1.340	1.354	1.368	1.381	1.395	1.408	1.421	1.435	1.447	1.460	1.473	1.485	1.498	1.510	1.522	1.534	1.546	1.558	1.570	1.581	1.593
159	1.241	1.256	1.272	1.287	1.302	1.316	1.331	1.345	1.359	1.373	1.387	1.401	1.414	1.427	1.441	1.454	1.466	1.479	1.492	1.504	1.516	1.529	1.541	1.553	1.564	1.576	1.588	1.599
160	1.246	1.262	1.277	1.292	1.307	1.322	1.336	1.351	1.365	1.379	1.393	1.407	1.420	1.433	1.447	1.460	1.472	1.485	1.498	1.510	1.523	1.535	1.547	1.559	1.571	1.583	1.594	1.606
161	1.251	1.267	1.282	1.298	1.313	1.327	1.342	1.356	1.371	1.385	1.399	1.412	1.426	1.439	1.453	1.466	1.479	1.491	1.504	1.517	1.529	1.541	1.553	1.565	1.577	1.589	1.601	1.613
162	1.256	1.272	1.288	1.303	1.318	1.333	1.348	1.362	1.376	1.390	1.404	1.418	1.432	1.445	1.459	1.472	1.485	1.498	1.510	1.523	1.535	1.548	1.560	1.572	1.584	1.596	1.608	1.619
163	1.261	1.277	1.293	1.308	1.323	1.338	1.353	1.368	1.382	1.396	1.410	1.424	1.438	1.451	1.464	1.478	1.491	1.504	1.516	1.529	1.542	1.554	1.566	1.578	1.590	1.602	1.614	1.626
164	1.266	1.282	1.298	1.313	1.329	1.344	1.359	1.373	1.388	1.402	1.416	1.430	1.443	1.457	1.470	1.484	1.497	1.510	1.523	1.535	1.548	1.560	1.573	1.585	1.597	1.609	1.621	1.632
165	1.272	1.288	1.303	1.319	1.334	1.349	1.364	1.379	1.393	1.407	1.422	1.436	1.449	1.463	1.476	1.490	1.503	1.516	1.529	1.541	1.554	1.567	1.579	1.591	1.603	1.615	1.627	1.639
166	1.277	1.293	1.308	1.324	1.339	1.355	1.370	1.384	1.399	1.413	1.427	1.441	1.455	1.469	1.482	1.496	1.509	1.522	1.535	1.548	1.560	1.573	1.585	1.598	1.610	1.622	1.634	1.646
167	1.282	1.298	1.314	1.329	1.345	1.360	1.375	1.390	1.404	1.419	1.433	1.447	1.461	1.475	1.488	1.502	1.515	1.528	1.541	1.554	1.567	1.579	1.592	1.604	1.616	1.628	1.640	1.652
168	1.287	1.303	1.319	1.335	1.350	1.365	1.380	1.395	1.410	1.424	1.439	1.453	1.467	1.481	1.494	1.508	1.521	1.534	1.547	1.560	1.573	1.585	1.598	1.610	1.623	1.635	1.647	1.659
169	1.292	1.308	1.324	1.340	1.355	1.371	1.386	1.401	1.415	1.430	1.444	1.459	1.473	1.486	1.500	1.514	1.527	1.540	1.553	1.566	1.579	1.592	1.604	1.617	1.629	1.641	1.653	1.665
170	1.297	1.313	1.329	1.345	1.361	1.376	1.391	1.406	1.421	1.436	1.450	1.464	1.478	1.492	1.506	1.519	1.533	1.546	1.559	1.572	1.585	1.598	1.610	1.623	1.635	1.648	1.660	1.672
171	1.302	1.318	1.334	1.350	1.366	1.381	1.397	1.412	1.427	1.441	1.456	1.470	1.484	1.498	1.512	1.525	1.539	1.552	1.565	1.578	1.591	1.604	1.617	1.629	1.642	1.654	1.666	1.678
172	1.307	1.323	1.340	1.356	1.371	1.387	1.402	1.417	1.432	1.447	1.461	1.476	1.490	1.504	1.518	1.531	1.545	1.558	1.571	1.585	1.597	1.610	1.623	1.636	1.648	1.660	1.673	1.685
173	1.312	1.329	1.345	1.361	1.377	1.392	1.408	1.423	1.438	1.452	1.467	1.481	1.496	1.510	1.523	1.537	1.551	1.564	1.577	1.591	1.604	1.617	1.629	1.642	1.654	1.667	1.679	1.691
174	1.317	1.334	1.350	1.366	1.382	1.398	1.413	1.428	1.443	1.458	1.473	1.487	1.501	1.515	1.529	1.543	1.557	1.570	1.584	1.597	1.610	1.623	1.636	1.648	1.661	1.673	1.686	1.698
175	1.322	1.339	1.355	1.371	1.387	1.403	1.418	1.434	1.449	1.463	1.478	1.493	1.507	1.521	1.535	1.549	1.563	1.576	1.590	1.603	1.616	1.629	1.642	1.654	1.667	1.680	1.692	1.704
176	1.327	1.344	1.360	1.376	1.392	1.408	1.424	1.439	1.454	1.469	1.484	1.498	1.513	1.527	1.541	1.555	1.569	1.582	1.596	1.609	1.622	1.635	1.648	1.661	1.673	1.686	1.698	1.711
177	1.332	1.349	1.365	1.382	1.398	1.413	1.429	1.444	1.460	1.475	1.489	1.504	1.518	1.533	1.547	1.561	1.574	1.588	1.602	1.615	1.628	1.641	1.654	1.667	1.680	1.692	1.705	1.717
178	1.337	1.354	1.370	1.387	1.403	1.419	1.434	1.450	1.465	1.480	1.495	1.510	1.524	1.538	1.553	1.567	1.580	1.594	1.608	1.621	1.634	1.647	1.660	1.673	1.686	1.699	1.711	1.723
179	1.342	1.359	1.376	1.392	1.408	1.424	1.440	1.455	1.470	1.486	1.500	1.515	1.530	1.544	1.558	1.572	1.586	1.600	1.614	1.627	1.640	1.653	1.667	1.679	1.692	1.705	1.717	1.730
180	1.347	1.364	1.381	1.397	1.413	1.429	1.445	1.461	1.476	1.491	1.506	1.521	1.535	1.550	1.564	1.578	1.592	1.606	1.620	1.633	1.646	1.660	1.673	1.686	1.698	1.711	1.724	1.736
181	1.352	1.369	1.386	1.402	1.419	1.435	1.450	1.466	1.481	1.497	1.512	1.526	1.541	1.556	1.570	1.584	1.598	1.612	1.625	1.639	1.652	1.666	1.679	1.692	1.705	1.718	1.730	1.743
182	1.357	1.374	1.391	1.407	1.424	1.440	1.456	1.471	1.487	1.502	1.517	1.532	1.547	1.561	1.576	1.590	1.604	1.618	1.631	1.645	1.658	1.672	1.685	1.698	1.711	1.724	1.736	1.749
183	1.362	1.379	1.396	1.413	1.429	1.445	1.461	1.477	1.492	1.508	1.523	1.538	1.552	1.567	1.581	1.596	1.610	1.624	1.637	1.651	1.665	1.678	1.691	1.704	1.717	1.730	1.743	1.755
184	1.367	1.384	1.401	1.418	1.434	1.450	1.466	1.482	1.498	1.513	1.528	1.543	1.558	1.573	1.587	1.601	1.615	1.629	1.643	1.657	1.671	1.684	1.697	1.710	1.723	1.736	1.749	1.762
185	1.372	1.389	1.406	1.423	1.439	1.455	1.472	1.487	1.503	1.518	1.534	1.549	1.564	1.578	1.593	1.607	1.621	1.635	1.649	1.663	1.677	1.690	1.703	1.717	1.730	1.743	1.755	1.768

巻末付録 313

(体表面積) ＝ (体重 [kg])^0.444 × (身長 [cm])^0.663 × 88.83 / 10,000。これは日本人用の藤本式の計算式であり、欧米人用の Du Bois 式よりも低い値になる。
例：身長 160 cm、体重 54 kg の場合、藤本式 1.51 m²、Du Bois 式 1.55 m²。身長 170 cm、体重 63 kg の場合、藤本式 1.68 m²、Du Bois 式 1.73 m²。

5. 抗微生物薬の腎障害時の減量基準

	一般名［略号］	Ccr (mL/min) >50	Ccr (mL/min) 10～50	Ccr (mL/min) <10	HD（透析）	透析性
抗菌薬	アミカシン硫酸塩 [AMK]	1回300 mg, 24 hr毎	腎毒性あり要注意		1回225 mg毎, HD後	○
	ゲンタマイシン硫酸塩 [GM]	1.6 mg/kg, 24～48 hr毎	通常量を「血清クレアチニン値（mg/dL）×8」時間毎に投与する方法などが推奨されている		1.6 mg/kg毎, HD後	○
	アモキシシリン水和物 [AMPC]	1回250 mg, 6～8 hr毎	1回250 mg 8～12 hr毎	1回250 mg 24 hr毎	250 mg, 分1. HD日はHD後投与	○
	スルバクタムナトリウム・アンピシリンナトリウム配合 [SBT/ABPC]	6 g, 分2	1.5～3 g, 分2	1.5～3 g, 分1	1.5～3 g HD日はHD後投与	○
	タゾバクタムナトリウム・ピペラシリンナトリウム配合 [PIPC/TAZ]	1回4.5 g, 1日3～4回	1回4.5 g, 1日2～3回	9 g, 分2		○
	ピペラシリンナトリウム [PIPC]	2～4 g, 分2～4		1～2 g, 分1～2	1～2 g, 分1～2, HD日はHD後投与	○
	スルバクタムナトリウム・セフォペラゾンナトリウム配合 [SBT/CPZ]	1～4 g, 分2	腎機能正常者と同じ			×
	セファゾリンナトリウム [CEZ]	1～5 g, 分2～3	1～2 g, 分2	1回1 g, 24～48 hr毎	1回0.5～1 g 毎 HD後, HD日はHD後投与	○
	セフェピム塩酸塩 [CFPM]	1～4 g, 分2	1 g, 分2	0.5 g, 分1	0.5 g, 分1, HD日はHD後投与	○
	セフォゾプラン塩酸塩 [CZOP]	1～4 g, 分2～4	0.75～1 g, 分1～2	0.5 g, 分1	0.5 g分1, HD日はHD後投与	○
	セフタジジム水和物 [CAZ]	1～4 g, 分2～4	1～2 g, 分1～2	1 gを24～48 hr毎	1回1 g, 週3回毎, HD後	○
	セフメタゾールナトリウム [CMZ]	1～2 g, 分2	1回1 g, 24 hr毎	1回1 g, 24～48 hr毎	1回1 g, 24～48 hr毎, HD日はHD後投与	○
	イミペネム・シラスタチンナトリウム配合 [IPM/CS]	1～2 g, 分2	0.25～0.5 gを分2	痙攣などの副作用が起こりやすいため他剤を選択する		○
	ドリペネム水和物 [DRPM]	70≦: 0.5～3 g, 分2～3　50≦CCr<70: 0.5～2 g, 分2～3	30≦CCr<50: 0.5～1.5 g, 分2～3　CCr<30: 0.5～0.75 g, 分2～3	0.25～0.5 g, 分1. HD日はHD後投与. 緑膿菌には0.5 g, 分1		○
	メロペネム水和物 [MEPM]	0.5～3 g, 分2～3	1回0.25～0.5 g, 12 hr毎	1回0.25～0.5 g, 24 hr毎	1回0.25～0.5 g, 24 hr毎. HD日はHD後投与	○

	一般名 [略号]	Ccr (mL/min) >50	Ccr (mL/min) 10～50	Ccr (mL/min) <10	HD（透析）	透析性
抗菌薬	アズトレオナム [AZT]	1～4 g, 分 1～4	1～2 g, 分 2～3	0.5～1 g, 分 1	0.25～0.5 g, 分 1. HD 後	○
	アジスロマイシン水和物 [AZM]（SR）	2 g 用時水で懸濁空腹時に 1 回服用	腎機能正常者と同じ			×
	エリスロマイシン [EM]	600～1,500 mg, 分 2～6		300～1,200 mg, 分 2～4		×
	クラリスロマイシン [CAM]	400 mg, 分 2	1 回 200 mg, 1 日 1～2 回	200 mg, 分 1		?
	ミノサイクリン塩酸塩 [MINO]	1 回 100 mg, 12～24 hr 毎	腎機能正常者と同じ			×
	クリンダマイシンリン酸エステル [CLDM]	600～2,400 mg, 分 2～4	腎機能正常者と同じ			×
	ガレノキサシンメシル酸水和物 [GRNX]	400 mg, 分 1	低体重（40 kg）未満かつ CCr 30 未満の場合は 200 mg, 分 1		腎機能正常者と同じ	×
	シプロフロキサシン [CPFX]（錠）	CCr>30：300～600 mg, 分 2～3 CCr≤30：1 回 100～200 mg, 24 hr 毎				×
	レボフロキサシン水和物 [LVFX]	500 mg, 分 1	CCr 20～50：初日 500 mg, 分 1. 2 日目以降 250 mg, 分 1 CCr<20：初日 500 mg, 分 1. 3 日目以降 250 mg を 2 日に 1 回			△
	スルファメトキサゾール・トリメトプリム（ST）合剤 [SMX/TMP]	4 g, 分 2 4 錠, 分 2	2～4 g, 分 2 2～4 錠, 分 2	2 g, 分 1 2 錠, 分 1		○
	ダプトマイシン	CCr≥30：1 回 4～6 mg/kg, 24 hr 毎	CCr<30：1 回 4～6 mg/kg, 48 hr 毎			×
	テイコプラニン [TEIC]	初日 800 mg, 分 2. 2～3 日は 400 mg, 分 1. 4 日以降は ① CCr>60 mL/min では 400 mg, 分 1 ② 60≥CCr>40 mL/min では 200 mg 分 1 か, 400 mg 分 1 隔日 ③ 40≥CCr>10 mL/min では 133 mg 分 1 か 400 mg, 3 日毎. TDM が望ましい			初日 800 mg, 分 2. 2～3 日, 400 mg, 分 1. 4 日以降 80 mg, 分 1, または 400 mg（5 日毎）	△
	バンコマイシン塩酸塩 [VCM]（注）	1～2 g, 分 2～4	1 g, 1～4 日毎	TDM が望ましい	初回 30 mg/kg, 以後は毎 HD 後に 10 mg/kg を追加	△
	リネゾリド [LZD]	1,200 mg, 分 2	腎機能正常者と同じ. 血小板減少症が発現した場合は, 投与間隔を延長するか中止する		1,200 mg, 分 2 HD 後. 血小板減少症が発現した場合は, 投与間隔を延長するか中止する	○

	一般名［略号］	Ccr（mL/min）			HD（透析）	透析性
		>50	10～50	<10		
抗真菌薬	アムホテリシンB［AMPH-B］（注）	0.25～1 mg/kg, 分1	腎毒性があるため, 他剤を選択する		無尿の患者には腎機能正常者と同じ	×
	アムホテリシンBリポソーム製剤	2.5～5.0 mg/kg, 分1. クリプトコッカス髄膜炎は 6.0 mg/kg	腎毒性があるため, 注意が必要. 投与量は腎機能正常者と同じ		無尿の患者には腎機能正常者と同じ	×
	イトラコナゾール［ITCZ］（内用液）	200 mg, 分1. 空腹時. 最大 400 mg	腎機能正常者と同じ			×
	カスポファンギン酢酸塩	1回50～70 mgを1時間かけ緩徐に点滴静注	腎機能正常者と同じ			×
	フルコナゾール［FLCZ］	50～400 mg, 分1	50～200 mg, 分1		1回50～400 mg 毎HD後	○
	ボリコナゾール（注）	初日は1回6 mg/kgを1日2回. 2日目以降は1回3 mg/kgまたは1回4 mg/kgを1日2回点滴静注	添加物の蓄積により腎障害が悪化する恐れがあるためCCr<30 mLには原則禁忌			×
	ミカファンギンナトリウム［MCFG］	50～300 mg, 分1	腎機能正常者と同じ			×
抗ウイルス薬	アシクロビル［ACV］（注）	1回5 mg/kg. 脳炎・髄膜炎は10 mg/kgまで増量可. 8 hr毎	1回5 mg/kg, 12～24 hr毎	1回3.5 mg/kg, 48～72 hr毎	1回3.5 mg/kg, 週3回, HD後	○
	ガンシクロビル［DHPG］	初期1回2.5～5 mg/kgを12 hr毎, 維持24 hr毎（添付文書に詳細記載あり）	初期1回1.25～2.5 mg/kgを24 hr毎, 維持0.625～1.25 mg/kgを24 hr毎	初期1回1.25 mg/kg（週3回目安）, 維持0.625 mg/kg（週3回目安）	初期1回1.25 mg/kgを毎HD後, 維持0.625 mg/kgを毎HD後	○
	バラシクロビル塩酸塩［VACA］（帯状疱疹）	3 g, 分3	1～2 g, 分1または分2	0.5～1 gを48 hr毎	250 mgを12 hr毎. HD日はHD後	○
	バルガンシクロビル塩酸塩（初期用量）	Ccr≧60：1回900 mgを1日2回	40≦Ccr<60：1回450 mgを1日2回, 25≦Ccr<40：1回450 mgを1日1回, 10≦Ccr<25：1回450 mgを1日おき, 10<Ccr：使用しない（DHPG製剤の静脈投与を考慮）			○
抗原虫薬	ペンタミジンイセチオン酸塩	1回4 mg/kg, 24 hr毎	1回4 mg/kg, 36 hr毎	1回4 mg/kg, 48 hr毎		×

（日本腎臓病薬物療法学会監修の『腎機能低下時の薬剤投与量』から抜粋）

索　引

数　字
1-KM法　*281*

和　文

あ
アザシチジン　*189, 230*
アシクロビル　*103, 161*
アスペルギルス　*101*
アスペルギルス・ガラクトマンナン（GM）抗原　*101, 136*
アスペルギルス症　*153*
アセトアミノフェン　*131*
アゾール系抗真菌薬　*95*
アデノウイルス　*164*
アデノチェック　*165*
アトバコン　*103*
アナフィラキシー　*95*
　──反応　*113*
亜ヒ酸　*214*
アプレピタント　*68*
アミノグリコシド　*134*
アムホテリシンB　*154*
アリル　*11*
アレムツズマブ　*28, 65, 91, 273*
アンチバイオグラム　*101*
アントラサイクリン系薬剤　*69, 74, 179*

い
移行確率　*283*
移植関連血栓性微小血管症　*150*
移植関連死亡率　*4*
移植コーディネーター　*40*
移植後再発　*188*
移植後早期の感染管理ガイドライン第2版　*94*
移植後リンパ増殖性疾患　*89, 145*
移植前処置　*2*
移植適応　*6*
移植登録一元管理プログラム（TRUMP）　*288*
移植片拒絶　*3*
移植片対宿主病　*3*
移植前検査　*52*
維持療法　*262*
一次性生着不全　*138*
一酸化炭素拡散能　*52*
遺伝子型　*11*
遺伝子レベルでの（高解像度）検査　*11*
遺伝的無作為割付　*7*
イトラコナゾール　*101*
イベント　*280*
イマチニブ　*173, 189, 225, 236*
医薬品副作用被害救済制度　*41*
インフリキシマブ　*149*
インフルエンザ　*166*
　──桿菌　*99*
　──菌　*152*

う
ウイルス性肝炎　*179*
打ち切り　*280*
ウルソデオキシコール酸　*75*

え
腋窩検温　*133*
液性免疫　*152*
液性免疫能　*99*
エキノキャンディン系抗真菌薬　*154*
エタネルセプト　*149, 175*
塩酸モルヒネ　*128*
炎症性サイトカイン　*81*
エンテカビル　*104*

お
オキシコドン　*131*
オピオイドローテーション　*133*

か
海外バンクドナー　*21*
回帰　*285*
化学療法感受性再発　*245*
活性化部分トロンボプラスチン時間　*112*
カテーテル関連感染症　*134*
カテゴリー　*293*
カテゴリー変数の解析　*297*
顆粒球コロニー刺激因子　*102*
カルシニューリン阻害薬　*82*
　──関連疼痛症候群　*96*
カルバペネム　*134*
幹細胞輸注　*111*
ガンシクロビル　*156*
監視血液培養　*152*
カンジダ　*101*
患者自己調節鎮痛　*128*
肝障害　*128*
完全静脈栄養　*108*
肝臓の鉄貯留　*76*
肝中心静脈閉塞症／類洞閉塞症候群　*57, 128, 130, 143*
がん疼痛の薬物療法に関するガイドライン　*131*
感度分析　*283*
がんのリハビリテーションガイドライン　*110*
間葉系幹細胞　*149*

き
基質特異性拡張型βラクタマーゼ（ESBL）産生菌　*134*
基礎エネルギー消費量　*108*
期待効用　*283*
気道感染ウイルス　*166*
キノロン系抗菌薬　*100, 133*
キメリズム解析　*138, 140*
急性GVHD　*31, 81, 144*
急性骨髄性白血病　*206*
急性前骨髄球性白血病　*214*
急性リンパ性白血病　*219*
強オピオイド　*131*
競合イベント（競合リスク）　*281, 302*
強度減弱前処置　*61*
強皮症　*180, 183*
莢膜被包菌　*99*

虚血性微小血管性網膜症　178
筋膜炎　180

く
空気感染対策　161
クレアチニンクリアランス　67
クロストリジウム・ディフィシル　96
クロスマッチ　46, 111

け
経験的抗真菌治療　134
経験的治療　134
蛍光 in situ hybridization 法　140
蛍光ビーズ法　11
血液製剤の使用指針　105
血液培養　133
血液バッグ用遠心機　47
血縁造血幹細胞ドナーフォローアップ事業　44
血球貪食症候群　144
血球貪食性リンパ組織球症　144
血漿 plasminogen activator inhibitor-1　75
血漿交換　151
血漿除去　47
血清学的（低解像度）検査　11
血清可溶型インターロイキン-2 (IL-2) 受容体濃度　26
血栓性血小板減少性紫斑病　150
血栓性微小血管症　96, 145
欠損血　289
ゲムツズマブ・オゾガマイシン　214
限局型（limited type）　168
健常ドナーからの末梢血幹細胞動員・採取に関するガイドライン　48

こ
恒温槽　112
高額療養費制度　40
硬化性病変　172
口腔乾燥　178
口腔検温　133
口腔白斑　178
抗原型　11
抗原提示細胞　81
交互作用　285, 300
抗コリン作用　132
抗糸状菌薬　134
拘縮　180
甲状腺機能低下症　182
抗体異存性細胞傷害作用　99
好中球減少　100
好中球減少中の発熱　102
抗ヒト胸腺細胞抗体　16, 62, 270
公費負担制度　41
高頻度アリル　11
交絡　284
高リスクミスマッチ　17
骨壊死　181
骨髄，末梢血幹細胞ドナー団体傷害保険　44
骨髄異形成症候群　228
骨髄移植　2
骨髄希釈液　46
骨髄処理　46
骨髄濃縮　47, 107
骨髄破壊的前処置　57
骨髄バンク　4
骨髄非破壊的前処置　61
骨量低下　181
古典的　168
混合キメラ　140, 193, 273

さ
再移植　190
再活性化　104
再生不良性貧血　64, 270
臍帯血移植　2
さい帯血バンク　4
最大耐容量　2, 55
サイトメガロウイルス　91, 155
細胞外寄生菌　99
細胞外増殖菌　99
細胞傷害性 T 細胞　81
細胞傷害保護液　50
細胞性免疫　152
細胞性免疫能　99
サイモグロブリン　89, 148, 271
作業記録用紙　46
左室心拍出量　71
サブグループ解析　295
サリドマイド　173, 259

三段階除痛ラダー　131

し
自家移植　2
地固め療法　262
時間依存性変数　282, 304
糸球体濾過量　66
シクロスポリン　82
シクロフィリン　83
支持的精神療法　109
思春期・若年成人　219
糸状菌属　101
シスタチン C　67
自然抗体　105
持続点滴静注　84
実体重　66
シドフォビル　165
社会心理的適応　185
弱オピオイド　131
弱毒化生ワクチン　167
瀉血　76
重回帰　285
従属変数　285
重複（overlap）型　168
受精卵　77
出血性膀胱炎　128, 164
主不適合　47, 105
主要組織適合性複合体　9
腫瘍崩壊症候群　69
消化管の CYP3A4　86
症候性多発性骨髄腫　259
除鉄療法　271
心筋壊死　69
神経障害性疼痛　132
人口唾液　178
侵襲性カンジダ症　153
身長発育速度　183
心嚢水　128
深部静脈血栓症　262

す
髄外再発　189
水痘・帯状疱疹ウイルス　161
水痘ワクチン　161, 168
髄膜炎菌　99, 152
スクリーニング　186
スクリプト　287
ステノトロモナス　134
ステロイド抵抗性　147

索　引

す

ステロイドパルス療法　148
ステロイドミオパチー　180
すりガラス様陰影で囲まれた結節影　136
スルファメトキサゾール・トリメトプリム　137

せ

生活の質　176
正規分布　293
精子　77
成人T細胞性白血病/リンパ腫　253
性腺機能障害　76
性腺機能不全　182
生存期間　280
生存曲線　297
生着　138
生着症候群　143
生着前免疫反応　143
生着不全　138
生物学的利用能　86
赤芽球癆　107
赤血球抗原　140
赤血球除去　46, 106
節外性NK/T細胞リンパ腫，鼻型　254
ゼットブリン　89, 271
説明変数　285
セフェピム　134
セロトニン・ノルアドレナリン再取り込み阻害薬　109
全胸腹部照射　272
染色体異常　259
染色体核型　206
前処置関連毒性　55, 128
全身型（extensive type）　168
全身性播種病変　161
全身放射線照射　3, 53
先制攻撃的治療　136, 157
選択的セロトニン再取り込み阻害薬　109
全米骨髄バンク　21
全リンパ節照射　64, 272

そ

早期治療　136, 157
造血幹細胞　2
造血幹細胞適合検索サービス　4
造血細胞移植コーディネーター　40
層別化解析　284
双方向不適合　47, 105

た

大うつ病性障害　109
体外（ex vivo）T細胞除去移植　24
体外循環式光化学療法　149
帯状疱疹　103, 161, 177
──ワクチン　168
対数変換　293
耐性菌　100
体表面積　66
大量Ara-C　208
大量調理施設衛生管理マニュアル　96
ダクリズマブ　149
タクロリムス　83
多型皮膚萎縮症　183
ダサチニブ　225, 236
多重共線性　285
多重比較　299
多発筋炎　180
多発性骨髄腫　259
多変量解析　285, 299
ダミー変数　294
短期MTX　88
胆汁うっ滞型肝障害　75
単純ヘルペスウイルス　103, 161
タンデム移植　260

ち

中枢神経再発　71, 189
中枢神経単独再発　71
治療抵抗性慢性GVHD　172
チロシンキナーゼ阻害薬　225, 236

て

ディープフリーザー　50
低分子量ヘパリン　75, 131
低免疫グロブリン血症　152
手順書　46
鉄過剰　76
鉄過剰症　179
鉄貯留　179

で

デフィブロタイド　75, 130
デフェラシロクス　76
デフェロキサミン　76
天井効果　131

と

動員　47
同系移植　2
凍結保存　50
同種移植　2
疼痛管理　131
特発性肺炎症候群　174
独立変数　285
ドナー優先順位　21
ドナーリンパ球輸注　140
トリコスポロン症　155
トロンボモジュリン　130
貪食機能　98

に

二次がん　183
二次性生着不全　138
二次治療　148
二次予防　102
ニューモシスティス肺炎　103, 177
ニロチニブ　236
妊孕性　76

ね

粘膜障害　128

の

ノロウイルス　96
ノンパラメトリック検定　293

は

バイアス　284
肺炎球菌　99, 152
敗血症　75
肺遮蔽　56
廃用症候群　110
白質脳症　182
白内障　178
播種性血管内凝固症候群　151
白血球除去製剤　107
白血病　254
発達遅延　182
発熱性好中球減少症　133

は

ハプトグロビン　111, 151
ハプロ移植　24
ハプロタイプ　10
パラインフルエンザウイルス　166
バルガンシクロビル　160
バルプロ酸　68
パロノセトロン　68
半合致移植　24
晩期合併症対策　176
バンコマイシン　134

ひ

非感染性肺合併症　174
非血縁者間臍帯血移植　22
非血縁者間末梢血幹細胞採取マニュアル　48
微小残存病変　207, 214, 219
ビジリズマブ　149
非ステロイド系抗炎症薬　131
ビダラビン　165
ヒトT細胞白血病ウイルスⅠ型　253
ヒト白血球抗原　3
ヒトヘルペスウイルス6型　162
ピペラシリン／タゾバクタム　134
被包化細菌　152, 177
ヒマシ油　95
びまん性大細胞型B細胞性リンパ腫　243
びまん性肺胞出血　174
病巣部照射　244
比例ハザード回帰　285

ふ

不安障害　109
フィラデルフィア（Ph）染色体　219
フェニトイン　68
フェンタニル　131
不活化インフルエンザワクチン　167
副不適合　47, 105
不顕性感染　155
不適合抗原に対するHLA抗体（BSA）　24, 30, 138
不妊　185
ブプレノルフィン　131
フルコナゾール　101
フルダラビン　60
フローサイトメトリー　188
プログラムフリーザー　50
プロタミン　112
プロベネシド　165
分割照射　56
分生子　101

へ

米国感染症学会　133
閉塞性気管支炎　172, 174
ベクロメタゾン・ジプロピオン酸エステル　149
ヘテロ　10
ペニシリン　152
ヘパリン量　112
ヘモクロマトーシス　65
ペンタゾシン　131
ペンタミジン　103
ペントスタチン　149, 173
扁平苔癬　168, 183

ほ

防護環境　94, 133
放射線照射　107
ボーンマロウコレクションキット　46
ボーンマロウコレクションシステム　46
ポサコナゾール　101
母子間免疫寛容　25
ホジキンリンパ腫　250
ホスカルネット　160
補正　300
ボナチニブ　238
ホモ　10
ボランティア　42
ポリオーマウイルス　165
ボリコナゾール　86
ボルテゾミブ　259
ホルモン補充療法　185

ま

マクロライド　152
末梢血幹細胞移植　2
末梢血幹細胞採取　47
末梢性T細胞性リンパ腫　252
末梢挿入中心静脈カテーテル　112
マッチング　284
麻痺性イレウス　132
麻薬拮抗性鎮痛薬　131
マルコフ・モデル　283
慢性GVHD　31, 168
慢性活動性EBウイルス感染症　254
慢性骨髄性白血病　236
慢性腎疾患　180
マントル細胞リンパ腫　252

み

ミコフェノール酸モフェチル　83, 149
未受精卵　77
ミニ移植　60

む

ムーコル症　101, 153
無菌室　94
無作為割付比較試験　7
無症候性骨髄腫　259
ムスカリン作動薬　178

め

メスナ　69
メタボリック症候群　179
メトトレキサート　83
免疫回復　177
免疫グロブリン　177
免疫グロブリンG　99
免疫グロブリン製剤　153
免疫担当細胞による抗腫瘍効果　4
免疫不全因子　98

も

網状赤血球　151
目的変数　285
目標血中濃度　85
モザイクパターン　176
モルヒネ　131

や

薬物相互作用　95

索 引

ゆ
有酸素運動　*110*
輸血　*105*
輸血関連急性肺障害　*105*
輸血後 GVHD　*107*
輸血不応性　*108*
輸血療法の実施に関する指針　*105*

よ
溶血性尿毒症症候群　*150*
用量制限毒性　*2*
用量調整　*58*
抑うつ状態　*185*
抑制因子　*284*

ら
卵子　*77*
卵巣遮蔽　*56, 79*
ランドマーク　*304*
ランドマーク解析　*282*

り
リスク分類　*284*
理想体重　*66*
リツキシマブ　*91, 173, 244*
リハビリテーション　*109*
リバビリン　*165*
臨床決断分析　*221, 231, 232*
リンパ球クロスマッチ　*29, 138*

る
累積 D-index　*137*
累積発生率　*281*
涙点プラグ　*178*

れ
レチノイン酸　*214*
レナリドミド　*189, 229, 259*
連続変数　*293*
連続変数の解析　*297*

ろ
ロイコボリン　*88*
ロジスティック回帰　*285*
濾胞性リンパ腫　*247*

わ
ワクチン接種　*167*

欧　文

A
AA　*64, 270*
ABO 不適合輸血　*105*
aciclovir（ACV）　*103, 161*
ADAMTS13　*150*
ADCC　*99*
age-adjusted IPI（AA-IPI）　*243*
air trapping　*176*
ALL　*219*
allogeneic　*2*
all-trans retinoic acid（ATRA）　*214*
AML　*206*
AML-M3　*214*
antigenemia　*156*
anti-thymocyte globulin（ATG）　*16, 62, 89, 146, 148, 270*
APC　*81*
APL　*214*
APTT　*112*
ATLL　*253*
autologous　*2*
available case analysis　*289*
AYA　*219*

B
basal energy expenditure（BEE）　*108*
Bearman 分類　*128*
beclomethasone diproprionate（BDP）　*149, 173*
β-D-グルカン　*101, 136*
bidirectional mismatch　*47, 105*
bioavailability　*86*
BK ウイルス　*165*
bone marrow transplantation（BMT）　*2, 30*
bortezomib（BOR）　*259*
bronchiolitis obliterans organizing pneumonia（BOOP）　*174*
bronchiolitis obliterans（BO, BOS）　*174*
BSA　*66, 138*
BU-CY　*56*
BU-MEL　*59*
Burkitt リンパ腫　*254*
B 型肝炎ウイルス　*104, 166*
　──ワクチン　*104*

C
C/EBPA 遺伝子　*206*
C10/C11 法　*157*
Campath-1H　*91*
Candida parapsilosis　*155*
caspofungin（CPFG）　*155*
creatinine clearance（CCr）　*67*
CD4/CD8 比　*177*
CD4 陽性 T 細胞　*99*
CD8 陽性細胞傷害性 T 細胞　*99*
CD34 陽性細胞　*48, 112*
CD34 陽性細胞選択　*260*
CD52 分子　*28, 91*
c-D-index　*136*
CF 法　*167*
chromosomally integrated HHV-6（CIHHV-6）　*163*
CIPS　*96*
chronic kidney disease（CKD）　*180*
CML　*236*
cytomegalovirus（CMV）　*91, 155*
CMV-DNA　*157*
CMV 胃腸炎　*156*
CMV 感染症　*155*
CMV 肝炎　*156*
CMV 抗原血症　*156*
CMV 肺炎　*156*
CMV 網膜炎　*156*
Cockcroft-Gault（CG）式　*67*
complete case analysis　*289*
confounding　*284*
Coombs 試験　*151*
cord blood transplantation（CBT）　*2*
core binding factor（CBF）関連染色体異常　*206*
Cox 比例ハザードモデル解析　*281*
CP-1　*50*
cryptogenic organizing pneumonia（COP）　*174*
CSA　*173, 270*
CTL　*81*

cumulative incidence（CI） 281
CY-ATG 64
cyclosporine（CSA） 83
CYP 95
CYP3A4 阻害薬 132
CY-TBI 55
C 型肝炎ウイルス 167

D

de novo type 168
diagnostic manifestation 168
diffuse alveolar hemorrhage（DAH） 174
dimethyl sulfoxide（DMSO） 50
D-index 136
disseminated coagulation syndrome（DIC） 151
distinctive manifestation 168
DLBCL 243
DLco 52
DLI 140, 189, 191
DMSO 113
DNA メチル化阻害薬 230
donor-specific antibody（DSA） 24, 30
dose-limiting toxicity（DLT） 2, 55
DPT-IPV 167

E

Eastern Cooperative Oncology Group（ECOG） 52
extracorporeal photopheresis（ECP） 149, 172
empiric therapy 134
engraftment syndrome（ES） 143
ENKL 254
EORTC/MSG 154
Epstein-Barr ウイルス（EBV） 148, 161
extensive type 168
extracorporeal photopheresis（ECP） 149
EZR（Easy R） 286

F

febrile neutropenia（FN） 102, 133
Fine-Gray 比例ハザードモデル解析 281
FISH 法 140
FK 結合タンパク 83
flow cytometry（FCM） 188
fluconazole（FLCZ） 101
FLT3-ITD 206
FLU-BU 61
FLU-BU4 62
FLU-CY 61
FLU-CY-ATG 65
fludarabine（FLU） 60
FLU-MEL 61
follicular lymphoma（FL） 247
follicular lymphoma international prognostic index（FLIPI） 247
foscarnet（FCN） 160, 163

G

ganciclovir（GCV） 156, 163
G-CSF 102
genetic randomization 7, 208, 220, 282
glomerular filtration rate（GFR） 67, 68
graft-versus-host disease（GVHD） 3
graft-versus-leukemia effect（GVL 効果） 4, 82
graft-versus-myeloma（GVM）効果 264
Gray 法 281
Guillain-Barré 症候群 182

H

halo sign 136, 154
haploidentical transplantation 24
Hazard Analysis Critical Control Point（HACCP） 96
HBV-DNA 104
hepatitis B virus（HBV） 166
hepatitis C virus（HCV） 167
hematopoietic cell transplant coordinator（HCTC） 40
hematopoietic cell transplantation-specific comorbidity index（HCT-CI） 52
hemolytic uremic syndrome（HUS） 150
hemophagocytic lymphohistiocytosis（HLH） 144
hemophagocytic syndrome（HPS） 144
Hemophilus influenzae 152
hepatic veno-occlusive disease 57
HEPA フィルター 94
HepB 167
HHV-6 162
――脳炎 162
Hib 167
Hodgkin's lymphoma（HL） 250
HLA 1 抗原不適合血縁者間移植 15
HLA 2 抗原以上不適合血縁者間移植 22
HLA 抗体 19, 29
HLA 適合血縁者 4
HLA 適合血縁者間移植 15
HLA 適合非血縁者間移植 16
HLA 不適合 81
HRP-C7 法 157
HTLV-I 253
human leukocyte antigen（HLA） 3, 9
hydroxyethyl starch（HES） 50, 113
hyperacute GVHD 143

I

idiopathic pulmonary syndrome（IPS） 174
IF 244
IgG 99
IL-10 81
imputation 289
Infectious Disease Society of America（IDSA） 133
inherited paternal antigen（IPA） 29

索　引

intent-to-treat analysis（ITT 解析）　7
interaction　285
International Prognostic Index（IPI）　243
International Prognostic Scoring System（IPSS）　228
Internattional Scoreing System（ISS）　259
itraconazole（ITCZ）　101

J
JC ウイルス　165
Jones 基準　75

K
Kaplan-Meier 曲線　281, 297
Killer cell Ig-like receptor（KIR）　14
KIR 不適合　21

L
L-AMB　154
LDH　151
lenalidomide（LEN）　259
LIC　76
limited type　168
LMWH　131
Logrank 検定　281, 298
Long SAD 法　56
Luminex 法　30

M
major histocompatibility complex　9
major mismatch　47, 105
maximum tolerated dose（MTD）　2, 53
McDonald 基準　75
micafungin（MCFG）　155
MCL　252
MDS　228
mesenchymal stem cells（MSC）　149
methotrexate（MTX）　83
microangiopathic hemolytic anemia（MAHA）　150
minor mismatch　47, 105
MM　259

Monoclonal gammopathy of undetermined significance（MGUS）　259
monosomal karyotype　206
Moving table 法　56
MR　167
MRD　207, 214, 219, 264
mycophenolate mofetil（MMF）　83, 149, 173
myeloablative conditioning（MAC）　61

N
NA　289
National Cancer Institute Common Terminology Criteria for Adverse Events（NCI-CTCAE）　128
Neisseria meningitidis　152
NK 細胞受容体　14
non-inherited maternal antigen（NIMA）　29
non-myeloablative（NMA）regimen　61
NPM1 遺伝子変異　206
NSAIDs　131
NT 法　167
Numerical Rating Scale（NRS）　131

P
passenger lymphocyte syndrome　106
patient controlled analgesia（PCA）　128
PCA ポンプ　132
PCR-rSSO 法　11
PCR 法　157, 188
PCV13　167
performance status（PS）　52
peripheral blood stem cell transplantation（PBSCT）　2, 30
per-protocol set analysis（PPS 解析）　7
Ph 染色体陽性 ALL　224
PICC　112
PINA スコア　207
posaconazole（PSCZ）　101

post-transplant lymphoproliferative disorder（PTLD）　89, 145, 148, 162, 183, 193
post-transplantation CY（PT-CY）　27
preemptive therapy　136, 157
Pre-engraftment immune reaction（PIR）　143
PRES　96
progressive type　168
PTCL　252

Q
quality of life（QOL）　176
quality-adjusted life years（QALY）　176
quiescent type　168

R
randomized controlled trial（RCT）　7
reduced-intensity conditioning（RIC）　61
reduced-intensity（RI）regimen　61
regimen-related toxicity（RRT）　55, 71, 128
reverse seroconversion　104
RhD　106
RS ウイルス　166

S
SBT 法　11
sensitive relapse　245
short tandem repeats（STR）　140
sicca 症候群　178
sinusoidal obstruction syndrome　57
SNRI　109
SSRI　109
Stenotrophomonas maltophilia　137
Streptococcus pneumonia　152
sulfamethoxazole/trimethoprim　103
Sweeping beam 法　56

syngeneic *2*

T
T315I 変異 *238*
tacrolimus（TAC） *83, 173*
TAI *272*
targeted busulfan *58*
thalidomide（THAL） *259*
thrombotic microangiopathy（TMA） *96, 145*
thrombotic thrombocytopenic purpura（TTP） *150*
time-dependent covariate *282*
time-to-event analysis *280*
TKI *225, 236*
TLI *64, 272*
TNF-α *81*
total body irradiation（TBI） *3, 53*
total parenteral nutrition（TPN） *108*

TRALI *105*
transplant-related mortality（TRM） *4*
transplantation associated thrombotic microangiopathy（TA-TMA） *150*
TRUMP システム *288*
T リンパ芽球性リンパ腫 *254*
T 細胞除去 *89*

U
UTF-8 *288*

V
valganciclovir（VGCV） *160*
VAR *167*
variable number of tandem repeats（VNTR） *140*
Verbal Rating Scale（VRS） *131*

Visual Analogue Scale（VAS） *131*
VOD/SOS *57, 74, 128, 130, 145*
voriconazole（VRCZ） *86, 101, 154*
vWF マルチマー *150*

W
WT1 *207*

Y
Y 染色体 *140*

Z
ZOS *168*

著者略歴

神田　善伸（かんだ　よしのぶ）

平成3年	東京大学医学部医学科卒業
平成3年	東京大学医学部附属病院内科研修医
平成4年	JR東京総合病院内科研修医
平成6年	都立駒込病院血液内科医員
平成9年	東京大学大学院医学系研究科卒業
平成9年	東京大学医学部附属病院無菌治療部医員
平成10年	国立国際医療センター血液内科医員
平成12年	国立がんセンター中央病院幹細胞移植療法室医員
平成13年	東京大学医学部附属病院無菌治療部助手
平成17年	東京大学医学部附属病院血液・腫瘍内科講師
平成19年	自治医科大学総合医学第一講座・同附属さいたま医療センター血液科教授
平成26年	自治医科大学内科講座血液部門・同附属病院血液科教授（兼任）

造血幹細胞移植診療実践マニュアル
―データと経験を凝集した医療スタッフのための道標

2015年3月15日　第1刷発行	著　者　神田善伸
2015年11月30日　第3刷発行	発行者　小立鉦彦
	発行所　株式会社　南江堂

〒113-8410　東京都文京区本郷三丁目42番6号
☎(出版)03-3811-7236　(営業)03-3811-7239
ホームページ http://www.nankodo.co.jp/
印刷　横山印刷／製本　ブックアート
装丁　中嶋かをり／表紙CG　海津ヨシノリ

A practical manual of clinical hematopoietic stem cell transplantation – for every transplantation staff
© Nankodo Co., Ltd., 2015

定価は表紙に表示してあります。
落丁・乱丁の場合はお取り替えいたします。

Printed and Bound in Japan
ISBN978-4-524-25724-9

本書の無断複写を禁じます。

JCOPY 〈(社)出版者著作権管理機構 委託出版物〉
本書の無断複写は，著作権法上での例外を除き，禁じられています．複写される場合は，そのつど事前に，(社)出版者著作権管理機構(TEL 03-3513-6969，FAX 03-3513-6979，e-mail: info@jcopy.or.jp)の許諾を得てください．

本書をスキャン，デジタルデータ化するなどの複製を無許諾で行う行為は，著作権法上での限られた例外（「私的使用のための複製」など）を除き禁じられています．大学，病院，企業などにおいて，内部的に業務上使用する目的で上記の行為を行うことは私的使用には該当せず違法です．また私的使用のためであっても，代行業者等の第三者に依頼して上記の行為を行うことは違法です．

〈関連図書のご案内〉　　＊詳細は弊社ホームページをご覧下さい《www.nankodo.co.jp》

チーム医療で行う 造血幹細胞移植プラクティカルガイド
神田善伸 編　　A5判・254頁　定価（本体3,800円＋税）　2011.1.

超・入門 臨床血液内科アトラス 病理組織診断の苦手意識を克服する！
金倉 譲・森井英一 編　　B5判・172頁　定価（本体5,800円＋税）　2015.10.

血液専門医テキスト（改訂第2版）
日本血液学会 編　　B5判・608頁　定価（本体15,000円＋税）　2015.6.

血液疾患最新の治療2014-2016
直江知樹・小澤敬也・中尾眞二 編　　B5判・382頁　定価（本体9,000円＋税）　2014.1.

ビジュアル臨床血液形態学（改訂第3版）
平野正美 監修　　B5判・438頁　定価（本体8,700円＋税）　2012.1.

臨床血液内科マニュアル
金倉 譲 編　　B6判・382頁　定価（本体4,200円＋税）　2014.11.

悪性リンパ腫治療マニュアル（改訂第4版）
飛内賢正・木下朝博・塚崎邦弘 編　　B5判・336頁　定価（本体7,600円＋税）　2015.9.

難治性貧血の診療ガイド
『難治性貧血の診療ガイド』編集委員会 編　　B5判・266頁　定価（本体5,500円＋税）　2011.11.

白血病治療マニュアル（改訂第3版）
大野竜三・小寺良尚 監修／宮脇修一・中尾眞二 編　　B5判・348頁　定価（本体7,500円＋税）　2009.5.

多発性骨髄腫治療マニュアル
木崎昌弘 編　　B5判・324頁　定価（本体7,000円＋税）　2012.4.

若手医師のためのリンパ腫セミナー エキスパートによる講義録
日本リンパ網内系学会 編　　B5判・134頁　定価（本体3,800円＋税）　2012.5.

レベルアップのためのリンパ腫セミナー
日本リンパ網内系学会教育委員会 編　　A5判・268頁　定価（本体6,500円＋税）　2014.7.

初心者でもすぐにできる フリー統計ソフトEZR（Easy R）で誰でも簡単統計解析
神田善伸 著　　B5判・214頁　定価（本体3,800円＋税）　2014.11.

総合診療力を磨く「40」の症候・症例カンファレンス 臨床推論の達人を目指せ！
百村伸一 監修／加計正文・神田善伸・小山信一郎 編　　A5判・280頁　定価（本体3,800円＋税）　2014.4.

造血幹細胞移植の看護（改訂第2版）
河野文夫 監修／日髙道弘・髙尾珠江 編　　B5判・232頁　定価（本体3,200円＋税）　2014.3.

同種造血細胞移植後フォローアップ看護
日本造血細胞移植学会 編　　B5判・204頁　定価（本体4,000円＋税）　2014.3.

血液・造血器疾患エキスパートナーシング
堀田知光 監修／編集　安藤 潔・横田弘子 編　　B5判・326頁　定価（本体3,800円＋税）　2015.3.

定価は消費税率の変更によって変動いたします。消費税は別途加算されます。